Blonanserin Case Report

ブロナンセリン 100 の報告
―100 人の臨床家による DSA の臨床経験―

編 集

村 崎 光 邦

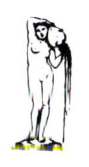

星 和 書 店

Seiwa Shoten Publishers

2-5 Kamitakaido 1-Chome
Suginamiku Tokyo 168-0074, Japan

Blonanserin Case Report

刊行にあたって

村崎 光邦

(北里大学名誉教授，CNS薬理研究所)

　2008年4月に上市されたブロナンセリン（ロナセン®）は，わが国での承認時の臨床試験でリスペリドンとの比較試験を行った唯一の薬であり，抗精神病薬として第一選択薬に位置づけられています。上市後，1年経ち，徐々に先生方の臨床経験が蓄積され，ブロナンセリンの臨床効果が評価されつつあります。

　ブロナンセリンは，その薬理学的特性として，ドパミンD_2受容体遮断がセロトニン2A受容体遮断より強く，いわゆるDSA（ドーパミン・セロトニンアンタゴニスト）というカテゴリーに分類されます。また，ドパミンD_2とドパミンD_3受容体およびセロトニン2A受容体以外の受容体にはほとんど結合をしないという，シンプルな結合特性プロファイルを有しており，臨床的には錐体外路症状，体重増加，過鎮静，起立性低血圧等の副作用が少ないという特徴を有しています。

　こうした優れた特性が実臨床にどのように反映されるのかは，まず臨床現場で実際処方されている先生方の臨床経験から明らかになると思われます。そしてそれを一書にまとめることは，大変意義深い企画と思います。

　多くの先生方は，使用の意思はあっても，なかなか実際の臨床で使いこなすまでは到っていません。そうしたなかで，ブロナンセリンの特質をより深く理解している先生方から100例以上に及ぶ症例を報告していただきました。

　目次を見ればおわかりのように，初発急性期から再発・再燃，他剤からの切り替え，慢性期・維持期，アドヒアランスの改善，また副作用回避など，ブロナンセリンの特徴が満遍なく，きわめてはっきりした形で現れています。これにより，より適切な臨床指針が得られるようになれば，医師や患者様にとって大いなる福音となるでしょう。

　臨床に密着した珠玉の症例報告を熟読いただき，明日からの臨床に役立てていただけると幸いです。

2009年6月

Blonanserin Case Report

執筆者一覧　五十音順

編　集
村崎　光邦（北里大学名誉教授，CNS 薬理研究所）

青木　孝之（青木メンタルクリニック）
青嶌　和宏（ワコウクリニック）
安宅　勇人（順天堂大学医学部附属順天堂越谷病院メンタルクリニック）
五十嵐　潤（医療法人財団兵庫錦秀会　神出病院精神科）
池田　八郎（医療法人(社団)八峰会　池田病院）
池田　官司（北海道文教大学人間科学部作業療法学科）
伊澤　麻人（医療法人　石郷岡病院）
石井　和夫（医療法人大荘会　久喜すずのき病院）
石垣　達也（財団法人聖マリアンナ会　東横恵愛病院）
石川　真紀（千葉大学医学部附属病院精神神経科）
石郷岡　純（東京女子医科大学精神神経科）
石田　康（宮崎大学医学部臨床神経科学講座精神医学分野）
伊豫　雅臣（千葉大学医学部附属病院精神神経科，千葉大学大学院医学研究院精神医学）
入澤　聡（関西医科大学精神神経科学教室，医療法人爽神堂　七山病院）
岩田　健司（布袋病院精神科）
上田　幹人（獨協医科大学精神医学講座）

植野　秀男（兵庫医科大学精神科神経科学講座）
内山　真（日本大学医学部精神医学系）
大澤　良郎（医療法人社団俊睿会　南埼玉病院）
大治　太郎（医療法人聖ルチア会　聖ルチア病院精神科）
大塚　明彦（大塚クリニック）
大渕　敬太（東京慈恵会医科大学附属病院）
岡島　和夫（医療法人せのがわ　瀬川病院）
岡島　美朗（自治医科大学附属病院精神腫瘍部・精神科）
岡田　俊（京都大学大学院医学研究科脳病態生理学講座(精神医学)）
岡田　正勝（日立梅ヶ丘病院）
岡元　健一郎（筑豊病院）
小熊　隆夫（特別医療法人青松会　松浜病院）
小澤　剛久（医療法人五風会　さっぽろ香雪病院）
小曽根　基裕（東京慈恵会医科大学附属病院）
織田　裕行（関西医科大学精神神経科学教室）
小田　靖典（千葉大学医学部附属病院精神神経科）
落合　結介（東京慈恵会医科大学精神医学講座，東京慈恵会医科大学附属柏病院精神神経科）
小野　寿之（敦賀温泉病院精神科）
小原　恵彦（医療法人五風会　さっぽろ香雪病院精神科・神経科）

柏木　祥江（医療法人杏和会　阪南病院精神科）
片上　哲也（関西医科大学精神神経科学教室）
片山　征爾（社会医療法人社団昌林会　安来第一病院）
加藤　敬徳（清風会　茨木病院）
加藤　正樹（関西医科大学精神神経科学教室）
加藤　力敬（仁明会病院　赤い羽療園）
鎌田　裕樹（医療法人社団博仁会　大江病院）
川上　保之（医療法人社団水府会　かわかみ心療クリニック）
河崎　明子（医療法人　石郷岡病院）
川﨑　洋介（特定医療法人南山会　峡西病院）
川室　優（医療法人高田西城会　高田西城病院）
菅野　庸（医療法人菅野愛生会　古川緑ヶ丘病院）
来住　由樹（岡山県精神科医療センター）
喜多村　祐里（大阪大学医学部附属病院神経科精神科）
吉川　慎一（医療法人社団仁和会　児玉病院）
鬼頭　あつ志（医療法人東峰会　関西青少年サナトリューム）
木下　修身（医療法人社団斗南会　秋野病院精神神経科）
木下　利彦（関西医科大学精神神経科学教室）
木村　永一（医療法人盟侑会　島松病院）
木村　仁（杉田病院）
木村　慶男（社会福祉法人天心会　小阪病院）
清原　義明（福岡大学医学部精神医学教室，西海病院）
窪田　彰（医療法人社団草思会　クボタクリニック）
窪田　恭彦（財団法人宮城県精神障害者救護会国見台病院）
呉家　学（岡山大学大学院精神神経病態学教室）
黒田　健治（医療法人杏和会　阪南病院精神科）
黒田　重利（岡山大学大学院精神神経病態学教室）
桑原　和江（東京女子医科大学精神神経科）
桑原　駿介（医療法人社団緑心会　福岡保養院精神科）

児玉　匡史（岡山大学大学院精神神経病態学教室）
小山　雄史（財団法人聖マリアンナ会　東横恵愛病院）
齋藤　利和（札幌医科大学医学部神経精神医学講座）
斉藤　まなぶ（弘前大学大学院医学系研究科神経精神医学教室，弘前愛成会病院精神科）
櫻井　斉司（医療法人聖ルチア会　聖ルチア病院精神科）
櫻井　大路（千葉大学医学部附属病院精神神経科）
貞廣　良一（医療法人社団斗南会　秋野病院精神神経科）
佐藤　厚子（回春荘病院）
佐藤　大輔（医療法人蒼風会　児玉病院）
椎名　明大（千葉大学医学部附属病院精神神経科）
塩塚　秀樹（医療法人成晴会　堤病院）
島田　栄子（神奈川県立精神医療センター　芹香病院）
清水　健（医療法人杏和会　阪南病院精神科）
下島　圭三（高尾野病院）
下田　和孝（獨協医科大学精神医学講座）
下山　武（松阪厚生病院）
宿谷　哲史（財団法人聖マリアンナ会　東横恵愛病院）
Jeong Ryeong Na（医療法人　石郷岡病院，東京女子医科大学医学部精神医学教室）
杉田　ゆみ子（東京慈恵会医科大学附属病院）
鈴木　利人（順天堂大学医学部附属順天堂越谷病院メンタルクリニック）
鈴木　雅弘（財団法人聖マリアンナ会　東横恵愛病院）
諏訪　太朗（京都大学医学部精神医学教室）
副島　清史（医療法人睦会　新いずみ病院精神科）
平良　直樹（医療法人天仁会　天久台病院）
高木　博敬（医療法人大和会　西毛病院）
高田　浩一（医療法人清潮会　三和中央病院）

高 橋　　栄（日本大学医学部精神医学系）
高 橋 一 志（東京女子医科大学精神神経科）
高 柳 英 夫（ＮＴＴ東日本札幌病院）
高 山 美登利（医療法人　山仁病院精神科）
竹 内 康 三（社団法人八日会　藤元病院）
竹 内 大 輔（敦賀温泉病院精神科）
武 田 直 己（たけだメンタルクリニック）
武 田 雅 俊（大阪大学医学部附属病院神経科精神科）
竹 中　　央（岡山県精神科医療センター）
玉 井　　顯（敦賀温泉病院精神科）
津 河 大 路（和歌山県立こころの医療センター精神科，現：医療法人宮本会　紀の川病院）
土 田 英 人（京都府立医科大学大学院医学研究科精神機能病態学）
堤 祐 一 郎（恩方病院）
坪 井 貴 嗣（独立行政法人国立病院機構　下総精神医療センター，慶應義塾大学医学部精神・神経科学教室）
東 宮 範 周（立川メディカルセンター柏崎厚生病院精神科）
直 野 久 雄（宮崎大学医学部臨床神経科学講座精神医学分野）
中 島 公 博（医療法人社団　五稜会病院）
中 東 功 一（京都大学大学院医学研究科脳病態生理学講座(精神医学)，医療法人藤樹会　滋賀里病院）
中 村　　成（医療法人　酒田東病院）
中 山 和 彦（東京慈恵会医科大学精神医学講座）
中 山 寛 人（山口県立こころの医療センター）
仁 王 進太郎（慶應義塾大学医学部精神神経科学教室）
西 浦 啓 之（医療法人西浦会　京阪病院）
西 本 雅 彦（財団法人聖マリアンナ会　東横恵愛病院）
二 宮 嘉 正（協和病院精神科）
忽 滑 谷 和 孝（東京慈恵会医科大学附属病院）
沼 田 吉 彦（財団法人星総合病院　星ヶ丘病院精神・神経科）
根 本 清 貴（医療法人(社団)八峰会　池田病院）

野 宮 浩 平（医療法人緑光会　野宮病院）
萩 野 谷 真 人（医療法人大田原厚生会　室井病院精神科，獨協医科大学病院精神神経科）
馬 場 信 二（医療法人社団玉藻会　馬場病院）
葉 山 茂 雄（埼玉県済生会　鴻巣病院）
菱 本 明 豊（神戸大学大学院医学研究科精神医学分野）
深 澤　　隆（医療法人社団斗南会　秋野病院精神神経科）
深 見 悟 郎（千葉大学医学部附属病院精神神経科）
福 居 顯 二（京都府立医科大学大学院医学研究科精神機能病態学）
藤 代　　潤（特定医療法人南山会　河津浜病院）
藤 田 雅 也（社会福祉法人桜ヶ丘社会事業協会　桜ヶ丘記念病院精神科）
藤 元 登四郎（社団法人八日会　藤元病院）
船 橋 英 樹（宮崎大学医学部臨床神経科学講座精神医学分野）
古 川　　修（桶狭間病院藤田こころケアセンター）
逸 見 嘉之介（西海病院）
堀 江 勇 一（千葉大学医学部附属病院精神神経科）
本 郷 誠 司（医療法人弘徳会　愛光病院）
前 田　　潔（神戸大学大学院医学研究科精神医学分野）
牧 野 吉 眞（医療法人社団和敬会　谷野呉山病院）
松 薗 理英子（逸見病院）
松 田 ひろし（立川メディカルセンター柏崎厚生病院精神科）
松 山 明 道（三重県立志摩病院精神科）
真 鍋 貴 子（東京慈恵会医科大学附属病院）
三 浦　　至（財団法人星総合病院　星ヶ丘病院精神・神経科，福島県立医科大学医学部神経精神医学講座）
水 上 忠 臣（東京海道病院精神科）
南　　明 子（医療法人　山仁病院精神科）
三 宅 俊 樹（医療法人　石郷岡病院）
宮 坂 義 男（医療法人和心会　松南病院）

宮坂 佳幸（医療法人社団川口会　川口会病院）
宮島 英一（医療法人天仁会　天久台病院）
見山 芳隆（松山記念病院）
森　一也（医療法人五風会　さっぽろ香雪病院）
森本 志保（大塚クリニック）
森　康浩（愛知医科大学精神科学講座）
山内 俊明（東京海道病院精神科）
山下 博栄（社会福祉法人　毛呂病院精神科）
山田 真吾（札幌佐藤病院）
山枡 茂樹（財団法人青樹会　八幡青樹会病院）
山本 泰司（神戸大学大学院医学研究科精神医学分野，医療法人財団兵庫錦秀会神出病院）
湯浅 悟（医療法人高田西城会　高田西城病院）
吉田 朋孝（医療法人清泰会　滝澤病院）
吉浜 淳（立川メディカルセンター柏崎厚生病院精神科）
吉牟田 泰史（鹿児島大学大学院医歯学総合研究科精神機能病学分野）
渡邉 佑一郎（財団法人慈圭会　慈圭病院）
和田 有司（福井大学医学部病態制御医学講座精神医学）

Blonanserin Case Report

目　次

刊行にあたって …………………………………………………………………………………村崎光邦…… iii
執筆者一覧 …… iv
症例一覧表 ……………………………………………………………………………………………………… xiii

I．初発統合失調症への効果

1. 若年初発の統合失調症例におけるブロナンセリンの効果 ………………………………本郷誠司…… 3
2. ブロナンセリンが奏効した初発の統合失調症の1例
　　　　　………………………………………竹内大輔，小野寿之，玉井　顯，和田有司…… 6
3. ブロナンセリンを初発時から使用し，約1年間の継続投与が可能となった症例 …………岩田健司…… 9
4. 幻聴を呈して来院した初発患者に対するブロナンセリンの効果 ………………………萩野谷真人…… 11
5. 急激に幻覚妄想状態を呈した初発統合失調症にブロナンセリンが有効であった1例 ……武田直己…… 13
6. ブロナンセリンが奏効した初発統合失調症の1例 ………………………………………窪田恭彦…… 16
7. ブロナンセリンが奏効した初期統合失調症の症例 ………………………………………青木孝之…… 19
8. ブロナンセリンの急速増量により，早期改善の見られた急性期症例 …………………加藤敬徳…… 22
9. ブロナンセリン投与により社会復帰可能となった初発統合失調症例 …………………加藤力敬…… 25
10. 統合失調症の初発エピソードにブロナンセリン投与が有効であった1例 ……………植野秀男…… 28
11. 初発統合失調症にブロナンセリンが奏効した1例 ………………………………………吉川慎一…… 30
12. 統合失調症へのブロナンセリンの効果 ……………………………………………………二宮嘉正…… 33
13. 治療に難渋した初発統合失調症にブロナンセリンが奏効した症例 ……………………坪井貴嗣…… 35
14. ブロナンセリンにより認知機能が改善した1例——外来における使用経験
　　　　　……………………………………………………………………大塚明彦，森本志保…… 39
15. ブロナンセリンが統合失調症の初発エピソードに有効であった1例 ………小澤剛久，森　一也…… 42
16. 統合失調症による抑うつ・不安等に対しブロナンセリンの単剤投与により
　　著しい改善効果が得られた1例 ……………………………………………………………高柳英夫…… 45
17. 統合失調症初発例に対するブロナンセリンの使用経験 ……木村永一，池田官司，齋藤利和…… 48
18. 音楽関連妄想の初発エピソードに著効を示したブロナンセリンの1例 ………………佐藤厚子…… 51
19. 統合失調症急性期治療においてブロナンセリンを第一選択薬に用いた1例 …………渡邉佑一郎…… 55
20. 初発の統合失調症患者にブロナンセリンが著効した1症例
　　　　　………………………………………………………柏木祥江，清水　健，黒田健治…… 58
21. 抗精神病薬の併用に至った統合失調感情障害の1例 ……………………………………牧野吉眞…… 60

II. 急性期（再発・再燃）への効果

22. 命令性の幻聴と考想化声にブロナンセリンが奏効した妄想型統合失調症の1例
　　　　………………………………………………深澤　隆, 貞廣良一, 木下修身……65
23. アリピプラゾールからブロナンセリンへの変更により，幻覚妄想状態が
　　すみやかに軽快した統合失調症の1例………………………………山内俊明, 水上忠臣……69
24. 幻聴，被害妄想が著明な再燃患者に対するブロナンセリンの効果
　　——急性期から維持期の経過について ……………………………………堤　祐一郎……71
25. 治療中断期間が長く，複数の身体合併症が並存した再燃再発症例の報告 ……藤代　潤……74
26. オランザピンによる被害妄想の再燃例に対してブロナンセリンが奏効した1症例 ……西浦啓之……77
27. 統合失調症の急性再燃例におけるブロナンセリンの効果 ……………………岡島和夫……79
28. 体感幻覚，憑依妄想に対してブロナンセリンが奏効した1例 ………………見山芳隆……82
29. 統合失調症の陽性症状に対するブロナンセリンの効果 ………………………馬場信二……85
30. 急性期にブロナンセリンが著効した事例 ………………………………………葉山茂雄……88
31. ブロナンセリンが著効した統合失調症の1例 ……椎名明大, 堀江勇一, 小田靖典, 櫻井大路,
　　　　　　　　　　　　　　　　　　石川真紀, 深見悟郎, 伊豫雅臣……91
32. 幻覚妄想状態，精神運動興奮，猜疑心，敵意が改善した1例
　　　　………………………………………………東宮範周, 吉浜　淳, 松田ひろし……94
33. 統合失調症の怠薬，再燃時のブロナンセリンの効果 ……………………………木村　仁……97
34. 統合失調症の再発再燃例へのブロナンセリンの効果 ……………………………菱本明豊……99
35. ブロナンセリンが有効であった統合失調症急性期症例…………三浦　至, 沼田吉彦……102
36. 長期経過をもつ統合失調症へのブロナンセリンの有効性について ……………吉田朋孝……105
37. 服薬中断により再燃した糖尿病を合併している慢性統合失調症患者に効果が認められた1例
　　　　………………………………………………………………………菅野　庸……108
38. 治療中断後，長期にわたって未治療であった統合失調症の1例 ………………小熊隆夫……111

III. 他剤からの切り替え

39. 頻回の希死念慮の訴えと多彩な精神症状に対してブロナンセリンが奏効した
　　統合失調症患者の1例 ……………………………………………………中島公博……115
40. ブロナンセリンへの切り替えにより幻聴・意欲低下が著明改善した統合失調症の1症例
　　　　………………………………………………………………………野宮浩平……118
41. ブロナンセリンが有効であった難治症例 ………………………………………山田真吾……120
42. ブロナンセリンへの切り替えで再発予防に成功しているアルミホイルを部屋中に貼って
　　盗撮を防いでいた女性の症例 …………………………………………窪田　彰……123
43. 統合失調症の陰性症状にブロナンセリンが奏効した1例 ………………………藤田雅也……127
44. リスペリドンからブロナンセリンへの切り替えが効果的だった1症例 ………松薗理英子……130
45. アリピプラゾールからブロナンセリンへの切り替えにより妄想が改善した1例 …………下山　武……132

46. 難治性の幻聴や作為体験に対してリスペリドンからブロナンセリンへの置換が奏効した症例 …………土田英人, 福居顯二……135
47. 幻聴や罪業妄想に対して他の非定型抗精神病薬やハロペロドールでは効果が得られなかったが, ブロナンセリンが奏効した症例 …………山枡茂樹……138
48. 治療抵抗性の幻覚・妄想にブロナンセリンが奏効した統合失調症の症例 …………津河大路……141
49. 腸管イレウスを契機にブロナンセリンに切り替えた慢性統合失調症の81歳女性例 …………中山寛人……144
50. リスペリドンからブロナンセリンへの切り替えで被害妄想が改善した1例 …………片山征爾……146
51. 他剤無効の幻聴にブロナンセリンが奏効した1例 …………桑原駿介……148
52. 幻覚妄想状態に対するブロナンセリンの著効例 …………岡元健一郎……150
53. ブロナンセリンへの切り替えが幻聴・被害関係妄想に有効であった統合失調症の1症例 …………大澤良郎……153
54. ブロナンセリンへの切り替えによりワーキングメモリーが改善し社会復帰した1例 …………高木博敬……156
55. ブロナンセリンへの切り替えにより陽性症状および性機能障害が改善した統合失調症の1例 …………斉藤まなぶ……158
56. 再燃によりハロペリドールからブロナンセリンに切り替えた1例 …………呉家 学, 児玉匡史, 黒田重利……161
57. 衝動性・攻撃性のある症例に対するブロナンセリンの使用経験 …………岡田正勝……164
58. 難治の統合失調症に対しブロナンセリンの静穏作用を実感した症例 …………高橋一志, 桑原和江, 石郷岡 純……167
59. 統合失調症の抑うつ状態へのブロナンセリンの効果 …………仁王進太郎……169
60. 断薬をくり返す症例に対するブロナンセリンの有益性について …………南 明子, 高山美登利……171
61. ブロナンセリンが長引く幻聴に効果を示した慢性期統合失調症の1症例 …………小原恵彦……173
62. 妄想や残遺性症状の改善がみられた長期外来通院の妄想型統合失調症 …………川上保之……175
63. ブロナンセリンにより疎通が良好となった難治性統合失調症の1例 …………川﨑洋介……178
64. ブロナンセリンへの置換が奏効した未成年初発統合失調症の1例 …………落合結介, 中山和彦……181
65. 知的障害を合併した統合失調症へのブロナンセリンの使用
    ──α1遮断作用の低さと鎮静作用の関連 …………中村 成……184
66. 強迫症状を伴う統合失調症へのブロナンセリンの効果 …………上田幹人, 下田和孝……187

Ⅳ. 多剤から単剤化へ

67. 定型抗精神病薬の多剤併用からブロナンセリンへの単剤化が成功した症例 …………西本雅彦, 石垣達也, 小山雄史, 鈴木雅弘, 宿谷哲史……193
68. ブロナンセリンにより単剤化を行うことができ, 幻聴が著明に改善した1症例 …………松山明道……196
69. 抗精神病薬の多剤併用療法からブロナンセリン単剤処方への切り替えが奏効した1例 …………片上哲也, 織田裕行, 加藤正樹, 入澤 聡, 木下利彦……198
70. ブロナンセリンの投与が難治性の陽性症状に有効であった統合失調症の1例 …………山本泰司, 前田 潔……202
71. 統合失調症の陽性症状が再燃した高齢者に対するブロナンセリンの使用経験 …………山下博栄……205

V. 慢性期・維持期への効果

72. ブロナンセリンが多剤併用解消の糸口に成り得ると感じられた1症例 ……………宮坂佳幸……211
73. 慢性統合失調症症例に対するブロナンセリンの効果 ……………………………副島清史……214
74. 慢性期統合失調症の急性増悪に対してブロナンセリンへの置換が奏効した症例
    ………………………………Jeong Ryeong Na，伊澤麻人，河崎明子，三宅俊樹……216
75. ブロナンセリンにより寛解状態へ達した1例 ………………………………森　康浩……218
76. 慢性期統合失調症における固定化した幻覚妄想にブロナンセリンが著効した1症例 ……古川　修……221
77. ブロナンセリンにより幻聴が軽減した慢性統合失調症の1例
    ……………杉田ゆみ子，真鍋貴子，大渕敬太，小曽根基裕，忽滑谷和孝，中山和彦……224
78. 慢性期統合失調症患者の陰性症状改善にブロナンセリンが有効であった1症例 …………佐藤大輔……227
79. 抑うつ，アルコール依存を併存した統合失調症に対してブロナンセリンが有効であった1症例
    ………………………………………………………………………中東功一，岡田　俊……230
80. 怠薬，再燃，再入院をくり返していた統合失調症患者にブロナンセリンが奏効した1症例
    ………………………………………………………………………宮島英一，平良直樹……233
81. ハロペリドールからブロナンセリンへの切り替えにより，精神症状と副作用が改善した1例
    ………………………………………………………………………根本清貴，池田八郎……235
82. 不安症状に対してブロナンセリンが奏効した統合失調症の1例 …………安宅勇人，鈴木利人……238

VI. アドヒアランス改善効果

83. ブロナンセリンへの置換により反響言語の減少と服薬アドヒアランスの向上が得られ，
    社会復帰を遂げた1例 ………………………………………………喜多村祐里，武田雅俊……243
84. オランザピンからブロナンセリンへの切り替えによりアドヒアランスが向上し
    陽性症状が改善した1症例 ………………………………………………………木村慶男……246
85. 入院をくり返す遅発性統合失調症にブロナンセリンが奏効した1症例 ……………塩塚秀樹……249
86. 主な抗精神病薬の拒薬傾向が著明な中でブロナンセリンのアドヒアランスが良好であった
    統合失調症の1症例 …………………………………………………大治太郎，櫻井斉司……253
87. ブロナンセリンで高いアドヒアランスが得られた統合失調症の1例 ………………石井和人……256
88. ブロナンセリンでアドヒアランスが向上した1例 ……………………………………宮坂義男……259

VII. 副作用回避

89. リスペリドンからブロナンセリンへの切り替えにてプロラクチン値が正常化した統合失調症の1例
    …………………………………………………………………………………………鎌田裕樹……265
90. ブロナンセリンにより有害事象を軽減した維持療法が可能となった統合失調症の1例
    ………………………………………………………………………高橋　栄，内山　真……268
91. 急性増悪症状とビペリデン依存が改善した症例 ………………………………島田栄子……271

92. ブロナンセリンへの切り替えにより著明な体重増加と脂質異常を改善できた統合失調症の1例
　　　五十嵐　潤……275
93. ブロナンセリン投与で奇妙な歩き方が改善した症例 …………………………………鬼頭 あつ志……278
94. ブロナンセリンにより，逆行性射精が回復し，精神症状の回復も維持された1例
　　　　　　　　　　　　　　　　　　　　　　　　　　　　　　　　　　　来住 由樹，竹中　　央……281
95. ブロナンセリンにより副作用なく幻聴を減らすことのできた統合失調感情障害の1例 …高田 浩一……284
96. 長年問題となっていたリスペリドンによる高プロラクチン血症がブロナンセリンで改善した1例
　　　下島 圭三……288
97. ブロナンセリンへの切り替えにより，精神症状とともに薬剤性高プロラクチン血症が
　　改善した統合失調症の1例 ……………………………………………………………………岡島 美朗……291
98. ブロナンセリンに変更して舌の不随意運動が改善し物事への積極性が出てきた1例
　　　　　　　　　　　　　　　　　　　　　　　　　　　　　　　　　　　湯浅　悟，川室　　優……293
99. 薬物療法が継続できない中年期統合失調症に効果があった1例 …………………………諏訪 太朗……295
100. ブロナンセリン変更後，錐体外路症状の改善を認めた1症例………………………………青嶌 和宏……298
101. 定型抗精神病薬からブロナンセリンへの切り替えにより，抗パーキンソン薬を減量できた1例
　　　　　　　　　　　　　　　　　　　　　　　　　　　　　船橋 英樹，直野 久雄，石田　　康……301
102. 錐体外路症状の強かった前薬からブロナンセリンへの切り替えが奏効した統合失調症の1例
　　　中島 公博……303
103. ブロナンセリンへの切り替えが奏効した高プロラクチン血症の1症例
　　　　　　　　　　　　　　　　　　　　　　　　　　　竹内 康三，吉牟田 泰史，藤元 登四郎……306
104. 少量のブロナンセリン投与により社会復帰を果たした1例 ………清原 義明，逸見 嘉之介……309

索　引 ……312

Blonanserin Case Report

症例一覧表
(巻末索引もご活用ください)

I. 初発統合失調症への効果

症例番号	性別	年齢	初発・再発	入院歴	主な症状	合併症	前治療薬(BNS切り替え前)	抗パーキンソン薬	BNS選択の目的	BNS用量	併用薬	主な副作用	掲載頁
1	男	14	初発	無	考想奪取,独語,空笑	無	無	無→有	最新治療薬として	8〜24mg	BPD,ジアゼパム	アカシジア,ジスキネジア,錐体外路症状	3
2	男	16	初発	無	幻聴,関係妄想,被注察感	無	ロフラゼプ酸エチル	無	幻聴,関係妄想,被注察感の改善	6〜8mg	無	無	6
3	女	37	初発	有	妄想,幻聴	無	無	有	幻聴・妄想の改善	8〜16mg	ETZ, THP, BTZ	錐体外路症状	9
4	女	24	初発	無	幻聴,思考伝播,思考奪取,離人感,独語,空笑	無	無	無	幻聴の消失	8〜12mg	無	無	11
5	男	24	初発	無	幻聴,被害妄想,考想伝播	無	RIS	有	幻覚妄想状態の改善	8〜24mg	BPD, THP, FLZ, クロナゼパム	錐体外路症状	13
6	女	23	初発	有	幻覚,妄想,興奮	無	パロキセチン,アモキサピン	無	急性期症状の改善	4〜12mg	LRP, NRP, LEP, BTZ	眠気,高プロラクチン血症,無月経	16
7	男	15	初発	無	幻聴,思考吹入,盗聴監視妄想	無	ARP, OLZ, BPD	無→有	幻覚妄想の改善,眠気・鎮静の軽減	8mg	BPD,トリアゾラム,フルボキサミン	アカシジア,錐体外路症状	19
8	男	29	初発	無	妄想,興奮	無	無	無	妄想の改善	12〜20mg	ETZ,エスタゾラム,ジアゼパム,クロチアゼパム,QZP	ふらつき	22
9	女	26	初発	有	独語,空笑,幻聴,意欲減退,自閉	無	無	無	陽性症状の改善	8〜16mg	無	上肢のしびれ	25
10	女	33	初発	有	幻聴,作為体験	無	HPD	有→無	副作用の軽減	8〜24mg	LRP	無	28
11	男	23	初発	無	独語,空笑,幻聴,妄想	無	無	無	独語・空笑の改善	4〜8mg	無	無	30
12	男	48	初発	無	幻聴,妄想,疎通性の障害	無	OLZ, RIS	無	妄想の改善	8mg	ベゲタミン-A, FLZ	無	33
13	女	20	初発	無	幻聴,被害関係妄想,世界没落体験,滅裂思考,猜疑心	無	RIS, OLZ, ARP,電気けいれん療法(ECT)	有→無	治療抵抗性のため	24mg	無(経過中は有)	無	35
14	女	44	初発	無	幻聴,盗聴,監視妄想	無	OLZ	無→有	病的体験の改善	12mg	ゾルピデム, CP,クロナゼパム, FLZ	無	39
15	男	27	初発	無	幻聴,被害妄想	アトピー性皮膚炎	無	無	幻聴の改善	8mg	ブロチゾラム, FLZ,ゾピクロン, LRP, ETZ,加味逍遥散	無	42
16	女	40台	初発	無	興奮,抑うつ,不安	乳がん,摂食障害,社会不安障害	フルボキサミン,クロチアゼパム	無	興奮,抑うつの改善	4mg	無	無	45
17	男	30	初発	無	幻聴,妄想,思路障害,精神運動興奮	無	無	無	陽性症状の改善	8mg	ゾルピデム,ロルメタゼパム	無	48
18	男	27	初発	有	被害妄想,思考混乱,誇大妄想	無	VAL, LI, CP	無	陽性症状の改善	8→24mg	VAL, LI	無	51
19	男	22	初発	有	幻聴,妄想	無	無	無	妄想の改善	8〜12mg	LRP	無	55
20	男	32	初発	無	幻覚,妄想,病的体験	無	OLZ	有→無(現在無し)	鎮静の改善(日常活動性UP)	16→6mg(現在6mg)	無	無(現在無し)	58
21	男	32	初発	無	幻覚,妄想,躁状態	無	無	有→無	幻覚・妄想状態の改善	16mg	ZTP,プロメタジン	錐体外路症状	60

ARP=アリピプラゾール　　BNS=ブロナンセリン　　BMD=ブロムペリドール　　BPD=ビペリデン　　BTZ=ブロチゾラム　　CP=クロルプロマジン
ETZ=エチゾラム　　FLZ=フルニトラゼパム　　HPD=ハロペリドール　　LEP=レボメプロマジン　　LI=炭酸リチウム　　LRP=ロラゼパム
NRP=ニトラゼパム　　OLZ=オランザピン　　PER=ペロスピロン　　QTP=クエチアピン　　QZP=クアゼパム　　RIS=リスペリドン
THP=トリヘキシフェニジル　　VAL=バルプロ酸ナトリウム　　ZTP=ゾテピン

II. 急性期(再発・再燃)への効果

症例番号	性別	年齢	初発・再発	入院歴	主な症状	合併症	治療経過 前治療薬(BNS切り替え前)	抗パーキンソン薬	BNS選択の目的	BNS用量	併用薬	主な副作用	掲載頁
22	女	39	再発	有	幻聴,考想化声,不眠,不安,注察妄想,被害関係妄想	無	QTP	無	幻聴と考想化声の改善,副作用の軽減	8～24mg	ブロマゼパム,LRP,BTZ,FLZ	無	65
23	男	35	再発	有	被害妄想,電波体験,減裂,易怒性亢進	無	ARP	無	被害妄想・電波体験の改善	8～24mg	ジアゼパム,ミアンセリン	勃起不全,不眠	69
24	女	30台	再発	有	独語,妄想,易怒性	無	RIS	無	病的体験の改善	8→16→12mg	LRP,FLZ,センノシド	錐体外路症状	71
25	女	62	再発	有	幻聴,不安,焦燥	高血圧症,糖尿病,甲状腺機能低下症	無	無→有	幻聴の改善	4～20mg	BPD,ETZ,BTZ	無	74
26	男	60	再発	有	被害妄想,興奮	無	OLZ	無	妄想の改善	16mg	LRP	無	77
27	女	62	再発	有	幻覚,妄想,支離減裂,興奮	高脂血症,高血圧症	ZTP,BPD,LEP,LI	有→有	幻覚・妄想の改善	12～24mg	BPD,QZP,ゾルピデム	錐体外路症状	79
28	男	25	再発	有	幻聴,体感幻覚,憑依妄想,独語,興奮	無	RIS,OLZ	無→有	―	8～24mg	BPD,ロフラゼプ酸エチル	アカシジア	82
29	男	58	再発	有	幻覚,妄想	無	RIS	無	幻聴の改善	16→24mg	LRP,FLZ	振戦,流涎	85
30	女	31	再発	有	幻聴,妄想,空笑,徘徊	無	RIS	無	幻聴・妄想の改善	8～24mg	VAL,LRP	無	88
31	女	27	再発	有	幻聴,妄想,減裂思考,希死念慮	骨折	OLZ,RIS	無	精神症状の改善	24mg	トラゾドン	無	91
32	男	49	再発	有	精神運動興奮,猜疑心,敵意,被害妄想,減裂思考	関節リウマチ	HPD	無	妄想,興奮,猜疑心,敵意の改善	4～24mg	無	無	94
33	男	36	再発	無	幻聴,興奮	無	HPD,QTP	有→無	幻聴の改善,アドヒアランス改善	12～16mg	FLZ	無	97
34	男	47	再発	無	命令幻聴,対話性幻聴,被影響体験	無	無(2年前までRIS)	無→有	幻覚・妄想の改善	8～16mg	FLZ	無	99
35	男	54	再発	有	幻聴,被害関係妄想,思考化声	糖尿病	ARP	無	幻覚・妄想の改善	8～20mg	BTZ	アカシジア	102
36	女	54	再発	有	妄想,興奮	肥満	OLZ	無	妄想の改善	11～22mg	LRP	無	105
37	女	63	再発	有	幻覚妄想,支離減裂,多弁,空笑,奇異行動	糖尿病	HPD,RIS,CP,LEP,カルバマゼピン,NRP	無	多剤から単剤・単純化へ	8～24mg	VAL,LEP,NRP,ゾピクロン	無	108
38	女	38	再発	無	幻聴,注察被害妄想	無	無	無	幻覚妄想症状の改善	4～12mg	エスタゾラム	錐体外路症状	111

ARP=アリピプラゾール　　BNS=ブロナンセリン　　BMD=ブロムペリドール　　BPD=ビペリデン　　BTZ=ブロチゾラム　　CP=クロルプロマジン
ETZ=エチゾラム　　FLZ=フルニトラゼパム　　HPD=ハロペリドール　　LEP=レボメプロマジン　　LI=炭酸リチウム　　LRP=ロラゼパム
NRP=ニトラゼパム　　OLZ=オランザピン　　PER=ペロスピロン　　QTP=クエチアピン　　QZP=クアゼパム　　RIS=リスペリドン
THP=トリヘキシフェニジル　　VAL=バルプロ酸ナトリウム　　ZTP=ゾテピン

Ⅲ. 他剤からの切り替え

症例番号	性別	年齢	初発・再発	入院歴	主な症状	合併症	治療経過 前治療薬(BNS切り替え前)	抗パーキンソン薬	BNS選択の目的	BNS用量	併用薬	主な副作用	掲載頁
39	女	19	再発	有	注察妄想, 意欲低下, 苛々感, 体感幻覚	無	RIS	有	内的異常体験の改善	8〜20mg	VAL	無	115
40	女	31	再発	有	幻聴, 意欲低下	無	PER	有	幻聴の改善	8〜16mg	BPD	無	118
41	男	33	再発	有	不安, 恐怖	無	HPD, PER	有	不安・恐怖の改善	12〜24mg	LEP, BPD	無	120
42	女	50台	再発	有	盗聴・盗撮妄想, 思考伝播, 自閉, 幻聴	無	RIS, PER	無	錐体外路症状の軽減	8mg	BTZ	無	123
43	男	47	再発	有	情動の平板化, 無為, 自閉	無	OLZ, ARP	有	認知機能の改善	8〜24mg	無	無	127
44	女	27	初発	有	幻聴, 妄想	無	OLZ, RIS	有	副作用(眠気,無月経など)の改善	8〜16mg	BPD, FLZ	無	130
45	男	67	初発	無	幻聴, 妄想	無	ARP	無	妄想の改善	8〜24mg	LRP, QZP, FLZ, シプロヘプタジン	無	132
46	男	20	初発	有	幻聴, 思考干渉, 作為体験	無	RIS	無	幻聴の改善	8〜24mg	VAL	無	135
47	女	23	再発	無	幻聴, 罪業妄想, 拒食, 自殺企図	無	HPD(注)	有	錐体外路症状の軽減, 幻聴の改善	8〜12mg	アモバルビタール, FLZ, BTZ	無	138
48	男	64	再発	有	幻聴, 被害妄想	骨髄炎	ARP, RIS, HPD	有	幻聴の改善	8〜24mg	VAL, BTZ, BPD, ベゲタミン-B	無	141
49	女	81	再発	有	妄想, 空笑	無	QTP, LEP	無	眠気・鎮静の軽減	16mg	無	無	144
50	女	15	初発	無	被害関係妄想	無	RIS	無	副作用をあまり気にせず増量できるため	4〜20mg	無	無	146
51	女	40	再発	有	幻覚, 妄想	無	ARP	無	幻聴の改善	24mg	QZP, ARP	無	148
52	男	30台	再発	有	幻聴, 注察妄想, 被害妄想, 恐怖心	無	ARP	無	幻聴・妄想・恐怖心の改善	8〜16mg	LRP, FLZ, QTP	無	150
53	男	33	再発	有	幻聴, 被害関係妄想, 強迫症状	無	ARP	無	幻聴の消失	12〜16mg	パロキセチン, FLZ	無	153
54	男	44	再発	有	不穏, 幻聴, 妄想	無	RIS	有→無	陽性症状の改善	8〜12mg	タンドスピロン, QZP, ゾピクロン	無	156
55	男	27	再発	有	被害関係妄想	性機能障害	HPD, ARP, RIS	有→無	妄想および副作用の改善	6〜12mg	無	無	158
56	男	56	再発	有	被害関係妄想, 誇大妄想, 敵意・攻撃性, 滅裂思考	無	HPD, ZTP	有→無	服薬コンプライアンス, 過鎮静の改善	8〜16mg	経過中=ZTP, ヒドロキシジン, VAL, FLZ→退院時=ヒドロキシジン, FLZ	無	161
57	男	48	初発	有	衝動, 攻撃, 暴行	無	無	有	陽性症状の改善	6〜8mg	無	無	164
58	女	44	再発	有	幻聴, 妄想, 攻撃性	無	RIS	無	静穏作用	24mg	VAL	無	167
59	男	34	再発	無	不穏, 抑うつ気分, 幻覚	無	RIS	無	不安・抑うつ気分の改善	6mg	—	無	169
60	女	39	再発	有	被害妄想, 過剰関係づけ, 幻覚	無	OLZ	無	アドヒアランスの改善	8〜12mg	FLZ, NRP, VAL	無	171
61	男	43	再発	無	幻聴, 妄想	無	OLZ, PER	有	幻聴の改善	4〜24mg	PER 他	不眠	173
62	女	55	初発(慢性)	無	幻聴, 被害妄想, 感情表出の乏しさなど陰性症状	無	スルピリド	無→有→無	陰性症状の改善, 副作用の予防	4〜12mg	無	アカシジア	175
63	男	59	再発	有	妄想, 滅裂思考, 精神運動興奮, 疎通性の障害	糖尿病	スルトプリド	無	疎通性の改善, 錐体外路症状の軽減	24mg→12mg	無	構音障害, 歩行障害→無	178
64	女	19	初発	無	幻聴, 被害妄想, 不安, 焦燥, 引きこもり	無	RIS	無	幻聴, その他の残存症状の改善	8mg	一時的にETZを併用(最終的にはBNS単剤)	無	181
65	男	32	初発	有	幻聴, 興奮, 妄想, 情意鈍麻	知的障害	ARP (その前はRIS)	無	幻聴の改善	24mg	LRP, RIS(液)	易怒性の亢進	184
66	女	20	再発	有	被害妄想, 強迫症状	無	RIS	無	前薬の効果不十分, 強迫症状の改善	12mg	クロナゼパム	無	187

ARP=アリピプラゾール　　BNS=ブロナンセリン　　BMD=ブロムペリドール　　BPD=ビペリデン　　BTZ=ブロチゾラム　　CP=クロルプロマジン
ETZ=エチゾラム　　FLZ=フルニトラゼパム　　HPD=ハロペリドール　　LEP=レボメプロマジン　　LI=炭酸リチウム　　LRP=ロラゼパム
NRP=ニトラゼパム　　OLZ=オランザピン　　PER=ペロスピロン　　QTP=クエチアピン　　QZP=クアゼパム　　RIS=リスペリドン
THP=トリヘキシフェニジル　　VAL=バルプロ酸ナトリウム　　ZTP=ゾテピン

IV. 多剤から単剤化へ

症例番号	性別	年齢	初発・再発	入院歴	主な症状	合併症	治療経過						掲載頁
							前治療薬(BNS切り替え前)	抗パーキンソン薬	BNS選択の目的	BNS用量	併用薬	主な副作用	
67	男	40	再発	—	幻聴, 被害妄想, 空笑	無	HPD, CP, LEP, BMD	有	多剤から単剤へ, 幻聴の改善	24mg	LEP, BPD, BTZ, QZP	無	193
68	男	41	再発	有	幻聴, 独語	無	HPD, LEP, PER, ZTP	有→無	幻聴の改善	8〜16mg	無	無	196
69	女	36	再発	無	幻聴, 被害妄想, 独語, 抑うつ	無	BMD, PER, ペルフェナジン	無	多剤から単剤へ	4〜20mg	クロナゼパム, VAL	無	198
70	女	58	再発	有	幻聴, 妄想, 拒薬, 不眠	無	HPD, LEP, OLZ	有→無	陽性症状の改善, 単剤化	8〜16mg	無(不眠時頓用)	アカシジア, 不眠(いずれも軽度)	202
71	女	68	再発	有	幻聴	無	OLZ, HPD, LEP, BPD, FLZ	有→無	幻聴の改善	8→24mg	FLZ	無	205

V. 慢性期・維持期への効果

症例番号	性別	年齢	初発・再発	入院歴	主な症状	合併症	治療経過						掲載頁
							前治療薬(BNS切り替え前)	抗パーキンソン薬	BNS選択の目的	BNS用量	併用薬	主な副作用	
72	男	63	再発	有	活動性の低下, 感情鈍麻, 会話内容の貧困, 妄想	無	HPD, OLZ, LEP	有→減量	陰性症状の改善	4〜24mg	LEP	無	211
73	男	66	再発	有	幻聴, 被害関係妄想, 衝動不安定性	無	BMD, スルトプリド	有→無	副作用の軽減	16〜24mg	プロメタジン	無	214
74	女	65	再発	有	被害妄想, 興奮, 易刺激性, 思考障害, 拒薬拒食	無	ARP	無	陽性症状・陰性症状の改善	16mg	無(パンテチン)	便秘	216
75	男	30	再発	無	被害妄想, 注察妄想, 陰性症状	無	ARP	無	陰性症状の改善	8〜16mg	LRP	錐体外路症状	218
76	男	49	再発	有	幻視, 幻聴, 妄想	無	ZTP, RIS	無	幻覚・妄想の改善	16〜24mg	QZP	無	221
77	女	64	再発	有	幻聴, 作為体験, 妄想	胆石症	RIS, ARP, OLZ, BPD, THP	有(THPは有→無, BDは継続)	幻聴の改善	24mg	RIS	無	224
78	男	26	再発	有	意欲低下, 活動性低下	無	スルピリド, THP	有	意欲・活動性の改善	8〜24mg	THP, VAL, BTZ, FLZ	興奮, 不眠	227
79	男	55	未治療慢性期	無	被害妄想, 思考伝播, 自殺念慮, 抑うつ状態	アルコール依存症	無	無	陽性症状・抑うつの軽減	8〜12mg	ジアゼパム, QZP, シアナミド, BTZ	一過性の嚥下障害	230
80	女	57	再発	有	幻聴, 空笑, 暴言	無	OLZ, paliperidone	無	高プロラクチン血症の改善	16mg	FLZ, QZP	無	233
81	女	60	再発	有	幻聴	無	HPD	有→減量	幻聴の改善, 眠気の低下	24mg	BPD	無	235
82	女	61	再発	有	幻覚, 妄想, 不安	無	OLZ	無	不安の改善	16mg	OLZ(継続中)	無	238

ARP=アリピプラゾール　BNS=ブロナンセリン　BMD=ブロムペリドール　BPD=ビペリデン　BTZ=ブロチゾラム　CP=クロルプロマジン
ETZ=エチゾラム　FLZ=フルニトラゼパム　HPD=ハロペリドール　LEP=レボメプロマジン　LI=炭酸リチウム　LRP=ロラゼパム
NRP=ニトラゼパム　OLZ=オランザピン　PER=ペロスピロン　QTP=クエチアピン　QZP=クアゼパム　RIS=リスペリドン
THP=トリヘキシフェニジル　VAL=バルプロ酸ナトリウム　ZTP=ゾテピン

Ⅵ. アドヒアランス改善効果

症例番号	性別	年齢	初発・再発	入院歴	主な症状	合併症	治療経過 前治療薬(BNS切り替え前)	抗パーキンソン薬	BNS選択の目的	BNS用量	併用薬	主な副作用	掲載頁
83	女	23	初発	無	幻聴,反響言語,注察感	無	HPD	無	幻聴・アドヒアランスの改善	24mg	無	無	243
84	男	39	再発	有	幻聴,怒声,作為体験,疾病性	無	OLZ,ベゲタミン-B,NRP	無	アドヒアランス改善	8～24mg	ベゲタミン-B,FLZ	無	246
85	女	56	再発	有	幻聴,被害妄想,不安・焦燥	無	OLZ	無	被害妄想の改善	8mg	無	無	249
86	男	46	再発	有	幻聴,被害妄想,思考伝播,興奮	Buerger病,自己免疫性溶血性貧血	CP	無	陽性症状コントロールと副作用回避	16～24mg	CP	無	253
87	男	31	初発	有	幻聴,体感幻覚,妄想,いらいら	無	RIS,QTP,PER,OLZ,ARP	有→無	アドヒアランス改善	6～8mg	無	無	256
88	女	38	再発	有	敵意,興奮,被害妄想,焦燥・不安,不眠	無	HPD,BPD	有	急性期への効果,アドヒアランス改善	8mg	HPD	無	259

Ⅶ. 副作用回避

症例番号	性別	年齢	初発・再発	入院歴	主な症状	合併症	治療経過 前治療薬(BNS切り替え前)	抗パーキンソン薬	BNS選択の目的	BNS用量	併用薬	主な副作用	掲載頁
89	女	35	再発	有	幻聴,独語	無	RIS	有→無	高プロラクチン血症の改善	16～24mg	QTP,FLZ	無	265
90	女	30	初発	無	幻覚,妄想	無	OLZ	無	体重増加の改善	8mg	無	無	268
91	女	36	再燃	有	幻聴,被害追害妄想	無	RIS	有→減	幻聴・妄想の改善	8～16mg	BPD,FLZ	アカシジア	271
92	男	38	再発	有	幻聴,被害関係妄想,焦燥感,易怒性亢進	体重増加,脂質異常症	OLZ	無	体重増加・脂質異常症の改善,病的体験の改善	16mg	NRP,VAL	無	275
93	女	37	再発	有	幻聴	無	RIS	無	錐体外路症状減少	12mg	CP	錐体外路症状	278
94	男	20台	再発	有	関係妄想・幻聴	無	RIS	有→無	コンプライアンスの改善,射精障害の解決	12～24mg	VAL	射精障害,過鎮静	281
95	女	32	初発	無	幻聴,観念連合弛緩	無	RIS	有	錐体外路症状の軽減	8～20mg	BPD,LI,FLZ,BTZ	錐体外路症状→無	284
96	女	29	再発	無	幻聴,注察妄想	無	RIS	無	高プロラクチン血症軽減	8mg	ETZ	不眠	288
97	女	25	再発	有	幻聴,独語,興奮,憑依体験	無	RIS,ARP,ZTP	無	高プロラクチン血症の改善	4～8mg	VAL	無	291
98	男	26	初発	無	幻聴,独語,被害妄想,興奮	無	RIS	有	錐体外路症状の軽減	8～24mg	ブロマゼパム	無	293
99	女	41	初発	有	不安,幻聴	アカシジア	RIS	有	アカシジアの軽減	8～16mg	LI,アミトリプチリン,パロキセチン,ブロマゼパム	無	295
100	男	67	再発	無	幻聴,体感幻覚,不穏の再燃	無	RIS	有→無	錐体外路症状の軽減	10mg	FLZ	無	298
101	男	49	再発	有	幻聴,被害妄想,焦燥感,被刺激性の亢進	無	HPD,クロカプラミン,BPD,プロメタジン	有→無	幻聴の改善,過鎮静の軽減	8～12mg	プロメタジン	無	301
102	男	20	-	有	幻聴,意欲低下	側頭葉てんかん	RIS	無	錐体外路症状の軽減,幻聴の改善	8～16mg	VAL	無	303
103	女	26	初発	無	独語,空笑,盗聴監視妄想,思考伝播	無	RIS	無→有→無	高プロラクチン血症の改善	8～20mg	クロキサゾラム,BPD	アカシジア	306
104	男	33	再発	有	興奮,焦燥,被害妄想	無	QTP	有→無	過鎮静の予防	12→4mg	ゾピクロン,BPD	アカシジア	309

ARP=アリピプラゾール　BNS=ブロナンセリン　BMD=ブロムペリドール　BPD=ビペリデン　BTZ=ブロチゾラム　CP=クロルプロマジン
ETZ=エチゾラム　FLZ=フルニトラゼパム　HPD=ハロペリドール　LEP=レボメプロマジン　LI=炭酸リチウム　LRP=ロラゼパム
NRP=ニトラゼパム　OLZ=オランザピン　PER=ペロスピロン　QTP=クエチアピン　QZP=クアゼパム　RIS=リスペリドン
THP=トリヘキシフェニジル　VAL=バルプロ酸ナトリウム　ZTP=ゾテピン

I．初発統合失調症への効果

1. 若年初発の統合失調症例における
ブロナンセリンの効果

本郷　誠司

医療法人弘徳会　愛光病院

I. 症例

【症　例】14歳，男性
【既往歴】特記事項なし。
【家族歴】精神疾患の負因なし。
【生活歴】2人同胞の第1子。中学校3年在学。発育生育上特記事項なし。元来真面目できれい好き，几帳面。
【主　訴】悪口を言われ，勉強に集中できない。
【現病歴】中学3年の1学期，5月の中間テストで，成績がガクンと落ちた。夏休みの前頃から「周囲に悪口を言われている感じがする」「心が盗まれそうな気がする」「テレビの中の人と会話ができるようになった」と言い始めた。母親は中3になって間もなく「心の中って見られるの？」「心って誰かに盗られることはあるの？」と聞かれたことを思い出していた。

その後学校においても空笑がみられ、ボーっとしていく返事をしないようなこともあり、また最近表情が暗いことも多くなってきたため，両親が心配しスクールカウンセラーに相談し，当院を初診した。（以下初診日をXとする）

【初診時所見】学生服姿で年齢相応の初期緊張を伴っていた。比較的疎通は良く，病状についてもスムーズに表出した。中3に進級してから「友達に悪口を言われている」と突然感じるようになり，しかし具体的に誰がとは言えず，学校でも家でもそうであった。友達の声が頭の中に響いていた。そのうち「心が盗られそうになる」と感じるようになり，さらにはTVから話しかけられ，それに答えてしまうようになった。それらによって勉強に集中できないのが一番困っていると述べた。学校でのいじめはないと述べ，睡眠については少し前までは特にきっかけはないが乱れており，夜中まで起きていることが多かったという。遅くまで何をしていたかは確認できなかった。現在は家族が協力して早く寝るようになった。食欲は適度にあり，体重の増減もあまり目立たない。便通も良好で，身体面で心配な点はないという。

経過・病状より，統合失調症が濃厚であって，可及的すみやかに治療を開始したいと両親に伝えたが，やや納得しずらい様子が窺えたため，身体面と精神面での諸検査を予定した。

【検査結果】X+5日，脳波検査：9-10 Hz，100 μV前後のα波を後頭葉優位に認める記録で，正常範囲であった。

WISC-Ⅲ：FIQ 57, VIQ 66, PIQ 57と有意な乖離があり，12-5という計算ですら失敗した。テスト中にも空笑あり。

ロールシャッハ・テスト：総反応数は16と少なく，心的生産性が乏しく，精神運動性も鈍い。感情機能が著しく制限された状態にあり，興味関心も乏しく，堅苦しい態度をとりがちであると解釈された。自己毀損感や不全感が推測され，病態水準は精神病圏と推察された。

SCT：記述量は少なく，ごく表面的である。

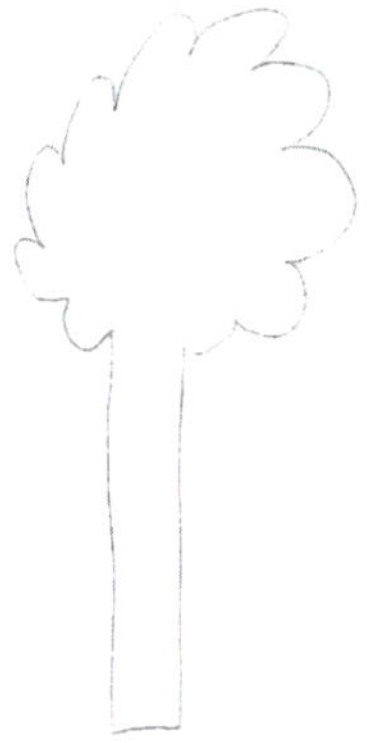

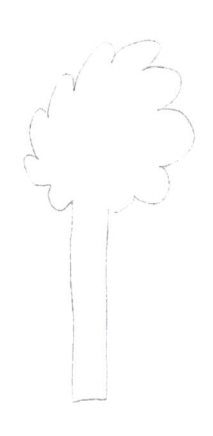

図1　バウム描画

漠然とした不安や恐怖を感じている様子と推測された。

バウムテスト：所要時間は28秒。筆圧は弱く輪郭のみの樹木である。説明はほとんどできず，内面は空疎化していると思われた（図1）。

【治療経過】X+11日目，ブロナンセリン4 mgより開始した。X+15日には空笑や幻聴体験が減っているようだと述べた。ただし，考えがうまくまとまらないのは「まだ少しあるみたい」と述べた。ブロナンセリンは有効と思われ，8 mgへ増量した。

X+22日，頭はさらにすっきりしてきたが，友人らが噂しているような感じは少しあると述べた。アカシジアと思われる下肢の落ち着きのなさも訴え始めた。ブロナンセリン12 mgへ増量した。担任とも面談し，自宅療養を続けて卒業を目指したいと話し合った。

X+29日，落ち着いた対応であったが，待合室で空笑や独語が目立ったと母親は述べた。未だ友人の幻聴はあり，それに答えてしまう独語であると述べた。それでも本屋に行きたいと父親と出かけた。外出後の外来であったので，本屋は刺激になったか？　ブロナンセリン16 mgへ増量した。

X+36日，ブロナンセリン16 mg増量後に流涎や手足の震えが出現してきたと言う。実際の診察場面でも，やや落ち着きに欠ける様子であった。

しかし，病的体験はさらに軽快しており，それらはブロナンセリンの副作用の可能性がある。その対処としては減量するか副作用止め（抗パーキンソン薬）を追加するかを提案し，患者自身は後者を選んだために，ビペリデン3 mgを追加した。

X+43日，副作用も治まり，調子はさらに良くなった。「友人や先生が何か言っている気は少しするが大丈夫」と述べ，患者自身が増量を希望した。ブロナンセリン20 mgに増量し，全体に落ち着いてきたために，通院間隔を2週間にした。

X+57日，調子は良いが「口が勝手に開いちゃう（ドナルドダックみたいに）。ご飯のときに勝手に笑っちゃう」と，ジスキネジアと空笑について述べた。同処方内容とした。

X+71日，口唇が乾燥する，ピアノのコンサートに行ったときに周囲の視線を少し感じたと述べた。未だ刺激には病状が動揺しやすい様子だった。

X+92日，一時見えなかった"白い影"が時々見え，いろいろ邪魔されると述べた。最大量を希望したために，ブロナンセリン24 mgとした。

X+106日，メモを持参。「文字を口に出して言いにくい」「本が読みづらい」「噂が少しきこえた」「白い影がふりむいた時に見える」「白い影が時々じゃましてくる」「人が三人いるようなきがする」と記してあった。同最大量で経過を追った。

X+120日，噂や白い影はほぼなくなり，少し喋りづらい，たまに流涎がある程度で，趣味のピアノもほぼ病前と同様に弾けると喜んでいた。同最大量で経過を追った。

X+134日，メモを持参。「落ちつかない」「よだれがでる」「喋りにくい」「じゃましてくる時々（前よりは減った）」「変な歩き方になる」「足がむずむずする」「電信柱を通りすぎたら歯をかんでしまう」と記してあった。多少動揺気味で，かつ副作用も目立ったためにジアゼパム6 mgを追加した。

X+147日，メモを持参。「落ちつかない」「よだれがでる」「しゃべりにくい」「へんな歩き方になる」「足がむずむずする」と全体に副作用が中心で，病的体験は全然出ないと述べたために，ブ

症　例：14歳　男性
診断名：統合失調症

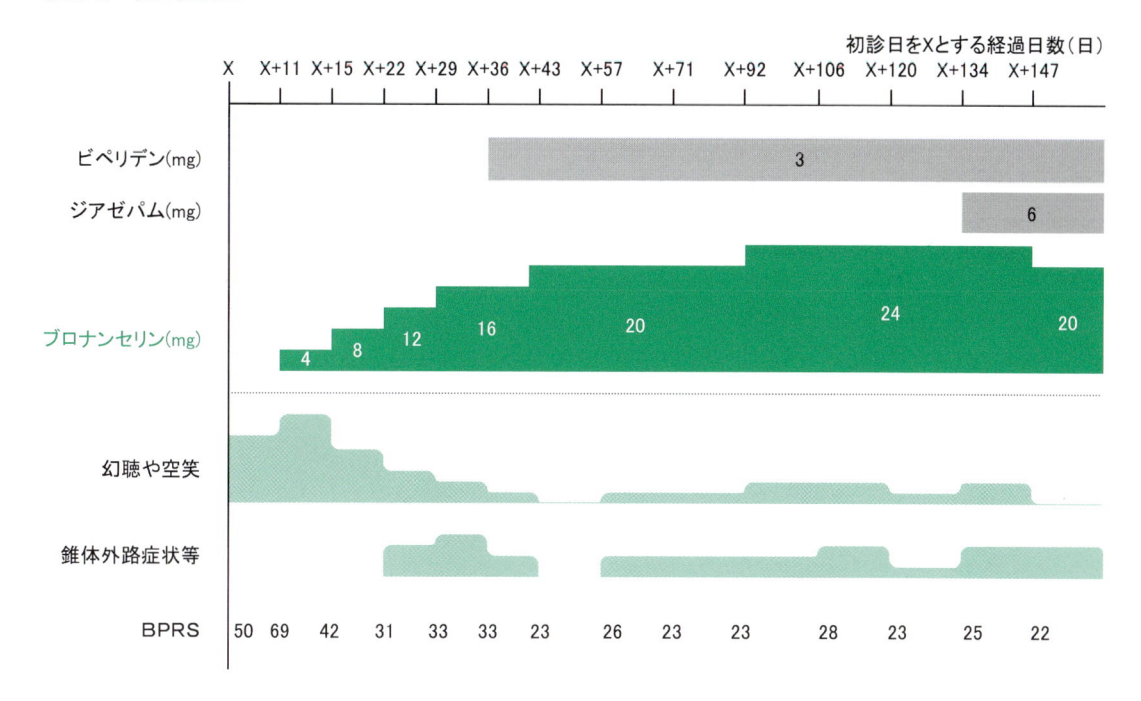

	X	X+11	X+15	X+22	X+29	X+36	X+43	X+57	X+71	X+92	X+106	X+120	X+134	X+147
ビペリデン(mg)						3								
ジアゼパム(mg)													6	
ブロナンセリン(mg)			4	8	12	16		20			24			20
BPRS	50	69	42	31	33	33	23	26	23	23	28	23	25	22

ロナンセリン 20 mg に減量を開始した。

II. 考　察

中学3年進級直後に発症したと思われる統合失調症の初発例である。初診時には統合失調症と診断するに足る病状であったが，両親の心情を鑑み，心理検査を含む諸検査を計画した。当初は薬物療法にも消極的であった両親だが，検査中にも病状の悪化の進行が窺われたことや，学校での症状の表出が両親の薬物療法への扉を開いた。併せて，最新の統合失調症治療薬であるブロナンセリンを紹介し，本人共々ブロナンセリンによる内服治療に承諾した。

ブロナンセリン単剤による内服治療を開始し，16 mg から錐体外路症状が出現した。陽性症状や錐体外路症状は改善や動揺を示しているが，全体には改善傾向を認めており，入院治療にまでは至っていない。最大投与量においても重度な副作用は認められなかったのは何よりである。今後は至適用量の検討と更なる病状の改善，社会復帰を目指したい。

I. 初発統合失調症への効果

2. ブロナンセリンが奏効した初発の統合失調症の1例

竹内　大輔*，小野　寿之*，玉井　顯*，和田　有司**

*敦賀温泉病院精神科
**福井大学医学部病態制御医学講座精神医学

I. 症　例

【症　例】16歳，男性
【初診時主訴】自分のことを見張られている。誰かの話し声がする。
【家族歴】特記すべきことなし。
【既往歴】特記すべきことなし。
【生育・生活歴】3人同胞の第1子。出生，発育，発達に問題はなかった。小学校での成績は中の上程度，中学校での成績は中程度であったが，運動は苦手だった。性格はおっとりしているところもあるが，明朗かつ活発で同級生に友人も多かった。
【現病歴】X年4月地元の高校に入学したが，1学期半ばより意欲低下を自覚するようになった。夏休みに入ってからは，倦怠感を理由に部活動を休むことが増えた。2学期に入ると，2時間目までは授業に出るものの，3時間目以降は集中力が続かなくなり，倦怠感や吐き気などを訴えて保健室で休むことが多くなった。授業についていけなくなることが増え，成績も徐々に低下した。このため，家族や教師などに勧められ同年9月に敦賀温泉病院（以下，当院）を受診し，「軽症うつ病エピソードの疑い」にて，ロフラゼプ酸エチル1 mg/日の処方を受けた。しかし，1回のみの受診で通院を中断し，内服もほとんどしなかった。X＋1年1月に入ると，学校を休みがちになってきた。このため2月に当院外来を再診し，上記処方を服用するよう勧められて内服を開始したところ，若干落ち着いたとのことであった。4月からは2学年に進級し通学を再開し，当初は本人も授業や部活動に対して意欲をみせていた。しかし4月下旬頃より，そこにいないはずの人の声が聞こえるようになった。5月上旬には，周囲からの視線が気になり始め，「みんなにいじめられている」と両親に訴え，学校を休むようになった。両親は学校側と連絡をとり，担任もいじめの実態調査を行ったが，いじめの事実は確認できなかった。両親は本人に対して再度登校するように勧めてはみたものの，本人が拒否したため，それ以上は登校を強制せずに様子を見守っていた。5月中旬には，自宅にいる時でも「誰かが自分を見張っている気がする」など両親に訴えるようになった。また，小学校の頃に経験した不快な思い出や良くない考えが突然頭の中に浮かんで，それらが頭から離れない感覚も出現するようになった。5月下旬には「盗聴器が仕掛けられている」と言い始め，昼夜問わず家を出たり入ったりすることをくり返すようになった。6月上旬になると幻聴の頻度が増加し，自分のことを常に監視されている感覚に陥るようになった。6月20日，当院外来を再診し，翌21日より任意入院となった。
【検査結果】身長159 cm，体重50 kg。
PANSS：陽性尺度25，陰性尺度16，総合精神病理評価尺度41。長谷川式簡易知能評価スケ

症　例：16歳　男性
診断名：統合失調症

	X年12月	X+1年2月	4月	6月	8月	10月
	初診			入院	退院	

ブロナンセリン：6 mg → 8 mg（6月～10月）
ロフラゼプ酸エチル：1 mg（2月～6月）

PANSS
- 総合精神病理評価尺度：41 → 25 → 25
- 陽性尺度：25 → 13 → 11
- 陰性尺度：16 → 13 → 13

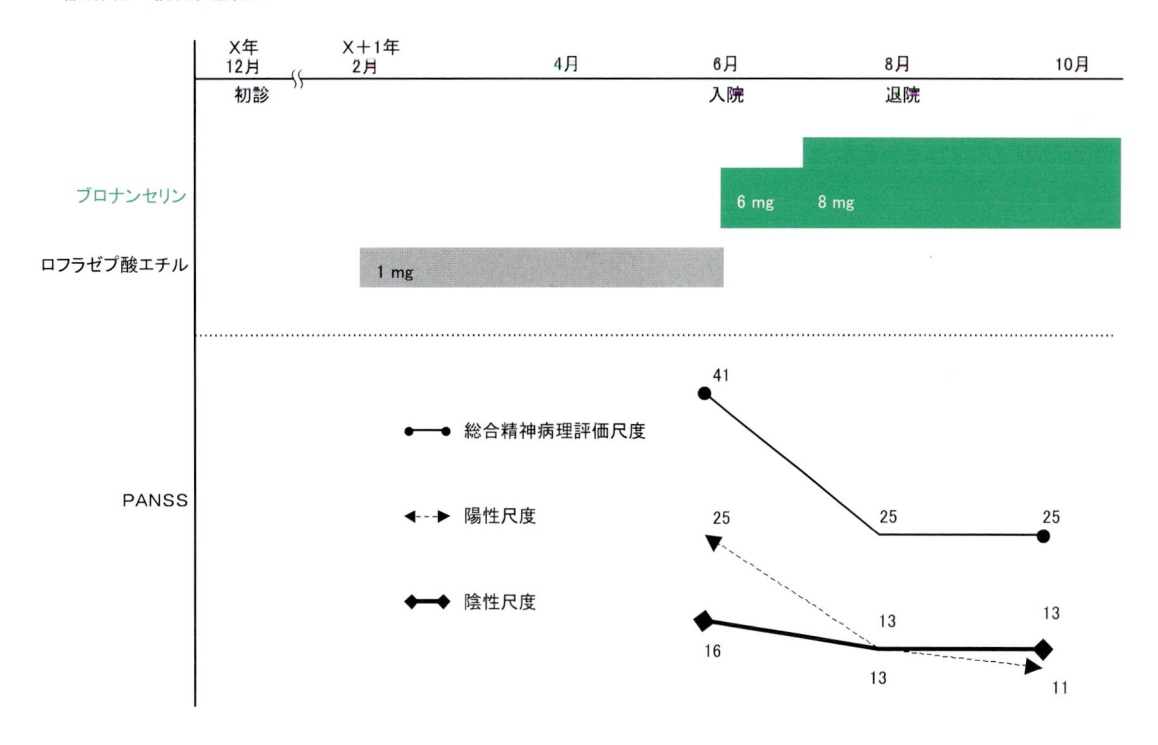

ール，MMSE はともに 30 点。血算・生化学的検査，甲状腺機能検査，心電図，胸部 X-P，頭部 CT 検査，脳波検査では異常を認めなかった。
【診断とその根拠】入院時の血算・生化学的検査，頭部 CT 検査，脳波検査などの所見からは身体的な異常は認めず，中毒性物質の使用もなかった。意識障害もなかった。幻聴，被害関係妄想，被注察感など，思考内容・知覚の独特な歪曲は統合失調症特有の病像であると診断した。
【治療経過】両親に付き添われ，開放病棟の4人部屋に独歩にて入院。周囲の目を気にするような素振りが見られ，自分の部屋に入るとすぐにカーテンを引いてしまった。入院当初は他者との交流もほとんどなく，自室にこもることが多かった。不眠は認めず，食事や間食などは自室で全量摂取できていた。

薬物療法としては，ブロナンセリンを 6 mg/日より開始した。入院 2 週目に 8 mg/日まで漸増したところ，幻聴の訴えは減少し，その後ほとんど消失した。入院 3 週目になると，表情が穏やかになり，被注察感を訴えることも少なくなった。主治医や他患者の誘いに応じて将棋やオセロゲームをしたりするようになり，やがて集団で行う作業療法にも参加できるようになった。その後も経過観察を続けたが，安定した状態が続いたため，外泊をくり返した上で 8 月下旬に退院し，外来通院に切り替えた。

現在は外来通院を継続しつつ，学校への復帰を試みているところであるが，まだ毎日登校するまでにはなっていない。罹病当初のことに関しては，本人は「前は，みんなが自分の方を見たり何かを言ったりしていたのは間違いないと思っていたが，今ではよくわからない」と述べており，病識は不十分である。同年 10 月時点の PANSS：陽性尺度 11，陰性尺度 13，総合精神病理評価尺度 25。

II．考　察

思春期の不登校やひきこもり，あるいは病的体験と思われるような症状でも，その背後には様々な要因が関与していることが多い。このため，思

春期の児童の精神的な不調や障害を診断することには常に困難が伴う。具体的には，うつ病，統合失調症，不安障害，不眠症，適応障害，発達障害，人格障害といった疾患から，アパシー，睡眠時リズム障害，対人恐怖症といった症候群，あるいは心因反応まで考慮しなければならない。

治療や対応についても，積極的に薬物療法や環境調整などを行うべきなのか，思春期に一過性にみられる病状である可能性を考えて経過観察にとどめておくべきなのか，判断は難しいことが多い。

本症例においては，発達障害はなかった。本人の主張する，学校でのいじめや友人とのトラブルは見つからず，家庭内も円満であった。学校でいじめがあったと仮定しても，ストレスから遠ざかったはずの自宅においても病的体験が強くなっていった経過は，適応障害や心因反応とは矛盾する。アパシーや視線恐怖症で幻聴まで伴うことは考えにくい。特に誘因が見当たらない状態で幻聴や被注察感が出現し，これらに左右された言動が次第に顕著になっていきながらも，睡眠障害や食欲の変化はみられなかった。このような経過はうつ病や不安障害といった疾患とは明らかに異なっており，本症例は統合失調症を発症したと考えられた。このため，抗精神病薬の投与に踏み切った。

一般的に初回エピソードの患者は，再発時より治療反応がよいとされている。Kopalaら[2]は，初回エピソード統合失調症に対してリスペリドンの2つの異なる用量による治療効果を検討し，PANSSの総評点を20％以上させたのは，低用量群（2〜4 mg／日）では91％，高用量群（5〜8 mg／日）では27％であったことを報告した。またRemingtonら[4]は初回エピソードに関するエビデンスを検討し，ハロペリドール2〜6 mg／日（リスペリドン換算で1〜3 mg／日）が効果的であると総括している。

本症例も初回エピソードで若年者ということもあり，ブロナンセリンの初期投与量を6 mg／日（リスペリドン換算で1.5 mg／日）に設定した。その後，ブロナンセリンを8 mg／日にまで漸増したところ陽性症状はほぼ消失し，本患者は退院した。陰性症状については，自主的にはなかなか登校したがらないという，自発性の低下が残存している。

一方，初回エピソードの患者は錐体外路症状が出現しやすいという報告もあるが[1]，本症例ではみられなかった。ブロナンセリンは，ドパミンD_2受容体とセロトニン5-HT_{2A}受容体に対して比較的強いアンタゴニスト作用を示す一方で，ヒスタミンH_1受容体やセロトニン5-HT_{2C}受容体への親和性がきわめて少なく，眠気，食欲亢進，体重増加といった副作用は生じにくい可能性が指摘されているが[3]，本症例でもこのような副作用はみられなかった。

ブロナンセリンの評価にはさらなる症例経験の蓄積が必要であるが，今後も初回エピソードの統合失調症の症例に対してブロナンセリンの投与を検討してみる価値はあるように思われた。

文　献

1) Caliguiuri, M.P., Lohr, J.B., Jeste, D.V.：Parkinsonism in neuroleptic-naive schizophrenic patients. Am. J. Psychiatry, 150：1343-1348, 1993.
2) Kopala, L.C., Good, K.P., Honer, W.G.：Extrapyramidal signs and clinical symptoms in first-episode schizophrenia: Response to low-dose risperidone. J. Clin. Psychopharmacol., 17：308-312, 1997.
3) 村崎光邦：統合失調症に対するblonanserinの長期投与試験．臨床精神薬理，10：2241-2257, 2007.
4) Remington, G., Kapur, S., Zipursky, R.B.：Pharmacotherapy of first-episode schizophrenia. Br. J. Psychiatry, 172 (suppl. 33)：66-70, 1998.

3. ブロナンセリンを初発時から使用し，約1年間の継続投与が可能となった症例

岩田 健司

布袋病院精神科

I. 症例

【症　例】37歳，女性
【診断名】統合失調症（初発）。
【合併症】なし。
【既往歴】特記事項なし。
【家族歴】精神疾患の遺伝負因なし。
【病前性格】真面目，活発。
【生活歴・現病歴】同胞3人の第3子，次女。出生，発達に特記事項なし。小・中学と問題なくすごし，専門学校へ進学した。専門学校卒業後，就職するも，1年で退職，人間関係が上手くいかず入退職をくり返した。

X−2年頃より，結婚に対する焦り，両親が高齢になることへの不安からストレスを感じ，自宅に引きこもる生活となっていった。

X年4月頃より「カメラで覗かれている」「ピーポーと音がする」と病的体験を訴え出し，父親に連れられメンタルクリニックを受診した。しかし，「私は病気じゃない」と拒薬し，自室に閉じこもったままで拒食し不眠となった。

4月末，父親に連れられ当院を受診。注察妄想，幻聴，奇行（窓にガムテープを貼る）を認め，不穏，易怒，興奮，猜疑心が強い状態のため閉鎖病棟に医療保護入院となった。

【治療経過】薬物療法としてブロナンセリン8mg/日を中心として治療開始した。入院当初は耳を両手でおさえるといった行動がみられ，幻聴の存在が考えられた。診察において幻聴について質問すると「みんな（他患）の輪に入れない」と的外れな応答であった。医療者に対しての猜疑心，敵意が強く，目玉の絵を紙一面に書くといった奇行や，病的体験も活発なため，ブロナンセリンを16mg/日まで増量した。次第に落ち着き，1ヵ月後には猜疑心，敵意などは和らぎ，ある程度落ち着いて診察を受け，幻聴の存在を認め，軽減していることを語った。その頃より病識も芽生え始め，入院時を振り返り不安になることがあり，ロラゼパムを開始し任意入院へと変更した。

その後，次第に病的体験は消失し症状は安定したため，外出・外泊を重ね2ヵ月後に退院となった。

退院後より呂律困難，流涎といった錐体外路症状（EPS）を認め，ブロナンセリンを減量，抗パーキンソン薬を使用した。経過中，母親ががんに罹患する出来事があり，不安が増強したためロラゼパムを使用した。外来には定期受診し，目立った陰性症状や過鎮静はなく経過した。

現在までブロナンセリンで約1年の継続投与を行い，母親の代わりに家の家事全般をこなし，友人と食事に出かけるなど再発なく経過している。

II. 考察・まとめ

ブロナンセリンを発売当初から使用し，約1年間の投与歴がある症例を報告した。幻覚妄想症状が激しい初発急性期治療においてブロナンセリン

症　例：37歳　女性
診断名：統合失調症（初発）

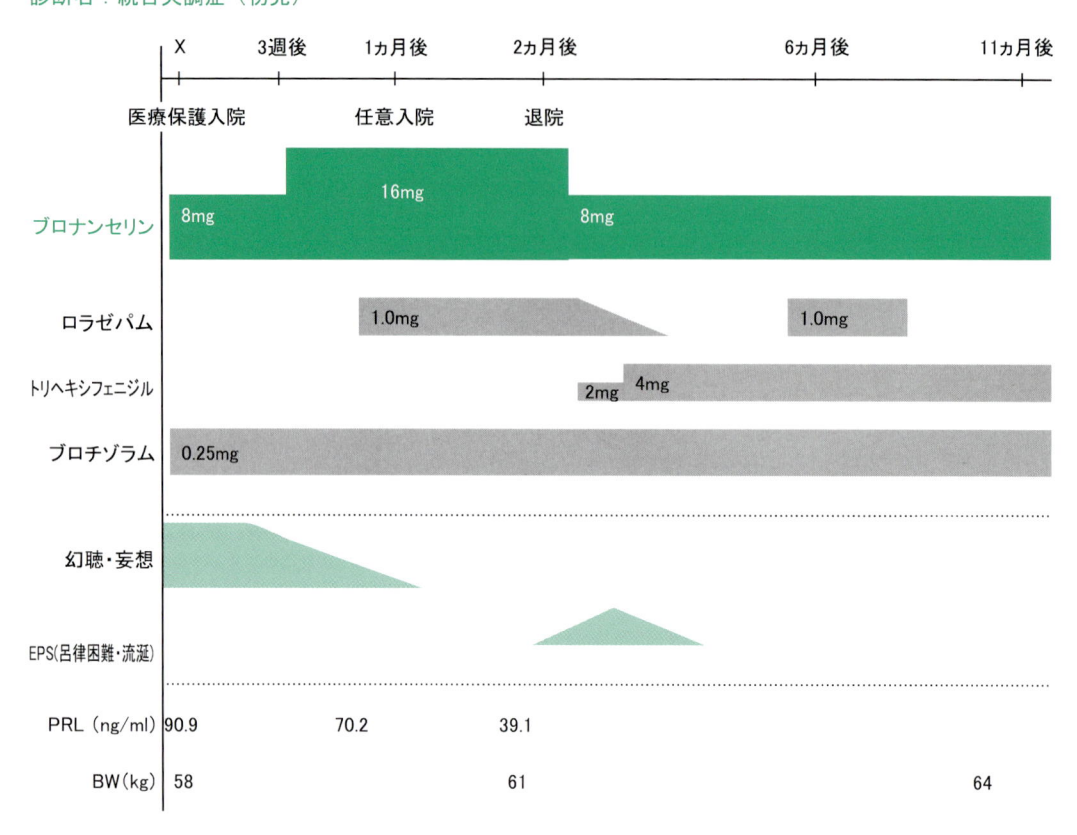

	X	3週後	1ヵ月後	2ヵ月後	6ヵ月後	11ヵ月後
	医療保護入院		任意入院	退院		
ブロナンセリン	8mg		16mg	8mg		
ロラゼパム			1.0mg		1.0mg	
トリヘキシフェニジル				2mg / 4mg		
ブロチゾラム	0.25mg					
幻聴・妄想						
EPS(呂律困難・流涎)						
PRL (ng/ml)	90.9	70.2		39.1		
BW(kg)	58			61		64

が有効で，維持治療に関しては有害事象が少なかった．経過中，問題となった有害事象はEPSであったが，少量の抗パーキンソン薬にて対応することができた．脂質・糖代謝においては定期的な採血検査において異常は認めていない．過鎮静となることもなかった．プロラクチンは治療開始前よりブロナンセリン投与後に低下し，生理周期に影響を与えることはなかった．体重に関しては，治療前が引きこもりの状態で拒食していたことから，ある程度の上昇は自然な経過と考えるが，漸増傾向にあるため今後も慎重な経過観察が必要と考える．

ブロナンセリンの投与量については，当症例が初発でEPS出現などを考えると薬剤感受性が高く，8mgと比較的少量での維持治療が可能であったと考えられる．発症前は引きこもりの状態であったが，現在は家の家事全般をこなすなど引きこもりは改善しており，陰性症状に対しても有効で，社会生活機能の改善が得られたと考える．

ブロナンセリンは受容体結合においてドパミンに選択性が高く，急性期治療の幻覚妄想症状に有効であること，他の受容体に影響を及ぼしにくいといった特性から，長期の使用において過鎮静，脂質・糖代謝異常，プロラクチン関連などの有害事象が少ない薬剤であると考えられ，急性期治療から維持治療にわたって使用可能な薬剤と考える．

4. 幻聴を呈して来院した初発患者に対する ブロナンセリンの効果

萩野谷　真人[*,**]

*医療法人大田原厚生会　室井病院精神科
**獨協医科大学病院精神神経科

はじめに

　非定型抗精神病薬のメリットとして，1つは，これまでの定型抗精神病薬では効果不十分や無効であった症状の改善への期待がある。治療者側は患者のQOLや社会復帰の観点から，特に陰性症状や認知障害の改善効果に大きな期待を寄せている。2つ目は錐体外路系副作用の軽減である。これまで，定型薬から非定型薬への切り替えにより，この2つの問題が大きく改善してきたことが報告されてきた。

　ブロナンセリンは，日本で創薬され，2008年1月に製造販売が承認され，2008年4月に発売された，国内で6剤目となる新規非定型抗精神病薬である。それは，強力なD2受容体拮抗作用を持つとともに，セロトニン5-HT_{2A}拮抗作用も有するdopamine-serotonin antagonist（DSA）とも呼ばれており，統合失調症における陽性症状，陰性症状ともに効果が期待できる薬剤である。また，それ以外の受容体に対する親和性は弱い。

I. 症　例

【症　例】24歳，女性
【既往歴】特記事項なし。
【家族歴】特記事項なし。
【生活歴】同胞2名の長女として出生。成長発達は特に問題なし。最終学歴は専門学校卒。

【現病歴】来院の2ヵ月ほど前より不眠，食欲低下の症状が出現。原因となるような大きなストレス因子はみられなかった。来院時，複数・不特定の男女の声で「ブス！」「性格ブス！」「彼氏と歩いてんじゃねぇよ！」「気持ち悪い」「キモい！」といった幻聴が出現した。対話性幻聴もあったが，妄想はなかった。他に，思考伝播，思考奪取，離人感，独語，空笑がみられた。また，それらが原因による不眠が生じ，情緒不安定となり，「ワーッ」と泣くこともあった。初診時BPRSは32点であった。

【治療経過】幻聴の消失を目的に，ブロナンセリン8 mg/日を朝・夕，2回投与にて治療を開始する。

　X＋7日：声はほとんど聞こえなくなくなり，夜もぐっすり眠れるようになる。思考伝播，思考奪取もなくなり，離人感も軽減する。

　X＋21日：声は少なくなったが時々聞こえるとの訴えがあったため，ブロナンセリンを12 mg/日，朝4 mg・夕8 mgに増量する。

　X＋25日：一時的に不眠の訴えがあったため，クアゼパム15 mg，ブロマゼパム5 mgを就寝前に投与した。X＋28日，眠気が強く現れたため，クアゼパム，ブロマゼパムは休薬する。この時点で幻聴は完全に消失しており，X＋49日の時点ではBPRSは20点へと改善し，副作用もみられていない。

症　例：24歳　女性
診断名：統合失調症

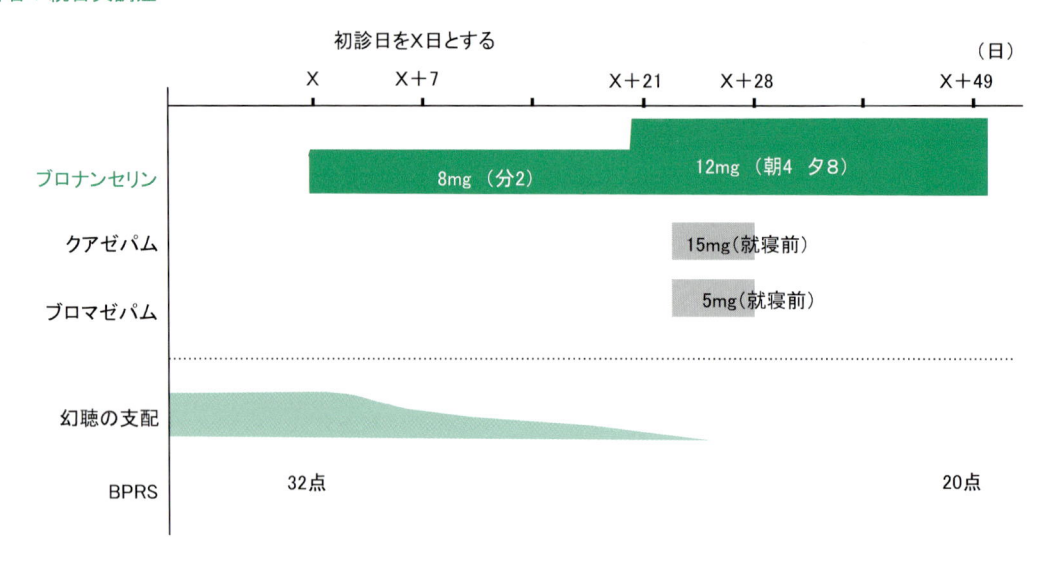

初診日をX日とする　　　　　　　　　　　　　　　　　　　（日）
　　　X　　　X＋7　　　　　X＋21　X＋28　　　　　X＋49

ブロナンセリン　　8mg（分2）　　　12mg（朝4　夕8）

クアゼパム　　　　　　　　　　　　15mg（就寝前）

ブロマゼパム　　　　　　　　　　　5mg（就寝前）

幻聴の支配

BPRS　　　　32点　　　　　　　　　　　　　　　　　20点

Ⅱ．考　察

　本例は，幻聴を呈して来院した初発の症例であり，効果発現が速く，眠気や錐体外路症状（EPS）の少ない薬剤が適していると考えられた。リスペリドンも選択肢の1つとして検討したが，症例が女性ということもあり，高プロラクチン血症を懸念し，ブロナンセリンで治療を開始した。

　投与1週間後よりブロナンセリンの効果は発現，幻聴は減少した。3週後，さらに幻聴の軽減を期待して増量。その後，幻聴は消失し，眠気やEPS，高プロラクチン血症等の副作用は認められていない。

　今回の症例より，ブロナンセリンの治療効果の高さ，および副作用出現の低さを確認することができた。安全性に対する懸念を全く持たずに治療できたのは，ブロナンセリンの持つプロフィールによるものと考えられる。

　しかし，現在はまだ症例数が少なく，今後多くの症例を経験することにより，ブロナンセリンのより有効な投与方法を確定する必要があるが，統合失調症患者の第一選択薬として期待ができる薬剤が現れたことは，大変喜ばしいことである。

Blonanserin Case Report

I．初発統合失調症への効果

5．急激に幻覚妄想状態を呈した初発統合失調症にブロナンセリンが有効であった1例

武田 直己

たけだメンタルクリニック

I．症 例

【症　例】24歳，男性

【病前性格および既往歴】元々はおとなしく内向的な性格。5年ほど前に1回覚醒剤を使用した経験があるが，それに関連した問題はなかった。その他には特記すべきことなし。

【家族歴】母方祖母が50代に幻覚妄想状態を発症し，現在は認知症となって特別養護老人ホームに入所中。

【生活歴】同胞はなく両親と3人で生活。自宅より大学に通学している。受診時は大学4年生であるが，卒論が書けないことから留年をくり返し3年目の4年生となっている。

【現病歴】高校を卒業後，現役で現在の大学に入学した。4年生までは問題なく進級したものの，卒論を書く段階になって書けないまま漫然と時間をすごすようになった。それに伴い，対人関係などからも引きこもりがちの生活を送るようになっていたが，両親は精神面での変化や異常には特に気づいていなかった。

3年目の4年生であるX年9月中旬より，特に誘因なく急に外出するようになった。さらに頭が痛い，胸がちくちくするなどの身体症状を訴えて，夜間に救急車で病院を受診するというエピソードもあったが，身体的には特に異常が認められず，精神科受診を勧められることになった。その後に突然，中学生時代の友人の実家である材木屋で修行すると言いだした。実際の仕事は見習いのような立場であったが，本人にとっては厳しいものであった。行き始めてしばらく経った頃から両親は本人の独語に気がついた。また食事中に声をかけた両親に対して，硬い表情で唐突に「静かにしろ」と言うこともあったなど，音への過敏性に気づかれている。9月20日の夜中に突然パンツ1枚で家を飛び出し，制止した母親に物を投げつけ，さらには顔面を殴り，父親にも同様の暴力を振るった。このため警察官の協力を得てA病院精神科に救急受診となった。

その際に1日の内服量としてリスペリドン6 mg，ビペリデン2 mg各分2の処方を受けたが，内服の指示には特に抵抗を示さずに従った。内服し始めたところ，終日寝ているような状態となった。9月22日にも同院を再度受診し，改めて画像診断や脳波検査などの精査を受けた。その結果，特に異常は認められないと説明を受けて，同日よりリスペリドン4 mg，ビペリデン2 mg各分2の処方となった。その後の治療に関しては近医での治療を勧められ，同院からの紹介により9月24日当院を初診となった。

【治療経過】初診時には本人より，9月中旬より「自分の行動に干渉してくるような形で誰かが何かを言ってくる」という内容の幻聴と被影響体験，「自分の思っていることが外に出て他の人に伝わってしまう感じ」と述べる考想伝播が始まり，現在まで持続していることが述べられた。

症　例：24歳　男性
診断名：統合失調症

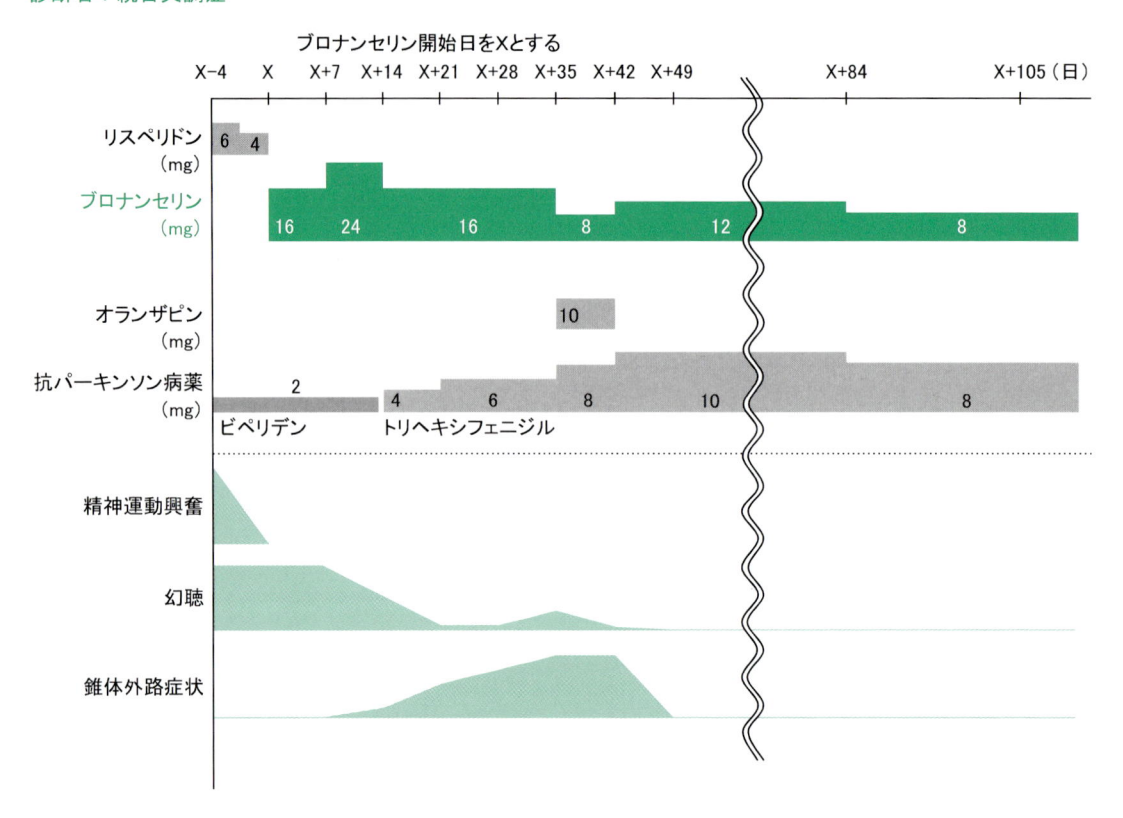

　以上の経過から，本人と家族に診断としては統合失調症であることと，さらに統合失調症における薬物療法の意味と継続して治療を受けることが重要であることを説明した。その上で，リスペリドンの効果が十分に認められないことから，リスペリドン 4 mg を等価換算してブロナンセリン 16 mg を分2で内服とし，それと共にビペリデン 2 mg 分2，フルニトラゼパム 2 mg を眠前という内服薬で治療を開始した。

　内服開始して6日目より幻聴は弱くなってきたが常に話しかけられている感じで，「静かな場所だと聞き入ってしまう」と述べ，7日目よりブロナンセリン 24 mg とビペリデン 2 mg を各分2とした。

　14日目には幻聴は耳を澄ませば聞こえる程度と述べ，考想伝播などの症状もほぼ消退した。しかし呂律障害，手指の振戦が目立つようになったため，ブロナンセリンを 16 mg に減量しトリヘキシフェニジル 4 mg と共に各分2とした。

　21日目には幻聴もわずかになり，ほとんど気にならなくなったと述べたが，なお手指の振戦が強くなったためブロナンセリンはそのままにトリヘキシフェニジル 6 mg へ増量した。

　35日目には再び幻聴がはっきり聞こえると述べたが，錐体外路症状が強いためブロナンセリンは 8 mg に減量しつつ，トリヘキシフェニジル 8 mg とオランザピン 10 mg を併用した。しかし42日目にも幻聴はかすかに続き，錐体外路症状も同様であった。表情はすっきりしていたものの，本人からは前の薬の方が良かったとの感触が述べられたため，本人とも相談してブロナンセリンは 12 mg としてトリヘキシフェニジル 10 mg とクロナゼパム 1 mg を併用し，フルニトラゼパムは中止した。

　49日目には幻聴もほとんどなく，睡眠覚醒リズムは保たれた上でふらつきやぼーっとする感じ

もなくなり，呂律障害や手指の振戦も消失した。また本人は集中力も徐々に戻ってきて体調も良くなってきたとも述べた。その後は表情も良く自然な感じを与えるようになり，幻覚妄想に関してもほぼ消失した状態が続くなど著明に改善した。

84日目よりブロナンセリンは 8 mg へ減量し，トリヘキシフェニジルも 8 mg に減量してクロナゼパムは 1 mg のままとしたが，症状は引き続き安定していた。さらに 105 日目よりクロナゼパムを 0.5 mg へと減量している。

以後，現在に至るまで引き続き経過を慎重に見ているが，幻覚妄想などの精神病症状の再燃はなくきわめて安定している。また徐々にではあるが卒論の準備に取りかかるなど意欲の改善も少しずつ認められている。

II. 考　察

本症例においては発病の時期をはっきりと判断することは難しく，留年をくり返して引きこもりがちな生活を送っていた時期にすでに発病していた可能性も否定できないが，実際には周囲に何らかの異常に気づかれることもないまま経過していた。臨床的には 2 週間ほどの間に急激に幻覚妄想が顕在化して周囲の気づくところとなっている。いずれにせよ全く治療体験を有していないドラッグ・ナイーヴな状態であった。

本症例ではブロナンセリン内服開始前にリスペリドン内服（1 日量として 6 mg～4 mg）を 4 日ほど体験していたが，精神運動興奮を抑える効果はあったものの内服期間も短いこともあって，幻覚妄想などの精神病症状に関してははっきりした効果は認められなかった。しかしブロナンセリン内服後には比較的すみやかに幻覚妄想状態が改善し，本人も精神症状の改善を自覚することができた。この経過よりブロナンセリンは精神病症状の改善にきわめて有用であったと判断される。

ブロナンセリンはその受容体結合プロフィールから過度の鎮静を伴わずに抗幻覚妄想効果を期待し得る薬剤であると考えられる。本症例においても抗幻覚妄想効果は顕著に認められ，それに比して日中の強い眠気などの過度の鎮静作用は認められなかった。

しかし一方で，錐体外路症状の出現は顕著であったと言わざるを得ず，臨床的には抗パーキンソン病薬を併用せざるを得なかった。筆者の自験例からも幻覚妄想状態への有用さと中程度の用量から高用量に至った際の錐体外路症状の発現しやすさが同様に経験されている。しかし，かねてより抗パーキンソン病薬それ自体が認知機能の低下を招くことが指摘されている。このことからブロナンセリンの処方に際しては，臨床的に有効な用量の見きわめと，なるべく抗パーキンソン病薬を用いないですむ維持量の設定が肝要であろうと考えられる。ことに高齢者や多発性脳梗塞などの器質的変化を有する症例では配慮を要すると思われる。

Ⅰ. 初発統合失調症への効果

6. ブロナンセリンが奏効した初発統合失調症の1例

窪田 恭彦

財団法人宮城県精神障害者救護会　国見台病院

Ⅰ. 症 例

【症　例】23歳，女性
【診断名】統合失調症（初発）。
【既往歴】特記事項なし。
【家族歴】精神障害の家族歴なし。
【生活歴】3人同胞の第2子。小・中・高は両親と同居しながら地元の学校に通学し，成績は上位であった。大学時代は親元を離れて，A市において姉と二人でアパート暮らしをしていた。学業成績は良好で，サークル活動に熱心に参加し，体を動かすことが好きであった。大学卒業後のX-2年4月，B市の大手人材派遣会社に事務職として就職し，一人暮らしをしていた。
【現病歴】就職後間もないX-2年5月頃，会社の中で周りの人が自分のことを言っているような気がすると感じることが時折あった。しかし，仕事や日常生活に大きな支障がなかったため，医療機関を受診することはなかった。X-1年秋頃，自分のあだ名を呼ぶ声が聞こえるという幻聴体験を疑わせる症状が出現した。しかしそのときも医療機関の受診に至ることなく，間もなくそのような体験は消失した。

X年5月に職場内での配置転換があり，業務内容になかなか慣れずにストレスになっていたところ，再び自分のあだ名を呼ぶ声が聞こえるという体験が出現した。5月中旬には「人の声が怖い」と泣きながら姉に電話してきたため，心配した姉が患者の住んでいるアパートを訪問したところ，患者は部屋に閉じこもってカーテンを閉め切り，玄関ドアの覗き窓をふさいでいたという。外出時はもとより，自宅にいても誰かに覗かれているといった注察妄想やそれに伴う不安感が強く，感情的にも不安定であった。また，職場に出る気力もなく，体を動かすこともできないと訴えたため，5月26日，C心療内科クリニックを受診した。

C心療内科クリニックでは，意欲低下や抑うつ症状からうつ病と診断され，パロキセチン40 mg，アモキサピン50 mgなどが処方された。X年6月1日からは会社を休職して，A市に戻って姉と同居しながら療養することになった。

同居していた姉によると，患者はこれまでにないほど姉に甘える態度が目立ったり，「怖い，怖い」と言って急に泣き出したりすることもあった。6月17日には，突然家から失踪し，河川敷で倒れていたところを救急隊に保護された。姉が引き取って患者を自宅に連れ帰ったが，患者は全く落ち着かず，食事を用意してもそれをぐちゃぐちゃに混ぜて「離乳食だからヒカリちゃんに食べさせる」などとまとまりのない言動が著明であった。翌18日，姉に伴われてD精神科診療所を受診したところ，統合失調症の幻覚妄想状態と診断され，同日当院に紹介された。

当院初診時，患者は「男性と女性の声であだ名を呼ばれている」，「誰かに見られていて，追われている」などの幻覚妄想症状を訴える一方で，興奮して急に笑い出したり，飛び跳ねたりするなど，

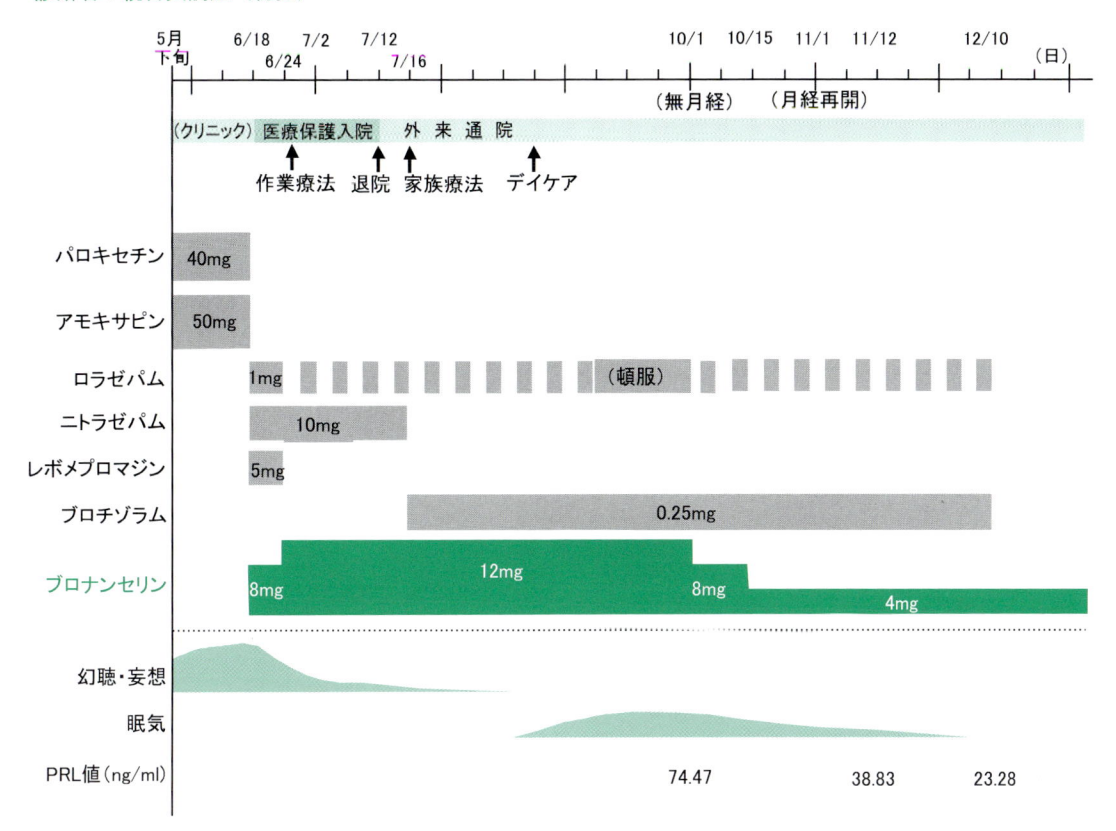

症　例：23歳　女性
診断名：統合失調症（初発）

	5月下旬	6/18 6/24	7/2	7/12 7/16	10/1 10/15	11/1 11/12	12/10 (日)
					（無月経）	（月経再開）	
	（クリニック）	医療保護入院	外　来　通　院				
		↑作業療法	↑退院 ↑家族療法	↑デイケア			
パロキセチン		40mg					
アモキサピン		50mg					
ロラゼパム		1mg			（頓服）		
ニトラゼパム		10mg					
レボメプロマジン		5mg					
ブロチゾラム					0.25mg		
ブロナンセリン		8mg	12mg		8mg	4mg	
幻聴・妄想							
眠気							
PRL値（ng/ml）					74.47	38.83	23.28

精神運動興奮状態を示していた。そのため，家族の同意を得て閉鎖病棟に医療保護入院となった。
【治療経過】幻覚妄想や興奮など統合失調症の急性期症状を改善する目的でブロナンセリン 8 mg から投与開始した。興奮の静穏化と夜間の睡眠を確保する目的でロラゼパム 1 mg，レボメプロマジン 5 mg，ニトラゼパム 10 mg を併用した。

入院翌日から十分な睡眠が取れるようになり，疎通性が良好になった。6月24日（入院7日目）には，ブロナンセリンを 12 mg に増量し，レボメプロマジンは中止し，ロラゼパムは不安時の頓用とした。この頃からは，幻覚妄想などの異常体験について，落ち着いて医師に陳述することができるようになってきた。あだ名を呼ばれて嘲笑され，その声に反論してしまったり，誰かに覗かれているという感じがしたり，自分の考えていることが他人に知れわたるような気持ちになったりして辛かった，と振り返っていた。

そういった症状は徐々に改善し，7月2日（入院15日目）には幻聴がほぼ消失したということであった。そのため，7月12日（入院25日目）に退院とし，姉との同居を再開した。退院後はデイケアへの通所も始めたが，日中の眠気を訴えることが多かったため，ニトラゼパムを中止し，ブロチゾラム 0.25 mg に変更した。

その後は陽性症状の再燃もなく比較的安定して経過していたが，日中の眠気と意欲低下が続いているという訴えが続いた。さらに，10月1日の外来受診時に，「生理が来ない」と訴えたため，血中プロラクチン値を測定したところ，74.47 ng/ml と高値を示していた。高プロラクチン血症の改善と日中の眠気の軽減を目的に，陽性症状の再燃に注意しながらブロナンセリンを 8 mg/日へ減量し，10月15日には 4 mg/日まで減量した。幻覚妄想の再燃は認められず，同年11月1日には月経が再開した。11月12日の血中プロラ

クチン値は 38.83 ng/ml であった。さらに 12 月 10 日には血中プロラクチン値は 23.28 ng/ml と正常範囲内まで低下した。また，日中の眠気も改善し，夜間の睡眠も十分に取れているため，ブロチゾラムは漸減中止とした。X＋1 年 3 月現在，職場復帰を目指してデイケア通所などのリハビリを続けている。

II. 考　察

本症例は，X-2 年頃から関係念慮などの前駆症状があり，職場の環境変化というストレスに伴って急性発症した統合失調症の初発症例と考えられる。幻覚妄想状態と精神運動興奮状態に対して，ドパミン D2 に高い結合親和性を有するブロナンセリンが早期に著効した。また，ブロナンセリンはセロトニン 5-HT_2 受容体に対する親和性も有するため，錐体外路症状などの副作用はほとんど認められなかった。

一方，ブロナンセリンは漏斗下垂体におけるドパミン神経系に影響を及ぼしにくく，高プロラクチン血症が少ないといわれているにもかかわらず，本症例においては用量依存的に高プロラクチン血症を引き起こした。さらに，陽性症状が終息するに伴い，眠気や意欲の低下が認められた。眠気などの症状は，ブロナンセリンによる過鎮静によるものか，あるいは急性期症状が治まった後の消耗期における症状か判断に迷うところであった。しかし，統合失調症の治療経過などについて患者と話し合いながら，症状再燃のリスクを十分説明し，ブロナンセリンを減量することに踏み切った。それによって，高プロラクチン血症は改善され，陽性症状の再燃なく日中の眠気も軽減された。

治療開始から現在に至るまで，患者自身が治療に積極的で，服薬による症状の改善を実感できているため，アドヒアランスは良好である。本症例から，ブロナンセリンは幻覚妄想状態や精神運動興奮状態を伴う統合失調症の初発急性期治療に対して，十分な効果を有しており，高プロラクチン血症などの副作用は，臨床症状や検査データを注意深くモニターしながら用量調整をすることで克服できる場合もあることがわかった。

7. ブロナンセリンが奏効した初期統合失調症の症例

青木 孝之

青木メンタルクリニック

I. 症 例

【症　例】15歳，男性
【既往歴】特記事項なし。
【家族歴】遺伝負因なし。
【生活歴】2人同胞第2子。高校1年在学中。
【現病歴】中学3年の春（X-1年5月）頃から「学校が面白くない」と言って休むことが多くなった。遅刻したり保健室登校をしながら何とか卒業し，高校へ進学した。高校へ入学してからは登校を続けているが，「本当は学校へ行きたくない。学校のことを考えると気持ちが暗くなる，学校に興味がわかないので辞めるか続けるかを悩んでいる」と言う本人と「学校でのいじめや意地悪などを否定しており，行きたくない理由がわからない」と言う母親と同伴でX年6月に当院を初診となった。

面接時「修学旅行がトラウマになった。それから学校へ行きたくない」と語り，心因性の抑うつ状態を疑った。しかし話の内容は減裂ではないが，要領を得ず，表情の動きが乏しく感情の抑揚も現れず，淡々とした口調でやや多弁に話す状態に違和感を覚えたため，「世の中が変わってしまったような感覚はなかったか」と質問したところ，「周囲の人が以前と変わって，入れ替わってしまった感じがする」と語り始め，カプグラ症候群様の妄想知覚の存在が明らかになった。その他にも思考吹入，幻聴，盗聴監視妄想などの病的体験が続いており，修学旅行の頃から始まったとわかった。

本人と母親に診断は「統合失調症」であり薬物療法による治療が必要である旨を説明し，治療開始となった。

【治療経過】幻覚・妄想など異常体験はあるが精神運動興奮は認められず，鎮静の必要性はないと考え，アリピプラゾール3 mgを朝に服用から始めた。しかし日中の眠気が強く日常生活に支障を来たす状態となったため，夜の服用へ変更したところ，昼間の眠気はやや軽減したが，幻覚・妄想は不変のため，アリピプラゾール6 mgに増量した。すると眠気が1日中続くようになり，日常生活リズムが整わなくなった。そこでオランザピンへ変更し，症状の変化と眠気を診ながら，2.5 mgから徐々に増量した。オランザピン7.5 mgで症状がやや軽減してきたが，アカシジアが出現した。ビペリデン2 mg/分2朝夕を服用してアカシジアは消退した。ところが2ヵ月間で体重が3 kg増加してしまい，本人も母親も心配して薬剤変更を強く希望するため，眠気・鎮静作用が少なく陽性症状に効果が高いブロナンセリン8 mg/分2朝夕に変更した。間もなくアカシジアと流涎など錐体外路症状が再び出現してしまい，ビペリデンを4 mg/分2へ増量し同症状は改善した。

「薬を変えてから幻聴はほとんど聞こえなくなり，見られている感じもなくなった」と語り，幻

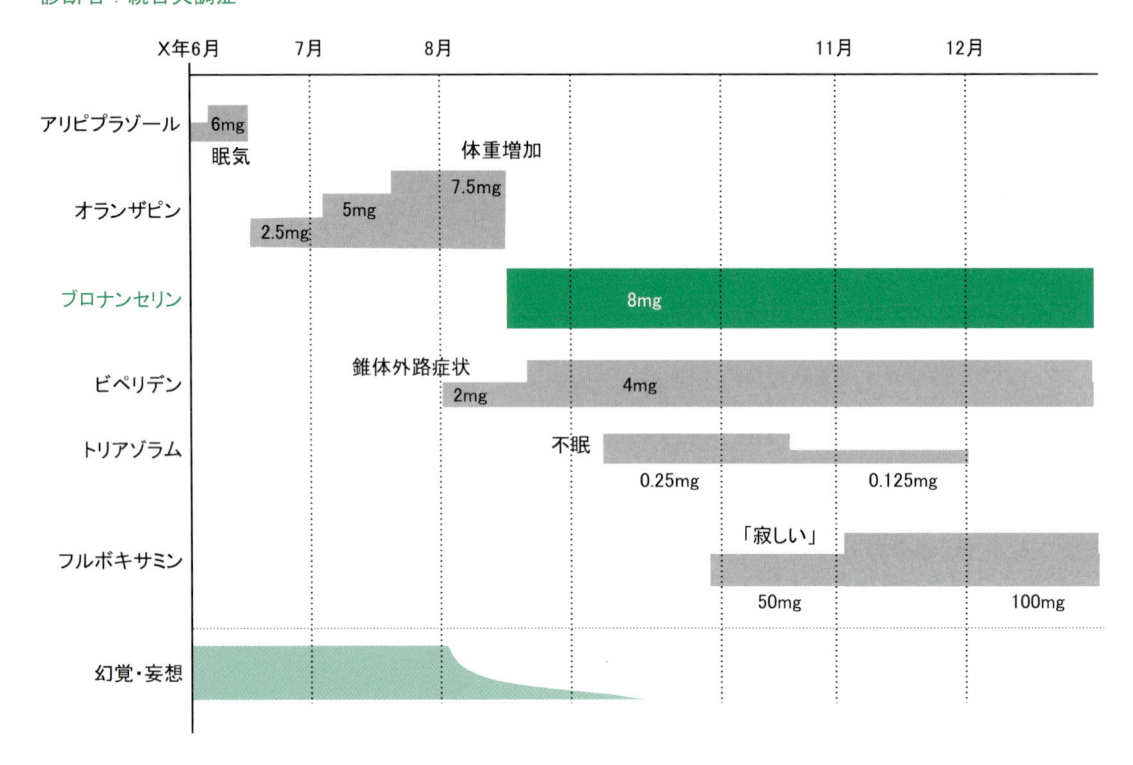

症　例：15歳　男性
診断名：統合失調症

	X年6月	7月	8月		11月	12月
アリピプラゾール	6mg 眠気					
オランザピン		2.5mg	5mg　7.5mg 体重増加			
ブロナンセリン				8mg		
ビペリデン		錐体外路症状 2mg		4mg		
トリアゾラム			不眠	0.25mg		0.125mg
フルボキサミン				「寂しい」 50mg		100mg
幻覚・妄想						

覚妄想はほぼ消退した。2学期からは学校へも少しずつ登校するようになったが，不安緊張による不眠を訴えるようになったため，トリアゾラム 0.25 mg を追加投与した。

その後，特別な誘因もなしに「何だかわからないけど無性に寂しい」と訴えるようになった。不安抑うつ気分と考え，フルボキサミン 50 mg/分 2 朝夕を追加，状態をみながら 100 mg/分 2 へ増量し，寂しい感覚が和らぎ，気分も落ち着いた状態となった。現在では，ほとんど休むこともなくなり，学校にも塾にも通っている。

II. 考　察

非定型抗精神病薬は，精神症状の改善に高い効果があり，副作用も少ないため日常生活ならびに社会生活を送る上で適切な薬である。特に副作用が少ないことはアドヒアランスにとって有効である。

本症例は不登校を主訴に受診となったが，その背景に存在していた幻覚・妄想などの症状が日常生活に影響を及ぼしていたことが明らかになり，統合失調症と診断された。行動に制限を及ぼしている統合失調症の陽性症状が軽減することで生活状況を回復させると考え，各種の非定型抗精神病薬の投与を試み，ブロナンセリンに辿り着いた例である。アリピプラゾールで眠気の副作用が発現し，オランザピンでは体重増加の副作用が発現したため，ブロナンセリンの使用に至った。最初にブロナンセリンの投与を試みなかった要因はアカシジア等の副作用の発現率が高いという点であった。

ブロナンセリン 8 mg で幻覚・妄想は消退し，情動状態も安定してきたが，「寂しい」という抑うつ不安症状が出現した。これは精神病後抑うつ状態であるのか，ブロナンセリンの副作用による抑うつなのか，何らかの心因性の問題なのか等については明確ではないが，フルボキサミンを 100 mg まで増量したところ，不安症状も安定し，通常の通学ができるようになってきた。

ブロナンセリンはハロペリドールと同等のドパ

ミンD2受容体遮断作用を有するので，幻覚・妄想などの陽性症状改善効果が期待できる。また，ヒスタミンH1受容体遮断作用が低いと考えられており鎮静作用が少なく，α1受容体に作用しないので起立性低血圧のリスクが少ないといわれており，統合失調症の治療薬剤として期待が大きい。しかし他の非定型抗精神病薬に比べてアカシジア等の錐体外路症状の発現率が高いとされている点がファーストチョイスを躊躇させるが，その点を始めから念頭に置いて抗パーキンソン薬を併用すれば，特に問題はないと考えられる。

I. 初発統合失調症への効果

8. ブロナンセリンの急速増量により，早期改善の見られた急性期症例

加藤 敬徳

清風会 茨木病院

I. 症例

【症　例】29歳，男性
【診断名】妄想型統合失調症（F 20.0）。
【家族歴】2人兄弟の第2子。母親は昨年死亡。兄は結婚して別居しているが，本人とは不仲。本人と父親で2人暮らしをしていたが，本人の暴力のため父親は別居し1人暮らしになっている。
【病前性格】几帳面でこだわりが強い。
【現病歴】大学卒業後，会社勤めをしていたX-5年頃「e-mailを見られ，ばかにされている」など被害的な訴えが見られ退職する。その後，別の会社に勤めるが，X-2年6月になって，「人がつけている。盗聴されている」などの訴えが見られ，家族の勧めで近くの精神科のクリニックを受診するが，「病気ではない」と言ってすぐに中断する。

X年5月頃より，易怒的になり，「母親が死んだのにちゃんとお祭りしていない」など，やや妄想的なことを訴えて父親に暴力を振るうようになったため，父親は別居する。この頃，会社でミスが多く，指示の通り業務ができなくなったため，7月業務命令によりK病院精神科を受診する。しかし，一度しか受診せず，服薬もせず，改善しないため，8月からは休業命令を受けて休業となる。その後も受診をしないため，会社から家族に連絡がいき，9月に兄が本人の家に行ったところ，些細なことから激昂し，逃げ出した兄を執拗に追いかけて暴力を振るった。その後，父親が行くと，包丁やアイスピックを用意していたため，警察に連絡し，警察官に伴われ，当院受診となる。表情は険しく，攻撃的で，「兄や父が自分を陥れた。暴力を振るうのは自分だけではない。病気ではない」と入院を拒否したため，医療保護入院となる。

【治療経過】ブロナンセリン12 mg分3で治療を開始する。興奮が強く，不眠も見られていたため，ジアゼパム6 mg分3，エチゾラム1 mg，クロチアゼパム10 mg，エスタゾラム2 mg眠前も同時に処方する。

興奮は徐々に改善し，睡眠も取れていたが少し眠気があるとのことで，入院3日目にはブロナンセリン12 mg分3，ブロナンセリン8 mg，エチゾラム1 mg，エスタゾラム2 mg眠前と，ブロナンセリンは増量したが，他剤は減量し，眠気は改善している。

7日目には穏やかに話し，攻撃性も改善していたが，ふらつきが見られるとのことで，ブロナンセリン8 mg分2，ブロナンセリン8 mg，エスタゾラム4 mg眠前と，ブロナンセリンを減量し，服用法を変更する。

14日目には，ふらつきもなくなり，また入院時には嫌がっていた，父親との関係についても冷静に話せるようになっている。ただ，就寝が早いため，早朝に目覚めるとのことで，ブロナンセリン16 mg分2，エスタゾラム4 mg，クアゼパム20 mg眠前に変更し，これにより早朝覚醒は改善

症　例：29歳　男性
診断名：妄想型統合失調症(F20.0)

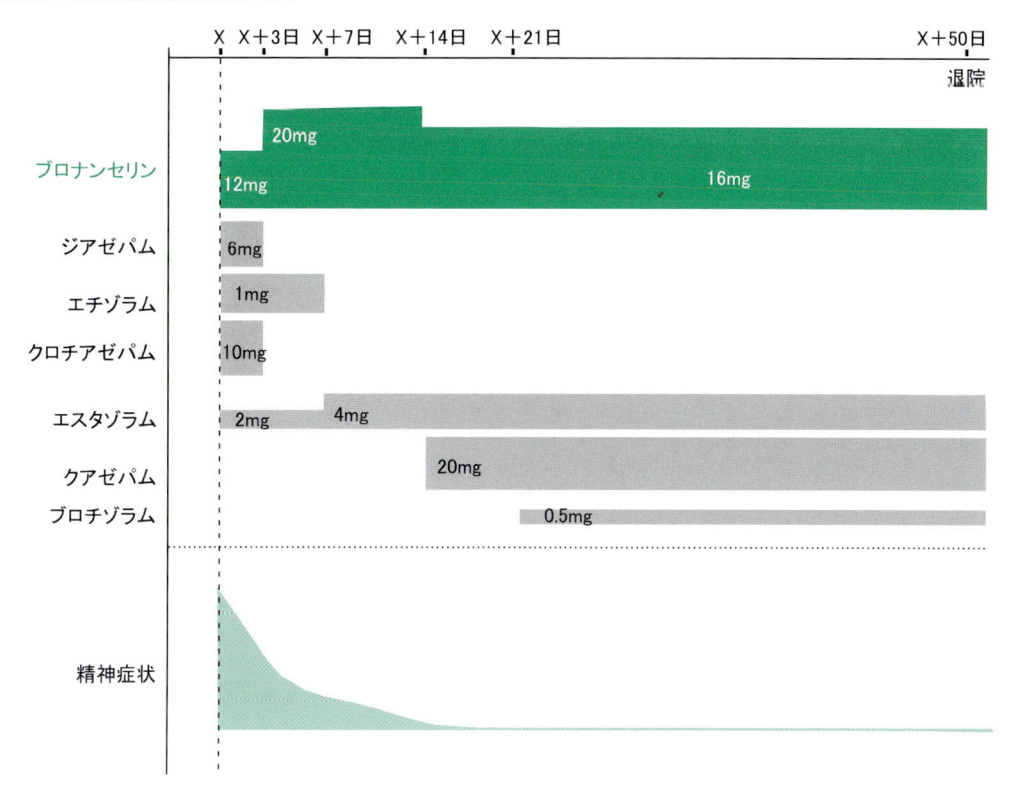

薬剤	X	X+3日	X+7日	X+14日	X+21日	X+50日 退院
ブロナンセリン		12mg → 20mg		16mg		
ジアゼパム	6mg					
エチゾラム	1mg					
クロチアゼパム	10mg					
エスタゾラム	2mg	4mg				
クアゼパム			20mg			
ブロチゾラム				0.5mg		
精神症状	（減衰曲線）					

した。

16日目には父親との外出ができるようになる。このとき，つけられているような感じがあったが，自分は有名人でもないし，悪いこともしていないので変な感じだったと述べ，妄想は認められるが，現実的な判断もできるようになってきていると思われた。

21日目には新聞で精神障害者の話を読んで，自分もそれに含まれるのかとショックを受けたと話し，不眠を訴えたためブロチゾラム0.5 mgを追加し，それで不眠は改善している。

22日目には単独の院内外出，28日目には院外外出を許可しているが，少し精神的に余裕が出てきたのか，この頃から作業療法に参加して革細工を楽しんだり，統合失調症について本を読んだりしている。

31日目には本人の希望で外泊を許可しているが，家に帰っても特に問題なく，父親に対しても普通に対応することができている。また，この頃には，外出しても違和感もなく，ある程度病識も認められるようになっている。

父親との関係を修復するため，その後何度か外泊を重ね，50日目に退院となる。その後，外来にも規則正しく通院し，復職に備えて，パソコン教室に通うようになっている。

II. 考　察

本症例は，発症より少し時間は経過しているが，初発の症例で，比較的興奮や攻撃性が強かったため，ブロナンセリン12 mgで開始し，ベンゾジアゼピン系薬剤も併用している。3日目には20 mgと比較的早期に増量している。そして，症状の改善によりベンゾジアゼピン系薬剤から減量し，その後ふらつきが見られたことから，ブロナンセリンによる副作用の可能性を考え，精神症状も安定していたことから，ブロナンセリンを16 mgに減量している。

父親に対して被害妄想があり，暴力を振るって

いたので，父親が受け入れに少し不安があった。不安を解消するために何度か外泊を重ねたが，特に問題なく，50日目と比較的早期に退院することができた。

　この症例は，興奮や攻撃性が強かったが，急速増量とベンゾジアゼピン系薬剤の併用により，早期に精神状態が安定した。また，眠気が生じた段階でベンゾジアゼピン系薬剤を減量することにより過鎮静も見られず，そのため作業療法にも意欲的に参加することができ，それが早期退院につながったものと思われる。過鎮静は安定期におけるアドヒアランスの低下につながり，社会復帰の妨げにもなるので，急性期の治療においても，安定期の治療を見据えて過鎮静の少ない薬剤を選択する必要がある。

　ブロナンセリンは，比較的副作用が少ないので急速に増量しやすく，このことは急性期症例の治療において早期の病状改善につながるものと思われる。

　また，興奮や攻撃性の強い症例では，ベンゾジアゼピン系薬剤やバルプロ酸ナトリウムなどの気分安定薬を併用することにより，症状の早期改善が得られ，改善に伴いこれらの薬剤の減量を行い，それにより過鎮静を防ぐことができる。そして，そのことは病識の獲得や対人関係の形成において重要なことと思われる。

9. ブロナンセリン投与により社会復帰可能となった初発統合失調症例

加藤 力敬

仁明会病院　赤い羽療園

I. 症例

【症　例】26歳，女性
【既往歴】特記事項なし。
【家族歴】母親が統合失調症にて自殺（X-1年）。
【生活歴】2人同胞第2子。高校卒業後，派遣社員として数ヵ所で工場勤務。結婚歴なし。
【現病歴】父親，兄夫婦とその子との5人暮らし。X-4年頃より徐々に引きこもりの傾向が目立つようになり，仕事も退職した。以後ほとんど外出しなくなり，時折ブツブツと独語することが多くなり言葉数も減ったが，日常生活は家族の介助にて何とか送れていた。X-1年頃より日常生活は無為，自閉的となり無関心が目立ち，「誰かの声が聴こえる」等述べるようになった。

X年に入った頃より入浴しようとせず，食事も独りで食べるようになり，同時に独語が増え，家族に対しても粗暴な言動が目立ち，私物を次々に捨てるという奇妙な行動も出現し，家族での対応は限界となった。このためX年4月30日に統合失調症の診断にて当院入院となった。

【治療経過】入院時の診察にて，「何人もの声」の幻聴が存在し，その音，声が大きいこと，「外出したくても監視されていて出られない」こと，「テレビが自分のことを言っている」，「考えたことが返事で返ってくる」などの病的体験が存在した。

表情は硬く緘黙的であったが，「治療は要りません。薬も飲みたくない。母親と同じようになりたくない」と突然に述べたことが印象的であった。しかし入院後は拒否的な行動は認めなかった。

ブロナンセリン8 mg/日での治療を開始したが，自発性は低下したままで他者交流なく，淡々と病棟生活を送り自閉性が目立っていた。幻聴については「聴こえますけど大丈夫です」，「だから早く帰りたい」と述べた。現実検討力は低下しており，陽性症状および意欲減退，自閉などの陰性症状が続くため，X年5月16日より，ブロナンセリン12 mg/日に増量したところ，問いかけに対してやや笑顔が見られるようになり表情も柔和となった。病棟ホールで他患者と一緒に食事を摂るようにもなり，また自ら散髪を希望し「さっぱりした，これならまた好きな買い物に行けそう」と述べ，主体性の回復の兆しが見られた。「聴こえる数は減った気がするけどまだ聴こえてくる。聴こえなくなりたい」と述べ，治療意欲を示したため，X年5月23日よりブロナンセリン16 mg/日に増量した。しかし数日後より倦怠感，上肢の脱力感・しびれ感の訴えがあり，「食事やペンが持ちにくい」とのことで，ブロナンセリンによる副作用発現と考え，X年5月30日より8 mg/日に減量した。X年6月の診察にて上肢のしびれ感は改善しており，病的体験も消退傾向にあったため外泊を実施した。「近所の川の遊歩道を散歩して気分がすっきりした」，「これなら退院できそう」と述べ，新聞チラシで職探しをしている姿も

症　例：26歳　女性
診断名：統合失調症

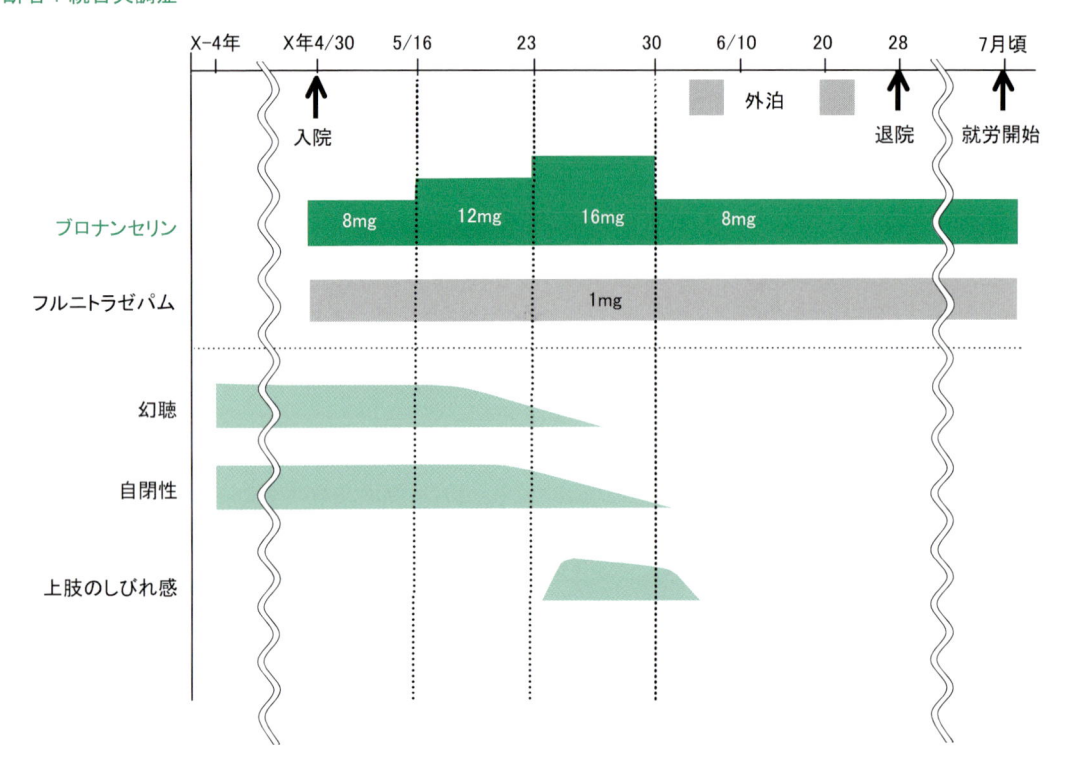

見られ，主体性は回復し一応の寛解状態に至ったと判断した．しかし一方で，上肢のしびれ感などの副作用再現への不安が聞かれ，「今は幻聴もないので薬は飲まなくても大丈夫と思う」と述べるなど，退院後の服薬中断の可能性が示唆されたため，服薬継続の必要性について十分に時間をかけて説明した．

X年6月28日（入院2ヵ月後）退院し外来通院となったが，X年7月半ばの診察にて，工場の製造ラインで既に平日5日間，1日4時間のペースで働いていることが唐突に述べられた．時期尚早の感もあったが，「家族に迷惑かけてきたので，生活の支えになればと思って働いている」と述べるためそれを尊重した．

X年8月の診察では，「物音に敏感になっている」と聴覚過敏が示唆されたが，幻聴は聴こえておらず仕事も継続できていることからブロナンセリン8 mg/日を維持し，服薬コンプライアンスも良好にて経過している．外来においては多くを語らず，職場においても人間関係は希薄な様子であるが，病的体験の再燃や生活機能面の障害も認めず経過する．X年12月の診察にて「少し頭痛がして，仕事もたまに疲れて休む」と言い，症状再燃を危惧したが，X年11月より「家計を助けるために2ヵ所の工場で働いている」とのことで，労働過多による社会復帰継続の困難さの予見もあり，労働量を減らすように指示し，公的保障などの社会資源を有効に利用することを提案し現在に至る．

II. 考　察

統合失調症の初発エピソード例にブロナンセリン単剤での治療導入を行った．主となる症状は幻聴，思考化声，注察妄想などの陽性症状と，意欲減退，自閉性，接触不良性，情意鈍麻などの陰性症状および病状による生活機能障害であった．初発エピソード例でもあり，きめ細かい治療を当初より心がけた．陽性症状の改善を最優先課題とし，ドパミンD2受容体遮断作用を有するブロナンセリンを選択した．初期投与量を8 mg/日とし第

17病日より12 mg/日に，第24病日より16 mg/日まで増量した。経過の印象としては12 mg/日に増量した頃より病状に改善傾向が見られた感がある。12 mg/日投与により先ず幻聴が消退し始め，幻聴体験を「聴こえなくなりたい」と自我違和的に捉えることができるようになり，治療意欲が増し，徐々に主体性が回復してきた印象がある。その後さらなる陽性症状の改善のために16 mg/日まで増量したが，倦怠感や上肢のしびれ感などの副作用と思われる症状が出現し減量を余儀なくされたが，錐体外路症状や過鎮静，体重増加などの副作用の出現はなく，8 mg/日投与維持にて倦怠感，しびれ感も改善した。また幻聴も消失に至り，他者との接触性も徐々に改善し社会復帰意欲も高まり退院に至った。

本症例以外にも他の新規抗精神病薬にて，上肢の脱力発作としびれ感を訴えるケースを現在までに1例経験したが，経験的には抗不安薬による上下肢のしびれ感を訴えるケースが多く，本症例のような新規抗精神病薬による副作用としての上肢のしびれ感の出現は稀であると思われる。

また退院前に，「幻聴もないので薬は飲まなくても大丈夫と思う」と述べるなど，服薬継続の重要性についての説明や疾病教育の必要性が不可欠であった。初発エピソードの場合の再発率は高い傾向にあるため，この点において，慢性期に移行した場合も見据えた寛解維持および再燃予防の治療に力点を置く重要性が再認識されたケースでもあった。母親が同じ疾患で自殺している背景もあり，今後疾病受容の困難さ，家族内の不安発生が予測されるため，その対策も課題となっている。

治療者の予測を越えて「働く」という段階まで社会復帰を果たしたことはきわめて喜ばしい結果であったが，やや一足飛びに到達している点が憂慮されるところである。治療結果による，あるいは経済的理由による「社会復帰」の両方の要素が絡んでいると思われるが，両要素の狭間を埋めるものとして，社会資源の有効活用も必須と考えられた。

いずれにしても病状の寛解を経て社会復帰という回復段階にまで一応漕ぎつけた点では，本症例でのブロナンセリンの有効性は評価に値すると考える。統合失調症治療では，患者のQOLを考慮した，慢性期移行も視野に入れた長期治療戦略が重要であり，薬物治療においては，コンプライアンスおよび忍容性の高い薬物を選択する必要があり，ブロナンセリンがその一剤となり得ることが期待される。

I. 初発統合失調症への効果

10. 統合失調症の初発エピソードにブロナンセリン投与が有効であった1例

植野 秀男

兵庫医科大学精神科神経科学講座

I. 症 例

【症　例】33歳，女性
【既往歴】特記事項なし。
【家族歴】特記事項なし。
【家族歴】同胞はなく，元来外向的な性格であった。高校卒業後，保育士として就職。交際相手はいるが結婚歴はない。
【現病歴】X－3年，嘱託の保育士となり順調にすごしていた。当時，結婚を考えていた男性との交際を両親に反対され抑うつを呈することがあった。X年6月25日夕刻，宗教の集会に出席するために電車に乗っていたが，車内で突然「集会には行きたくはない」と言って暴れだし，近くのA病院に救急搬送された。同院到着後も精神運動興奮は治まらなかったためハロペリドールの筋肉内注射を施行された。落ち着きを取り戻したため帰宅したが，翌26日に再び精神運動興奮を呈したため当科を初診となった。
　受診時，精神運動興奮状態であり，「私は高級霊だ」といった幻聴，「おじいちゃんが私に乗り移って喋らせている」といった作為体験を認めた。同日，当科に入院となった。
【治療経過】入院初期は精神運動興奮を呈しており，身体的拘束を余儀なくされた。ハロペリドール5 mg/日の点滴静注を主剤とし治療を開始した。入院第4病日には精神運動興奮は治まり，身体的拘束を解除するとともにハロペリドール9 mg/日の内服へと切り替えた。幻聴，させられ体験，困惑を認め，さらに口渇や日中の眠気を強く訴えたため，入院第5病日よりブロナンセリン8 mg/日を追加した。入院第10病日より「聴こえてくるのはましになりました」と幻聴の訴えは徐々に減ってきたため，ブロナンセリン16 mg/日へと増量した。
　その後，幻聴は訴えないものの，作為体験は依然として存在したため，入院第24病日よりブロナンセリン20 mg/日へと増量した。ハロペリドールは入院第20病日より7.5 mg，6 mg，3 mg，1.5 mgと漸減した。
　入院第35病日，「しゃべらされることは減ってきました」と言い，外出も可能となったが，入院第40病日に将来に対する不安を訴え，また表情の硬さも認めたため，ブロナンセリン24 mg/日へと増量した。
　入院第55病日，「病気や将来に対する不安がありましたが，今は大丈夫です」と自ら話をし，口渇，日中の眠気の訴えもなく，笑顔も見られた。

II. 考 察

　まず，病的体験に対して，改善しブロナンセリンのドパミン D_2 受容体に対する高い結合親和性が認識できた。錐体外路症状についても抗パーキンソン病薬であるビペリデンを減量しても振戦，運動失調，歩行障害や言語障害などの出現，悪化は認めなかった。このことからブロナンセリンは，

症　例：33歳　女性
診断名：統合失調症

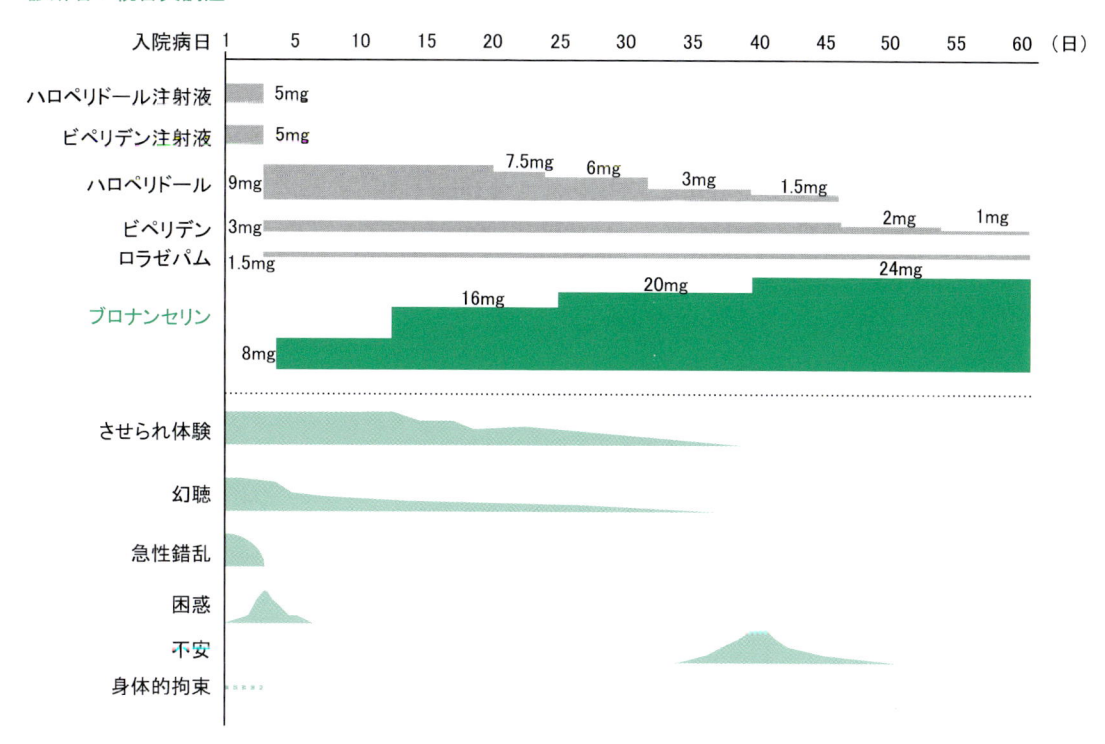

| 入院病日 | 1 | 5 | 10 | 15 | 20 | 25 | 30 | 35 | 40 | 45 | 50 | 55 | 60 （日） |

ハロペリドール注射液　5mg
ビペリデン注射液　5mg
ハロペリドール　9mg　7.5mg　6mg　3mg　1.5mg
ビペリデン　3mg　2mg　1mg
ロラゼパム　1.5mg
ブロナンセリン　8mg　16mg　20mg　24mg

させられ体験
幻聴
急性錯乱
困惑
不安
身体的拘束

ドパミン D_2 およびセロトニン $_{2A}$ 両受容体に対して高い親和性を持ち，非定型性を有することが認識できた。さらに口渇においてもブロナンセリンへの切り替えにて改善している。これは前薬はハロペリドールであり，ムスカリン性アセチルコリン M_1 受容体結合親和性は低いため，抗パーキンソン病薬であるビペリデンの減量による可能性は十分あるが，ブロナンセリンもムスカリン性アセチルコリン M_1 受容体結合親和性が低いために，それに基づく副作用の発現は低いと考えられた。

今回の症例より，病的体験に対する有効性を感じることができ，さらに体重増加，耐糖能異常，QT_c の延長，起立性低血圧，プロラクチン値の上昇は認めず，禁忌を考えずにとりあえず処方できるファーストフインドラッグになり得ると考えられた。

最後に，非鎮静系であり，陽性症状に対して確実に効果があり，患者には負担が少ないため，アドヒアランス，QOL の向上が期待されるため，陰性症状の改善にもつながる可能性がある。そのため前薬で抗精神病効果が不十分な例にも使用する価値がある。

ブロナンセリンの評価にはさらなる症例の蓄積が必要であるが，ブロナンセリンの特徴を捉え，有効な投薬方法を確立し，使用していくことが重要である。

I. 初発統合失調症への効果

11. 初発統合失調症にブロナンセリンが奏効した1例

吉川　慎一

医療法人社団仁和会　児玉病院

I. 症　例

【症　例】23歳，男性
【診断名】統合失調症。
【既往歴】特記すべきことなし。
【家族歴】同胞2名第1子。精神医学的遺伝負因はなし。
【生活歴】出生・発育に問題なし。元来おとなしい性格であり，友人も多くはなかったが，対人関係において大きな問題はなかった。両親によると，幼少時から飽きっぽい性格で物事が長続きしない面が目立っていたということだった。地元の高校を中退，その後は新聞配達のアルバイトなど職を転々とした。18歳のときに，資格取得のために専門学校に入学するがこれも1年時に中退した。その後もさまざまな種類の仕事を転々とするが，どれも長続きしなかった。
【現病歴】X年2月に交際する彼女ができ，張り切った様子が見られるようになり，その彼女と結婚するために正社員になろうと思うようになった。父親の紹介で正社員の仕事が見つかり，X年4月初めに就職する予定だったが，「この仕事はしたくない」と突然就職を辞退した。父親からはそのことをたしなめられたが，本人はそれを苦にする様子はなかった。しかし，5月中旬から，「お前は駄目だ」という幻聴が聞こえるようになり，自分は駄目な人間で，社会に通用しないのではないかと思い悩むようになった。6月初旬から，眠れないようになり，物事が手につかなくなった。

6月24日，片道の現金だけを持って電車と新幹線を乗り継いで東京に行き，東京の街を歩き回った。翌6月25日，ブツブツと小声で話し，ニヤニヤと笑いながら交番の周りをウロウロしていたため，警察官に保護され，精神疾患が疑われるということで両親へ連絡，同日両親が警察に迎えに行った。その日は両親とホテルで一泊したが，鏡に向かって笑うなど空笑が目立っていた。翌6月26日，帰りの新幹線内でも独語および空笑が目立っていたが，長時間の移動であったが興奮は認められず，自分の席でおとなしく座り，両親と一応の疎通を取ることもできていた。同日，両親に連れられ，当院外来受診となった。

外来受診時，表情は硬く，何かを警戒した様子であった。こちらの質問に対しての受け答えはできた。小声での独語が少し認められたが，そのことを指摘すると「独り言なんか言っていない」と強く否定した。現在までの行動や独語や空笑，被害妄想が推測される，といったことから妄想型統合失調症と診断した。外来での治療も考えたが，両院が自宅に連れ帰ることへの不安を訴え，また今後の行動化の可能性も考えて入院治療が適当と考え，説明のうえ，何とか入院に同意したため，任意入院での治療とした。

【治療経過】ブロナンセリン4mgおよびブロチゾラム0.25mgで治療開始した。6月28日（入院第2病日），「昨晩は久しぶりにぐっすりと眠れた」と話し，入院時と比較して幾分表情も穏やかになっていた。しかし，他患者と話すことなく，

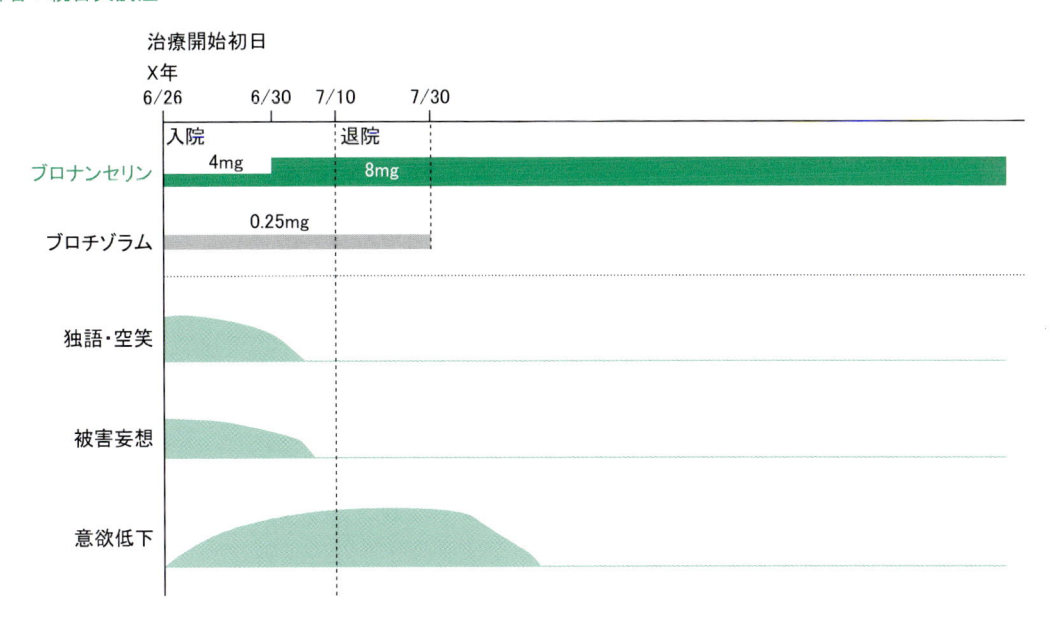

症　例：23歳　男性
診断名：統合失調症

治療開始初日
X年
6/26　　6/30　7/10　　7/30

入院　　　　退院

ブロナンセリン　　4mg　　　8mg

ブロチゾラム　　　0.25mg

独語・空笑

被害妄想

意欲低下

喫煙所に居ることが多く，そこでは独語や空笑が目立っていた。6月30日（第4病日），ブロナンセリンを4mgから8mgに増量した。7月2日（第6病日）に病棟行事に参加するようになったが，この頃には話しかけると笑顔も認められるようになり，独語や空笑はほとんど認められなかった。「黙っていたが，入院前に自分を悪く言う幻聴が聞こえ，また他人に見られているような気がしてしんどかった」と幻聴や被害妄想などの病的体験を話せるようになった。7月6日（第10病日），両親同伴で買い物と昼食目的で外出を行ったが，独語や空笑もなく，外出できたことを喜んだ様子であった。その後も病棟内で落ち着いた行動ができており，早期の退院を希望したため，7月10日（第14病日）退院となった。

退院後は当院外来通院となり，内服継続とともにしばらくは仕事も探さずに家でゆっくり休養するように指導を行った。退院当初は易疲労感，倦怠感など訴えていたが，退院して約1ヵ月後の8月中旬にはそうした訴えもなくなり，「家に居るのは退屈で働きたい」としきりに就職を訴えるようになった。仕事は焦らずにゆっくり休養するように説得していたが，本人が強く希望したため

に，退院後約3ヵ月経過した10月初めから，アルバイトの店員として働くようになった。

統合失調症においては，一般的にはやや早い社会復帰であり，症状の再燃などを心配したが，現在まで精神症状の再燃もなく，継続して働くことができている。なお，薬剤については，ブロナンセリンは退院後も8mgを維持，ブロチゾラムは7月30日で中止し，ブロナンセリン単剤投与としたが問題なく，アドヒアランスも良好である。副作用も投与期間を通じて認められなかった。

II. 考　察

本症例は幻聴や独語，被害妄想といったいわゆる陽性症状を主とした精神症状で統合失調症を発症したが，早期に社会復帰できた1例である。本人は多くを語らないが，彼女ができたことによって，働かないといりないと決意したものの，就職辞退という形ではあるが，うまくいかなかったことで，精神的に追い詰められたことが発症のきっかけになったと推察される。統合失調症では，恋愛（結婚）や就職が発症の誘因になることは昔から良く知られているが，現時点においても，本症例にとっての恋愛（結婚）や就職といった問題が

完全に解決したわけではなく，今後も注意深く再発予防の治療を行っていく必要があると考えている。

　薬剤選択について，本症例は陽性症状が目立つが，精神運動興奮は認められず，鎮静は必要ないと考え，陽性症状に有効とされるＤ２遮断作用が強く，鎮静作用が比較的少ないブロナンセリンが適切ではないかと考えて投与を行い，その結果，すみやかに精神症状の消失を得ることができた。ただし，本症例は統合失調症の初発で，急性発症であり，従来からそういった症例には抗精神病薬が比較的よく効くと言われており，そうしたことも著効した要因であると考えた。そうはいっても，退院後3ヵ月で働くことができるようになるなど早期に寛解状態に至ることができ，薬剤そのものは非常に有効であったと考えられた。

　副作用については，血液検査や心電図での異常や錐体外路症状等の問題もなく，服薬に伴う不快感の訴えは一切なかったが，そのことも良好なアドヒアランスにつながっていると考えている。他の自験例においてもブロナンセリンは本症例のように8 mg程度の低用量では副作用の出現が比較的少ないと感じているが，詳細は市販後調査等の報告を待ちたいと考えている。

　最近は統合失調症の軽症化が報告されているが，本症例も入院は行ったものの，その後の経過からは現時点ではいわゆる軽症例に該当すると考えられる。そうした症例に対しては比較的低用量の非定型抗精神病薬の投与が推奨されているが，ブロナンセリンもそうした非定型抗精神病薬の一種として，第一選択薬の中に挙げることができるのではないかと思われる。

12. 統合失調症へのブロナンセリンの効果

二宮　嘉正

協和病院精神科

I．症　例

【症　例】48歳，男性
【既往歴】特記事項なし。
【家族歴】特記事項なし。
【生活歴】3人同胞第3子。高校卒業後，X－30年に自衛隊入隊。4年で退職。以後，職を転々。X－23年より働こうとせず，両親の世話で生活していた。結婚歴なし。
【現病歴】X－7年に父親が死亡した頃より，「電波が頭の中にはいってくる」と兄へ話したり，意味不明の言葉を独り言で言うようになっていた。X－5年，深夜に大声で叫んだり，昼間に堤防の防風林の林を燃やすこともあった。X－1年，隣人の自動車を蹴って破損させ警察に通報されたり，包丁を持ち出して通行人へ「殺すぞ」と叫ぶことがあったが，母親が謝ることで対処していた。X年12月に母親が病気で死亡したが，その頃も夜になると車を運転して外に出かけ，朝になって帰宅する毎日を送っていた。兄が今後の生活を心配して保健所に相談に行き，病院受診を勧められた。12月末日に兄，親戚同伴で当院精神科を初診し，統合失調症と診断。同日より医療保護入院となった。
【治療経過】入院翌日より「俺の目を見ろ。俺の目を見ればわかるはずだ。今から大変なことになる。早くここから出せ。わからんのか」と妄想に基づく興奮が著明となり，保護室に隔離とした。オランザピン10 mg，ベゲタミンA1錠を夕方に，フルニトラゼパム2 mgを眠前に投与した。興奮状態は改善し暴言は認めなくなったが，床の隅に座り職員が声をかけても顔を横に向けて返事をしない状態が続いた。

妄想の改善を期待して2月よりオランザピン10 mgをリスペリドン2 mgへ変更した。状態は全く改善せず，3月よりリスペリドンを4 mgへ増量した。しかし，依然として話をしようとせず，表情が硬く疎通のとれない状態が続いた。

5月初旬よりリスペリドン4 mgをブロナンセリン8 mgへ変更した。投与1週目に表情がやや穏やかとなり，職員からの問いかけに対して返事をするようになり，処遇を尋ねると「一般病棟へいきたい」という内容を訴えるようになった。言葉数は少ないものの自ら職員へ話をするようになり，攻撃的な口調もなくなったため，5月中旬より隔離解除とした。

6月には「だいたい良いです。入院前より少しは楽になった。声もしなくなった。大丈夫になった」と幻聴の改善について話し，時々は笑顔も見られるようになった。入院以来，家族との面会を拒否していたが，7月には兄の面会を受けた。病棟行事にも職員が促せば参加するようになり，運動会やもちつき等にも参加し他の患者さんと笑顔で話す姿も見られるようになった。

X＋1年1月には保護者である兄の許可のもと院外活動にも参加した。現在は，幻覚妄想は認められず，診察時にも落ち着いて会話をすることができるようになっている。しかし，作業療法や集

症　例：48歳　男性
診断名：統合失調症

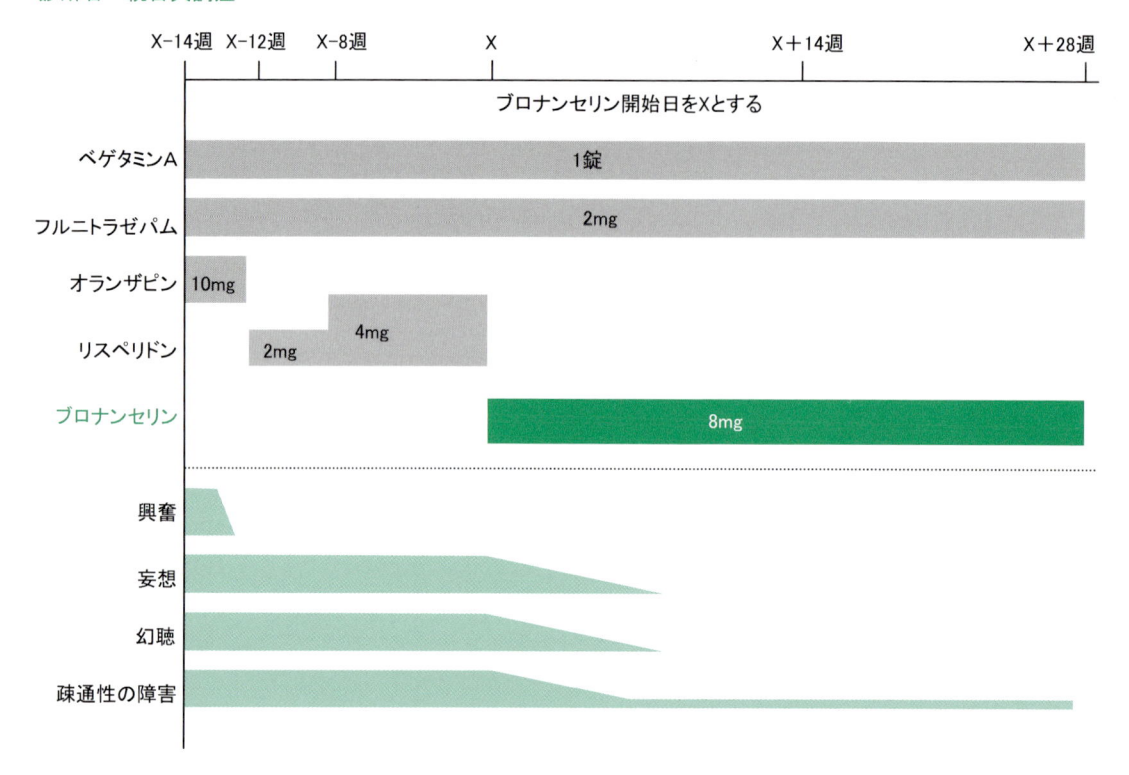

ブロナンセリン開始日をXとする

ベゲタミンA	1錠
フルニトラゼパム	2mg
オランザピン	10mg
リスペリドン	2mg → 4mg
ブロナンセリン	8mg

症状経過：興奮、妄想、幻聴、疎通性の障害

団心理療法には積極的には参加しようとせず，意欲の低下，社会性の低下といった陰性症状が持続しており，それらに対して治療継続中である。

II．考　察

未治療の統合失調症患者の幻覚，妄想，疎通性の障害，意欲の低下についてブロナンセリンが有効であった症例である。

眠前薬としてのベゲタミンAやフルニトラゼパム，非定型抗精神病薬としてのオランザピン，リスペリドンの使用により興奮状態は改善したものの，疎通性の障害や妄想を示唆する不気味な態度が続き，職員が絶えず衝動行為を警戒しながら対応していた。

ブロナンセリンの投与により，1，2週で表情が穏やかとなり自ら話をし始め，疎通性の著明な改善が認められた。オランザピン，リスペリドンでは改善が見られなかった妄想および疎通性の障害に対して有効であり，その効果発現も1，2週という短期間であった。

また，長期間の保護室隔離が解除できたのは，疎通性の改善とともに自発的な言葉数が増えたからであり，意欲の低下に対してもブロナンセリンが有効に働いたものと思われる。病棟生活でも徐々に活動範囲が広がっており，それに伴って他者との交流も徐々にではあるが，増えているようである。

今後も多くの症例を通して，幻覚・妄想に対する効果だけでなく，疎通性の障害や意欲の低下に対するブロナンセリンの有効性を検討していきたい。

I. 初発統合失調症への効果

13. 治療に難渋した初発統合失調症にブロナンセリンが奏効した症例

坪井 貴嗣

独立行政法人国立病院機構 下総精神医療センター
慶應義塾大学医学部精神・神経科学教室

I. 症 例

【症　例】20歳, 女性
【既往歴】特記事項なし。
【家族歴】特記事項なし。
【生活歴】同胞2名中第2子として出生。生育や発達は特に問題なく, 地元の小・中学校を卒業。私立高校に進学し美術部に所属, 成績も中の上で卒業。美術系予備校で1年の浪人生活をすごした後, X年Y-4月にA美術大学彫刻科に入学。両親と姉, 祖母との5人暮らしである。
【現病歴】大学入学後は授業やサークル活動などを活発にこなしていたが, X年Y-3月に入り課題の制作が始まり, 夜遅くまで作業するようになった。Y-3月中旬にはさらに忙しくなり, 不眠や食思不振が出現。突然泣いたり笑ったりと感情の起伏が激しくなり,「私はロボットになる。死ぬしかない」などの言辞がみられた。翌17日には突然家から飛び出し叫ぶ, 部屋にこもって1人で意味不明な言葉を喚く, などの行動がみられた。

Y-3月18日に両親が心配しB精神病院に電話相談, 同日両親と共に受診となる。診察時は落ち着きなく着座も不能な状態であった。「自分の脳を使って実験していますが, だんだん気持ち良くなってきました」「(唐突に) ぎりぎり間に合った。今救われました」「あそこからパチパチ聞こえます。消して下さい」などと言い, 幻覚妄想状態と考えられた。飲酒歴はなく, 尿トライエージ検査も全て陰性であった。急性精神病状態と判断され, 自宅近くの当院に入院依頼があり, X年Y-3月19日に当院初診となった。

【治療経過】初診時, 落ち着かない様子で「ツミが肉で私を作ってくれたの。行かないで」と了解不能な言葉を発し, 突然走り出すといった状態であった。リスペリドン内用液を2mg投与すると落ち着き, 診察が可能となったが,「私が寝ちゃうと宇宙が落ちてきて世界が終ってしまう」「すべてここで話すと, ばれてしまうから話せない」と幻覚妄想状態であった。

同日閉鎖病棟へ医療保護入院とし, 保護室へ隔離処遇とした。血液検査, 頭部CT, 脳波など検査を施行するも特記すべき所見なし。入院時より, リスペリドン2mg/日, ロラゼパム2mg/日, ブロチゾラム0.25mg/日より開始。しばらく経過観察していたが, 保護室の中で壁を叩きつつ泣き叫ぶ, 突然笑い出し歌を歌う, 主治医に抱きつき「あなたと一緒にならないとお母さんが死ぬ」と言うなど, 病的体験は活発であった。ビペリデン2mg/日を併用し, リスペリドンを8mg/日まで漸増, 不穏や興奮は治まったが幻覚妄想や思考障害は著変なかった。

Y-2月10日よりオランザピン5mg/日を開始, リスペリドンとビペリデンは漸減中止とした。オランザピンを20mg/日まで漸増したところ, 相

症　例：20歳　女性
診断名：統合失調症

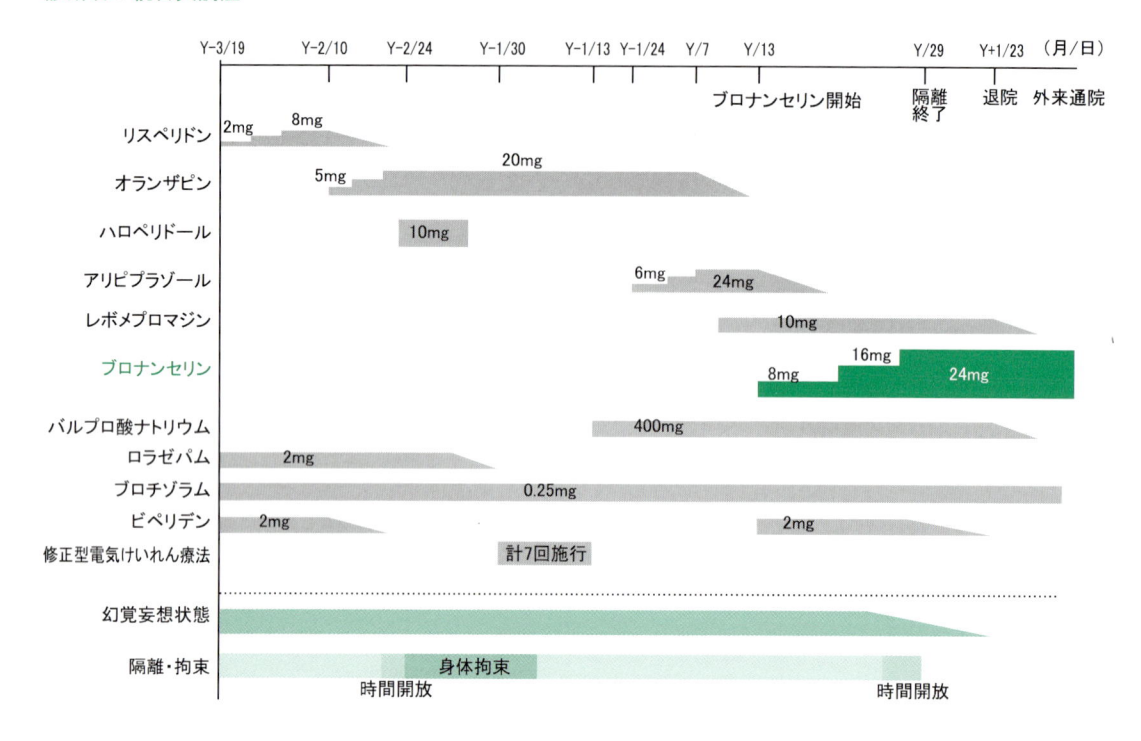

	Y-3/19	Y-2/10	Y-2/24	Y-1/30	Y-1/13	Y-1/24	Y/7	Y/13	Y/29	Y+1/23 (月/日)
								ブロナンセリン開始	隔離終了	退院　外来通院
リスペリドン	2mg　8mg									
オランザピン		5mg		20mg						
ハロペリドール			10mg							
アリピプラゾール						6mg	24mg			
レボメプロマジン							10mg			
ブロナンセリン								8mg　16mg	24mg	
バルプロ酸ナトリウム					400mg					
ロラゼパム		2mg								
ブロチゾラム				0.25mg						
ビペリデン	2mg						2mg			
修正型電気けいれん療法				計7回施行						
幻覚妄想状態										
隔離・拘束			身体拘束							
		時間開放							時間開放	

変わらず「成田空港に行かなきゃ。早く早く」などの滅裂な言辞もみられたが，「私病気なんですかね。ここで治療すれば治りますか」など現実検討力を窺わせる感があり，奇異な行動もみられず落ち着いている印象であった。

よってY-2月20日より隔離を時間開放し様子をみていたが，Y-2月24日に突然「この服が私の首を締め付ける。誰か助けて」と言って全裸になり，病棟の廊下を走り回った。そのため同日より24時間隔離を再開，両上肢体幹拘束とし，ハロペリドール10 mg/日の持続静注を開始。計3日間にわたりハロペリドールの点滴を行ったが，「私がおかしいんじゃない。世界が悪いんだ」と叫び，「こんな薬にはだまされないぞ。毒が入っているんだ」とときに拒薬もみられた。ハロペリドールの点滴中止，ロラゼパムを漸減中止の上，修正型電気けいれん療法をY-2月30日より開始した。電気けいれん療法を3回施行したあたりより穏やかになり，Y-1月5日に拘束を終了した。計7回終了後のY-1月13日には「私，何でここにいるんですか。特に怖いものはありません」と病的体験の改善を認めた。同日にて電気けいれん療法は終了とし，オランザピン20 mg/日に加えバルプロ酸ナトリウム400 mg/日を開始した。

保護室での隔離処遇で経過観察していたが，Y-1月20日より独語や空笑がみられ，Y-1月23日には「放射能が怖いんです。部屋の隅から漏れています」と病的体験の再燃を認めた。翌24日よりオランザピン20 mg/日，バルプロ酸ナトリウム400 mg/日に加え，アリピプラゾール6 mg/日を開始し漸増していった。

Y月7日にはアリピプラゾールを24 mg/日まで増量し，その後オランザピンを漸減中止した。しかし，「私はロボット人間でラ・フランス。だから子どもを残したいの」「ここにスイッチが埋め込まれています。バクテリアが分解していくけど」と発言は滅裂で幻覚妄想状態は変わらず，加えて不眠も出現したため，レボメプロマジン10 mg/日を開始した。

そこでY月13日よりブロナンセリン8 mg/日を開始，予防的にビペリデンを2 mg/日併用し，アリピプラゾールを漸減中止とした。ブロナンセリンを16 mg/日にしたところ，妄想的言辞は認めるものの，穏やかになりY月20日より隔離を時間開放とした。ブロナンセリンをさらに24 mg/日まで増量したところ，幻覚妄想は消失し疎通も良好，自ら主治医に挨拶するなど礼節も保たれるようになった。

Y月29日に隔離終了とし経過観察していたが，その後も他患と和やかに会話するなど落ち着いていた。Y＋1月に入り作業療法や疾患教育を開始，また錐体外路症状やアカシジアは認めないためビペリデンを漸減中止とした。

その後，外出や外泊をくり返しても症状の再燃はみられず，X年Y＋1月23日に退院となった。退院時処方は，ブロナンセリン24 mg/日，バルプロ酸ナトリウム400 mg/日，レボメプロマジン10 mg/日，ブロチゾラム0.25 mg/日である。

退院後は2週間に一度のペースで外来へ通院，並行して毎日デイケアに通所しているが症状の再燃は認めず，併用していた向精神薬を徐々に漸減中止し，X＋1年に入りブロナンセリン24 mg/日（分2 朝夕食後）のみの処方となった。その後は，大学復学を目指し日常生活を送っている。

II. 考 察

本症例は他の第二世代抗精神病薬（second-generation antipsychotics：以下SGA）を中心とした抗精神病薬に対し治療効果が不十分であったが，ブロナンセリンを投与することにより寛解に至った初回エピソードの統合失調症例である。SGAを一定期間，2剤以上使用したにもかかわらず，無反応もしくは反応不十分である症例は，さまざまな統合失調症の治療ガイドラインやアルゴリズムを参照すると，治療抵抗性の統合失調症と位置づけることができる。よって，本症例もそれに該当すると考えられ，クロザピンがわが国に上市されていれば使用するケースと想定される。そのような治療に難渋した初発統合失調症患者にブロナンセリンが奏効したので，薬理学的特徴を中心に以下考察する。

ブロナンセリンは，ドパミンD_2とD_3受容体およびセロトニン$5-HT_{2A}$受容体に対する親和性が高いという薬理学的プロフィールを持つ。ただし，D_2受容体に対する親和性が$5-HT_{2A}$受容体に対する親和性の約6倍であり，この点で他のアリピプラゾールを除くSGAと異なり，いわゆるSerotonin-Dopamine Antagonists（SDA）仮説にあてはまらないという特徴を持つ。

また，ヒスタミンH_1，アドレナリンα_1，ムスカリンH_1，セロトニン$5-HT_{2C}$といった受容体に対する親和性が低いことより，過鎮静や起立性低血圧，体重増加や抗コリン性の副作用が発現しにくいと考えられる。

臨床試験においては，リスペリドンおよびハロペリドールを対照とした比較試験において，陽性症状はハロペリドールやリスペリドンと同程度，陰性症状はハロペリドールより改善し，認知機能障害に対してはリスペリドンと同等かそれ以上の効果が示された。加えて，ハロペリドールよりも錐体外路系副作用の発現が少なく，定型抗精神病薬と比較したSGAの特徴である「非定型性」を有していると考えられている。

さらにブロナンセリンは，他の抗精神病薬と比べ強力なドパミンD_3受容体拮抗作用を有している。D_3受容体は，数こそD_2受容体に比べて少ないが，側坐核をはじめとした大脳辺縁系に分布しており，幻覚，妄想，情動などに重要な役割を果たしていると考えられている。ブロナンセリンと同様に強力なドパミンD_3受容体拮抗作用を有する抗精神病薬としてアミスルピリドがある。アミスルピリドはセロトニン$5-HT_{2A}$受容体拮抗作用を有していないが，いわゆる「非定型性」を獲得している抗精神病薬である。アミスルピリドは他のSGAと同等か部分的にはそれ以上の効果を有し，他のSGAで治療抵抗性であった統合失調症にも効果があったという報告がある。

以上より，本症例はD_2受容体に対する親和性が$5-HT_{2A}$受容体に対する親和性よりも高く，強力なドパミンD_3受容体拮抗作用を有するという，他のSGAとは異なったブロナンセリン固有の薬理学的特徴により奏効した可能性がある。しかし，ブロナンセリンはわが国以外の国では上市

されておらず，他のSGAに比べて十分な臨床データが蓄積されているとは言い難い。よって今後はより一層，症例や臨床研究などを重ねエビデンスを構築していく必要があるだろう。

I. 初発統合失調症への効果

14. ブロナンセリンにより認知機能が改善した1例
― 外来における使用経験 ―

大塚 明彦, 森本 志保

大塚クリニック

はじめに

第二世代抗精神病薬の臨床経験が蓄積されて来た結果、統合失調症を初めとして、種々の疾患に対する精神科医の視点が変化し、疾病観も変化して来ていると思われる。陽性症状から陰性症状へと治療の主眼も変わり、さらに認知機能を改善してQOLを高めることに主力が注がれて来ている。

本症例は、外来におけるブロナンセリンの使用経験であるが、認知機能への改善作用が印象的であり、新鮮な治療体験であった。ブロナンセリンは新世代の抗精神病治療薬の出現とも言えると思う。

近年、症例検討のワークショップではpatient's voice をそのまま記載してそれを討論する場合が多くなっているため、本症例は患者の述べた内容を記載し、主治医の所見を加えた。

I. 症　例

【症　例】44歳, 女性, 主婦, 夫と二人暮し
【既往歴】特になし。
【現病歴・家族歴】負因はなし。
【初　診】X年Y月11日。
【発症より現在までの経過】

患者の言葉：夫の転勤でA市に転居。友人もいなく、落ち込みが強かった。また誰とも話ができず、人に追跡されているような怖さが2〜3ヵ月間続いたため、X-8年頃より不眠、周囲の雰囲気が不安となり、精神科の医院を受診した。受診したら、「話をすれば治る」と言われた。病名は聞いていない。薬を投与された。2〜3ヵ月通った頃に夫の転勤でB市へ転居。○○大学精神科を受診し、「うつ病」と診断された。月に1回通院していたが、最近マンションの隣の人が盗撮、盗聴していることがわかったのでその話をしたら、「統合失調症の疑い」と言われた。それから2週間に1回の通院になった。大学では治験でPETをした。新薬の効果を調べるためと言われた。症状が良くならないので転院したい。

【現在の状態】

患者の言葉：鍵を掛けないでちょっと1階に降りた時に指輪やピアノの楽譜が盗られた。ベランダにも入って、靴下を盗まれた。隣の人が警察に捕まった。身内に警察のえらい人がいて、すぐに釈放された。玄関の置物のコピーをマンション中に配っていた。盗聴は聞こえてきたからわかった。自分がトイレに行ったり、入浴する様子をマンションに、アンテナで見えるように隣の人が夫婦で脅す。夫に言ったが、信じてくれない。1〜2 AM−6 AM。寝つきは薬でいい。投薬された非定型抗精神病薬は記憶が悪くなり、ピアノが弾けないと困ったのでやめた。抗不安薬、眠剤を飲んでいる。家事はできる。

医師の所見：X-8年発症。統合失調症。病名告知済み。症状として、幻聴、被害関係妄想著明。病感はある。思考の減裂はあるが、積極的に病的

症　例：44歳　女性
診断名：統合失調症

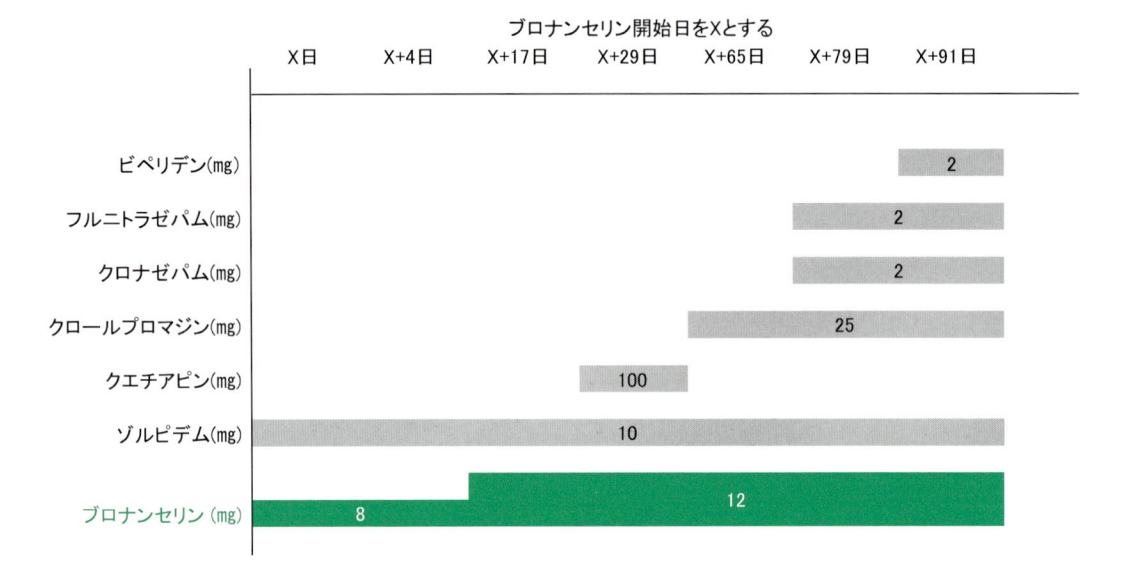

ブロナンセリン開始日をXとする

	X日	X+4日	X+17日	X+29日	X+65日	X+79日	X+91日
ビペリデン(mg)						2	
フルニトラゼパム(mg)						2	
クロナゼパム(mg)						2	
クロールプロマジン(mg)					25		
クエチアピン(mg)				100			
ゾルピデム(mg)		10					
ブロナンセリン(mg)	8		12				

体験を話す。治療計画としてはまず，不眠，病的体験の改善。

【治療歴】

患者の言葉：X年Y月15日：自治会会長に昨日昼に来てもらい，盗聴，盗撮機を取ってもらった。寝つきは薬でいい。目覚めもよい。1：30 AM－5：30～6 AM。大体4時間くらいの睡眠。家事できる。外出できる。気分安定。隣の人の心配ある。食欲ある。便通も薬である。他に困ることはない。

医師の所見：病的体験に変化がある。不眠。感情不安定と認めた。夫の協力も必要と考える。「他に困ることはない」と思考のまとまりが見られる。

患者の言葉：X年Y月28日：今実家にいるが，夜眠れない。盗聴器は全部とってもらったが，毎晩ある人が家の前まできてビデオを撮って，その映像をマンションに配って全国にビデオを売って，全国に自分のことを広めている。玄関を壊して父を襲うとか言ってくるので，不眠になっている。警察官を装ってマンション中に広めている。外出は父母が監視していて外出できない。食欲旺盛。便通あり。市販の眠剤飲んでいる。

医師の所見：病的体験はあるが軽減。不眠。

患者の言葉：X年Y月29日：昨日の様子は変わらないが，風邪悪化。鼻水，咳，喉の痛み。眠れている。食欲あり。不安，いらいらなし。

医師の所見：症状の変化はないが，感冒の疑い。服薬継続。副作用ではない。

患者の言葉：X年Y＋1月10日：今日警察病院に行ってきた。電波は軽く大丈夫。脳の検査も正常。「いろいろなことを連絡されても困ります」と。「詳しいことは話せない」とのこと。以前働いていた店の人がマンションを調べてくれて，家宅捜査してもらい，全部押収したと連絡あり。警察の人の話し声など，マンションの人の声も聞こえてくる。AUの電波も聞こえてくる。気力あり。不安なし。イライラなし。落ち込みなし。寝つきいい。0 AM～4 AM。目覚めよい。あと2時間くらい寝たい。食欲あり。便通あり。

医師の所見：病的体験は軽減した。口調も軽くなって来ている。早朝覚醒に対してクエチアピンを加える。

患者の言葉：X＋1年Y＋2月14日：1～2時間眠るが，あとは眠れない（一睡もできていない）。眠気なし。食欲普通。声が聞こえる。行動させられる。幻聴あり。イライラなし。迷惑を感じる。食欲普通。便通あり。たまに頭が重くなり，

ピーと音が聞こえる。最近警察に行くことがなくなった。

医師の所見：強い不眠。幻聴による行動化はなくなった。幻聴を迷惑と感じることは認知機能が高まったと考える。ピーッとの音に，クロナゼパムを加える。

患者の言葉：X＋1年Y＋2月28日：声は減ったが，小さい声で話す。内服するとピーと聞こえてくる。自分の考えに幻聴が答えている。幻聴は今は嫌に思う。イライラなし。不安なし。寝つきよい。寝ている感じがしない。0～1 AM－6 AM。汗をかいて起きる。食欲あり。便通あり。風邪ひいている。

医師の所見：病的体験の内容に変化あり。幻聴を嫌だと思うのは，認知機能がより高まったと考える。軽度の落ち着きのなさがある。熟眠感がない。

患者の言葉：X＋1年Y＋3月9日：食事もとれて，便通もある。声はある。「住民の方が私にご迷惑をお掛けしました。許して下さい。ご迷惑をおかけしたのに，感謝してもらってありがとうございました」と聞こえた。手の振るえあり。まっすぐに歩けない。ふらつきあり。昼間の眠気あり。あくびあり。汗はかかない。最近3日間トイレが近いが，量は少ない。残尿感はなし。寝つき，めざめいろいろ。歯磨きをするようになった。夫と2人でサウナに行くようになった。0～1 AM－6 AM。朝のこる口の渇きあり。夫が腸と胃の病気で心配。新築予定。

医師の所見：幻聴内容の変化の軽減化。手指の振戦あり。ビペリデンを加える。歯磨きができるようになったことはQOLの向上。夫との会話が増えた。

Ⅱ．考　察

最近このような症例が増加している。軽症統合失調症または統合失調症の初期とも言えるだろうか。単独で来院して積極的に治療に参加しておりブロナンセリンの効果・効き目を自ら評価している。服用中の向精神薬の評価を自分からできるようになって来ている。

ブロナンセリンは病的体験の消失に加えて認知機能の回復が早く，QOLが改善し，生活の破綻を早期に防止できるという印象であった。

I. 初発統合失調症への効果

15. ブロナンセリンが統合失調症の初発エピソードに有効であった1例

小澤 剛久, 森 一也

医療法人五風会　さっぽろ香雪病院

I. 症 例

【症 例】27歳, 男性
【診断名】統合失調症。
【家族歴】特記事項なし。
【既往歴】アトピー性皮膚炎, 吃音。
【病前性格】引っ込み思案で, イジメにあっていた。
【現病歴】高校生の頃から自分が汚い存在であるという妄想が出現し, カッターで皮膚表面を削る等の行為をくり返していた。大学生の頃「皆が自分の悪口を言っている」「体を洗っても汚物がしみこんで取れない」等の妄想が出現したが放置していた。X-1年, 近医を受診し内服を勧められたが「自分には霊感がある」との確信から数回の通院後に自己判断で終診した。X年1月, 「子どもの未来に役に立つ仕事をしなさい」とのテレパシーを受け絵本作家にならなくてはいけないと確信するようになった。同年6月, 夜中に火事が起きると言って消火器を持ち出し騒ぎ出す等の奇行や, 「母親がエイズに罹り自分にもうつそうとしている」「父親が危険物処理資格の勉強をしているのは爆弾を造っているためだ」等の妄想を訴えることが顕著になっていった。同月18日, 家族から殺されると思い込み, 家から飛び出し近所の大学構内で「家族からエイズをうつされて殺される」と大声で叫んでいるところを警察に保護され, 深夜に当院受診となった。

【治療経過】初診時は「親は危険で殺されるぞ」というテレパシーが続いており, そのため「ここに入院していることが親にばれたので殺しに来る。すぐに退院させて欲しい」「父が爆弾を造っているので病院が爆破される」「親が用意した服やコップには毒が混ぜられている」という家族に対する恐怖感を強く訴え, 恐慌状態であった。入院時の陽性・陰性症状評価尺度（Positive and Negative Syndrome Scale ; PANSS）は陽性尺度39点, 陰性尺度16点, 総合精神病理評価尺度41点であった。

同月19日よりブロナンセリン8 mg/日, アルプラゾラム1.2 mg/日, フルニトラゼパム2 mg/日, ゾピクロン7.5 mg/日が投与開始された。同月20日, 「親にばれると殺されるから部屋の名札をはずして欲しい」等の訴え, 問診する医師に対し「何故色々と聞いてくるのか？」との猜疑的な反応や, 「絵本作家になるための雑誌を取り寄せて欲しい」等の場にそぐわない不自然な思考, 下半身を露出して入眠する等の奇異な行動が持続していた。同月21日, 「親は危険だ」というテレパシーの頻度が減り「今の考えは妄想かもしれない」と思えるようになったことで, 家族に対する恐怖が薄らぎ, 親が用意した日常品を受け入れるようになった。同月22日, 両親との面談を行ったが, その際は両親と視線を合わせず, やや落ち着きがない態度が見られ, まだ恐怖心は持続している様子であった。同月23日, 再び両親との面

I. 初発統合失調症への効果

症　例：27歳　男性
診断名：統合失調症

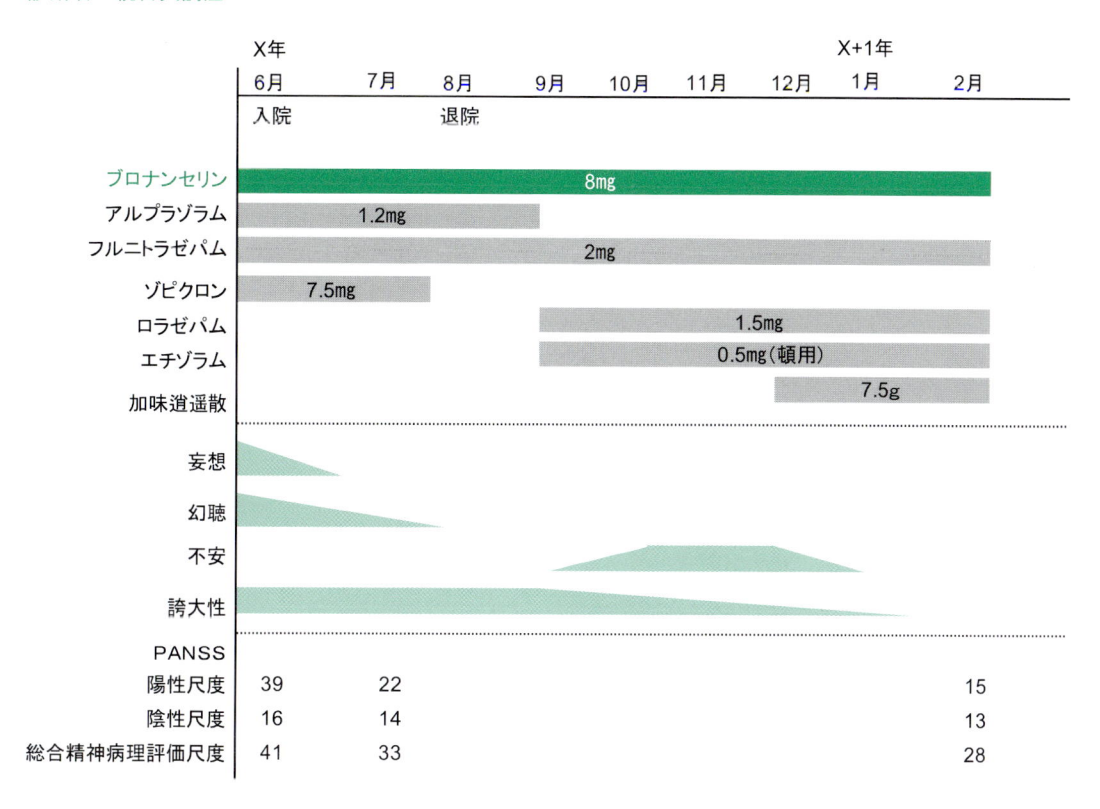

	X年						X+1年	
	6月	7月	8月	9月	10月	11月	12月	1月	2月
	入院		退院						
ブロナンセリン			8mg						
アルプラゾラム		1.2mg							
フルニトラゼパム				2mg					
ゾピクロン	7.5mg								
ロラゼパム						1.5mg			
エチゾラム						0.5mg（頓用）			
加味逍遥散							7.5g		

妄想
幻聴
不安
誇大性

PANSS
陽性尺度	39	22		15
陰性尺度	16	14		13
総合精神病理評価尺度	41	33		28

談を行ったが，今度は終始落ち着いた対応が可能であった．同年7月8日，「親は危険だ」というテレパシーが完全に消えたわけではないが，これは妄想だと確信できるようになり，入院時に感じていた家族への恐怖感は完全に消失した．ただし「絵本作家になれ」とのテレパシーは続いており，「自分は才能があるから簡単になれるはずである」という誇大性はほとんど改善していなかった．また入院当初から，終日，自室にこもっていることが多く，他者との交流はほとんどない状態が続いていた．このときのPANSSは陽性尺度22点，陰性尺度14点，総合精神病理評価尺度は33点であった．

同年8月初旬に退院となったが，この時点でテレパシーは完全に消失していた．しかし根拠のない自信に基づく誇大性は持続したままであった．同年9月下旬，誇大性が薄らぎ，将来に対する現実的な検討が可能になってきた．それに伴い不安感が増強してきたため，アルプラゾラムからロラゼパム1.5 mg/日，エチゾラム 0.5 mg/回（頓用）に変更した．同年12月15日，不安の持続とのぼせ感を訴えたため，加味逍遥散7.5 g/日を追加した．X+1年1月，不安とのぼせ感が消失し，「何らかの国家資格を取って仕事に就きたい」と前向きな検討ができるようになった．同年2月初旬，資格取得に向けての勉強を始める等，積極的な生活態度を示している．この時点でのPANSSは陽性尺度15点，陰性尺度13点，総合精神病理評価尺度28点であった．ここまでの経過中に錐体外路症状，起立性低血圧，眠気，不眠，過食，アカシジアは認めなかった．

II. 考　察

統合失調症の初発エピソードの場合，比較的少

量の抗精神病薬により病状が改善する一方，錐体外路症状への感受性が高いという特徴があり，第一選択薬は非定型抗精神病薬が推奨される。

　ブロナンセリンは，初発エピソードの場合1回2mg，1日2回より開始するが，本症例のように顕著な幻覚妄想状態や，精神運動興奮状態，抑うつ，希死念慮，緊張性昏迷を伴う場合は1回4mgからの開始が良いと思われる。一般に脂溶性が高い抗精神病薬ほど容易に脳内に移行し，臨床効果発現量は少量で済むとされている。本症例ではきわめて早期より陽性症状が改善しているが，ブロナンセリンの高い脂溶性が関与している可能性がある。ただし，脂溶性が高い薬剤は，容易に胎盤を通過するので，妊容性を持つ若い女性に使用する場合は注意が必要と思われる。

　ブロナンセリンでは「興奮」「敵意」の悪化が比較的高いとされているが，本症例で認めなかったのは抗不安薬の併用が有効だったためと思われる。ただし今回は8mg/日から開始しており，より少量から開始した場合は悪化する可能性があり，今後の検討課題となるだろう。また鎮静効果はほとんど認められなかったが，このような性質は活発な活動性を維持したまま抗幻覚・妄想作用を期待したい症例には特に有効であろう。

　統合失調症治療では患者のQOLを考えた長期治療を視野に置く必要がある。本症例を通して，ブロナンセリンは，ADLの向上，社会復帰に有用な薬剤ではないかと考えられた。

I．初発統合失調症への効果

Blonanserin Case Report

16. 統合失調症による抑うつ・不安等に対しブロナンセリンの単剤投与により著しい改善効果が得られた1例

高柳　英夫

NTT東日本札幌病院

I．症　例

【症　例】40歳台，女性
【診断名】統合失調症。
【当科初診】X年9月下旬。
【家族構成】夫，長男，次男，長女の5人家族。
【既往歴】摂食障害・社会不安障害・乳がん。
【治療経過】X-20年ほど前からたびたびストレス性胃腸炎をくり返していた。X-10年ほど前より，精神的不安定により過食，拒食，嘔吐をくり返すようになったが，受診には至らなかった。X-4年前にヘルパーの資格を取得しヘルパー事業所に就職，当時より不安による興奮・いらいら感・妄想等の統合失調症様の精神変調および不眠はあり，X-2年12月患者自身の判断によりメンタルクリニック受診にて社会不安障害との診断を受ける。

SSRIとクロチアゼパムの服用を開始したが，数週間の投薬にて改善せず，また口渇，眼球乾燥，眠気等により自己判断にて中止していた。

X-1年7月，左乳がんの告知を受け，同年8月，左乳がんを全摘手術後に化学療法を開始していたが，易疲労，食欲不振，いらいら感が強く，脱水症状も合併したため，化学療法を中断せざるを得なくなった。

化学療法中止後，前主治医の方針でSSRI（フルボキサミン），クロチアゼパムの服用を開始するも1ヵ月を経ても改善せず，抗がん剤の副作用による精神変調ではなく，精神疾患が要因による訴えと考えられ，当科を受診する。

X年9月下旬（初診時）：がん告知を受けた後の心の動揺の変化を淡々とした様子で語る。

X年10月上旬（2回目）：「興奮の度合いがますます激しくなる」等の訴えがあるため，これまでの薬剤をすべて中止しブロナンセリン（2 mg）1日2錠朝夕服用のみに変更した。

X年10月中旬（3回目）：「大分良くなった」「今までできなかったランニング，ピアノもできるようになった」「過去のことが思い出し，振り返れるようになった」との発言があった。

X年10月下旬（4回目）：「良くなった」「落ち着きが出てきた」

X年11月上旬：大きな変化なし。症状は安定している。

X年11月下旬：表情も良い。第三者に「行動がスムーズになってきた」と言われる。「おかげさまで落ち着いてきました」と感謝の言葉あり。

X年12月上旬：患者自身から服薬継続を希望する。

X年12月下旬：表情は安定して落ち着いているが「自宅で椅子を投げた」等興奮状態を呈していたとの訴えがあるが，軽度で一過性であり，受

症　例：40歳台　女性
診断名：統合失調症

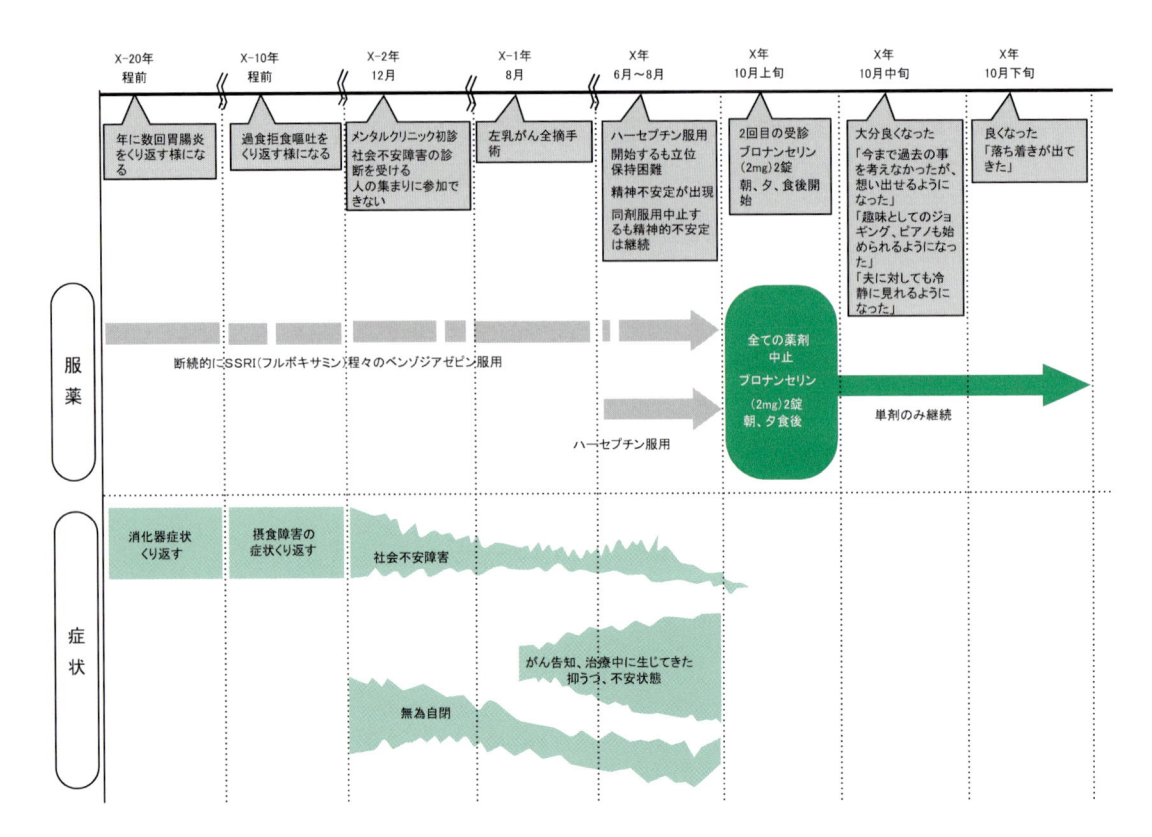

時期	X-20年程前	X-10年程前	X-2年12月	X-1年8月	X年6月〜8月	X年10月上旬	X年10月中旬	X年10月下旬
経過	年に数回胃腸炎をくり返す様になる	過食拒食嘔吐をくり返す様になる	メンタルクリニック初診　社会不安障害の診断を受ける　人の集まりに参加できない	左乳がん全摘手術	ハーセプチン服用開始するも立位保持困難　精神不安定が出現　同剤服用中止するも精神的不安定は継続	2回目の受診　ブロナンセリン(2mg)2錠　朝、夕、食後開始	大分良くなった　「今まで過去の事を考えなかったが、想い出せるようになった」「趣味としてのジョギング、ピアノも始められるようになった」「夫に対しても冷静に見られるようになった」	良くなった　「落ち着きが出てきた」
服薬	断続的にSSRI(フルボキサミン)時々のベンゾジアゼピン服用				ハーセプチン服用	全ての薬剤中止　ブロナンセリン(2mg)2錠　朝、夕食後	単剤のみ継続	
症状	消化器症状くり返す	摂食障害の症状くり返す	社会不安障害／無為自閉		がん告知、治療中に生じてきた抑うつ、不安状態			

診時には安定状態を継続しており，引き続き服薬を希望した。

X＋1年1月上旬：表情は安定状態を継続し，「順調です」と笑顔で話す。

X＋1年1月下旬：「おかげさまで状態は安定しています」「腹が立たなくなった」「厳冬の中，毎日1時間半から2時間20 km程度のジョギングしています」と述べ，趣味にも広がりが出てきている。

X＋1年2月上旬：「順調です」。服薬継続を希望する。

X＋1年2月下旬：「風邪を引いたが，良く眠れる。状態変わらず良好です」と語り，服薬継続を希望する。

X＋1年3月上旬：「落ち着いている」「怒りっぽくなくなった」と語り，状態が継続している。

ブロナンセリン服薬開始後，急速に精神症状が改善し，安定状態を継続した症例である。投与開始4ヵ月目に興奮状態が発現したが，一過性で軽度であり，すぐに精神症状は安定した。アドヒアランスもきわめて良好であり，服薬継続を希望し，その後も受診しているが，安定状態が継続している。

II. 考　察

本症例は長期間にわたり統合失調症様の症状を呈しており，乳がん発症を機に精神症状がさらに悪化した症例である。

本症例にブロナンセリンを単剤投与することにより，興奮，感情鈍麻，自発性減退，疎通性障害といった統合失調症特有の精神症状を早期に改善した。それと同時に，SSRIに反応不良の抑うつ，不安等にも著しい改善効果が認められ，日常生活の活動性の向上も認められている。

またリスペリドン等の第二世代抗精神病薬特有

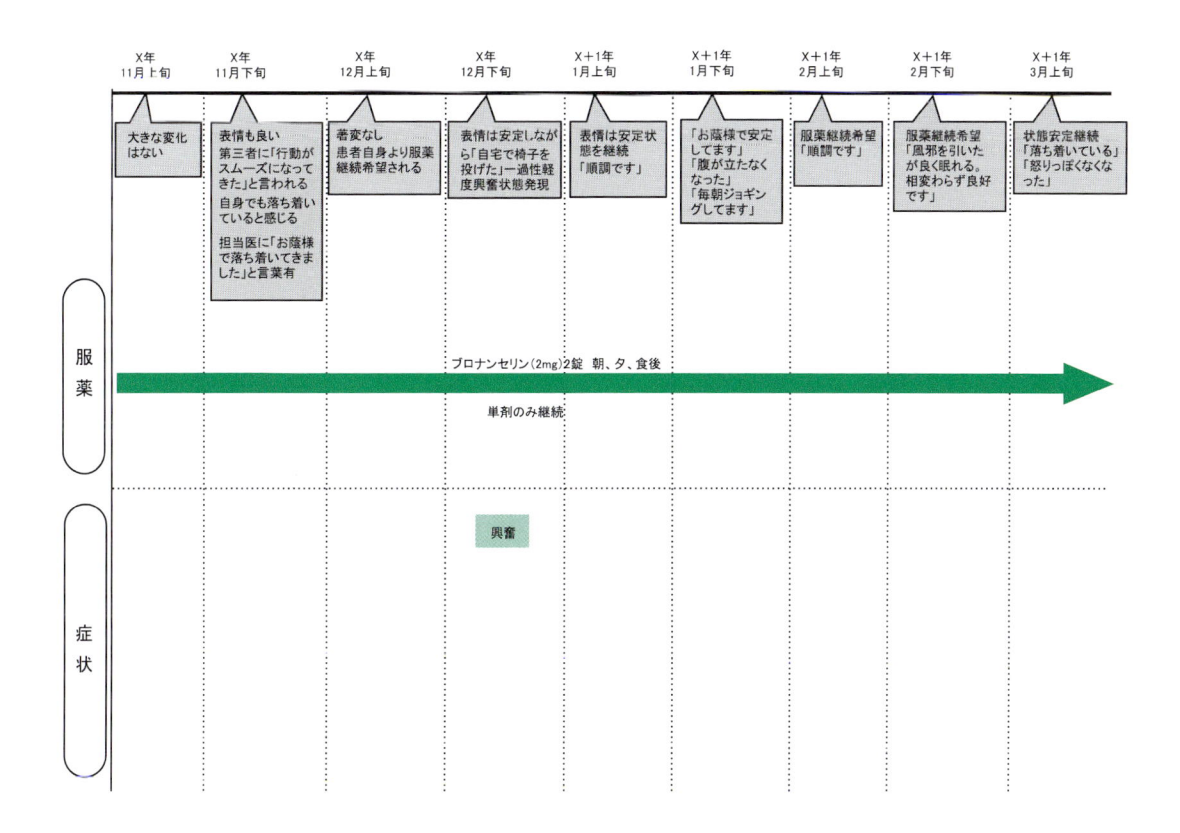

	X年11月上旬	X年11月下旬	X年12月上旬	X年12月下旬	X+1年1月上旬	X+1年1月下旬	X+1年2月上旬	X+1年2月下旬	X+1年3月上旬
	大きな変化はない	表情も良い 第三者に「行動がスムーズになってきた」と言われる 自身でも落ち着いていると感じる 担当医に「お蔭様で落ち着いてきました」と言葉有	著変なし 患者自身より服薬継続希望される	表情は安定しながら「自宅で椅子を投げた」一過性軽度興奮状態発現	表情は安定状態を継続「順調です」	「お蔭様で安定してます」「腹が立たなくなった」「毎朝ジョギングしてます」	服薬継続希望「順調です」	服薬継続希望「風邪を引いたが良く眠れる。相変わらず良好です」	状態安定継続「落ち着いている」「怒りっぽくなくなった」

服薬: ブロナンセリン(2mg)2錠 朝、夕、食後 / 単剤のみ継続

症状: 興奮（X年12月下旬）

の錐体外路症状，プロラクチン値上昇等の有害事象は認められていない。

　一般的に抑うつ・不安に対しては5-HT_{1A}受容体，5-HT_{2A}受容体，5-HT_{2C}受容体等，脳内のセロトニン系受容体等の関与が指摘されるが，ブロナンセリンそのものには5-HT_{2A}受容体を除くセロトニン系受容体への親和性は低い。しかしながらブロナンセリン活性代謝体であるM－1には5-HT_{2C}受容体に対し，臨床に反映することが可能と推測される親和性を有しており，本症例における改善効果にも同様に反映した可能性が考えられる。

　ブロナンセリンには各種精神症状改善効果に直接反映する活性代謝体等の関与の可能性が推測される。今後さらなる臨床研究の構築による解明が求められる。

　本症例報告においては，本人の特定ができないように変更を加えた。

I. 初発統合失調症への効果

17. 統合失調症初発例に対するブロナンセリンの使用経験

木村 永一*，池田 官司**，齋藤 利和***

*医療法人盟侑会　島松病院
**北海道文教大学人間科学部作業療法学科
***札幌医科大学医学部神経精神医学講座

I. 症 例

【症　例】30歳，男性
【診断名】妄想型統合失調症（初発）
【既往歴】特記事項なし
【家族歴】同胞2名の第1子。精神科通院歴のある家族はいない
【現病歴】生育歴に特記事項はない。結婚歴なし。専門学校を卒業後（19歳時），電気工事関係に就職したものの，同僚との人間関係がうまくいかず22歳時に退職した。その後，地元を離れ飲食業や運送業など様々な業種に就労した。しかし長続きせず，いずれも2～3ヵ月で退職した。

　X年7月頃（29歳時）には生計維持困難となり，生活保護受給が開始された。生活状況の確認のためにA市役所職員が本人宅を訪れたところ，部屋一面にゴミが散乱しており，また冷蔵庫内の食物が腐敗し，部屋中に蠅が飛んでいた。本人は，就労先での人間関係や雇用条件に対する不満を，A市役所職員に対して一方的に執拗に訴えていた。その生活状況や本人の言動から精神疾患が強く疑われたため，市役所職員が精神科病院受診をくり返し勧めた。本人は，精神科病院受診を頑なに拒否していたものの，次第に不眠を自覚するようになったため，X年12月中旬，当院受診に至った。

　初診時，ボロボロの衣服を着用し，髪は伸び放題，保清は著しく不良で悪臭が漂っていた。診療中は興奮することなく，「病院でスパイをしている。スパイは母親と会っていないのにどうしてわかる」「車に轢かれそうになる。ドアをバンバン合図している」「自分が能力高すぎる。人の悪口が聴こえる。能力が高いから」と一方的に訴えていた。著しい連合弛緩，猜疑心や妄想，幻聴，漠然とした不安感を認めたため，統合失調症を強く疑った。薬物治療の必要性を説明し，服薬をくり返し勧めたものの，理解を全く得られなかった。以降，不定期ながらも当院の外来を3度受診している。いずれの受診時にも薬物治療を勧めたものの服薬には同意を得られなかった。精神運動興奮を呈することはなかったが連合弛緩が著しく，外来担当看護師に対して延々と一方的な主張をくり返す場面もあった。

　X+1年2月初旬，外来を受診したが，表情は非常に硬く，連合弛緩があり会話は成立しなかった。「車にぶつけられる」などと妄想に基づく発言もくり返していた。統合失調症の幻覚妄想状態であり，また思路障害も著しく，精神科病棟での入院加療を要する状態であった。本人にくり返し入院加療を勧めたが同意は得られず，「なんですか！」と突然大声で叫び，看護師の制止を振り切って診察室を飛び出そうとした。精神運動興奮状態であり，やむを得ずハロペリドール5mg静注を実施し，同日，当院に医療保護入院となった。

Ⅰ．初発統合失調症への効果　49

症　例：30歳　男性
診断名：妄想型統合失調症（初発）

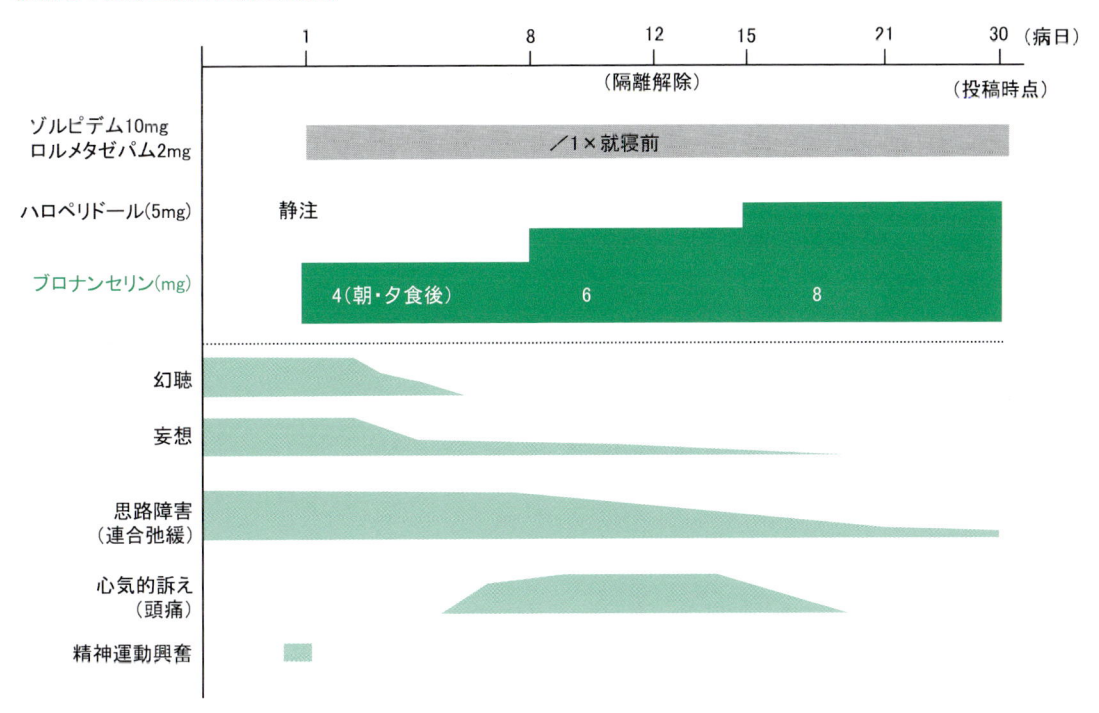

	1	8	12	15	21	30 （病日）
			（隔離解除）			（投稿時点）

ゾルピデム10mg
ロルメタゼパム2mg　　／1×就寝前

ハロペリドール(5mg)　静注

ブロナンセリン(mg)　4（朝・夕食後）　6　8

幻聴
妄想
思路障害
（連合弛緩）
心気的訴え
（頭痛）
精神運動興奮

【入院後の治療経過】入院時，意識清明で見当識障害はなかった。衝動的な行動が予測できなかったため，閉鎖病棟保護室に隔離となった。ハロペリドール静注2時間後には，連合弛緩を認めるものの，落ち着いて会話が可能となった。統合失調症で薬物治療が必要であることをくり返し説明したところ，服薬に理解を得られたため，ブロナンセリン 4 mg/2×朝・夕から開始（第1病日は夕分のみ服薬）した。投与開始3日後には，幻聴は「聴こえなくなった気がします」，被害妄想についても「ここに居たら大丈夫だと思います」と語った。

その後，易興奮性や精神運動興奮はなかったが，やや落ち着きに欠けた的外れの返答が続き，思路障害は改善していないと考えられた。また，頭痛をくり返し訴えるようになったが，偽薬で頭痛が消失するため，心気的訴えと考えられた。そこで，ブロナンセリンを6 mgへ増量したところ（第8病日），職員との落ち着いた自然な会話が可能となり，「先生，すっきりしました。ありがとうございました」と語った。礼節が保たれ，衝動行為

の危険性はなくなったため，第12病日，隔離を解除し，個室対応とした。その後，作業療法に参加させ集中力や作業効率を観察したところ，持久力に欠け作業を中断してしまうことが多かった。さらに，主治医や職員に対して，作業療法中の自らの状況を一方的に説明しようとするなど，思路障害は改善していないと考えられた。そこでブロナンセリンを 8 mgへ増量した（第15病日）ところ，増量6日後（第21病日）には「自分でも落ち着いたと思います。治療に専念します」と穏やかに語り，思路障害が軽減したと考えられた。同時に「頭痛はなくなりました」と語るなど心気的訴えはなくなった。

本稿執筆時点（第30病日）において，幻覚は消失し，妄想もほぼ認められなくなっている。さらに，作業療法（木工・陶芸など）でも集中し，落ち着いて作業を遂行できるようになっている。しかし，退院後の社会復帰に対する自らの思いを一方的に語るなど，思路障害は完全には改善していないため，本稿執筆時点において入院継続中である。なお，経過中に実施した頭部CT検査，心

表1 BPRS評価（各項目の変化）

	入院時	8 mg[a]		入院時	8 mg[a]
1. 心気的訴え	1[b]	2	10. 敵意	2	1
2. 不安	3	2	11. 疑惑（被害妄想）	4	2
3. 感情的引きこもり	1	1	12. 幻覚	3	1
4. 思考解体	6	2	13. 運動減衰（制止）	1	1
5. 罪業感	1	1	14. 非協調性	5	1
6. 緊張感	3	1	15. 思考内容の異常	4	2
7. 衒奇的な行動や姿勢	1	1	16. 情動鈍麻	1	1
8. 誇大性	1	1	17. 興奮	7	1
9. 抑うつ気分	1	1	18. 見当識障害	1	1

a) ブロナンセリン投与量（／日）
b) 1：症状なし 2・3：軽度 4・5：中等度 6・7：重度

電図検査，甲状腺機能検査を含めた血液生化学検査では異常所見はなく，過去に薬物使用歴もなかった。

今回の症例報告にあたり，本人の同意を得，また，本人の特定ができないように内容の一部を変更している。BPRS評価（表1）を提示する。

II. 考 察

本症例は，20歳代後半に発症したと考えられる妄想型統合失調症初発例である。初診時，幻聴や被害妄想を認め，連合弛緩が著しかった。ブロナンセリン開始用量は，急性再燃例では8〜12 mg/日，初発例では2 mgを1〜2回/日が推奨されている[2]。本症例は，この開始用量に従い4 mg/日（第1病日は2 mg錠のみ）から投与した。入院時に精神運動興奮を呈したためハロペリドール（静注）を使用したものの，4 mg/日ですみやかに幻聴や被害妄想が消失した。しかし，その後の増量が必要であり，8 mg/日で思路障害が軽減している。本稿執筆時点において，易刺激性や精神運動興奮はない。

ドパミンD2受容体遮断作用が幻覚，妄想および精神運動興奮などの統合失調症陽性症状の改善に効果があると考えられている[1]。ブロナンセリンのドパミンD2受容体に対するKi値は0.284±0.068 nMで，リスペリドン（Ki値4.19±0.25 nM）やハロペリドール（Ki値3.19±0.21 nM）より強力な作用[1]ともいえ，陽性症状に対して十分な効果を発揮すると思われる[2]。本症例からも，ブロナンセリンが統合失調症急性期における幻覚・妄想，攻撃性，易怒性，易刺激性に対して有効であることが示唆された。しかし，思路障害に対する効果は，筆者らの経験ではやや不十分との印象であった。

なお，副作用に関しては，本稿執筆時点では認められないものの，わずか30病日間の投与期間であり，今後，慎重な観察を要すると思われる。

文 献

1) 村崎光邦，西川弘之，石橋 正：ドパミン－セロトニン拮抗薬－新規統合失調症治療薬 blonanserin の受容体結合特性．臨床精神薬理，11：845-854，2008．

2) 堤 祐一郎：Blonanserin の急性期患者への可能性．臨床精神薬理，11：835-843，2008．

Blonanserin Case Report

I. 初発統合失調症への効果

18. 音楽関連妄想の初発エピソードに著効を示したブロナンセリンの1例

佐藤 厚子

回春荘病院

I. 症 例

【症　例】27歳，男性
【既往歴】特記事項なし。
【生活歴】両親，弟と同居。別棟に祖父が暮らしている。精神疾患など縁者には見られないが，父親がやや独善的でキレやすい人物である。
【病前性格】臆病でさみしがり屋，不安が強い。小学校のクラス替えなどはかなりのストレスであったという。
【現病歴・治療経過】X-7年頃より対人緊張，食欲不振，被害的な訴えが出現し，不登校となり，同年5月，A病院を受診した。同年6月下旬に4日間入院した。同年7月よりBクリニックを初診した。異常体感，被害関係念慮，幻聴，睡眠障害などが見られた。

X-5年よりBクリニックのデイケアへ参加する。以後定期的に受診，服薬していた。対人関係における不安感，注察妄想，被害妄想などの訴えが続いたが比較的安定した状態が続いていた。

X年10月，「父親に虐待されていた」と訴え始め，不安定となる。同時期Bクリニックにおいて臨床心理士との定期的な面接を開始した。

X+1年5月から不安定になり，希死念慮を訴えることもあった。同年6月に断薬，いらいら感が目立つようになった。以後服薬は不規則であったとみられる。また，臨床心理士への恋愛関係妄想が出現し，被害的な訴えとともに攻撃的な発言も見られるようになった。同年8月，再び断薬していることが判明した。臨床心理士との面接場面で暴力行為がみられ，以後，症状は急激に悪化し，自宅において主に母親に対する被毒妄想や暴力行為が激しくなってきた。同年6月より宗教団体△△会に入信し，頻繁に入信者と連絡を取っていて，暴力行為などについても逐一電話で報告している様子も見られていた。同年8月中旬〜11月中旬，C病院に入院した。入院時に警察，保健所の協力を得たが，暴力行為があり，同行者数名がけがをしたため，医療保護入院となった。

退院後，定期的に通院治療継続していたが，病気の否認が強く，服薬も不規則になりがちで，病状は不安定であった。常に孤独感の訴えがあり，しばしば不安感，被害妄想，思考のまとまりのなさが見られた。なお，同年12月中旬に原因不明のけいれん発作を起こし，脳波検査の結果，「てんかん（二次性全般化を伴う局在関連性てんかん）」の診断を受けている。

X+3年1月より病状悪化の徴候があり，2月より急速に悪化，興奮状態となり，当院を受診した。初診時には周囲（家族や当院スタッフ）に対する被害妄想，思考の混乱，誇大妄想が認められ，攻撃的な発言が見られた。また，△△会との接触も再び活発になってきていたようである。

服薬にも拒否的な態度が強まり，家族が説得して服薬させているが，家族の言うことも聞き入れなくなってきていた。2月下旬に，夜自宅で包丁

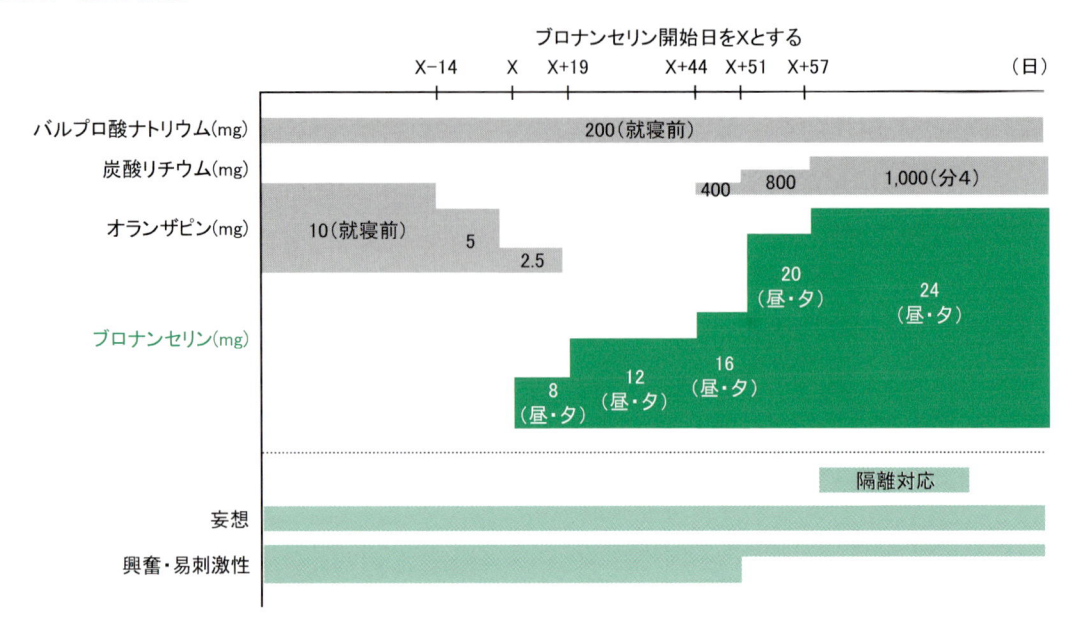

症　例：27歳　男性
診断名：統合失調症

ブロナンセリン開始日をXとする

	X-14	X	X+19	X+44	X+51	X+57	（日）
バルプロ酸ナトリウム(mg)			200（就寝前）				
炭酸リチウム(mg)					400	800	1,000（分4）
オランザピン(mg)	10（就寝前）	5	2.5				
ブロナンセリン(mg)				8（昼・夕）	12（昼・夕）	16（昼・夕） 20（昼・夕）	24（昼・夕）
						隔離対応	
妄想							
興奮・易刺激性							

を持って暴れ，警察に一晩保護されている。X＋1年のC病院入院前の状態と酷似しており，家族の介護と外来治療では限界の状態である可能性が高く，また，本人および周囲の者の安全を確保することが困難な状態であるとのことで21日当院へ転医，閉鎖病棟に入院となる。

入院時，親に対する被害的な訴えみられ，「虐待されていた」などとくり返し訴えていた。

当初はブロムペリドール，オランザピン，感情調整薬，リスペリドン内用液をメインに，さらにリスペリドン内用液を頓用にと多剤併用しており，クロルプロマジン50mgで鎮静をかけていた。体のだるさは自覚しているものの，拒薬などはなく，病棟にはなじんでいるように見受けられた。また，臨床心理士とのカウンセリングにおいて，「自分は音楽が好きである」との発言が見られた。「自分の好きな歌手が3人いて，自分とは感受性や考えていることが似ている」との言葉もあり，「歌詞の途中に自分の名前が挿入されている気がする。自分へのメッセージがあるように感じる」と，関係妄想的なことを話され，「妄想と現実の区別がつかない」とも語った。自我境界があいまいで危うさがあると思われた。

この時期「自分はリスペリドンの錠剤は以前服薬しており，自分には合わない」と訴えていたため使用していない。「自分は図太くて繊細。極端な人は才能を持っているんだけれどときに爆発してしまう。太宰治も同じ病気。自分にも同じ才能があるんじゃないか」と，誇大的な面も見られた。しかし，内省的な面もあり，独立を視野に入れた将来設計も見られ，次第に落ち着いて来たため，外泊をくり返し，施設への入所も視野にいれ，6月初旬開放病棟に転棟となった。

その後心理面接において，「自分は誰にも理解されない。孤独」と訴え，「自分で，自身の心を傷つけ，痛めつけることは自分の存在を認めることにつながっている。地球もいつかはなくなるのだから自分も終わりたいのかもしれない。でも，夢を描いているから死ねない」と話す。誇大的で，独自の思考が強い印象であった。

7月中旬には外泊時に，自宅に戻っても父親との関係があまり良くなく，居場所がないと話すことが多くなり，かなりストレスが溜まっている様子が窺えた。また以前から続いている音楽関係の妄想も活発になってきている。

7月下旬，看護実習生とサッカーやキャッチボ

ールをして楽しめたとのこと。高揚気味で，「これからは逆転の人生ですよ」と，力強く話す。話は哲学的，難解で観念的なものが多い。気に入った言い回しがあれば二度言ったり，鏡を手にしたり，かなり自分に酔いしれており，自分の能力について過大評価をし，自己陶酔的である。「自分には凄い才能が眠っている」と思っていて，それを何とか具現化したいと思っている様子が窺える。

8月上旬，施設に体験入所したが，「入所者は夜は麻雀などをやっており，自分には溶け込めそうもないので，アパートを借りて一人暮らしもいいかなと考えている」「退院以後のことを考えると気が重い」「音楽をやりたいという願望が切り捨てられないでいるが，親には『そんな夢みたいなことを言うな』と言われてしまう」とのこと。

また，「ミュージシャンがドラッグをやっているのは，ドラッグに手を出さないと自分の考えが止められないからであり，自分も抗精神病薬を飲むと考えが止まるから，同じなんだ」と同一化した。「ミュージシャンはみんな一般人の及ばないことまで考えている。教養やレベルを超えている。自分も一緒なんだ」と遠まわしに妄想でないことを伝えてくる。

この頃より社会復帰委員会の『喫茶店』を手伝い，「やりがいがあった」とのこと。また，「診察時主治医・臨床心理士が『音楽をやってみれば？』と言ったが，これは何かあるのではないか」と意味を持たせるような言動があった。臨床心理士が「それは，患者が希望しているからそのような流れになったのでは？」と伝えると「あぁ」と，否定はしなかった。しかし，「自分は妄想と妄想でないことの区別はついている」と話す。多少の不安はあるものの10月初旬に施設に退院となる。

X＋4年3月下旬，疲労感を訴え，短期（2週間）の2回目になる入院を希望し，任意入院となる。入院時，早口で絶え間なく話そうとし，全体的に落ち着きがない。話は抽象的・観念的で現実的なことについて促してもすぐに妄想的な話の内容になってしまう。ただし妄想であることを本人は否定している。

「眠れなくなって疲れが溜まってしまった」と話すが，施設においても「おばあちゃんが入ってきて，ベッドの上に座っていたり，みんなで，10人くらいで部屋の中を捜索してたとか言っている」と被害的な訴えあり。何度も「居場所がない」「監視・盗聴・見張られている」「プライバシーがない」と話す。「最近はありえないことが起こりすぎて，急にスーパースターになったみたい」と，好きな歌手と対面を果たしたという話をする。被害的・誇大的妄想あり，かなり高揚している様子が見て取れた。この時期，オランザピンを内服しており，家族には頻回に電話をかけ，その内容は「顔が変な感じ」「同室の患者さんと目が合うと死ぬような気がする」など妄想活発で，「独語を言ってしまう」と，止められない様子を訴えていたが，任意入院のため4月初旬に予定通りに退院となる。

その後，外来にて抑うつ感が挿入的に現れ，抗うつ薬も服薬したが，気分の不安定さと妄想の広がりから，4月中旬からオランザピン10 mgを徐々に減量し，2.5 mgまで減らしていき，2月下旬からブロナンセリン8 mgを昼・夕に分けて開始している。5月，さらにブロナンセリン4 mgを追加し，計12 mgとなっている。

X＋5年6月，外来にて「現在とても状態が悪いと思う」と訴え，「寮にいること自体が自分のストレスになっていて，原付で走っていたら撃たれたが，警察で捜査が進んでいる。入院したとき知り合った女性がいるが，自傷行為をする人で，その人をずっとメールで励ましていたけれど，その人を傷つける人がいて，実の家でその人をレイプする人がいて……」と話しているうちに，次第に高揚してきているのがわかる。また「Bクリニックは音楽業界から迫害されている」「自分はD県から出て『首都』に行こうと思う」など内容は誇大的でまとまりがなく，幻覚妄想状態も活発であり，本人が入院の必要性を理解できないため，家族の同意を得て医療保護入院（3回目）となった。

入院時ブロナンセリン16 mgを昼・夕の2回に分け，炭酸リチウム400 mgを加えた。本人の訴える抑うつ感・不眠に対しては随時アモキサピン，クロミプラミンを加えていった。6月中旬時

点では妄想活発であり「自分の言いたいのは，バンプオブチキンとロッキンジャパンと接点を持っていて，8月のロックフェスティバルと携わっていて，ミスチルのEさんとも接点があって，先生は『(あなたは) 結構重要人物なんじゃない？』と言ってましたが，自分は『統合失調症』という病気があるので，『妄想』と思われるのが嫌で識別して言っていたこともあります。確かに重要なポストについていて，現地にいくことになっているんですけど，自分がこれ以上携われなくなった場合，損失が出てしまうくらいの位置についています。億単位でしょうね……」「損失の金額がいくらかは自分としては伏せておきたいんですよ。今寮で生活していて，実のところ自分はいろいろな顔を持っていて，世界まで僕のネットワークが広がっているということです」「先生も僕に関わるとこの病院自体が裏の世界のやつらに狙われて困ったことになるので，先生は知らない方がいいです。あえて裏の世界のことは先生には言わないようにしようと……」「いろいろなことが世界規模で動いています。環境保護とか平和とかダルフールのこととか，朝日新聞とテレ朝が提携されてましたよね？ニュースとかになってわからないところに自分は関わっています。本当はあまり言いたくないんですけどね」と，完全に話が集約できない状況となり，ブロナンセリン4 mgと炭酸リチウム400 mgをさらに追加し，ブロナンセリン計20 mg，炭酸リチウム計800 mgとした。

妄想が強化・体系化していることを考慮し，心理面接は中断した。主治医の面接と関わりも最小限の診察に切り替え，ブロナンセリンを24 mgへ，炭酸リチウム1,000 mgへ増量し，隔離室対応とした。

その後，他患やテレビからの情報や関わりが制限されたためか，その後，次第に「ここの環境に適応したい」「水や食事もありがたいと感じるようになった」と，表面的にではあるが落ち着いてきた。また，話題も家族の話や現実的な話ができるようになってきたため，7月初旬に隔離は解放となった。

一応の安定は保てることもあり，しばらくして外泊を開始した。この時期，炭酸リチウム，ミアンセリンは減量し，ブロナンセリンは24 mgのまま推移している。9月初旬の心理面接では，人間関係について話題に及んでいる際には妄想的発言は一切なく，きわめて現実的に話すが，面接後半には前回面接時のロッキンオンの話題，自分が退院して音楽雑誌の編集者に「契約」の件で電話すると話し，これに関しては訂正不能であった。多くの不安を残しながらも3日後に退院となった。

Ⅱ．考　察

患者は幼い頃から変化に対し過敏で不安を感じやすく，おとなしい性格であった。反対に年の近い弟は何にも鷹揚で明るい性格だったという。父親はキレやすく，ときに暴力的，独善的で，その歪んだ価値観を自分の家族に押し付けてきた人物である。

思春期から青年期にかかる多感な時期に，父親に認めてもらうために空虚な努力をし，否定され続けてきた患者が，唯一父親と無関係なところで自らの支えとしたのが「音楽」であった。

音楽に根ざした彼のあまりに肥大した妄想は，あえて誤解を恐れずに言うならば，彼なりの「自己の確立」と「父親に食われてしまわないための唯一の防衛」なのかもしれない。

そう考えると，対人関係において妄想対象の変わる部分と，どんなに状態の良いときでも変わらない部分があることの説明がつくのではないだろうか。同じ年頃の男性が，父を真似，または反抗し乗り越えていくという道筋をたどるにはあまりに脆弱である自らの「自我」を守るために，バーチャルな「素晴らしい，音楽で成功した偉大な自分」という鎧を身にまとい，やっと自分を保っているようにも思える。彼の誇大性がなりを潜め，等身大の自分を認め受け入れてくれる「居場所」ができたとき，『父親』の呪縛から解放されるのかもしれない。

19. 統合失調症急性期治療において ブロナンセリンを第一選択薬に用いた1例

渡邉　佑一郎

財団法人慈圭会　慈圭病院

I. 症　例

【症　例】22歳，男性
【既往歴】小児喘息。
【家族歴】父親がうつ病にて外来通院中。
【生活歴】同胞2名の第1子として出生。元来真面目でおとなしい性格であった。小・中学校では成績優秀で，陸上部に所属し学業と部活の両立もできていた。地元の県立高校に進学するものの，高校では学業と部活の両立に悩むようになり，入退部をくり返したり気分も抑うつ的となったりしていた。また同時期に頸部のチック症状も出現している。
【現病歴】X-3年高校卒業後，すぐに上京。都心の予備校に通いながら受験勉強に励んでいた。この頃から「警察に追いかけられている」といった妄想が出現していたようだが，特に治療は受けていなかった。X-1年に2浪の末A大学に合格，しかし一度も登校することなく，さらに難易度の高いB大学を目指して予備校通いを続けていた。X年3月になると独語，空笑，奇異行動が顕著となり，父親の勧めでCクリニックを受診。しかし自分は病気でないからとすぐに外来治療も中断してしまう。「自分は財閥とつながりがある」「祖父とやくざが関係している」「TVに出演してくれと頼まれている」といった妄想や「おまえはすごい奴だ」といった幻聴が次第に活発となってきたことから，夏休みで実家に帰省している際に両親に連れられて，X年8月6日当院初診，同日医療保護入院となった。

【治療経過】入院直後はひどい興奮状態ということはなかったものの，落ち着きはなく「病気でもないのにどうして入院になったのかわからない」と病識も乏しい状態であった。家族やスタッフに対しても敵意を認め，「みんなが陥れて入院させたのだ」といった訴えが聞かれた。また「自分はA財閥の御曹司なのだ」といった誇大的発言も認めた。緊張もあったのだろうが，頸部のチック症状も頻回に出現していた。

　妄想型統合失調症と診断し，ブロナンセリン8 mg/日（朝夕2回投与）から開始した。なお，入院時の陽性・陰性症状評価尺度（Positive and Negative Syndrome Scale；PANSS）は陽性尺度22点，陰性尺度9点，総合精神病理評価尺度35点であった。ブロナンセリン開始後は一度も拒薬することはなく，入院後約1週間で敵意は緩和され，スタッフや他患者との交流も増えてきた。

　この時期には幻聴の訴えも聞かれなくなり，入院後約2週間で妄想の訴えも目立たなくなった。その後も落ち着いた状態が続き，9月には閉鎖病棟から開放病棟に転棟した。転棟後も幻覚・妄想といった陽性症状は目立たず経過し，頸部のチック症状も消失していた。しかし，入院によって活動が制限されていたこともあるが，自閉的な傾向がやや強まったこともあり，10月よりブロナン

症　例：22歳　男性
診断名：妄想型統合失調症（初発）

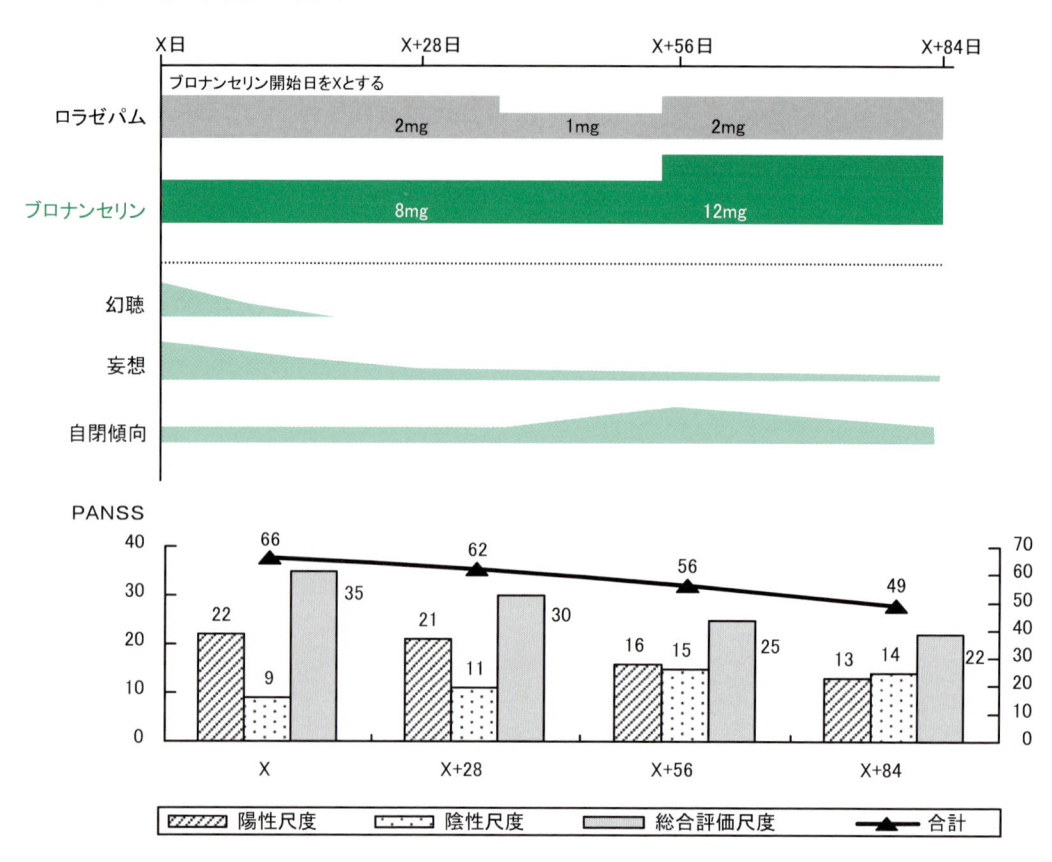

	X日	X+28日	X+56日	X+84日
ロラゼパム	ブロナンセリン開始日をXとする 2mg	1mg	2mg	
ブロナンセリン	8mg		12mg	
幻聴				
妄想				
自閉傾向				

PANSS

	X	X+28	X+56	X+84
陽性尺度	22	21	16	13
陰性尺度	9	11	15	14
総合評価尺度	35	30	25	22
合計	66	62	56	49

セリン 12 mg/日に増量した。当院デイケア活動への参加を促すなど，自閉的傾向に陥るのを予防する働きかけも行い，徐々に積極性も回復してきた。妄想や奇異行動も認めず，退院後もデイケア活動を継続するという意欲も出てきたことから10月末日退院とした。退院時のPANSSは陽性尺度13点，陰性尺度14点，総合精神病理評価尺度22点であった。現在も外来通院を継続しており，デイケア通所も続けている。なおブロナンセリン投与後に，錐体外路症状，起立性低血圧，不眠，体重増加，高血糖といった副作用は現在に至るまで認めなかった。

Ⅱ．考　察

本症例は数年の前駆期を経て発症した初発の妄想型統合失調症であり，その治療としてブロナンセリンを第一選択薬として使用し奏効した1例である。以下，本症例を通して考察した点について「精神症状に対する効果」「副作用」「アドヒアランス」の3点に分けて述べたい。

まず精神症状に対しての効果であるが，入院時と退院時のPANSSを比較すると，総合得点は66点から49点と症状改善を示唆する結果を得た。特に陽性尺度に関しては22点から13点と高い改善を示しており，なかでも「興奮」と「誇大性」の項目での改善が大きかった。一方で陰性尺度については，入院時より退院時でやや悪化傾向を示したが，これは入院生活で本人のやりたい活動ができなかった側面に起因している部分もあり，ブロナンセリン 8 mgから12 mgに増量後は陰性症状が悪化することなく経過していることからみても，ブロナンセリンが陰性症状に無効であったり，陰性症状を助長したりすることはないと考える。以上から，ブロナンセリンは精神症状改善に

寄与しており，それは既存の抗精神病薬と比較しても劣ることがないと言えるだろう。なお，比較的効果発現が速く，しっかりとした手応えを感じることから，ブロナンセリンのドパミンＤ２受容体阻害作用に関して言えば tight かつ sustained な印象を受け，その点ではリスペリドンに類似していると思われる。

次に副作用についてであるが，本症例において錐体外路症状，起立性低血圧，不眠，体重増加，耐糖能異常，性機能障害といった副作用は現在に至るまで認めていない。鎮静という面でも，過鎮静に陥ることもなく経過しており，入院中も病棟内で活動的，意欲的に生活していた姿が印象的であった。これら副作用が少ないという特徴はブロナンセリンの長所であり，「飲みやすさ」に大きく貢献していくと言える。

3つ目にアドヒアランスについてであるが，ブロナンセリンはドパミンＤ２受容体およびセロトニン 5-HT$_2$ 受容体に選択的かつ強力な受容体拮抗作用をもつ一方で，その他の受容体に対する親和性は非常に低いという特徴を持つ。鎮静作用に関係してくるアドレナリン α$_{1A}$ 受容体やヒスタミンＨ１受容体に対しての親和性が低いということは，「非鎮静系」としてブロナンセリンが作用することを示唆している。既存の抗精神病薬では，副作用や鎮静作用からアドヒアランスおよび QOL の向上になかなか結びつきにくいという傾向があったが，活動性を維持したまま治療を継続できるという点においてブロナンセリンはアドヒアランス向上に大きく寄与することができる薬剤として期待できるであろう。

ブロナンセリンの使用方法としては，その非鎮静系という特徴を十分に生かすためにも，なるべく単剤投与から開始し，治療初期から十分量を投与するべきと考える。本症例では 8 mg から開始し，陽性症状に対しては同用量で投与１週間後から有効性を示した。副作用が出現しにくいことから，投与開始量は 8～12 mg と最初から十分量で開始するのが望ましく，服用回数も１日１回ないし２回に設定すれば，服薬の煩わしさを軽減でき，長期的な服薬継続にも貢献できるであろう。

一方で，非鎮静系であるがゆえに，興奮の強い症例については，高い処方技術を要するとも言える。本症例においてはさほど興奮は激しいものではなかったことから，ロラゼパム併用で経過をみていたが，興奮が激しい場合においてはバルプロ酸ナトリウムなどの気分安定薬ないしは鎮静系抗精神病薬を併用する必要も出てくるかもしれない。それならば鎮静系抗精神病薬を第一選択薬として使用すれば，その薬剤単剤での治療も可能ではないかと考えられるかもしれないが，ブロナンセリンの持つ非鎮静系かつ副作用が少ないという特徴はアドヒアランス向上に直結するものであり，ブロナンセリンを治療初期から積極的に使用し，長期・維持療法にまで繋げていくべきであると考える。既存の鎮静系抗精神病薬から治療を開始すると，途中でブロナンセリンに切り替えする手間がかかるだけでなく，切り替えによる病状変化のリスクも否めない。急性期から積極的にブロナンセリンを第一選択薬として使用すればそれらの煩わしさも生じることはない。興奮が激しい症例では治療初期だけ必要に応じて気分安定薬ないし鎮静系抗精神病薬の併用を行い，必要がなくなればそれらの薬剤を中止していくという使用方法をとれば，非鎮静系のブロナンセリンを主剤とした治療も十分可能であると考える。

以上をまとめると，ブロナンセリンの好適例としては，①初発エピソード症例，②既存の抗精神病薬では副作用が出現しやすい症例，③アドヒアランス向上を図りたい症例，④長期投与を目指していきたい症例が挙げられるであろう。本症例のように若年の初発発症では，今後長期間にわたっての治療を要してくる。そこで副作用や鎮静効果が強く出てしまうと，「飲みにくい薬剤」という印象を植え付けてしまい治療を自己中断してしまうリスクも高くなってしまう。副作用が出にくく，非鎮静系として作用するブロナンセリンは，本症例においても「飲みやすい薬」と好印象をもたれており，長期・維持療法を図っていく上で大きく貢献してくれる薬剤であると考えられる。今後更なるブロナンセリンについての評価は蓄積される必要はあるが，統合失調症治療の上で積極的に使用していくべき薬剤の１つであることは間違いない。

I. 初発統合失調症への効果

20. 初発の統合失調症患者にブロナンセリンが著効した1症例

柏木 祥江，清水 健，黒田 健治

医療法人杏和会　阪南病院精神科

I. 症例

【症　例】32歳，男性
【既往歴】特記事項なし。
【家族歴】特記事項なし。
【生活歴】2人同胞第2子。中学校卒業後，X-17年に水道工事会社に勤務。X-12年に退職後，アルバイトを転々とする。結婚歴なし。
【現病歴】X年5月上旬から「会社の人間が自分を殺しに来る。親父，包丁をもっているか」「宝くじで3億円当たった」と妄想が出現するようになった。また部屋の壁に向かって釘を打つ動作をする，ルルルと口ずさむなど奇異行動を認めるようになったため，家族が保健所に相談し，X年5月23日に保健所から当院へ診察依頼となった。
【来院時所見】「声が聴こえる」と診察中に後ろばかり振り返る，「虫が飛んでいる」と虫を振り払うジェスチャーをするなど幻覚・妄想状態を認めた。しかし病識が欠如しており入院治療の必要性を説明したが理解できず，医療保護入院となった。また外来診察室で急に立ち上がるなど精神運動興奮状態となったため，隔離開始とした。
【治療経過】オランザピン10 mg/日（分1・就寝前）で治療を開始したが，過鎮静を認めたためブロナンセリン12 mg/日（分2・朝夕）へ切り替えたところ，日中の活動性は戻り，X+4日に16 mg/日（分2・朝夕）に増量したところ，速やかに陽性症状も消失した。アカシジアや錐体外路症状（EPS）などの副作用は認めなかった。その後症状を見ながらブロナンセリンを8 mg/日（分2・朝夕）に減量していったところ，症状の再燃を認めなかったため，X+20日に自宅退院となった。

退院後は当院外来に通院しており，X+160日からブロナンセリンを6 mg/日（分1・朝）とさらに減量しているが，症状の再燃は認めていない。

II. 考察

ブロナンセリンはドパミンD2およびセロトニン5-HT$_{2A}$受容体に対して強い遮断作用と高い選択性があり，セロトニン5-HT$_{2A}$よりドパミンD2受容体の遮断作用が強いという従来の第二世代抗精神病薬とは異なる特徴を有している薬剤である。ブロナンセリンはハロペリドールと同等のドパミンD2受容体遮断作用を有するので，幻覚・妄想などの陽性症状改善効果が期待でき，急性期治療においては，基準薬のひとつであるリスペリドンと同等の効果が確認されていることから，統合失調症の急性期症状に対しても有用性の高い薬剤と考えられる。

また統合失調症の治療は長期的な服薬が必要であるため，副作用をはじめとするQOLの低下が治療経過に大きく影響を及ぼす。そのためEPS，代謝系の副作用，過鎮静，プロラクチン上昇などの副作用の少ない薬剤が望まれる。さらに副作用

症　例：32歳　男性
診断名：統合失調症

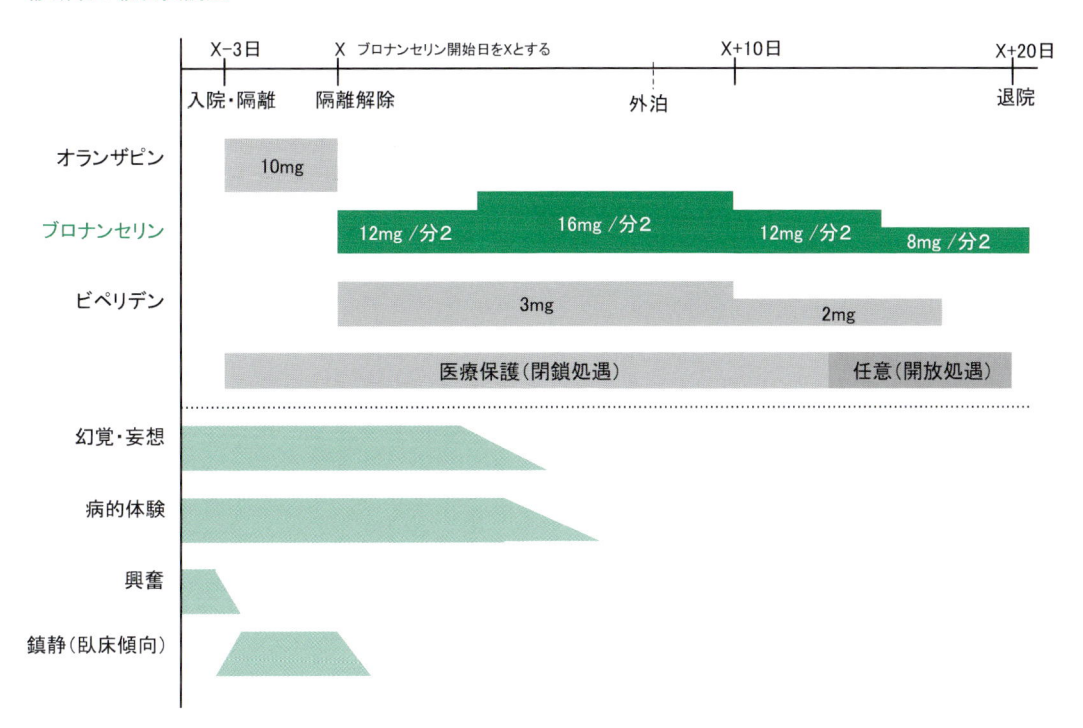

	X−3日	X ブロナンセリン開始日をXとする	X+10日	X+20日
	入院・隔離	隔離解除	外泊	退院

オランザピン　10mg
ブロナンセリン　12mg/分2　16mg/分2　12mg/分2　8mg/分2
ビペリデン　3mg　2mg

医療保護（閉鎖処遇）　任意（開放処遇）

幻覚・妄想
病的体験
興奮
鎮静（臥床傾向）

が少ないことによりアドヒアランスも良好となるため、退院後の定期的な内服に繋がり、再入院の予防にも有効と思われる。

今回の初発の症例では、強い興奮状態にあったことからオランザピンの投与を試みたが、逆に過鎮静の症状を呈してしまった。そこで鎮静作用が少ないと言われているブロナンセリンへの切り替えを行ったところ、日中の活動性は戻り、臥床傾向が改善された。

また効果面においても、ブロナンセリンを16mgに増量した時点ですみやかな改善効果が確認され、ほぼ3日で陽性症状が消失し、入院から約3週間で退院が可能となった。

今回の症例より、ブロナンセリンの治療効果の高さ、効果発現の速さ、副作用出現の低さを確認できた。

ブロナンセリンはH1受容体やα1受容体などへの親和性が低いことから、過鎮静の副作用が改善されたものと想定している。臨床上最も問題となるEPSについて、今回抗パーキンソン病薬を予防的に投与していたが、投与中止後もEPSは発現していない。

また患者の状態を観察しながら減量を行い、現時点でのブロナンセリン投与量は6 mg/日、1日1回のみの投与で継続しているが、症状の再燃もなく、外来にて良好にコントロールできている。減量を試み、ブロナンセリンのような1日の内服量や投与回数の少ない薬剤や単剤にできる薬剤の投与は、患者への長期内服継続を可能にすると考える。

ブロナンセリンは安全かつすみやかな効果発現が期待でき、急性期治療に適した薬剤と思われる。しかし現在はまだ症例数が少ないので、今後報告されるであろうPETのデータなどを参考にしながら症例を積み重ね、ブロナンセリンの有効症例および投与方法を模索していきたい。

I. 初発統合失調症への効果

21. 抗精神病薬の併用に至った統合失調感情障害の1例

牧野 吉眞

医療法人社団和敬会　谷野呉山病院

I. 症 例

【症　例】32歳，男性
【家族歴】両親，姉，祖父の5人家族のもとで生育する。7歳時に可愛がってくれていた祖父が自宅で自殺している。
【病前性格（既往歴・生活歴）】小中学校では運動をする活発な生徒であった。高校2年生で中退する。営業，配管工，溶接工などを点々とする。転職の理由を「人となじめなかったため」と本人は述べている。「よいと思った自分の意見を曲げないために，上司とうまくいかなかったのだろう」と母は述べている。

人間関係について，「親と話はするが，お互い心を開いていない感じがする。彼女といる方が素直になれるが，尻に敷かれる。友人には恵まれていると思うが，友人と話はするものの，悩みについては話さない。いつの頃からか，自分が言いたいことを言わなくても，相手に伝わっているんじゃないかと思ったり，頭の中に何人もいて喧嘩している感じがするようになった。大勢の中にいると，誰の話を聞けばいいのか混乱したり考え込んだりしてしまうので疲れる」と述べている。また「セックスのことを考えていて，『自分が男か女か』と迷い，はっと我に返ったりしていた。悩まなくていいことで悩み，自分をいじめて楽しんでいるのかなと思う」とも述べている。身体的には特記すべきことはない。
【現病歴】X-6年，自分のことで悩み仕事が手につかず欠勤し始める。インターネットで「うつ病」のことを知り，A総合病院精神科を受診し服薬した。気分が良くなったところで，医師から「躁状態」と言われて処方を変更された。薬漬けになると思い治療を中断する。X-4年，日本各地や海外を相ついで旅行する。

X-3年，再び「うつ状態」を自覚し，B診療所を受診する。精神病体験はなく，現実検討することができており，「抑うつ状態，適応障害」として，2年間通院しカウンセリングを受けるが，「効果がない」と中断する。

X年Y-6月，精神科を受診するように会社から求められ，父親とともにC診療所を受診する。「工場内で金属を叩く音が自分を責めているように感じて，キレて音を出した人に文句を言いにいったら，周囲にいじめられた。頭がもぁーっとして，お尻がしまった感じがしてくる。自分としては，病気でもないし，病院へ行ったから良くなるものでもなく，薬漬けにもなりたくないし，治療しても仕方がない」と治療に消極的であり，1ヵ月後には治療を中断してしまう。

Y-5月，実家を出て彼女と同棲を始める。始めは友人との交流もあったが，Y-2月頃から自宅にこもるようになり，Y-1月には「一人になりたいから」と彼女に出て行くように指示し，孤立した生活を始めた。彼女は，「彼に聞くと機嫌が悪くなるので理由を問いただせなかった」と述べている。

Y月Z-9日，両親に連れられて再びC診療所

症　例：32歳　男性
診断名：統合失調症

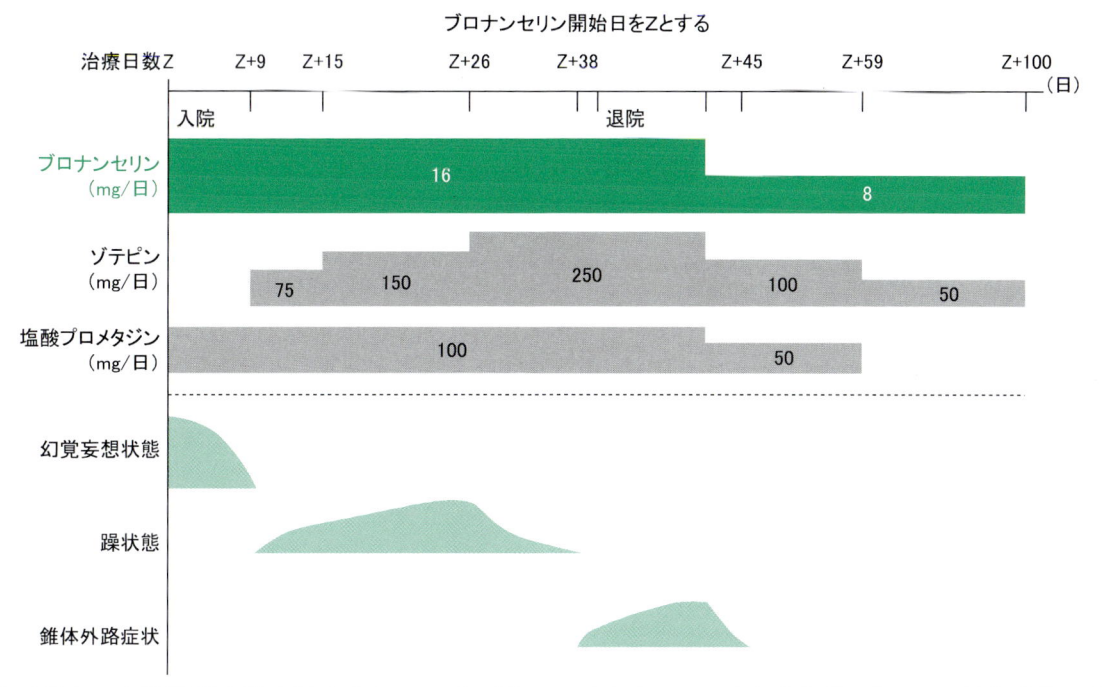

ブロナンセリン開始日をZとする

| 治療日数 | Z | Z+9 | Z+15 | Z+26 | Z+38 | Z+45 | Z+59 | Z+100 (日) |

入院 ―― 退院

ブロナンセリン（mg/日）： 16 → 8
ゾテピン（mg/日）： 75, 150, 250, 100, 50
塩酸プロメタジン（mg/日）： 100, 50

幻覚妄想状態
躁状態
錐体外路症状

を受診し，入院治療を強く勧められている。Y月Z日，当院を初診し，説得されて急性期治療病棟に任意入院となった。

II. 治療経過

1. 入院治療

［入院時の主観的体験］考えが浮かんできて誰かにその考えが伝わっているんじゃないかと思う。何か仕組まれているような気がする。考えるのを止めたいが，どんどん広がってしまう。頭の中で喋り続けている。考え続けている。昔の嫌なことがいろいろと思い出されて，子どもになった感じ。過去のことも良いことも悪いこともどんどん勝手に出てくる。頭の中と喋っていることが矛盾している。頭の中で自分と自分が話し合っている。入ってくることもある。頭に上から入ってくる。上からのほうが良い考えである。自分の声が上に上がって広がっている。意識が上に上がっていく。下に戻したいが戻せない。現実と妄想の区別がつかない。現実と空想の境目がはっきりしなくなってきている。自分の想いが現実になってきているような気がする。頭に力が入っているようで，何もしないでいると落ち着かない。不快な感覚。頭が縮まるような，脳みそが動く感じ。開いて頭の上半分がない感じ。人が殺したり殺されたりする映像が見える。ご飯を食べると人肉やうんこを食べているようで吐き気が来る。この2ヵ月で一気に悪くなった。

［治療計画］精神病的体験を自覚できる二重見当識状態にあることから，治療方針について患者と共同で設定していくスタンスをとることにした。病識を強化すること，抗精神病薬について知ってもらうこと，彼女や家族との関係修復を図ることを目標とした。薬物療法への抵抗が強いことから，自生思考を止めて脳を休ませ，睡眠がとれることを意図した薬物療法を行うと説明した。

BPRS評価得点は56点であった。幻覚妄想が主症状であり，ブロナンセリン16 mg/日とパーキンソニズムの予防のために塩酸プロメタジン100 mg/日を夕食後と就寝時に投与することにした。

Z+3日：ぼちぼち落ち着いてきた。しっかりしたところとそうでないところがある。

Z+5日：上に行っている感じがする。いろい

ろやって試したい。

Z＋9日：第1回目の合同面接：両親に叔母，従兄弟が参加する。外出したい，退院したい，彼女とよりを戻せるかと焦りが見える。彼女との関係修復を図ることにした。

幻覚体験，自生思考，妄想は減退したが，焦り，不満，気分の高揚，不眠が増強してきたことから，ゾテピン75 mg/日を追加投与した。

Z＋15日：第2回目の合同面接：彼女も参加する。彼女に心配をかけたことを謝罪し，関係修復を行うことができた。軽躁状態が続き，夜間不眠である。ゾテピン150 mg/日に増量した。

Z＋19日：行動面は穏やかになってきたが，多弁で熟眠感を持てていない。

Z＋20日：第3回目の合同面接後，初めての外泊。彼女と自宅に行ってしまい，両親は不満であった。

Z＋25日：第4回目の合同面接。実家に外泊する。家族で打ち解けた話ができないと両親への不満を述べ，患者自身は自分の病気を躁うつ病と捉えている。不眠が再燃してきたと訴えあり，引き続き気分が高揚していることから，ゾテピンを250 mg/日に増量した。BPRS評価得点は44点であった。

Z＋30日：睡眠がとれるようになり，気分の高揚感も改善されてきた。熟眠感が得られ，楽になったと自己評価している。

Z＋37日：第5回目の合同面接。両親，彼女から，「普通に戻った」と評価を受ける。退院と外来通院の手順について決定する。両親は病気を軽く考えていると心配している。

Z＋38日：退院となる。顔面の感情表出がやや硬く，唾液貯留がみられるようになっている。外来にて減薬の予定とする。BPRS評価得点は22点であった。

2．外来受診

Z＋44日：「調子は悪くないが眠くて眠くて仕方がない。眠気に困っている。昼まで眠気が残り，その感じがとても不快。『薬のせいだろうな』というのがわかるのでよけい嫌になってしまう。午後になってようやく眠気が治まって気分も良くなるが，夕食後の薬を飲むとまた眠くなり，就寝時薬を飲むと輪をかけて眠くなるが眠いのに寝つけず，夜中にも何回か目が覚めて何かおかしい」と訴える。副作用を訴えながらも，服薬順守はしていた。パーキンソニズムも増強してきており，抗精神病薬を減薬した。

Z＋58日：「まだ朝が眠たい。午前中，眠気が残る」と訴える。パーキンソニズムは消失していることから，塩酸プロメタジンは中止し，ブロナンセリンとゾテピンを就寝時1回投与とした。

Z＋72日：「来週から就労する。まだ朝が眠たい」と，眠気に対するこだわりを訴えるが，必要なときには午前中から活動でき，その時は眠気を感じないということから，現処方を維持量として継続することにした。

III．考　察

本症例は，幼児期に基本的な安心感，安全保障感を脅かされうる強い心的外傷を体験している。潜在的に対人関係に困難を抱えていた。青年期から潜在的に統合失調症症状が出現しており，20歳台後半から，躁鬱の気分変動を来していた。入院時は，幻覚妄想が主体であり，ブロナンセリンを使用したところ，早期に幻覚妄想症状，現実検討力の障害は改善したが，入れ替わるようにして躁状態が前景を占めるようになり，ゾテピンの併用によって，病態全体の改善が得られるようになった。減薬後の抗精神病薬を維持しているが，気分変動や幻覚・妄想，あるいは青年期からの潜伏的な統合失調症状態は再現していない。

ブロナンセリンは，D_2，5-HT_{2A}への受容体結合親和性が選択的に高く，かつD_2受容体に対する結合親和性の方が5-HT_{2A}受容体への結合親和性よりも高いことから，ドパミン-セロトニン拮抗薬（Dopamine-Serotonin Antagonist：DSA）と呼ばれている。ゾテピンは5-HT_{2A}，5-HT_{2C}，アドレナリンα_1受容体，ヒスタミンH_1受容体への拮抗作用を有している。

本症例が，ブロナンセリンの投与によって，幻覚妄想状態から躁状態に移行した機序について明確にはできないが，脳内での病態を推測する上で，興味深い過程であったと考えられる。

II．急性期（再発・再燃）への効果

22. 命令性の幻聴と考想化声にブロナンセリンが奏効した妄想型統合失調症の1例

深澤　隆, 貞廣　良一, 木下　修身

医療法人社団斗南会　秋野病院精神神経科

I. 症例

【症　例】39歳, 女性

【生活歴および既往歴】2人同胞の第1子として出生。地元の看護学校を卒業後, 看護師として30歳まで勤務。その後は, 職に就かず家事の手伝いをしていた。25歳時に両親が離婚し母親と二人暮らし。結婚歴なし。

X-7年（32歳時), 不安感や対人緊張を主訴にAクリニックを受診し, 全般性不安障害の診断でロラゼパム, ブロマゼパムなど抗不安薬による薬物治療を受けたが症状は改善せず, 半年間で通院を自己判断で中断した。

X-3年2月, 全身倦怠感, 動悸, 緊張感, 漠然とした不安感が出現したため, B病院を受診し身体表現性障害と診断された。ミルナシプランやパロキセチンなどの抗うつ薬とロラゼパム, ジアゼパムなどの抗不安薬による薬物治療が行われたが, 通院は断続的で同年12月からほとんど内服しなかった。その後は意欲低下, 不安感, 眩暈, 全身倦怠感などを訴え, 外出もせず自宅に引きこもり無為的・自閉的な生活を送っていた。

【家族歴】特記事項なし。

【現病歴】X-2年8月, 「誰かに見張られている」, 「自分に危害を与えようとしている」といった注察妄想, 被害関係妄想が出現し徐々に悪化した。同年9月には, 「自分の考えが声になって聞こえる」, 「誰かが自分にメールを打つように命令する」といった考想化声や命令性の幻聴が出現したためB病院を受診し, 統合失調症（妄想型）の診断でクエチアピン150 mg/日やロラゼパム, アルプラゾラムなどの抗不安薬, ブロチゾラム, フルニトラゼパムなどの睡眠薬などを処方されていた。

その後も同院に定期的に通院し薬物療法を継続していたが, 命令性の幻聴, 考想化声, 被害妄想, 注察妄想が持続していたため, X-1年7月からはアリピプラゾール6 mg/日の併用が開始された。しかし, 上記の精神症状は持続し, 内服後の苛々感や眠気, ふらつきなどをくり返し訴え, 病識も乏しく服薬アドヒアランスも不良であった。徐々に通院も不規則となり, 自宅では母親との交流を避けて自室にこもって生活するようになった。上記に加え感情鈍麻や自発性低下, 意欲低下などの陰性症状も持続していた。

X年3月, 命令性の幻聴や考想化声, 被害関係妄想, 注察妄想などが悪化したため家族に付き添われB病院を受診し, クエチアピンを主体とした薬物療法が再開されたが, 上記の精神症状は持続した。そのため, 3月28日にはクエチアピン250 mg/日に増量とされたが, 被害関係妄想, 滅裂思考, 命令性の幻聴に左右された奇妙な言動が悪化し, 次第に服薬を拒否するようになった。そのため入院加療が必要と判断され, 4月9日, 入院治療目的で当院を紹介され受診となった。

【治療経過】X年4月9日, 「天井から男女の声で家に戻れと命令する」, 「私のことを見張ってい

症　例：39歳　女性
診断名：統合失調症

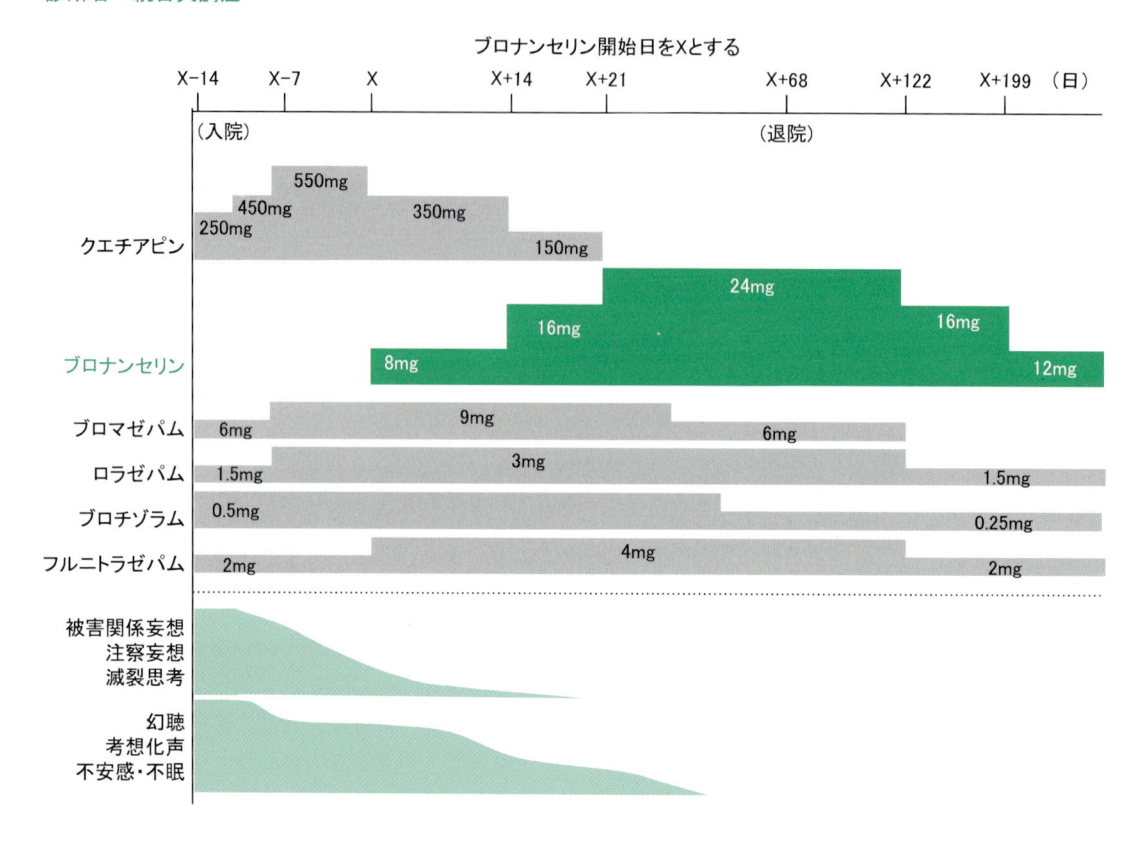

ブロナンセリン開始日をXとする

	X-14	X-7	X	X+14	X+21	X+68	X+122	X+199 （日）
	（入院）					（退院）		

クエチアピン：250mg → 450mg → 550mg → 350mg → 150mg
ブロナンセリン：8mg → 16mg → 24mg → 16mg → 12mg
ブロマゼパム：6mg → 9mg → 6mg
ロラゼパム：1.5mg → 3mg → 1.5mg
ブロチゾラム：0.5mg → 0.25mg
フルニトラゼパム：2mg → 4mg → 2mg

被害関係妄想
注察妄想
滅裂思考

幻聴
考想化声
不安感・不眠

る人が自宅の天井に住んでいる」，「悪者が母親と相談して私を陥れようとしている」といった命令性の幻聴，被害関係妄想，考想化声，滅裂思考が著明な幻覚妄想状態であったが，病識は欠如しており，入院加療についての本人から理解や同意が得られなかったため，扶養義務者である母親の同意を得，当院の閉鎖病棟に医療保護入院となった。

入院後は上記の精神病症状や不眠，不安感の改善のため前医の処方を引継ぎクエチアピン250 mg/日，ブロマゼパム6 mg/日，ロラゼパム1.5 mg/日，ブロチゾラム0.5 mg/日，フルニトラゼパム2 mg/日による薬物療法を開始した。その後，クエチアピンを漸増し，同年4月17日に，550 mg/日に増量したところ，4月20日には，母親に対する被害関係妄想や滅裂思考，注察妄想は軽減したが，日中の眠気や歩行時のふらつきなどの症状はクエチアピンの増量により悪化を認め

た。また，「天井の換気扇から退院しろと男の声で命令する」，「自分の考えが声になって聞こえてくる」といった命令性の幻聴や考想化声，それらに伴う不安感が持続していたため，患者本人の希望もありブロマゼパム9 mg/日，ロラゼパム3 mg/日と抗不安薬の増量を行った。

しかし，その後も命令性の幻聴と考想化声が持続し，不安感や不眠を訴えていたため，精神症状の改善と副作用軽減の目的で4月25日からブロナンセリン8 mg/日の併用を開始し，フルニトラゼパムを4 mg/日と増量，クエチアピン350 mg/日と減量し，以後漸減することとした。5月9日には，ブロナンセリン16 mg/日に増量，クエチアピン150 mg/日に減量としたところ，考想化声は消失し命令性の幻聴は軽減した。しかし，本人から「まだ天井の声が気になって不安で眠れない」と軽度の命令性の幻聴と不安感や不眠が持続していたため，5月16日にはブロナンセリン

を 24 mg/日に増量とし，クエチアピンは中止とした。

6月上旬には，命令性の幻聴は消失し，考想化声，被害関係妄想など精神病症状の再燃は認めず，不安感や不眠も著明に改善した。また，日中の眠気や歩行時のふらつきも消失した。本人からも「薬を飲んで幻聴が消えて気分が楽になった。これからも内服治療を続けたい」との訴えがあり，病識や治療への理解も改善を認めた。入院前には服薬アドヒアランスが不良であったことや母親との二人暮らしであり母親が自宅での生活に不安があったことから，家族同伴での外出や外泊訓練をくり返し行ったが，精神症状に再燃なく自宅でも落ち着いてすごすことができ，また自ら進んで服薬することができていたため，7月2日に自宅退院となった。

退院後は，当院の外来に定期的に通院し薬物療法を継続していたが，精神症状は安定していたため，8月25日にブロナンセリンを16 mg/日に減量した。その後も精神病症状に再燃なく経過していたため，11月10日にはブロナンセリン12 mg/日に減量した。X＋1年2月の外来通院時にも精神症状に再燃なく，また有害な副作用を認めることなく安定した状態が持続している。

Ⅱ. 考 察

命令性の幻聴，考想化声，被害関係妄想，注察妄想により発症した妄想型統合失調症の1例である。発症後は，主にクエチアピンによる薬物療法を外来通院で継続したものの，治療効果が不十分でアドヒアランスが不良であったことから幻覚妄想状態を呈し当院入院となった。

当院入院後は前医の投薬であるクエチアピンを継続し，被害関係妄想や注察妄想などの陽性症状には部分的な効果を認めたが，命令性の幻聴と考想化声が残存し，眠気やふらつきなどの副作用を認めたため，ブロナンセリンへ置換したところ上記の陽性症状やそれらに伴う不安感や不眠は軽減し，また前薬での眠気やふらつきといった副作用は消失した。

また退院後には同剤を12 mg/日まで漸減したが，現在までのところ精神症状の再燃を認めず良好な治療経過が確認できている。

以上から，本症例ではブロナンセリンにより統合失調症の急性期および回復期の薬物療法が有効かつ安全に行えたと考えられる。

本症例では被害関係妄想や注察妄想などの精神病症状にはクエチアピンが部分的な効果を認めたものの，残存していた命令性の幻聴と考想化声といった症状はブロナンセリンへ置換したことですみやかに消失した。このことからクエチアピンでは効果が得られなかった幻聴や考想化声といった陽性症状には，ブロナンセリンの強いD2受容体遮断作用が奏効した可能性が考えられた。ブロナンセリンはハロペリドールと比較し同等のドパミンD2受容体親和性と高いセロトニン $5-HT_{2A}$ 受容体親和性を有することが知られており，両者により幻覚・妄想などの陽性症状への高い改善効果が，また後者により錐体外路症状の軽減が期待できるとされている。

最近では，他の非定型抗精神病薬からブロナンセリンへの置換により幻聴やさせられ体験といった陽性症状が著明に改善したといった報告が散見されるが，それらの報告と本症例の経験は上記のブロナンセリンの独特の薬理学的特性や臨床効果を裏付けるものと考えられた。

また，本症例では発症時からクエチアピンによると考えられる日中の眠気や歩行時のふらつきを認め，内服方法の変更や併用薬の調整が行われたが，前医に通院していた時は，それらの副作用が服薬アドヒアランスの不良の原因となっていた。当院入院後もそのことに留意しクエチアピンでの治療を継続したが，同様の副作用を認めたため同剤の内服を継続することが困難であった。一方，ブロナンセリンへ置換後は，抗不安薬を変更しなくても，日中の眠気や歩行時のふらつきといった副作用はすみやかに消失し，新たな有害事象も認めなかった。このことから，眠気やふらつきといった症状は，ベンゾジアゼピン系薬剤の影響ではなく，クエチアピンによるヒスタミンH1受容体およびアドレナリンα1受容体拮抗作用が原因となっていた可能性が考えられ，それらの受容体への結合親和性が低いブロナンセリンへ置換することで症状が軽減したものと考えられた。

以上から，ブロナンセリンはそのシンプルな受容体結合特性により優れた治療有効性と同様に副作用面においても高い安全性が期待できると考えられた．本症例と同様に他剤で副作用を呈し，そのためにアドヒアランスが不良となっている症例においても安全に使用できる薬剤であり，長期的なアドヒアランスの向上に寄与するものと思われる．

　今回の症例より，ブロナンセリンの命令性の幻聴や考想化声などの統合失調症の陽性症状への有効性と副作用の軽減といった安全性を確認でき，薬理作用の異なる他の非定型抗精神病薬からの置換は有用であると考えられた．今後は，統合失調症の初回エピソードの症例や急性期において興奮や暴力行為などが著しい症例への有効性，回復期や維持期での至適用量，副作用発現時の対応などについて臨床薬理学的な検討を蓄積することが必要であると考えられた．

23. アリピプラゾールからブロナンセリンへの変更により，幻覚妄想状態がすみやかに軽快した統合失調症の1例

山内　俊明，水上　忠臣

東京海道病院精神科

I. 症　例

【症　例】35歳，男性
【家族歴】特記事項なし。
【既往歴】特記事項なし。
【生活歴】3人同胞第3子。結婚歴は1回あるが離別している。X-4年12月末頃まで同居人と生活していたが，以降は路上で生活している。
【現病歴】誇大妄想，電波体験，滅裂，易怒性亢進等が著明増悪したため，X-3年12月12日〜X-1年2月27日当院にて入院加療された。以下の投薬にて軽快退院し，以降当院に外来通院していた。
【退院時〜外来通院時処方】アリピプラゾール30 mg/日，ジアゼパム15 mg/日，バルプロ酸ナトリウム600 mg/日。

X-1年6月頃より拒否・拒薬，被害妄想，電波体験，滅裂，易怒性亢進等が徐々に出現・増悪したためX-1年10月2日当院に2回目の入院となった。
【治療経過】入院後より，ブロナンセリン8 mg/日，ジアゼパム15 mg/日の投与を開始した。X-1年10月6日，格別の拒否・拒薬は認めなかったものの被害妄想，電波体験，滅裂，易怒性亢進等が強固なため，ブロナンセリン16 mg/日，ジアゼパム15 mg/日へとブロナンセリンを増量した。

X-1年10月14日，病状は軽快傾向であったが若干の易怒性の亢進が残存していたため，ブロナンセリン24 mg/日，ジアゼパム15 mg/日へとブロナンセリンを増量した。

X-1年10月20日までには入院時諸症状のおおむねの軽快を認めた。X-1年11月中旬頃より勃起不全が若干認められたため，X-1年12月9日よりブロナンセリン20 mg/日，ジアゼパム15 mg/日とする。

X-1年12月23日よりブロナンセリン16 mg/日，ジアゼパム15 mg/日とブロナンセリンの減量を行い，X年1月6日までには勃起不全は消退したが，病状の再燃は認められなかった。しかしながら同時期頃より，本人の不快感を伴わない不眠が散発するようになったため，X年1月6日よりブロナンセリン16 mg/日，ジアゼパム15 mg/日，ミアンセリン10 mg/日とする。

X年1月13日よりブロナンセリン16 mg/日，ジアゼパム15 mg/日，ミアンセリン20 mg/日と就寝前にミアンセリンを追加投与したところ，X年1月17日までには不眠はおおむね軽快した。その後の単独試験外出時の適応も比較的良好であったため，X年1月19日当院軽快退院となった。

II. 考　察

1）本症例では，アリピプラゾール投与時において再燃した激しい幻覚妄想状態が，ブロナンセリンの投与によりすみやかに軽快した。よってブロナンセリンは，アリピプラゾールに匹敵する，

症　例：35歳　男性
診断名：統合失調症

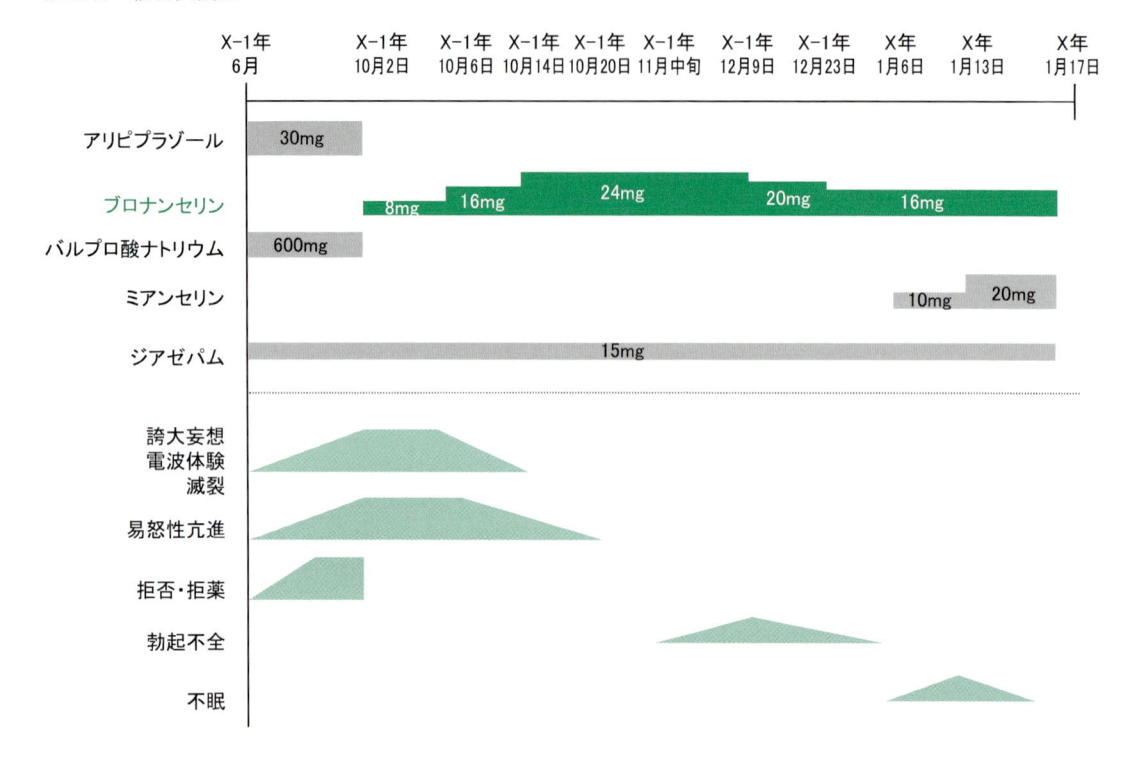

	X-1年6月	X-1年10月2日	X-1年10月6日	X-1年10月14日	X-1年10月20日	X-1年11月中旬	X-1年12月9日	X-1年12月23日	X年1月6日	X年1月13日	X年1月17日
アリピプラゾール	30mg										
ブロナンセリン			8mg	16mg	24mg	24mg	20mg	20mg	16mg	16mg	16mg
バルプロ酸ナトリウム	600mg										
ミアンセリン									10mg	20mg	20mg
ジアゼパム						15mg					

症状経過：
- 誇大妄想・電波体験・滅裂：X-1年10月2日～11月中旬
- 易怒性亢進：X-1年10月2日～11月中旬
- 拒否・拒薬：X-1年10月2日～10月6日
- 勃起不全：X-1年12月9日～X年1月6日
- 不眠：X年1月6日～1月13日

またはそれ以上の強力な抗幻覚妄想作用を持っている可能性があると考えられた。

2）ブロナンセリンの投与，漸増時において認められたのは軽度の勃起不全のみであり，錐体外路症状等は全く観察されなかった。またその勃起不全も，ブロナンセリンの漸減によりすみやかに消退した。よってブロナンセリンは，副作用の発現が非常に少なく，かつ発現時にも抗コリン薬併用等の必要のない，きわめて投与しやすい抗精神病薬であると考えられた。

3）ブロナンセリンを病状軽快後24 mg/日から16 mg/日へと漸減するも，格別の再燃を認めなかった。よってブロナンセリンは，治療効果のみならず維持量での予防効果が高い可能性があると考えられた。

4）ブロナンセリンを24 mg/日から16 mg/日へと漸減後に本人の不快感を伴わない不眠を若干認めたが，ミアンセリンの追加投与によりすみやかに消退した。よってブロナンセリンは，患者にとって不快な鎮静作用のきわめて少ない抗精神病薬であると考えられた。

5）「強力な抗幻覚妄想作用を持つ」「副作用の発現が非常に少ない」「治療効果のみならず維持量での予防効果が高い」「患者にとって不快な鎮静作用のきわめて少ない」等の特徴から，ブロナンセリンは統合失調症薬物療法の第一選択薬として，より積極的に考慮されるべき抗精神病薬であると考えられた。

24. 幻聴，被害妄想が著明な再燃患者に対するブロナンセリンの効果
―急性期から維持期の経過について―

堤　祐一郎

恩方病院

I. 症　例

【症　例】30歳台，女性
【診断名】統合失調症。
【家族歴・生活歴】同胞3名中第2子，高校卒業後に事務職の仕事を約1年間行った後に語学専門学校に数ヵ月通う。その後は両親の経営する飲食店を手伝っていた。
【病前性格】温和。
【既往歴】特記すべきものなし。
【現病歴】X-6年，被害妄想を主訴にA病院にて3ヵ月間の入院治療を受け，退院後は同院に通院していた。X-4年頃から服薬が不規則になり，「盗聴されている」，「道行く人が自分のうわさをしている」と述べ，昼夜問わず大声で周囲を罵倒するようになった。さらに父親に対しても被害妄想を持ち食卓の椅子を投げつけて父親に外傷を負わせ，当院にX-5年措置入院となる。
　リスペリドン3mgにて約3週間後には被害妄想は軽減し，4週間後に措置入院は解除となった。6週間後には開放病棟へ移動し，服薬コンプライアンスも良好なため入院後約3ヵ月で退院となった。
　その後約6ヵ月間の当院への通院中は病状も安定していたため自宅近くのB病院での通院を希望し，X-3年に転院となった。

しかしながらX-2年頃から治療継続の動機付けが減弱し，受診の拒否が始まった。両親が処方薬を受け取るなど，服薬コンプライアンスが不良になっていった。また同じ頃から家業の手伝いも行おうとせず，次第に昼夜逆転や食事時間が不規則になるなど，生活リズムの乱れや過食と体重増加も認めるようになった。X年には服薬を拒否し，独語，易怒性，被害妄想が著しく，夜中に玄関を開けて大声で叫ぶなどの精神不穏状態にて当院に再入院（医療保護入院）となった。
【治療経過】入院時，表情は険しく攻撃的な口調で入院に対する不満を述べた。また時に耳を両手で塞ぎ，空を切るような激しい身振りと独語がみられた。「人につけ狙われている」「泥棒が入ってお金を盗られた」と訴え，医療スタッフに対しても「あなたでしょう，私を何年もつけ回して物を盗っているのは」などと猜疑心が強く，病的体験と拒否的態度を認め病識に欠けていた。
　精神心理的介入により治療動機付けをはかり，ブロナンセリン8mgを投与開始した。
　1週間後，12mgへ用量変更し，次第にスタッフに対する猜疑心と拒否的な態度は軽減がみられた。しかしながら2週間後に堅い表情と周囲に対する被害妄想があり16mgへ一旦増量したが，間もなく手指振戦を認め，再び12mgに減量した。次第に病的体験は消退し，開放病棟での社会

症　例：30歳台　女性
診断名：統合失調症

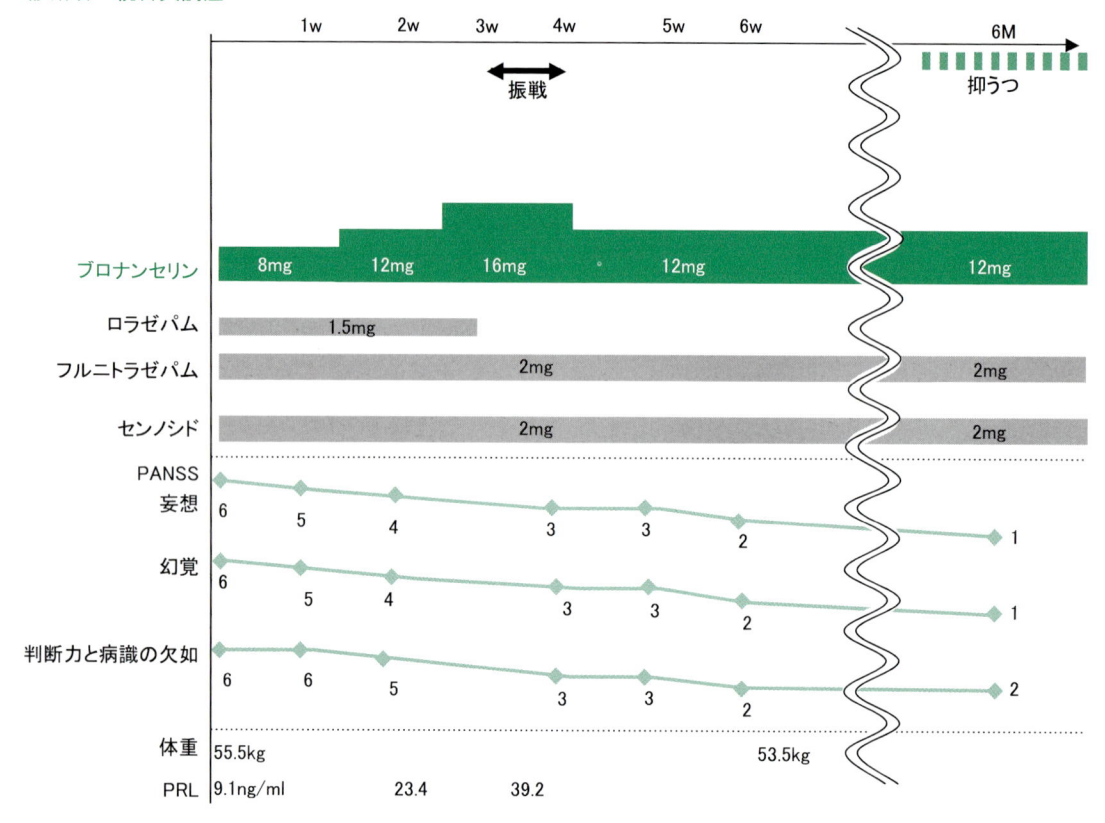

	1w	2w	3w	4w	5w	6w		6M
			←振戦→					抑うつ

ブロナンセリン　8mg　12mg　16mg　12mg　12mg
ロラゼパム　1.5mg
フルニトラゼパム　2mg　2mg
センノシド　2mg　2mg

PANSS
妄想　6　5　4　3　3　2　1
幻覚　6　5　4　3　3　2　1
判断力と病識の欠如　6　6　5　3　3　2　2

体重　55.5kg　　　　　　　53.5kg
PRL　9.1ng/ml　23.4　39.2

復帰プログラムを経て入院後約3ヵ月で退院となった。

随伴事象として，軽度の便秘症にて緩下剤の投与を行った。プロラクチン値は投与前 9.1 ng/ml，23.4 ng/ml（ブロナンセリン：12 mg），39.2 ng/ml（ブロナンセリン：16 mg）と上昇を認めた。体重は入院時 55.5 kg から退院時 53.5 kg へと若干の減少がみられた。その他の生化学検査にて変動は認めなかった。

【退院後経過】退院後約6ヵ月を経過しているが，通院治療が継続され，ブロナンセリン 12 mg にて病的体験は消退している。また退院後2ヵ月目頃から抑うつ気分と意欲の低下がみられ，現在はそれらの症状は軽減しているものの，まだ飲食店を手伝うまでには至っていない。副作用・随伴事象としては動悸様の訴えが一時みられたが現在は消失している。

II．考　察

統合失調症患者の再燃や再発時の精神症状として，本症例のように幻覚症状や妄想症状の増悪とそれに伴う一過性の精神運動興奮状態を認めることが多い。このような急性期患者の治療目標として，

① 前景症状の軽減
② 治療動機付け形成
③ 服薬コンプライアンスの獲得
④ 薬剤性錐体外路症状および過鎮静状態の防止
⑤ その他のあらゆる副作用・随伴事象の最少
⑥ 患者および家族との治療同盟の形成，安定した維持治療への移行

などが考えられる。

これらの治療目標を達成すべく急性期の治療方法は，最初に精神心理的介入を行うことであり，

次に抗精神病薬の適切な選択と用量設定を行うことである。

著者のこれまでの経験から，ブロナンセリンは病的体験が前景の患者に対してリスペリドンとほぼ同等の有効性が得られる印象がある。

薬剤性錐体外路症状については，本症例ではブロナンセリン16mgにて手指振戦を認めたが，12mgへ用量変更後は消退するとともに，精神症状の再燃はみられなかった。個々の患者により標的症状に対する有効性を獲得しつつ錐体外路症状を認めない最適用量は異なるため，注意深い用量調節および十分な観察期間が必要なことが再確認された。

急性期症状の消退後に，本症例のようにしばしば精神病後抑うつ症状群（post-psychotic depression）を認めることがある。不安・抑うつ気分，意欲低下，精神運動制止，疲弊感，脱力感などの症状がみられる。原因として，薬剤性の他，治療継続や退院後生活への不安感など患者の状況因が考えられる。本症例での抑うつ気分と意欲の低下の背景として，高齢な両親との同居が続くこと，独身であることの将来の生活に対する自信のなさなど了解可能な要因がある。薬剤性については，新規抗精神病薬では定型抗精神病薬に比べて，同状態の併発は比較的少ないとされているが[1,2,3]，ブロナンセリンによる急性期病態消退後の抑うつ状態の並存については今後の検討が必要である。

本症例は過去に3回の再発を認めている。一般に再発・再燃を防止する条件として，患者が服薬を継続していくことの利益が理解できること，治療薬が症状を十分に消退させ，かつ服薬コンプライアンスが得られるものであること，医療従事者のみならず家族が患者のよき理解者であり支持者であることなどがある。

今後は抑うつ・意欲低下状態に対する注意深い経過観察を行うとともに，再燃を防止する上でも患者およびご家族に対する疾患教育と支持的介入の継続が重要であると考えている。

またブロナンセリンは現在のところ錠剤のみであるが，液剤や口腔内崩壊錠など多種の剤形が用意されれば，好みの剤形の選択が可能となり，より良い服薬コンプライアンスに寄与するものと思われる。

文献

1) Möller, H.J.：Antipsychotics and antidepressive effects of second generation antipsychotics: Two different pharmacological mechanisms? Eur. Arch. Psychiatry Clin. Neurosci., 255（3）：190-201, 2005.

2) Möller, H.J.：Occurence and treatment of depressive comorbidity/cosyndromality in schizophrenic psychoses: Conceptual and treatment issues. World J. Biol. Psychiatry, 6：247-263, 2005.

3) Tollefson, G.D., Sanger, T.M., Lu, Y.：Depressive signs and symptoms in schizophrenia： A prospective blinded trial of olanzapine and haloperidol. Arch. Gen. Psychiatry, 55：250-258, 1994.

II. 急性期（再発・再燃）への効果

25. 治療中断期間が長く，複数の身体合併症が並存した再燃再発症例の報告

藤代　潤

特定医療法人南山会　河津浜病院

I. 症　例

【症　例】62歳，女性
【診断名】統合失調症。
【家族歴】同胞に統合失調症1名，入退院をくり返している。
【病前性格・既往歴】高血圧症，糖尿病，甲状腺機能低下症にてCaブロッカー，チラージンなどを服用している。それらのコントロールはかかりつけ内科医の管理下で良好である。
【現病歴】30歳台前半，滅裂・病的体験で発症した。「たくさんの人の声が聴こえる，天井から覗かれている，このため自宅に帰りたくない」と思い，それらを避けるため自宅でトイレに籠ったりすることがあった。また，「言動にまとまりを欠き，イライラし（当時単身生活）家事もままならない」などの訴えがあり，家族の判断もあり第1回目の入院治療となった。（入院期間約2ヵ月）その後は実家に退院となったが，以前のように「覗かれる」こともなく生活できていたという。その後結婚し1子をもうけるが，この間，目立った精神科的問題はなかった。

詳細は不明であるが，その後再発再燃し約1ヵ月の入院治療を受けて軽快，その後しばらくして「亡くなった人が見える」という訴え等があり，近医にて約3ヵ月の入院治療を受けている（本人は入院の正確な理由はわからないという。家人に無理やり連れて行かれたためであると話す）。退院後は数ヵ月間外来で処方を受け服薬していたが，「きつい薬がたら（筆者注：体がだるい等の意）」との理由で服薬をやめてしまった。それ以後，通院も服薬もせず経過することになるが，しばらくの間症状らしい症状は出現しなかったとのことである。

こうして無治療の状態で経過していたが，約6年前に対話性幻聴とそれに伴ったイライラと不安により再燃再発した。しばらくは家族の協力などで何とかやりすごしていたが，「殺してやる」「俺と結婚しろ」等と外国人や特定の宗教団体のメンバーの声で幻聴があり，今回は特に一人になると幻聴が聞こえてくるという場面選択性の高い病的体験とそれに随伴する症状にて再燃した。ついに許容限度を超えたと自覚的に判断し，かかりつけ内科医の紹介を得てX年Y月当院初診となった。初診時，軽度連合弛緩を認めたが疎通性は保持されており，幻聴を主体とした主訴で総合的に統合失調症の再発再燃と診断した。

【治療経過】このためブロナンセリン4 mg/日より投与開始とし，1週後の再来を約束し治療を開始した。初回投与時，自覚的な有害事象はなく夜間も良眠できるが，日中1人になって手持ち無沙汰になると前述のような幻聴が出現し，苦痛であるという。幻聴については，治療開始前に比べ内容的にひどいことを言われなくなったとのことであった。過敏症等重大な副作用が出現しないことを確かめた後，2週目以降はブロナンセリンを8

11．急性期（再発・再燃）への効果

症　例：62歳　女性
診断名：統合失調症

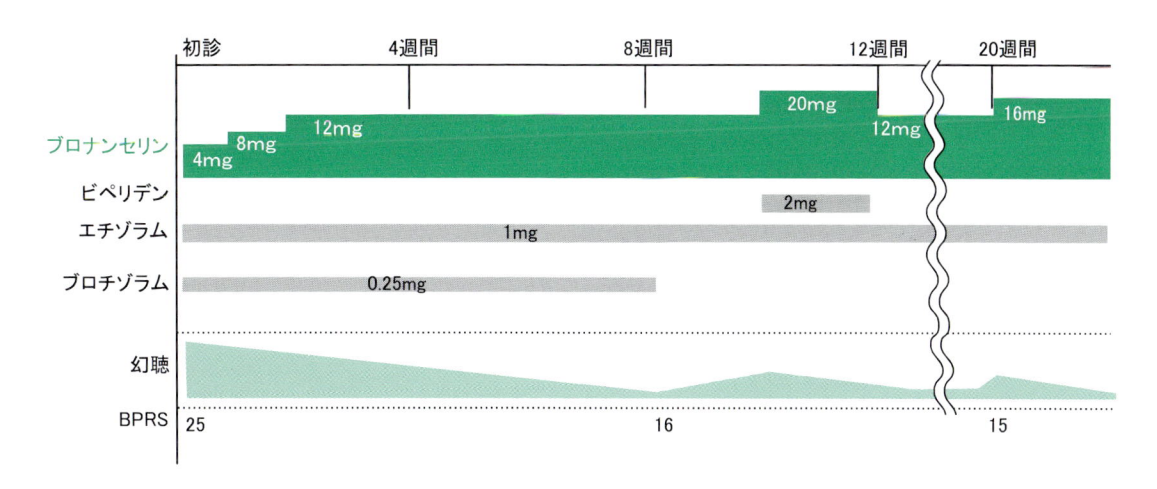

	初診	4週間	8週間	12週間	20週間
ブロナンセリン	4mg → 8mg → 12mg			20mg → 12mg	16mg
ビペリデン				2mg	
エチゾラム	1mg				
ブロチゾラム	0.25mg				
幻聴					
BPRS	25		16		15

mg/日，12 mg/日と約1週間おきに症状と効果を見ながら増量した。

なお，服薬開始後2週間での採血データでも投与前と比較し有意な変化を認めていない。また身体疾患については定期的にかかりつけの内科医で投薬・治療を受けるとともに薬剤情報などを共有し，連携して治療に臨んだ。

治療開始1週間後「声（幻聴）はだいぶ減った。たぶん霊と関係あると思う」との発言が認められた。先述のごとく，独りになる，手持ち無沙汰になる，何もやるとこがなくなると幻聴は増悪するが，そうした状況下以外での幻聴はほぼ消失し，外来場面での発語も増え，他覚的に表情は柔和となった。

2週後，イライラの減少を自覚，外来で自然な笑顔が見られた。

8週後，「（幻聴は）聞こえますが，頻度は低く気にならないです」と笑顔で話す。

10週後，台所で1人で家事をしていると幻聴が出現するというが，家事が遂行できないほどの状況ではないと話す。幻聴の量的増悪を伴っていたためブロナンセリンを20 mg/日まで増量するとともに，これまではブロナンセリンの薬理学特性上，また実際に臨床上も抗パーキンソン薬は不要であったが，用量の増加と共にビペリデン2 mg/日を併用することとした。

12週後，疲労感あり。ブロナンセリンを12 mg/日へ減量，ビペリデン中止として様子を観察する。また，「何もすることがないので，それがイライラその他の原因かも知れません」との発言があった。

16週後，幻聴の改善・減少の訴えあり。また，自発的に「今の薬さえ飲んでいれば幻聴は大丈夫です」との発言があった。

20週後，幻聴の訴えはほぼ寛解といってよいが，「一日に4回服薬しないと再び幻聴が聞こえてくるかも知れないから不安」との訴えがあり，強い希望によりブロナンセリンを16 mg/日分4投与とした。これ以降，若干症状の動揺性を認めるが外来での投薬治療にておおむね安定して経過している。

II．考　察

統合失調症で過去に2度入院治療を受けながら，外来で治療を自己中断し約11年後に再燃再発，さらに放置し約17年後に治療再開となった外来症例を報告した。

要約すると，
・30歳台前半減裂・病的体験で発症し2度の入院治療歴を有する女性統合失調症患者。
・約18年前に最終入院，その後は程なくして治療を自己中断し，以後無治療で経過。

・病的体験で約11年後に再発し，約17年後に治療再開となった。
・各種の身体疾患の合併があり，治療薬剤選択には細心の注意が必要であった。

ということになる。この症例の治療で最も注意を払った点は，多くの第二世代抗精神病薬が糖尿病に対し禁忌等であるなか，副作用の出現を最小限に抑え，かつ確実な治療効果を挙げうる薬物を選択することにあった。このため症状に比して相対的少量の4 mg/日という用量より用い，かつ副作用の出現状況をみながら内科治療と並行して用量を漸増，安定量維持量の設定まで12週間以上を要した点が他の急性期（再発再燃）症例と異なる点かも知れない。その間イライラ・不安が伴った点よりベンゾジアゼピンなどの向精神薬をもう少し工夫して治療を行うべきであったとも考えるが，ブロナンセリンでは出現を見なかったものの，抗不安薬ではすでにエチゾラム1 mg/日で許容範囲内ではあるが眠気の副作用を訴え，本来の病的体験を寛解に持ち込むほかに治療選択の余地がなかった症例であった。

こうした症例に対しては安全性が高く，一定の効果が期待できる薬物を症例ごとに選択するとともに，時間をかけて維持量に持ち込む慎重さと，それを受容していただけるだけの医師―患者間の信頼関係の構築が重要であることを再認識させられた経験であった。さらに今回の症例では，ブロナンセリン4 mg/日という少量投与開始量にもかかわらず，1週間以内に自覚的変化（有効性）があったことがその後の治療継続から寛解への道程に大きく影響したように思われる。

26. オランザピンによる被害妄想の再燃例に対してブロナンセリンが奏効した1症例

西浦 啓之

医療法人西浦会 京阪病院

I. 症 例

【症　例】60歳，男性
【診断名】妄想型統合失調症（F 20.0）。
【既往歴】特記事項なし。
【家族歴】特記事項なし。
【生活歴】同胞2人中第1子，長男。弟が1人いる。
【現病歴】X-22年に交通事故を起こし，この頃に奇妙な言動が明らかになる。A病院に7年間入院後退院。退院後は未治療にて弟とホームレス生活をしていた。X-4年頃から，被害妄想，精神運動興奮が激しくなり，X-4年11月に保護され，当院に入院となった。
【治療経過】入院時，独語も顕著であり，また「嫌がらせをされる」「物が盗まれている」など強い被害妄想も見られ，自分の鞄を強く握ったまま放さなかった。そこで，オランザピン10 mg/日で治療開始したところ，すみやかに独語や妄想などの精神症状は改善した。

X-3年12月から20 mg/日に増量し，その後退院，症状の再燃もなく外来治療を行っていた。

X年4月頃より，言動がおかしくなり，被害妄想が再燃，激しい興奮症状も呈したため，同月28日当院へ医療保護入院となった。今回の入院時も前回同様「嫌がらせに来る」「寝かせてくれない」「床に何かセットされている」「電気を目とか舌とかにかけてくる」などの被害妄想が顕著であった。

入院当日よりオランザピン20 mg/日を即時中止し，ブロナンセリン16 mg/日へ切り替え，また強い精神運動興奮も見られていたことからロラゼパム4 mg/日の併用も行った。ブロナンセリン投与2週目には被害妄想は軽快し，精神運動興奮も治まってきたことから，X年5月17日ロラゼパムを2 mg/日に減量した。以後も精神症状が安定していたことから，同月31日退院，外来通院となった。

退院後約9ヵ月経過した現在も症状の再燃もなく2週間に1回規則的に通院している。また，X+1年2月からロラゼパムを1 mg/日にさらに減量したが，興奮症状もなく安定しており，今後ロラゼパムの中止も試みる予定である。

II. 考 察

リスペリドンを初めとして多くの第二世代抗精神病薬が登場し，統合失調症治療は急速に進歩してきたが，統合失調症の長期治療において再燃，再発例を経験することは少なくない。

ブロナンセリンは今までの第二世代抗精神病薬とは違い5-HT_{2A}受容体に比べD2受容体に対する遮断作用が強く，他のヒスタミンH1受容体，アドレナリンα1受容体，ムスカリン性アセチルコリンm-Ach受容体に対してほとんど作用を示さないという特徴を有している。

本症例は，オランザピン投与において比較的長

症　例：60歳　男性
診断名：妄想型統合失調症（F20.0）

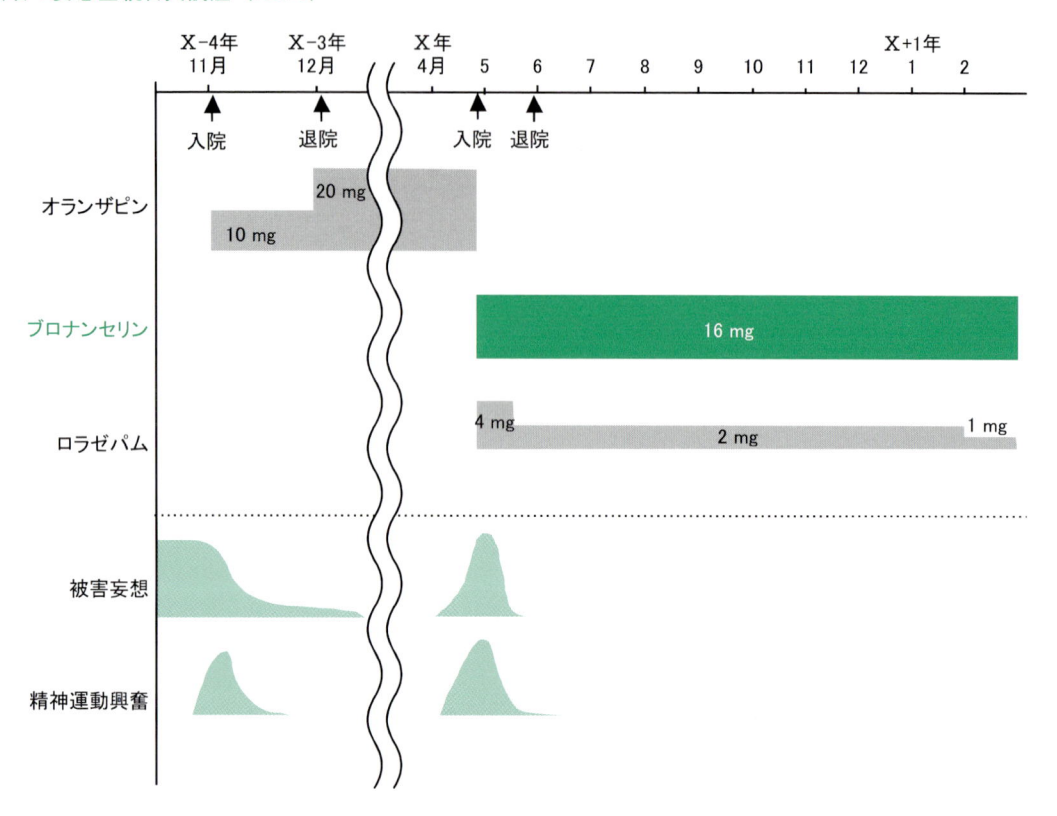

期に精神症状も安定していたが，突然，精神運動興奮を伴った被害妄想の再燃であり，ブロナンセリンへの即時切り替えにより，妄想状態がすみやかに改善した例である。

　また，ブロナンセリンは他の薬剤に比べ鎮静作用が比較的緩徐であることから，入院時激しい精神運動興奮を来たしていた本症例に対しては，ロラゼパムを併用することで問題なく乗り切ることができ，現在は減量・中止を試みている。

　本来，オランザピンとブロナンセリンの等価用量比は2.5：4であるが，本症例においては等価用量より少ない用量で精神症状が安定したことから，ブロナンセリンの抗幻覚妄想作用は等価換算値より強い可能性が示唆され，等価換算値はあくまでも投与の目安とし，患者の状態を充分観察しながら投与量を設定することが望ましいと考えられた。

　本症例より，ブロナンセリンの陽性症状への改善効果の高さを確認できたことから，他剤での陽性症状の再燃・再発例に対しては積極的に切り替えて処方すべき薬剤の1つであると考えられる。今後も急性期患者に対するロラゼパムなどの気分安定薬との併用によるデータをさらに蓄積し，ブロナンセリンの有効な投与方法を確定する必要がある。

27. 統合失調症の急性再燃例における
ブロナンセリンの効果

岡島 和夫

医療法人せのがわ　瀬野川病院

I．症　例

【症　例】62歳，女性
【診断名】統合失調症。
【家族歴】3人同胞の第1子。精神科家族歴なし。
【病前性格】神経質，悲観的，空想的。
【既往歴】高脂血症，高血圧，B型肝炎キャリア。
【現病歴】X-40年に「みんなが自分の悪口を言う。監視している」と言い出しA病院を受診し，B病院を紹介され約2ヵ月入院する。その後C病院に通院。X-35年に興奮状態となりC病院に2年間入院し，その後同院に通院。

X-30年興奮状態となり，D病院に1年間入院し，以後Eクリニックに通院していた。しかし3年前から本人は通院せず，妹が代わりに通院し，薬も勝手に一方的に減量・変更してもらっていた。最終投薬内容は，ゾテピン75 mg，ビペリデン3 mg，レボメプロマジン25 mg，炭酸リチウム600 mgであった。

今回，X月Y日に隣の家の主人が外でタバコを喫煙していたのに腹を立て，水をかける。主人の奥さんが警察に通報したが，本人は家の中に閉じこもり保護できなかった。同月Y＋5日本人が家の外で，隣の家の悪口を大声で言いふらすので，母親が止めようとしたら母親の左頭部や顔面を殴り，「殺してやる」と言い出す。そのため，同月Y＋6日母親が警察に通報し，警察官が来たが保護せず，救急車を呼び当院へ搬送される。

【初診時診察】「台風で（自分の）家の瓦が飛んで隣の家を損壊したので，隣の家の人が怒って弁償してくれと言った」「ゆすり，たかりである」「自分や母親にいちゃもんをつけてくる。（自分達を）監視している。悪口がよく来る（聞こえてくる）」と一方的に言う。

診察医に向かって「馬鹿」と急に言い出し，連発する。「福田総理に電話して」「警察が総理に電話しろ」「NHKに私を売って欲しい」「みんなが福田の夫婦を追跡してくる」など興奮し一方的に話し，支離滅裂であった。話の内容から考えると，自分の家の瓦で隣の家に損害を与えたことで，隣の家に対して被害妄想を抱き，その一方で総理大臣に助けを求め，事件の中心人物である誇大的（ヒロイン的）な妄想に囚われていると推定された。本人が入院を拒否するため，母親の同意で医療保護入院となる。

【治療経過】入院時，幻覚，妄想，興奮が強くチアミラールナトリウム125 mgとハロペリドール10 mgの静脈注射を施行し，ブロナンセリン12 mgを投与。翌日よりブロナンセリン24 mg/日で経過をみる。幻覚，妄想，興奮は軽減してきたが，投与3日目より唾液過多となったため，ビペリデン2 mg/日を投与したところ唾液過多は3日で改善する。投与8日目，不眠を訴えたがクアゼパム30 mg/日にて改善し，入院12日目で隔離解除となる。「人様に迷惑をかけた」「母に対しても反省している」と精神症状が安定してきており

症　例：62歳　女性
診断名：統合失調症

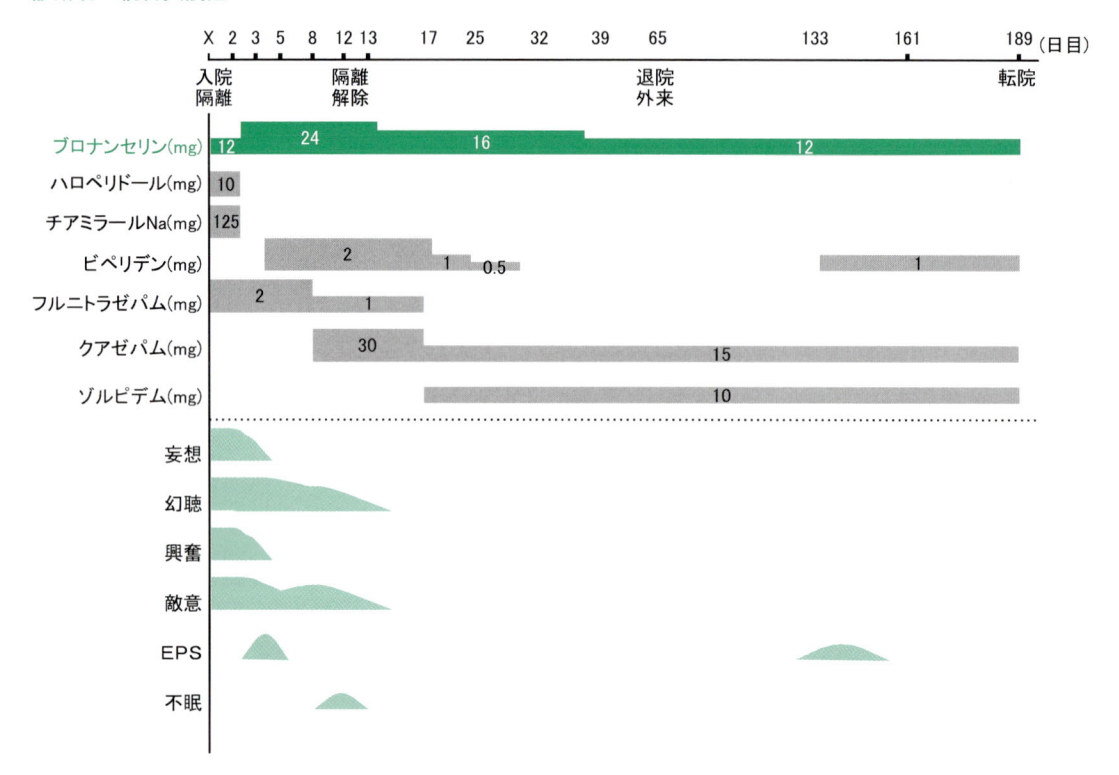

副作用の軽減を考え，翌日よりブロナンセリン16 mg/日に減量し経過をみる。

以後，さらに，ビペリデンを漸減し，投与39日目にブロナンセリン12 mg/日とする。入院65日目で退院，外来通院となる。通院後，幻覚・妄想もなく精神症状は安定し，睡眠・食事も取れていたが，投与133日目に上唇がふるえ，「唾がよく出る」と訴えるため，ビペリデン1 mg/日を投与する。以降，副作用の訴えもなく，「母と和解しよう」と精神症状も安定しており，患者が近医を要望するため，F病院を紹介する。

II. 考　察

ブロナンセリンは強いドパミンD2受容体遮断作用を有するので，幻覚・妄想などの陽性症状に充分な効果が期待できる。その反面，鎮静作用という点では，アドレナリンα1受容体やヒスタミンH1受容体への親和性が低いことにより期待できないことが予想され，興奮を伴う急性期症状の患者では，工夫を要すると考えられる。

本症例は，興奮を伴う急性再燃例である。ブロナンセリンは鎮静作用が少ないが，その反面，過鎮静にならないという点で，その後のQOLの面では利点を持つ。そこで今回鎮静作用が少ないことを考え，入院時にはチアミラールナトリウム125 mgとハロペリドール10 mgの静脈注射をした。結果として，過鎮静になることなく，隔離室内であるが，興奮はPANSSで入院時5点が5日目で1点となった。幻聴はPANSSで入院時5点が13日目で1点，妄想は同様に入院時6点が5日目で1点となり，早期に陽性症状の改善をもたらしている。

また，抗パーキンソン薬の使用については，初期ブロナンセリン24 mgでビペリデン2 mg，維持期ブロナンセリン12 mgでビペリデン1 mgと少量を必要としたが，本人の内服感・改善感（アドヒアランス）は高く，転院時，紹介状に処方内容の変更をしないでほしい旨書いて欲しいと強く希望されているので支障は少ないと考える。

今回の症例より，ブロナンセリンは統合失調症

の急性期症例において,すみやかな効果発現と治療効果の高さを示し,その後の維持期においても良好なアドヒアランスを確認できた。ブロナンセリンは急性期から維持期まで対応できる有用な薬剤であると考える。

II. 急性期（再発・再燃）への効果

28. 体感幻覚, 憑依妄想に対して
ブロナンセリンが奏効した1例

見山 芳隆

松山記念病院

I. 症 例

【症　例】25歳, 男性
【診断名】統合失調症。
【家族歴】母親がうつ病。
【病前性格】おとなしい, 素直。
【現病歴】同胞4名中第4子。神主の父をもち神社の家で育った。X-8年（高校2年時）頃より不登校になり, 自宅にひきこもりがちとなった。近医を受診し幻聴, 体感幻覚などの症状について通院治療を受けていた。X-6年2月に2週間, 同年4月には2ヵ月半の間, 同院に入院歴あり。主剤はオランザピンであった（使用量は不明）。

X-1年7月から他のクリニックにて通院加療していたが, 患者の姉が治療に対して過干渉であり, 姉の判断により通院や内服が中断され, 症状の再燃をくり返していた。

X年4月頃より病状が悪化し「自分の中に誰かが入っている」との発言や, 独語や奇声をしばしば認めるようになった。また, 家族に暴言を吐いたり, 興奮してガラスを割ったり食卓をひっくり返すなどの行動が見られた。X年4月25日に当院を紹介され初診し, 父親の同意の元, 医療保護入院となった。

【前治療薬】リスペリドン, オランザピン（使用量は不明）。

【治療経過】入院時, 髪は顔をほとんど覆うほどに伸びており, 表情は苦悶様であった。精神運動興奮が激しく保護室への入院となった。「こ, こ, こ, こ, こ, こ」「いやだ」「入るな」「あっちいっとけ, あっち」「フー・・・シュコー・・・」「ちゃんとせいやー」等と叫んでいた。また, 手で体から何か憑き物を振り払うような仕草をしたり, 口を尖らせて顔を振る, 口や腹から何かを引っ張り出すような奇異な動作をくり返していた。本人に何をしているのかを尋ねると, 「ここに入るんです」「こうすると落ち着く」といった返事であった。また, 耳を塞いで怖がったり, 独語を認めた。疎通は不良であり, ときどき返事ができる程度であった。

4月25日（入院初日）よりリスペリドン5mg/日にて薬物療法を開始した。入院翌日には, 自室の壁に頭をぶつける自傷行為があり, 制止する看護師に対して暴力行為を認めた。

5月1日（入院7日目）頃から興奮はややおさまり, まとまりはないが徐々に会話ができるようになった。「お腹のここのところが変な感じ」「霊的なものが入る」「家が神社なもので」「自分が抑えられない」「ここでは結界がはれない」「写真から声が聞こえる」などと, 自らの病的体験について説明できるようになった。

興奮は抑えられたものの, 幻聴, 体感幻覚, 憑依妄想, 奇異な動作などは依然として持続しており, しばしば叫声をあげるなど, 落ち着かない様子が続いていた。

症状の改善に限界を感じ, 5月7日（入院13

症　例：25歳　男性
診断名：統合失調症

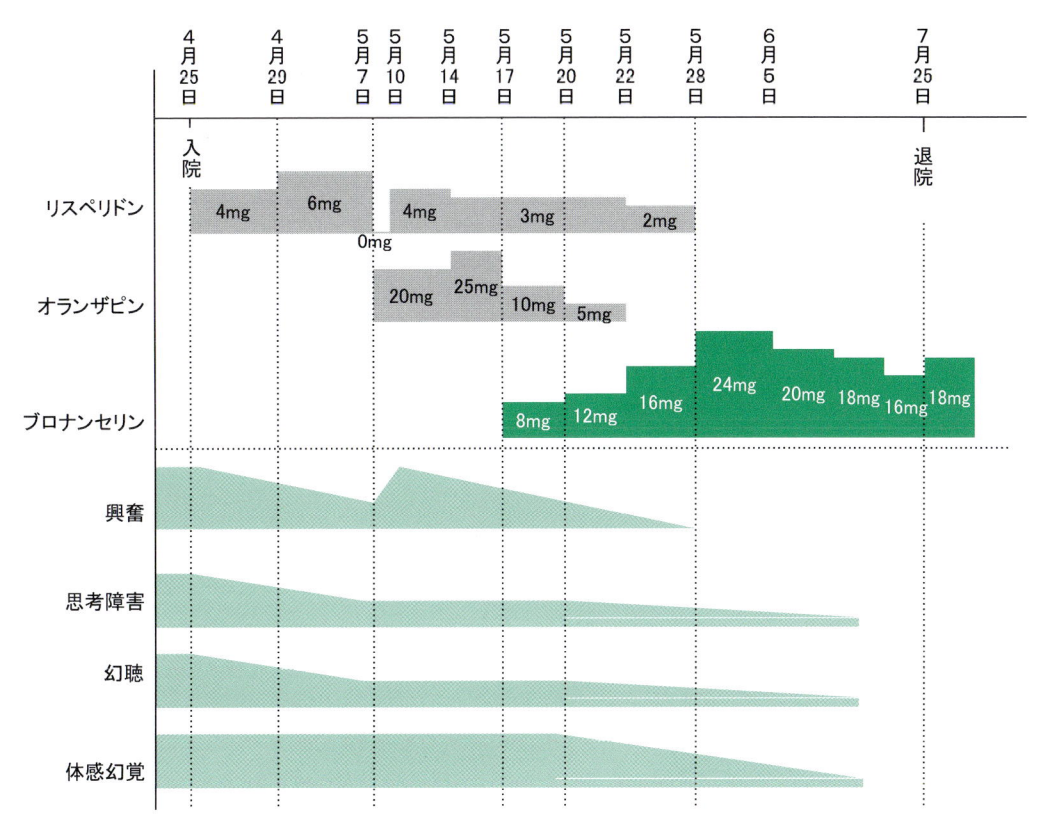

日目）にリスペリドンを完全に中止し，オランザピン 20 mg/日を開始した。

その翌日，あらぬ方向を見て頻回に怒声をあげたり，思考がひどくまとまらない様子で会話も成り立たず，「ウオー，アー」「自分が自分でいられない」「何だかわからない」「すごい入ってくる」などの発言がみられた。一旦落ち着いていた精神運動興奮が再び現れた印象であった。

急激な薬物変更に伴う症状の悪化と考え，翌日の 5 月 10 日（入院 16 日目）にリスペリドン 4 mg/日を再開したところ，直ちに興奮はおさまった。その後，オランザピンを 25 mg/日まで増量したが，症状の明らかな改善は認めなかった。

本人の希望もありオランザピンは中止していく方針とし，リスペリドンを維持したまま，抗幻覚妄想作用に期待してブロナンセリンを追加してみることとした。

5 月 17 日（入院 23 日目）よりブロナンセリンを 8 mg/日で開始したところ，5 月 20 日頃より表情がやや和らぎ，疎通性が改善した印象を受けた。

5 月 22 日（入院 28 日目）にブロナンセリンを 16 mg/日に増量したが，この頃から，それまで全く改善を認めなかった"奇異な動作"が減少してきた。また，本人が幻聴やイライラ感の減少を自覚するようになったり，「少し自分のことがわかってきた感じ」「考えられるようになった感じがする」といった思考障害の改善を示唆する発言も見られるようになった。

5 月 28 日（入院 34 日目）にブロナンセリン 24 mg/日まで増量したところ，6 月 2 日（入院 39 日目）頃よりアカシジア，口渇，筋強剛などの副作用が出現したため，6 月 5 日（入院 42 日目）からブロナンセリンを漸減した。

その後も徐々に改善を認め，多少の症状の残存はあるものの，笑顔で自分の趣味や今後のことに

ついて話ができるまでに回復したため，7月25日（入院92日目）に退院となった。

退院後，ブロナンセリン24 mg/日，ビペリデン2 mg/日，アカシジアに対してロフラゼプ酸エチル2 mg/日を加えて改善を認めている。ショートケアを利用しながら外来通院中であるが，体感幻覚などの症状はほとんど認めていない。

II. 考　察

16歳頃に発症したと思われ，25歳時に怠薬により急性増悪した統合失調症の1例である。本症例の特徴としては，激しい陽性症状が前面に出ていたこと，通院や内服が不規則であり再燃・再発をくり返していたこと，強固な体感幻覚と憑依妄想が長年にわたって認められていたことがあげられる。

今回，断薬期間の長い急性期の統合失調症症例に対し非定型抗精神病薬での薬物治療を開始するにあたり，まず，内服歴のあるリスペリドンとオランザピンを選択した。

最初にリスペリドンを使用したが症状の改善は不十分であり，次いで使用したオランザピンにおいても同様であった。

次の方針として，リスペリドンに戻し，もう一度増量しながら経過を観察していくのか，他の非定型抗精神病薬を試していくのか迷ったが，強い抗幻覚・妄想作用を持つ印象のあるブロナンセリンを新たに使用することとした。

本症例では，神主の息子として育つという特殊な生育環境が，体感幻覚と憑依妄想をより強固なものとしていたと考えられる。リスペリドン，オランザピンではそれらの症状を著明に改善することはなかったが，ブロナンセリンを用いたことでそれらはほぼ消失し，他の陽性症状に対しても用量依存的に明らかな効果を認めた。

ブロナンセリンの副作用としては，本症例では極量の24 mg/日の投与でアカシジア，筋強剛の出現を認めた。薬剤の減量，ビペリデンの追加で対処したが，残存するアカシジアに対してはロフラゼプ酸エチルを用いることで改善を得ることができた。

憑依妄想，体感幻覚を特徴とする統合失調症の急性増悪の症例に対し，ブロナンセリンの単剤投与に切り替えることで，良好な治療効果を得られたため経過を報告した。

II. 急性期（再発・再燃）への効果

29. 統合失調症の陽性症状に対するブロナンセリンの効果

馬場 信二

医療法人社団玉藻会　馬場病院

I. 症 例

【症　例】58歳，男性
【診断名】統合失調症。
【家族歴】末弟が双極性障害らしい。
【病前性格】真面目，几帳面。
【既往歴】特記事項なし。
【生活歴】3人兄弟の長男。大学卒業後，某有名企業に入社。頑固で口うるさいが出世していた。28歳で結婚し1男1女あり。
【現病歴】X-11年頃より幻聴，被害妄想，注察妄想が出現した。「盗聴される」「会社が倒産する」「殺される」と路上で絶叫したため，X-10年当院に医療保護入院。初診時は強い幻覚妄想を伴う錯乱興奮状態であり，しばらく隔離室を必要とした。3ヵ月後，軽快退院した。退院2ヵ月後には閑職だが復職していた。外来通院は定期的で徐々に抗精神病薬を減量していた。X-3年にはリスペリドン1 mg 1錠1日1回眠前のみで陽性症状や陰性症状も副作用もなく，継続して就労し，家庭内でも問題なく経過良好であった。

X-2年，娘が事故で急死。以後厭世的となり服薬を拒否しはじめた。X-1年より社内の若い女性が自分に好意を持っているという恋愛妄想が出現した。次第に幻聴も再発。X-2週間には「社長の声でAさんと結納をすると聞こえる」と言って，ラブレターを手渡したり，上空を見上げて「はい，わかりました。今からそこに行って待っておきます」と独語するようになった。入院当日は幻聴のままにタクシーに乗ってあちこち放浪したり，他人の家の前で佇立して「今日が結婚式です」等と独語していた。受診を促す家族に対して怒鳴り散らして興奮するため，警察官と共に夕方に来院した。

【治療経過】来院時は著明な幻覚妄想状態であり，「社長から電波が入る」と天井に向かって独語し，見えない「社長」にお辞儀をくり返していた。表情は険しく態度も不機嫌，拒絶的であり，病識，治療動機，現実検討能力が欠如しており，医療保護入院とした。興奮や攻撃的言動もあったため，ジアゼパム20 mgの静脈注射とハロペリドール10 mgの筋肉注射で入眠後に隔離室に入院した。入院翌日よりブロナンセリン4 mg錠4錠を分2で投与開始した。興奮鎮静の目的でロラゼパム4 mg分2とフルニトラゼパム4 mg眠前を併用した。当初は隔離室で経過観察したが，入院後2日間は昼夜よく眠り，X+1日以後，独語は見られなくなった。X+3日にはなお恋愛妄想に基づいて「Bさん（妄想対象の女性）に連絡させろ！」と不機嫌高圧的に怒鳴ることが見られていた。

X+10日目にブロナンセリンを24 mg分2に増量した。この頃には「入院してからピタッと天井からの社長の声がなくなりました」と語り，高圧的な態度はなくなり，隔離を解除して大部屋に移動した。ロラゼパムは2週間ほどで漸減中止した。X+3週間後には妄想的な会話はなくなり，息子の嫁の妊娠を気にかけており，現実検討能力も回復したと思われた。X+5週間目には外泊を

症　例：58歳　男性
診断名：統合失調症

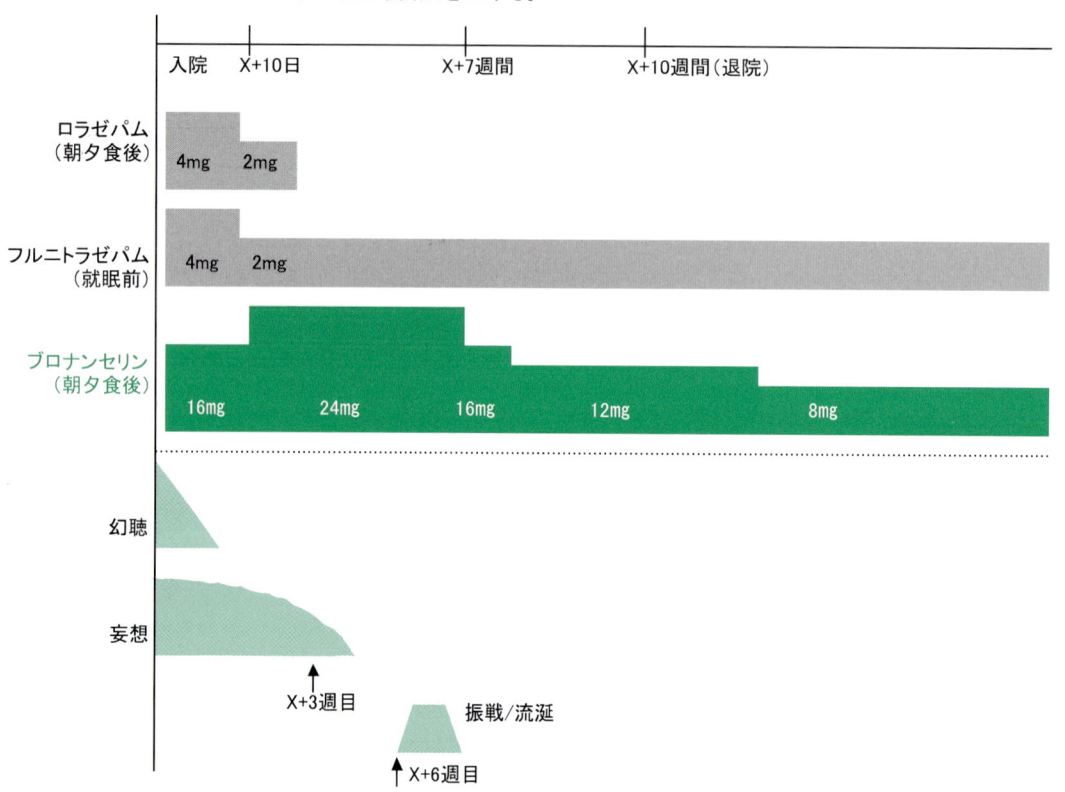

ブロナンセリン開始日をXとする。

| | 入院 | X+10日 | X+7週間 | X+10週間（退院） |

ロラゼパム（朝夕食後）：4mg → 2mg
フルニトラゼパム（就眠前）：4mg → 2mg
ブロナンセリン（朝夕食後）：16mg → 24mg → 16mg → 12mg → 8mg

幻聴
妄想
↑X+3週目
振戦／流涎
↑X+6週目

開始したが，特に自宅で問題となるような言動はなかった。

X+6週間目に一時軽度の手指振戦と流涎などの錐体外路症状が見られたためブロナンセリンを24 mg → 16 mg → 12 mgと減量した。錐体外路症状はすぐに1週間ほどで収まり抗パーキンソン薬の併用は必要としなかった。

ブロナンセリンを減量後に陽性症状の再燃は見られず，X+10週間後に自宅に退院した。退院後も定期的に通院しており，陽性症状，陰性症状，副作用は認めず，退院後2週間で8 mgに減量して維持している。

II．考　察

拒薬により9年ぶりに幻覚妄想状態が再発した症例にブロナンセリンを単剤投与したところ奏効した。入院時の非常に活発な幻聴や恋愛妄想など統合失調症の急性期の陽性症状に対して早期に抗精神病効果が認められた。特に幻聴は数日で消失したと思われる。また不機嫌，拒絶的，攻撃的態度にも奏効したと思われた。

ブロナンセリンを5週間，最大用量投与したが，副作用は軽度であった。一時的に軽い錐体外路症状（手指振戦と流涎）が見られたが，抗パーキンソン薬の併用は不要でブロナンセリンの減量のみですぐに消失した。アカシジアや嚥下障害や小股歩行などその他の錐体外路症状は認められなかった。

日中の眠気や倦怠感などの過剰な鎮静，立ちくらみや眩暈などの α 受容体遮断による副作用，便秘や口渇などの抗コリン性の副作用も見られなかった。また精神病後抑うつや一部の非定型抗精神病薬に見られるような高揚気分や易刺激性の賦活や過剰な体重増加なども見られなかった。入

院中の体重増加は1.5 kgと軽度に留まっている。
　外来通院でも特に副作用はなく，アドヒアランスは良好で服薬遵守できている。ブロナンセリンは急性期から維持期にかけて安心して使用できる抗精神病薬であると思われた。

Ⅱ. 急性期（再発・再燃）への効果

30. 急性期にブロナンセリンが著効した事例

葉 山 茂 雄

埼玉県済生会　鴻巣病院

Ⅰ. 症　例

【症　例】31歳，女性
【診断名】統合失調症。
【家族歴】父親が精神疾患。
【既往歴】特記事項なし。
【生活歴】3人同胞の第2子長女として出生。養護学校卒業後，障害者施設に入所するが，迷惑行為が著明になり退所。その後，母親，妹夫婦と同居している。婚姻歴なし。
【現病歴】X-9年夏全身けいれん発作があった。X-8年2月，A医院初診。抗てんかん薬が処方され，以降通院。その後全身けいれん発作は生じていない。X-8年9月頃全裸で外出したり，他の入所者に暴力を振るったりして迷惑行為が著明になり始める。迷惑行為が改善しないためX-8年10月4日～X-8年10月25日，B病院に入院。X-5年障害者施設退所。X-3年10月独語，不眠，徘徊が始まり，2回警察に保護される。X-3年11月25日，徘徊しC警察署に保護される。A医院の紹介でX-3年11月28日，当院初診。

幻覚妄想状態で同日入院。X-2年3月25日に退院。以降定期的に当院外来通院を行う。X-2年11月，幻覚妄想状態，食欲不振になり始め，X-2年12月8日，当院第2回入院。X-1年2月15日に退院。

以降当院外来通院。X年10月拒薬傾向になり始める。X年11月幻覚妄想状態，徘徊が始まる。X年11月7日，徘徊し警察に保護され，そのまま当院受診。同日入院（当院第3回入院）となった。なお外来時処方はリスペリドン3 mgであった。
【入院時現症】警察官に暴力を振るおうとしたり，不穏のため数人の警察官に抑えられて受診。話しかけてもケラケラ大声で笑うばかりで疎通性はきわめて不良であった。
【入院後経過】X年11月7日ブロナンセリン4 mg，2T，分2で治療を開始したが，拒薬傾向であり，食事も拒否的であった。

X年11月8日（入院2日目），ゴミや荷物を部屋中にばらまいたり，全裸になるなど行動にまとまりを欠いた。空笑も著明であった。

X年11月10日（入院4日目），ブロナンセリン4 mg，2T，分2から4 mg，4T，分2に増量。

X年11月13日（入院7日目）不穏になったり，上半身裸でホールに出てくるなど迷惑行為があるため隔離開始となった。

X年11月14日（入院8日目），全裸でドア叩きが頻回であり，疎通性が全く改善しないため，ブロナンセリン4 mg，4T，分2から4 mg，6T，分2に増量。ロラゼパム1 mg服用開始。

X年11月17日（入院11日目），ドア叩きが依然として続く。バルプロ酸ナトリウム200 mg，2T，分2服用開始。

X年11月23日（入院17日目），全裸でなくなる。

X年11月25日（入院19日目），「『A子のバカッ』と聴こえてくる」と幻聴について述べるな

症　例：31歳　女性
診断名：統合失調症

	X年10月	X年11月1日	X11月7日	X年11月14日	X年11月25日	X年12月5日	X年12月19日
	外来		一般病棟	保護室		一般病棟	外来

ブロナンセリン　8mg → 16mg → 24mg
リスペリドン　3mg　コンプライアンス悪化
バルプロ酸ナトリウム　400mg → 600mg → 1,000mg
ロラゼパム　1mg → 2mg → 3mg

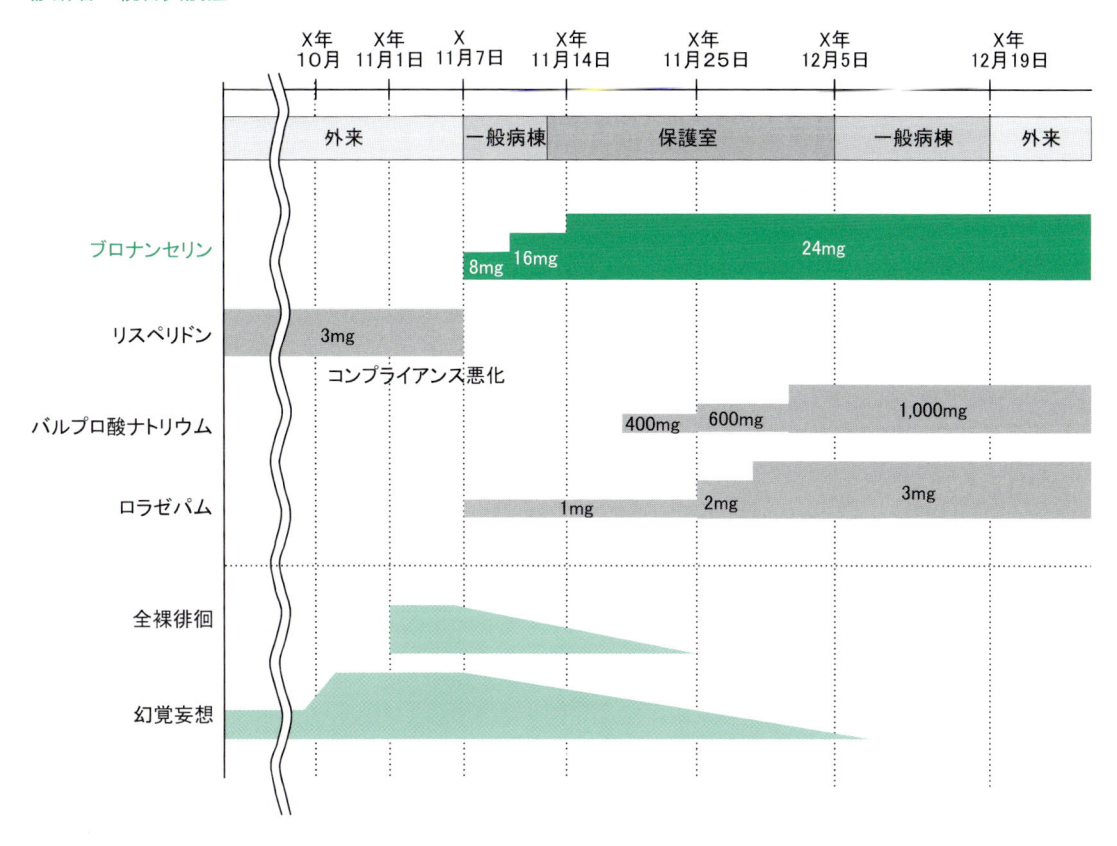

全裸徘徊
幻覚妄想

ど疎通性は改善するが，ドア叩きは依然として続く。バルプロ酸ナトリウム200 mg，2 T，分2から200 mg，3 T，分3に増量。ロラゼパム1 mgから2 mgに増量。

X年11月28日（入院22日目），ロラゼパム2 mgから3 mgに増量。

X年12月2日（入院26日目），ドア叩きが軽快しつつあるが，まだ続くためバルプロ酸ナトリウム200 mg，3 T，分3から200 mg，5 T，分3に増量。全裸でなくなり，不穏も軽快しているため日中時間開放が開始される。ホールに出るがふらつきは全くなく，過鎮静になることもなかった。

X年12月5日（入院29日目），隔離解除となった。

X年12月15日（入院39日目）～X年12月17日（入院41日目），自宅に外泊するが，特に問題はなかった。

X年12月19日（入院43日目），幻聴や妄想が軽快，自己コントロールも回復し，行動にまとまりもあるため外来通院が可能と判断し，同日退院となった。

退院後は2週間ごとに当院外来通院をしているが，精神症状はきわめて安定していて問題行動は全くない。服薬も遵守できている。

Ⅲ．考　察

統合失調症妄想型の患者が服薬コンプライアンスの低下から拒薬となり，幻覚妄想状態，さらに徘徊や不穏となり家族の対応困難のため入院となった。入院後もゴミや荷物を部屋中にばらまいたり，全裸になったりするなど行動がまとまりを欠き，ドア叩きが頻回になるなど自己コントロールも低下し一時的に隔離になったが，ブロナンセリン24 mg投与により軽快し，前2回の入院より短い1ヵ月10日余りで退院した事例である。

ブロナンセリンは第3相臨床試験において主作

用面ではリスペリドンと同等の効果があるとされている[1]が，症例ではブロナンセリン投与により幻覚妄想状態が軽快したことから，上記のことが実証された。

　また，隔離を要するほどの精神運動興奮状態でもブロナンセリンで十分対応できた。抗精神病薬のドパミン D_2 受容体拮抗作用が幻覚や妄想，精神運動興奮などの陽性症状の改善に効果があると考えられているが，セロトニン 5-HT_{2A} 受容体拮抗作用よりもドパミン D_2 受容体拮抗作用が強いブロナンセリンは，急性期でもきわめて有効であると考える。

　ブロナンセリンはドパミン D_2 受容体との結合が強いため錐体外路症状が出るのではと推測していたが，本症例では出なかった。錐体外路症状などの副作用があると，抗パーキンソン薬（抗パ薬）を使わざるを得ず，その副作用がまた出るということで薬剤も増え，患者の負担も増すが，本症例では錐体外路症状が出なかったため抗パ薬を追加しなくて済んだ。

　ブロナンセリンは他の非定型抗精神病薬に比べてアドレナリン α_1 受容体，ヒスタミン H_1 受容体，ムスカリン性アセチルコリン M_1 受容体との結合親和性が低く，過鎮静や起立性低血圧，眠気や体重増加，口渇や頻脈などが生じにくい[2]が，本症例でも生じなかった。ブロナンセリンは患者にとってきわめて優しい薬剤であると言える。

　また，入院中生理があったことで，ブロナンセリンは高プロラクチン血症になりにくい薬剤であることも実証された。生理は女性にとって大切なものであり，ブロナンセリンは女性にとっても使いやすい薬剤であると考える。

　以上からブロナンセリンは幻覚妄想状態や精神運動興奮状態など急性期でも充分効果が発揮でき，かつ，錐体外路症状や過鎮静や眠気など副作用が少なく，統合失調症の治療の第一選択の薬剤として期待できる。

文　献

1）三浦貞則：統合失調症に対する blonannserin の臨床評価―Risperidone を対照とした二重盲検比較試験．臨床精神薬理，11：297-314，2008．

2）村崎光邦，西川弘之，石橋　正：ドパミン－セロトニン拮抗薬―新規統合失調症薬 blonannserin の受容体結合特性．臨床精神薬理，11：845-854，2008．

31. ブロナンセリンが著効した統合失調症の1例

椎名 明大*，堀江 勇一*，小田 靖典*，櫻井 大路*
石川 真紀*，深見 悟郎*，伊豫 雅臣*,**

*千葉大学医学部附属病院精神神経科
**千葉大学大学院医学研究院精神医学

I. 症例

【症例】27歳，女性
【既往歴】特記事項なし。
【家族歴】特記事項なし。
【生活歴】同胞なし。乳幼児期の発達に問題はなかった。小学校から成績は悪く，友達は少なかったという。高校2年時に統合失調症を発症し，A病院に入院した。同院退院後は職員室通学をしながら高校を卒業した。以後は精神科デイ・ケア，作業所，職業訓練校などに通いながらすごしていた。

【現病歴】17歳（高校2年）時より，「いじめられる」と母に訴えることが多くなり，その後自宅で落ち着きなく机を叩いたり，CDを大音量で聞いたり，自室で全裸になっているなど，まとまらない行動が見られるようになった。

母が保健所と相談の上，A精神科病院を受診し，同日入院となった。幻聴，被害妄想，解体した会話が著明であり，統合失調症の診断で薬物療法を行ったが，効果は乏しかった。修正型電気けいれん療法を施行され，症状は改善し，4ヵ月で退院となった。

退院後はA病院の精神科デイ・ケアに通所し，作業所や職業訓練校に通っており，親しい友人もいたという。22歳時に独学で介護資格を習得したが，就労には至らなかった。

24歳時に大学受験に失敗したことを契機に抑うつ的となり，A病院に1ヵ月間入院した。

26歳時には精神科デイ・ケアのスタッフに恋愛感情を抱き，人間関係に悩むうちに行動がまとまらなくなり，A病院に3ヵ月間入院した。

外来主治医の変更に伴い，本人の希望により26歳時に開放病棟を有するB病院に転医したが，A病院のスタッフに頻回に電話をかけ，自室で物を投げつけるなど不穏を募らせたため，B病院に入院した。しかし，深夜に出歩くなど行動がまとまらず，開放病棟では管理困難との理由により，C病院に転院となった。

8ヵ月間の入院の後にC病院を退院したが，直後から落ち着かず，数日後同院に再入院した。1ヵ月後にC病院を退院したが，その直後に将来に対し悲観的となり，自殺目的で近所の河川に飛び込んだ。右足関節骨折の診断でD病院救急部に緊急入院し，整形外科にて手術を受けた。その前後から徐々に幻聴が悪化し，独語・空笑が強く，一日中大声で騒ぐなど，不穏が激しくなってきた。

D病院でリエゾン・コンサルテーションを担当している精神科医の指示により，アリピプラゾール24 mg/日，オランザピン20 mg/日に加え，ハロペリドール20 mgの点滴静注も行われたが，精神症状は改善せず，精神病棟を有さないD病院では処遇困難であったため，当院精神科を紹介

症　例：27歳　女性
診断名：統合失調症

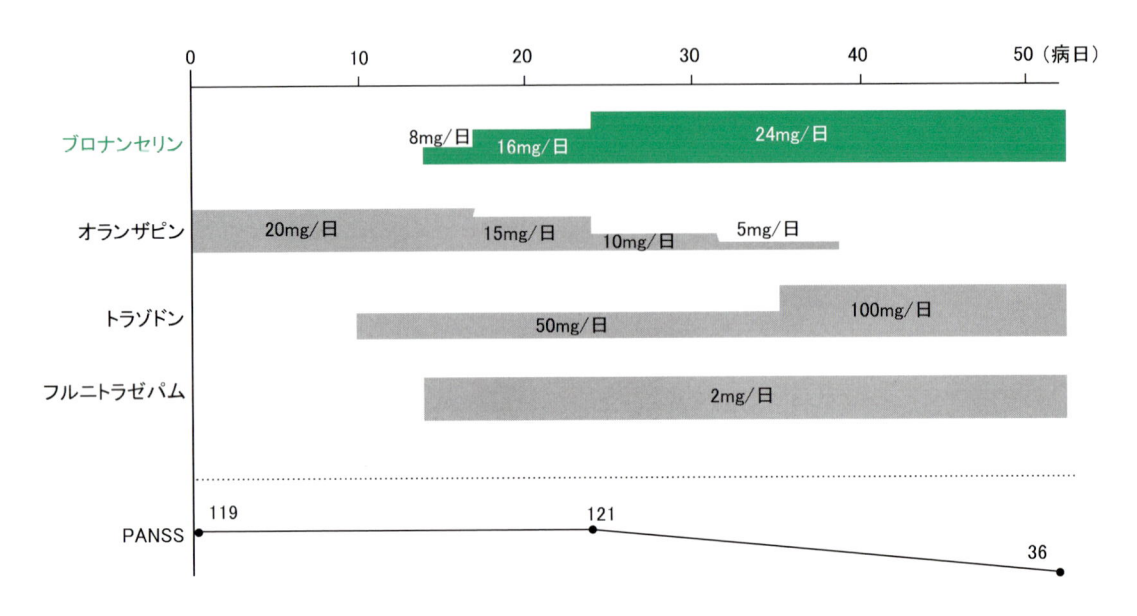

病日	0	10	20	30	40	50

ブロナンセリン：8mg/日 → 16mg/日 → 24mg/日
オランザピン：20mg/日 → 15mg/日 → 10mg/日 → 5mg/日
トラゾドン：50mg/日 → 100mg/日
フルニトラゼパム：2mg/日

PANSS：119 → 121 → 36

され転院となった。

【主な前治療薬】アリピプラゾール 24 mg，オランザピン 20 mg，ハロペリドール 20 mg（総計クロルプロマジン換算 1,600 mg）

【入院時現症】意識清明。空中を凝視し，質問に対する返答は得られない。時折，大声で「死にたい」「流れるって，お父さんとお母さんが」などと滅裂な発語を認める。両上肢に振戦および筋固縮が著明である。体温 39 度。発汗著明。入院時の PANSS は 119 点（陽性尺度 26 点，陰性尺度 30 点，総合精神病理評価尺度 63 点）であった。

【入院時診断（DSM-IV-TR による多軸評定）】
　Axis Ⅰ：統合失調症・解体型
　Axis Ⅱ：該当なし
　Axis Ⅲ：右足関節骨折，横紋筋融解の疑い
　Axis Ⅳ：将来への不安
　Axis Ⅴ：GAF 10

【治療経過】医療保護入院とし，本人の安全を守るため隔離拘束を行った。

入院時検査所見は WBC 10100，CRP 1.8，CPK 198 であり，横紋筋融解は否定されたが，錐体外路症状が著明であり，悪性症候群のハイリスク状態と考えられたため，初期投薬はオランザピン 20 mg/日のみとした。

輸液により，発熱，筋固縮，振戦は改善したが，「殺して下さい。金属飲んでしまう」と会話内容は滅裂であり，了解不能な動機による希死念慮が強く，拘束をすり抜けてベッド柵に頭部を突っ込もうとする自傷行動を頻回に認めた。このためリスペリドンを最大 6 mg/日頓用で併用したが，不穏は改善しなかった。特に夜間に不穏が強く，幻視や悪夢の訴えもあり，睡眠の改善のため第 10 病日よりトラゾドンを 50 mg/日追加したが，悪夢の訴えは続いた。PANSS は 121 点（陽性尺度 25 点，陰性尺度 30 点，総合精神病理評価尺度 66 点）と入院時から改善していなかった。

オランザピンは無効と判断し，第 14 病日よりブロナンセリン 8 mg を追加した。

第 17 病日よりブロナンセリンを 16 mg とし，オランザピンを 15 mg に減量した。この頃から比較的穏やかに会話ができるようになってきた。希死念慮は動揺しながらも次第に消退していき，拘束を一時解除して読書などしてすごせるようになった。

第 24 病日からリハビリを開始。ブロナンセリンを 24 mg/日に増量，オランザピンを 10 mg/日

に減量した。幻聴の訴えは減り，希死念慮は消失し，リハビリや退院に向けて意欲を示すようになった。夜間不眠が残存したため第35病日よりトラゾドンを100 mg/日に増量した。

第38病日でオランザピンを中止したが，悪夢や幻聴の訴えはなく，精神病症状は寛解した。

第42病日をもって隔離拘束終了。リハビリも順調で，独歩可能となった。

その後も精神病症状は寛解を維持しており，身体的治療が終了したため，退院後の環境調整のため第78病日にC病院に転院となった。退院時のPANSSは36点（陽性尺度7点，陰性尺度10点，総合精神病理評価尺度19点）であった。

II．考 察

若年発症の解体型統合失調症の1例を提示した。本症例は初発時から薬剤抵抗性があり，ライフイベントに伴い言動の解体が強まり，入退院をくり返していた。前医では抗精神病薬の多剤大量投与によっても不穏が著しく，処遇困難となっていた。今回の入院において，ブロナンセリンの単剤投与により精神症状はすみやかに改善し，寛解を得ることができた。

ブロナンセリンは，ドパミンD2受容体の遮断作用と，セロトニン5-HT_{2A}受容体の遮断作用によるDSAという特性と非定型性を併せ持つ薬剤である[1]。本剤の抗精神病作用はリスペリドンと同等であり，副作用プロフィールはやや異なるが安全性もリスペリドンと同等とされている[2]。しかしながら，本剤は本邦で発売されたばかりの薬剤であり，他の抗精神病薬が無効の精神病症状に対して本剤で有効であったという報告はこれまでほとんどなされていない。

本症例は，たとえ難治の統合失調症であってもブロナンセリンの単剤投与が有効な治療選択肢となりうることを示したといえる。とりわけ，リスペリドンが無効の精神病症状に対してブロナンセリンが著効したという点で本症例は興味深い。今後，症例を重ねることにより，より明確な適応と期待される効果について探究していきたい。

文 献

1) 村崎光邦：Blonanserinの薬理学的特徴と臨床的位置づけ．臨床精神薬理，11：461-476, 2008.
2) 三浦貞則：統合失調症に対するblonanserinの臨床評価 ―risperidoneを対象とした二重盲検比較試験―．臨床精神薬理，11：297-314, 2008.

II. 急性期（再発・再燃）への効果

32. 幻覚妄想状態，精神運動興奮，猜疑心，敵意が改善した1例

東宮 範周，吉浜 淳，松田 ひろし

立川メディカルセンター－柏崎厚生病院精神科

はじめに

ブロナンセリンは国産の第二世代抗精神病薬であり，ドパミン D_2 およびセロトニン $5-HT_{2A}$ 受容体に対して高い親和性を有している。ハロペリドールやリスペリドンとの比較において非劣性が示されている。今回，ブロナンセリンを投与することにより，再燃した精神運動興奮，猜疑心，敵意に効果を示した統合失調症の1症例を経験したので報告する。

I. 症例

【症 例】49歳，男性
【主 訴】「親が自分の財産（お金，土地）を管理している」という被害妄想。
【家族歴】両親は自営業（配管工事業）を営んでいる。母親が継母であり，本人と折り合いが悪い。家族，親類に精神疾患の遺伝的負因なし。
【既往歴】28歳時，肺炎にて入院。29歳時，ヘルニア手術。
【生育歴】地元にて出生，生育した。性格は頑固でわがままなところがあり，気分がのらないと1ヵ月間，中学校を休むこともあった。職業訓練校を卒業後，自営業を手伝っていた。
【現病歴】X-17年5月（32歳）より会社へ来るとイライラしていて，「俺のことを何か言っている」「俺のことを貼り紙に書いてあった」などと被害妄想が認められた。突然，「ワーワー」と大声を出したり，「バカヤロウ，ありがとうございました」と言ったり，滅裂な言動も認められた。同年12月，大学病院精神神経科を受診したところ，妄想型統合失調症（F 20.0）と診断され，入院が必要と判断された。本人が地元のA病院を希望し，同年12月24日～X-16年2月9日までA病院へ入院となった。退院後，A病院へ通院にしていたが怠薬し，X-15年10月19日～X-12年1月17日まで入院となった。入院中のX-11年10月13日に妻と離婚。

退院後は家の中で寝たり起きたりしながら，ひきこもりの生活を送っていた。「自分は『れんせい』だ，頭を磨いている状態で，2年間は休養だ」と妄想に支配された言動が続いていた。

内服を中断していたこともあり，両親が心配し，X-12年2月15日（37歳），当院初診となった。「先生の中にも『れんせい』がいる，間違っていない，両親は仕事の内容と給料を合わせていない」などと妄想，滅裂思考が認められ，同日より入院となった。

ハロペリドールを12 mgまで増量，カルバマゼピンを800 mgまで増量し，それらを主剤としたところ，徐々に上記症状は改善されていった。同年5月には，ほぼ表面上は症状は消失したが，面接時に両親の話や当院入院時の話を内容を深く追求すると，「『れんせい』は本当にいる，両親は私をこき使って財産を横取りした」など，根強い妄想は残っていた。自宅へ外泊すると特に両親へ

症　例：49歳　男性
診断名：妄想型統合失調症

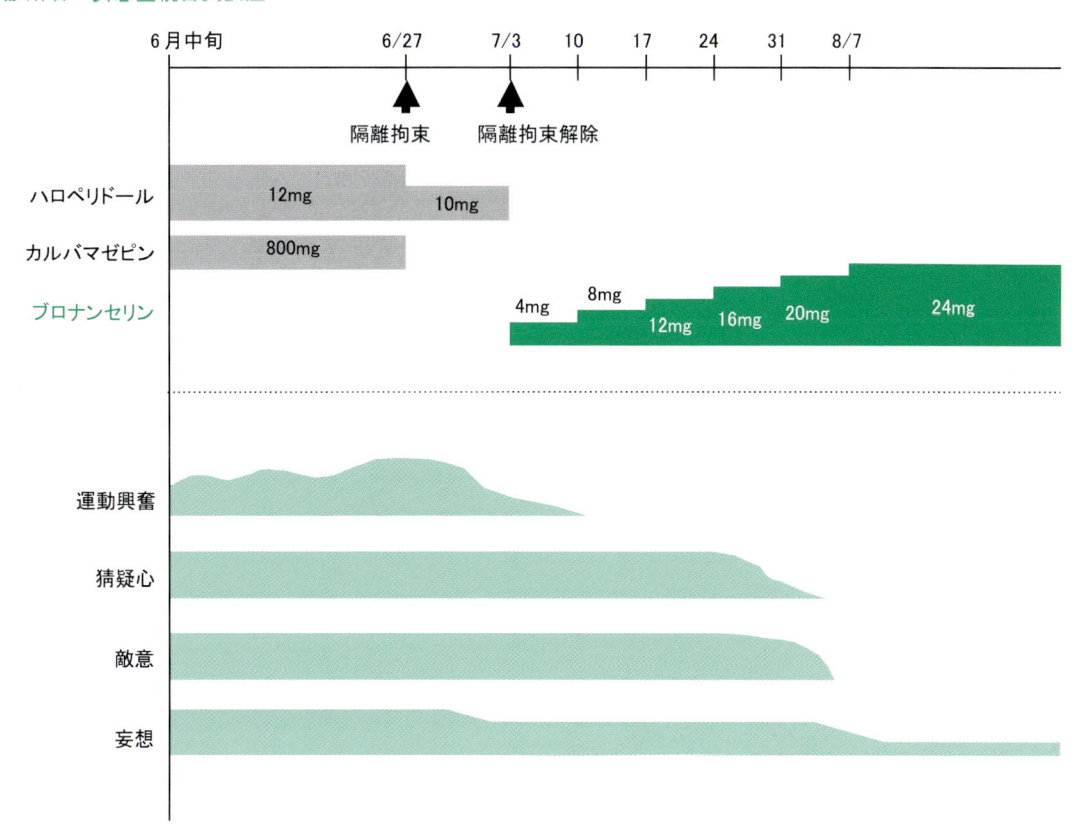

| | 6月中旬 | 6/27 | 7/3 | 10 | 17 | 24 | 31 | 8/7 |

隔離拘束　　隔離拘束解除

ハロペリドール　12mg　10mg
カルバマゼピン　800mg
ブロナンセリン　4mg　8mg　12mg　16mg　20mg　24mg

運動興奮
猜疑心
敵意
妄想

の被害妄想が強くなる傾向があった。しかしながら，病棟内での生活はほぼ問題がなかったため，作業療法やリアリティオリエンテーションへ参加しながら，社会復帰を目指すこととなった。同年10月からは開放病棟へ転床となった。以後も特に大きな問題はなく入院生活を送っていた。

X-11年2月より，関節リウマチが発症した。B総合病院内科へ通院することとなり，プレドニゾロン10 mgの内服を開始した。右膝関節と左肘関節の腫脹と疼痛が主症状であったため，日常生活に支障をきたすことが時折あった。再燃寛解を1年おきごとにくり返したため，そのまま長期的な入院をせざるを得なかった。妄想や減裂思考は時折，増悪したが，開放病棟での生活に大きな支障はなく，入院生活をすごしていた。

X年5月頃より，両親との面接時に，「大分良くなったから退院したい」と言うようになった。

同年6月中旬頃より，「もう退院できるぐらいに治ったのに，親が私の財産（お金，土地）を管理していて自由にさせてくれない」と訴え，時折，大声を出し興奮するようになった。6月27日，突然，「コーヒーを買いに行く」と言い大雨の中をずぶ濡れになりながら離院し，それを説得すると大声を出し，手を払いのけて拒絶した。会話をすると「『れんせい』は誰の中にもいる，それは言えない，親は財産を隠している」などと発言し，減裂思考，妄想，精神運動興奮が認められた。同時に現実検討能力と病識が欠如していたため，医療保護入院へ切り替え，また，「もう治ったから薬は飲まない」と拒薬し興奮したため，隔離拘束の上，点滴にてハロペリドール10 mg/日の治療を開始した。プレドニゾロン以外の内服薬は全て中止した。

以後，経過観察すると上記症状は改善していっ

た。7月より隔離拘束解除とし内服可能となったため，幻覚妄想状態，精神運動興奮の改善の維持，猜疑心，敵意などの改善を期待し，ブロナンセリンを4 mgより開始した。1週間ごとに4 mgずつ増量し24 mgまで増量したところ，上記症状は改善しそれが維持された。

8月下旬となった現在でも病状は維持されている。しかし，面接時に家族や財産の話まで掘り下げると，『れんせい』の発言はないが，「自分の財産は両親が自由に使っている」と強固な妄想が認められている。今後，しばらくはこのまま閉鎖病棟にて経過観察する予定である。

II. 考　察

32歳から被害妄想にて発症し，妄想型統合失調症（F 20.0）と診断され，入退院をくり返していた。当院へ入院後は，両親への強固な被害妄想と関節リウマチの日常生活への影響にて，長期入院（大部分は開放病棟）となった。長期間病棟での生活は安定していたが，X年5月より徐々に精神症状が再燃したため，隔離拘束の上での治療となった。内服への切り替えは，ドパミンD_2受容体，セロトニン5-HT_{2A}受容体に結合特性があり，ハロペリドールと同様の効果が期待されるブロナンセリンを処方した。幻覚妄想状態，精神運動興奮，猜疑心，敵意などは現在のところ改善されている。このまま現在の病状が維持されるか，また，副作用などにも注目し，慎重に経過観察して行く予定である。

33. 統合失調症の怠薬，再燃時の ブロナンセリンの効果

木村　仁

杉田病院

I．症　例

【症　例】36歳，男性
【既往歴】特記事項なし。
【家族歴】特記事項なし。
【生活歴】2人同胞第2子。大学卒業後，X-13年就職（営業職）するが1年で退職した。その後，地方公務員として6年間働いていた。結婚歴なし。
【現病歴】X-7年3月に「お前はダメな人間だ」「お前は頭がおかしい」などの批判性幻聴，被害関係妄想が出現したため，当院を初診し薬物療法を開始した。以後，当院にて通院治療を続けていたが，X-1年11月に3年前より受験していた資格試験に不合格だったことを契機に内服を中断した。

X年1月の診察時には多弁で「心が綺麗でないと合格しないことがわかりました」と話し，些細なことで怒り出し，父親に対する暴言，粗暴行為を認め，睡眠時間も短くなってきたため，X年2月に当院入院となった。

【主な前治療薬】ハロペリドール　　　2 mg/日
　　　　　　　　クエチアピン　　　　30 mg/日
　　　　　　　　トリヘキシフェニジル 2 mg/日

【治療経過】単剤化を目的にブロナンセリン12 mg/日を入院時より開始した。入院時には内服に対して抵抗を示していたが，翌日には「よろしくお願いします」と穏やかに話すようになった。入院時よりフルニトラゼパム2 mg/日を併用した（入院中に漸減し，現在外来では併用していない）。

X+21日に「幻聴はなくならない」と訴えるため，ブロナンセリン12 mg/日では効果が弱いと考え4 mg追加したところ，徐々に幻聴は少なくなりX+50日には「幻聴はあるが気にならなくなった」と話すようになった。

入院後も家族に対する妄想は持続していたが，X+90日には「父親には悪いことをしてしまった，次に会ったら謝ろうと思います」と内省できるようになり，外泊も問題なく実施できた。その後，外泊をくり返し約5ヵ月間の入院治療の後に退院となり，現在は外来通院治療を継続している。

II．考　察

ブロナンセリンはハロペリドールと同等のドパミンD2受容体遮断作用を有するので，幻覚・妄想などの陽性症状改善効果が期待できる。また，ヒスタミンH1，ムスカリンM1，アドレナリンα1あるいはセロトニン5-HT$_{2C}$といった受容体への親和性が低く，それら受容体に起因する体重増加，過鎮静，消化器症状，起立性低血圧等の副作用の軽減も期待される。

本症例では退薬・再燃のため入院治療を必要として，それを契機にブロナンセリンを開始した。初期投与量の12 mg/日では幻聴の訴えが続くため，ブロナンセリンを16 mg/日まで増量した。増量に伴う過鎮静，眠気，錐体外路症状もなく，早期に必要十分量まで増量することが必要である

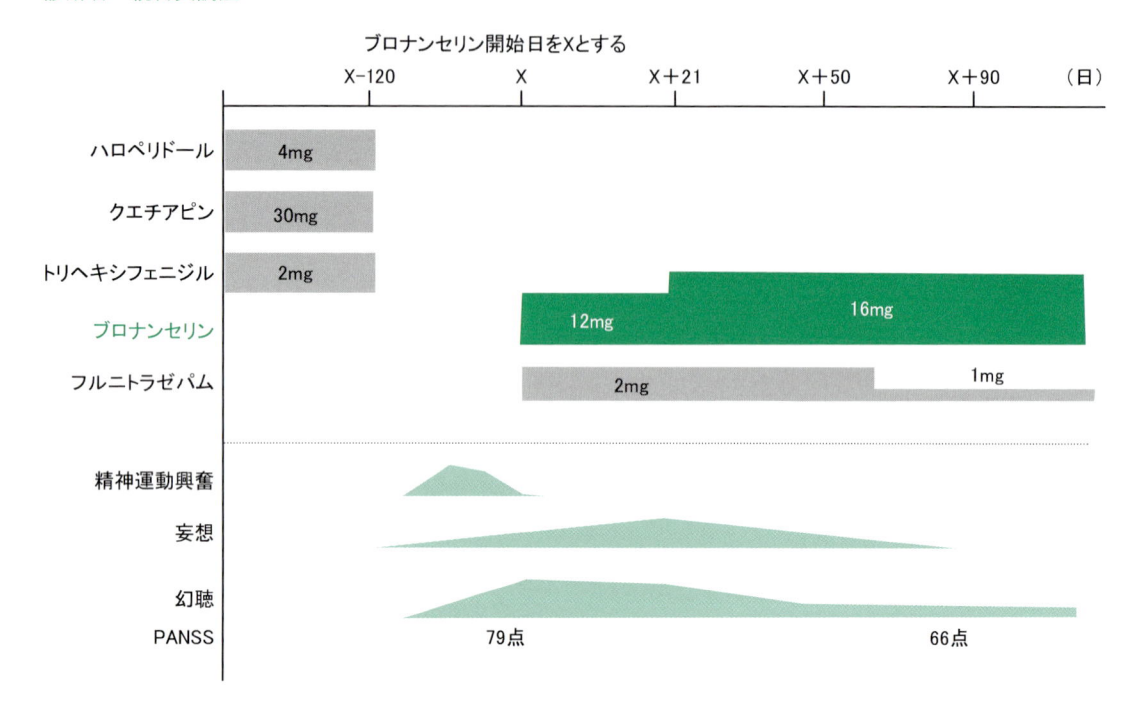

症　例：36歳　男性
診断名：統合失調症

ブロナンセリン開始日をXとする

薬剤	X−120	X	X＋21	X＋50	X＋90
ハロペリドール	4mg				
クエチアピン	30mg				
トリヘキシフェニジル	2mg				
ブロナンセリン		12mg		16mg	
フルニトラゼパム		2mg			1mg

精神運動興奮					
妄想					
幻聴					
PANSS	79点			66点	

　と考えた。PANSSのスコアでは入院時79点であり3ヵ月後には66点まで改善していた。
　非定型抗精神病薬は，高い精神症状改善効果があり，副作用が少ないことなどよりアドヒアランスは良好となるので，外来患者の再入院予防には有効であり，本症例のように怠薬傾向のある患者には特に有用であると考える。
　今回の症例では，ブロナンセリンの陽性症状に対する治療効果の高さを確認できた。また，抗パーキンソン薬の併用はなく，入院中に体重の増加や血糖値の上昇は認めなかった。
　現時点ではまだ症例数が少ないので，今後多くの症例を経験することで，ブロナンセリンのより有効な投与方法や置換方法を確定する必要がある。

34. 統合失調症の再発再燃例への ブロナンセリンの効果

菱本 明豊

神戸大学大学院医学研究科精神医学分野

I. 症 例

【症　例】47歳，男性
【既往歴】特記事項なし。非社交的でおとなしい性格という。
【家族歴】精神疾患の遺伝負因はなし。
【生活歴】2人同胞第1子。生育歴に特記すべきことはない。高校卒業後，自宅事務所で家業の不動産業を営む。結婚歴なし。77歳の母親と2人暮らし。
【現病歴】X-11年10月頃より頭の中で工場の機械音や人のささやき声が聞こえるようになった。しだいに行動を指図する命令幻聴や電波やコンピューターで見張られているといった追跡・被害妄想が出現したため，X-10年1月にA精神病院を受診し，外来でクロルプロマジン，ハロペリドールを中心とした薬物治療を受けた。幻覚妄想症状は3ヵ月程度で消退し，以後定期的に外来通院していた。

X 5年頃よりはリスペリドン3 mg/日を中心にした投薬を受けていた。X-2年に主治医より「数年来続いていた精神症状が安定し病気は寛解した」として終診を告げられた。以後，抗精神病薬を服用することなく就業していた。

X-1年頃より「家を売ってしまった方が良い」「判子を作って押せ」など仕事に関する内容の命令的な幻聴が出現するようになった。病的体験に対して距離が取れており「これは幻聴である」という自覚があったため，X年7月まで精神科を受診しなかった。最近になり，幻聴の頻度が多くなり夜も眠れなくなった。女性の声で性的な内容の幻聴が聞こえ，その幻聴によって実際行動してしまう。「装置によって電波が飛ばされ自身をコントロールしている者がいるようだ」などの被影響体験が出現した。また男女の声で自身の行動を実況解説するような幻聴が四六時中現れるようになり，自身の行動を自分でコントロールできず「いても立ってもいられなくなり」X年8月当院の精神科を受診した。

【治療経過】初診時，幻覚妄想状態で不安焦燥感も見られたが，病的体験をある程度客観的に語ることができ「これ以上ひどくなることが怖いので受診した」と話した。2年前の終診後，投薬を受けていなかったことによる統合失調症の再燃と考えられた。

幻覚妄想に対してブロナンセリン8 mg/分2朝・夕食後と不眠に対してブロチゾラム0.25 mg/眠前を処方し，1週間後に受診するように指示した。次の診察時には「気分が少し落ち着いた」「イライラがましになった」「服薬感が前の薬より楽」と話したが，まだ周りから見張られている感じ，人のざわめき声のようなもの，中途覚醒，早朝覚醒が見られたためブロナンセリンを12 mg/分3朝・夕食後・眠前に増量し，眠前薬をブロチゾラム0.25 mgからフルニトラゼパム1 mgに変薬した。

症　例：47歳　男性
診断名：統合失調症

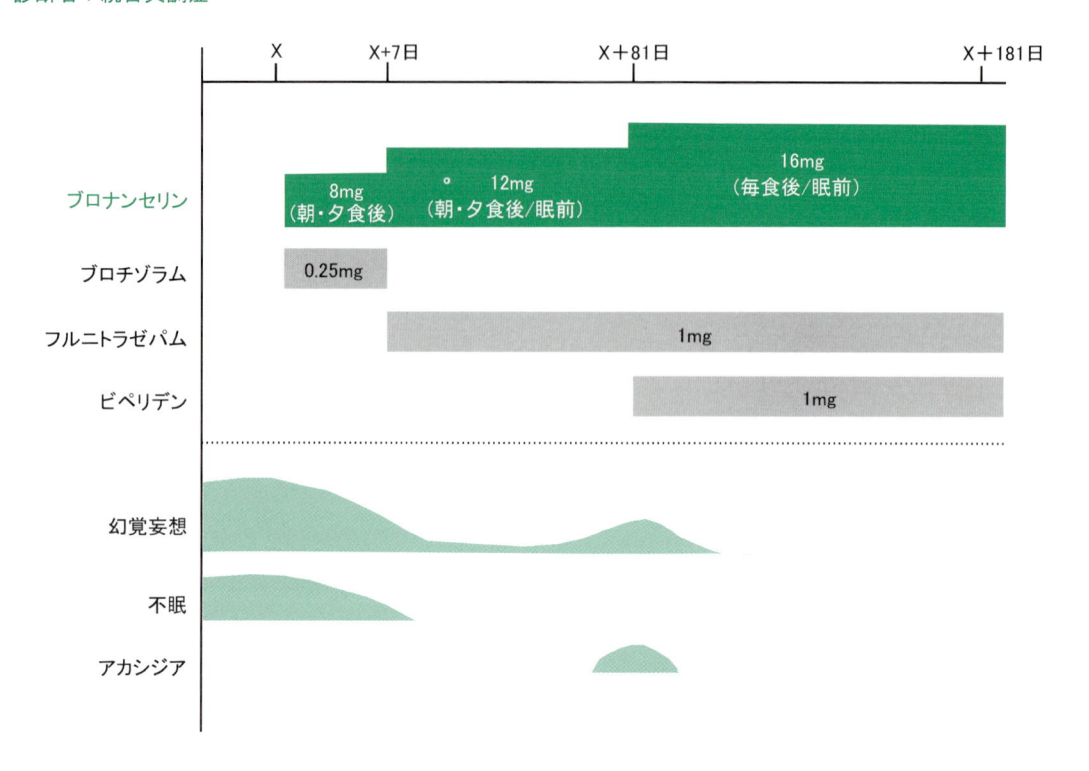

	X	X+7日	X+81日	X+181日
ブロナンセリン		8mg（朝・夕食後）	12mg（朝・夕食後/眠前）	16mg（毎食後/眠前）
ブロチゾラム		0.25mg		
フルニトラゼパム			1mg	
ビペリデン				1mg
幻覚妄想				
不眠				
アカシジア				

　変薬して2週間後の診察時には「本当に楽になった」「幻聴が消えた」と語り，幻覚が著明に改善した。「何となく見られている感じはある」と被注察感は残っていたが，睡眠も十分にとれるようになったため増量等は行わず，定期的に2週間に一度の通院を指示した。

　受診から81日目の受診時に再び「女の人の歌声が夜静かになると聞こえる」「テレビニュースの内容が何となく本当のことを言っていない気がする」などの発言が見られたため，ブロナンセリンを16 mgに増量した。また，気持ちが落ち着かない感じ，ソワソワするという精神症状によるものかアカシジアなどの副作用か区別がつかない訴えもあり，抗パーキンソン薬のビペリデン1 mgを予防的に投与した。

　2週間後の診察時には「歌はかすかに聞こえる感じ」と語り，症状は急速に消退し，夜間も良眠した。

　受診から半年以上経過した現在も定期的に通院し，経過は良好である。気分は「おおらかな感じである」と語り，日中はブロナンセリンのみ服薬し抗不安薬などは併用していないが焦燥感といったものは見られない。ふらつきや眠気といったものが見られないため，家業の不動産業にも滞りなく従事できている。

II. 考　察

　ブロナンセリンは薬理学的特性から見ても強い抗幻覚妄想作用を有すると思われるが，リスペリドンなどと比べ鎮静効果は少ない。社会活動性が高く病的体験からある程度距離がとれている妄想型統合失調症には日中のふらつきや眠気を引き起こさないことで服薬感が良く，コンプライアンスを高めることができると考えられる。本症例においてもブロナンセリン8～12 mgを治療初期に投与したことで幻聴や被害妄想といった病的体験が急速に（患者曰く2，3日で）消退した。ただし急性期の一時的に鎮静を必要とする際には，ベンゾジアゼピン系の抗不安薬・睡眠薬や低力価で鎮静効果のあるクロルプロマジンやレボメプロマジ

ンといった薬剤を少量併用する必要があるかもしれない。

本症例では，不眠に対して当初ブロチゾラム 0.25 mg を処方したが効果不十分で，フルニトラゼパム 1 mg で良眠が得られた。またブロナンセリン 12 mg/日にて経過観察していたところ，81日目頃に幻聴が再燃するなど精神症状の動揺が見られた。ブロナンセリンを 16 mg/日に増量することで症状は軽快したが，当初より 16 mg/日までブロナンセリンを増量して経過観察しても良かったかと思われた。

ブロナンセリン 16 mg を処方した時点で薬剤性パーキンソニズムやアカシジア出現の予防のためビペリデンを 1 mg 投与した。他症例においてもブロナンセリン 16 mg 以上処方した時点で足のムズムズ感など，アカシジアの訴えを経験した。現在までのところ本症例においては明らかなアカシジアや錐体外路症状は認めない。

命令幻聴，対話性幻聴，被影響体験などのシュナイダーの一級症状を有する典型的な統合失調症の再発再燃例に対してブロナンセリンが劇的に効果的であった。他剤に見られるような日中の過鎮静などがないことで仕事に従事することができ，服薬コンプライアンスは良好である。

今回は患者自身が自ら受診し，新薬（ブロナンセリン）を服用している自覚もあり，今後のアドヒアランスを考えた上でも有用な治療選択であった。

II. 急性期（再発・再燃）への効果

35. ブロナンセリンが有効であった統合失調症急性期症例

三浦 至[*,**], 沼田 吉彦[*]

[*]財団法人星総合病院　星ヶ丘病院精神・神経科
[**]福島県立医科大学医学部神経精神医学講座

I. 症例

【症　例】54歳，男性
【既往歴】48歳より糖尿病を指摘され治療中。
【家族歴】特記すべきことなし。
【生活歴】同胞3人の第1子。地元高校を卒業後大学へ進学。卒業後は就職したがあまり長続きせず，職を転々とした。34歳頃に帰省，結婚歴はなく父親との二人暮らしをしていたが，関係はやや不良。病前性格は短気であるという。
【現病歴】34歳時の仕事中，自動車事故に遭い，A病院形成外科に入院，手術を受けた。この入院中「主治医の声で『お前は結婚できない』『かわいそう』という声が聞こえてくる」「人がいないのに会話ができる」などと奇異な言動があったため同院精神科を紹介され受診した。統合失調症の診断でハロペリドール12 mg/日などを主剤に加療され，退院後も同院に通院を続けたが，服薬は不規則で病状も不安定であったという。

34歳で帰省しその後仕事に就いた時期もあったが，40歳の頃からは無為に自宅ですごすようになった。

X-11年秋頃より幻聴が活発となり，「悪霊と戦う」「殺人事件の犯人は自分だ」などと言って警察に自首したことから，B病院に約4ヵ月の入院。ハロペリドール27 mg/日などで異常体験は軽減，退院となり，その後は同院で通院を続けハロペリドール，レボメプロマジンなどを主剤に加療されていたが，服薬中断から再発をくり返し，8年間で計4回の入院歴がある。

X-2年4月，交通違反のため機動隊職員が本人宅を訪ねたところ大声を上げ興奮，「誰かが俺と同じナンバーの車に乗って違反をした」などと一方的に訴え，警察が駆けつけたところさらに興奮し，その後当院に措置入院となった。

入院時は活発な幻覚妄想状態で，「自分は超能力が使える」などと訴え，誇大妄想に加え，連合弛緩が目立った。リスペリドンを主剤とした薬物療法を行い，10 mg/日まで増量。増量とともに思考障害は改善，異常体験は軽減したものの残存，現実検討能力の低下も残存した。外泊をくり返し，当院デイケア，訪問看護へ導入し，入院後約7ヵ月で退院となった。

退院後当院に通院し，退院当初はデイケアへ参加，訪問看護を利用し一時は仕事にも就いたが，退院後約1年で治療中断。その後異常体験が増悪，思考障害や興奮・攻撃性なども示すようになった。主治医から受診を促したが，薬剤による性機能障害を訴えたほか「病気はウイルスから来ている，それはもう治った」と興奮して話すなど，訂正は困難であった。その後X年4月からは通院を再開したが，服薬も不規則で不安定な状態が続き，X年6月18日入院となった。

【治療経過】入院時「近所からありもしない声が

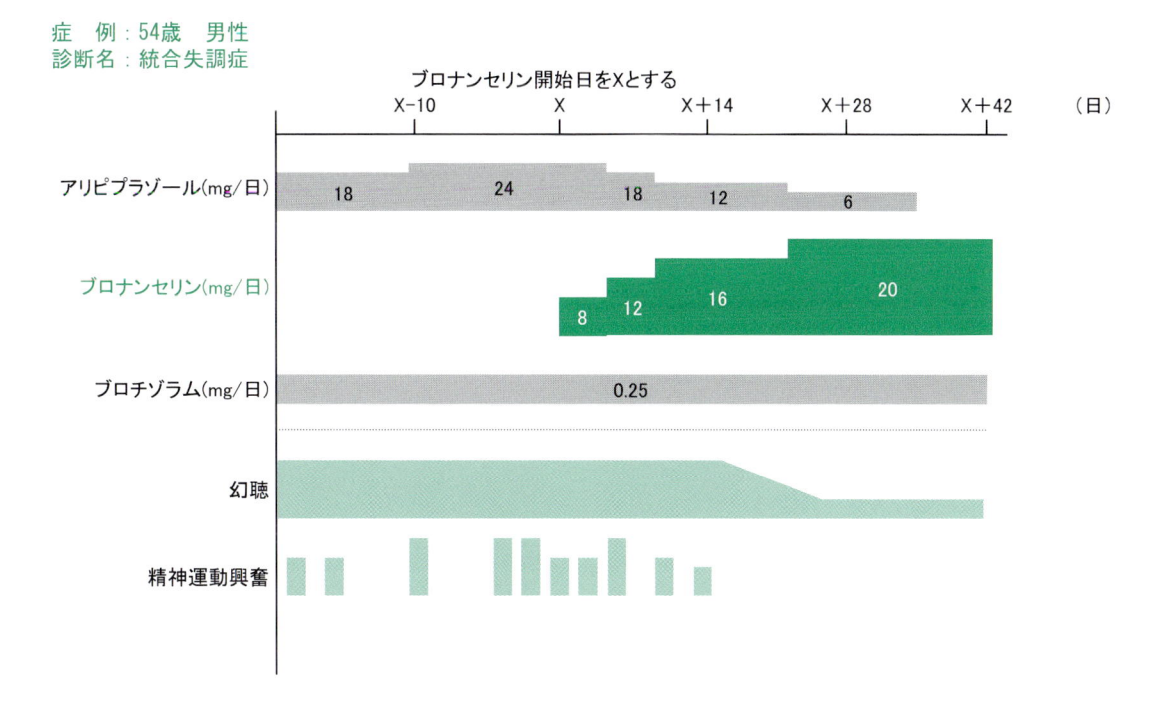

症　例：54歳　男性
診断名：統合失調症

聞こえてくる」「TV を見ていたらからかわれた」などと訴え，幻聴，被害関係妄想，思考化声などが認められ活発な幻覚妄想状態で，時に幻聴に反応し大声を上げ興奮するなどした。外来通院中性機能障害があったとのことで，リスペリドンによる性機能障害が疑われた（通院中断したためプロラクチン値は未検）ため，入院時よりアリピプラゾールを主剤に薬物療法を開始し，24 mg（クロルプロマジン換算 600 mg）/日まで増量したが，同様に「テレパシーがある」などと訴え，興奮を示した。このためアリピプラゾール 24 mg/日にブロナンセリン 8 mg/日を追加，以後漸増し，アリピプラゾールから置換しブロナンセリン単剤とした。

ブロナンセリン 20 mg/日まで増量し，活発な幻聴体験やそれに反応しての興奮はしだいにみられなくなり，本人からも「幻聴はなくなった，周りから言われたりしなくなった」と自覚的にも良好な効果を得られた。「今後会社を立ち上げビジネスを始める」などと現実検討能力の低下は残存したものの，以後外泊をくり返し，服薬指導，訪問看護の導入などを経て X 年 9 月 30 日退院となった。

なお退院前は，ブロナンセリン 20 mg/日内服中に行った血液検査ではプロラクチン値 7.0 ng/ml（基準値 3.6−12.8 ng/ml），空腹時血糖 112 mg/dl，HbA1c 6.1％であった。

退院後は当院外来に定期的に通院を続けブロナンセリン単剤で治療，軽度のアカシジアがみられブロナンセリンを 16 mg/日まで減量しているが，現在のところ症状の増悪は認めていない。通院中の HbA1c も 5.8％と良好で，本人も「今回の薬は以前のような副作用もなく，自分に合っていると思う」などと話しており，服薬も保たれ症状はおおむね安定している。

Ⅲ．考　察

本症例は服薬中断により幻覚妄想状態が再燃し入院に至った統合失調症急性期症例である。前回入院時はリスペリドンで症状改善し退院に至ったが，本人によると性機能障害の副作用があったためアリピプラゾールで薬物療法を再開したが，活発な幻聴体験は改善がみられずブロナンセリンへ置換，20 mg/日まで増量し改善が得られ退院となった。

ブロナンセリンは従来の多くの第二世代抗精神

病薬とは異なり，ドパミンD2受容体結合親和性がセロトニン5-HT$_{2A}$受容体親和性よりも高く，dopamine-serotonin antagonist；DSAとも呼ぶべき薬理プロフィールを有しており，そのドパミンD2受容体遮断作用は強力であることが示されている[2,3]。またリスペリドンとの比較試験でもPANSSスコアで差がなく，最終全般改善度でも同等の結果を示しており，陽性症状への十分な効果が明らかにされている[1]。本症例でもブロナンセリン開始後2～3週で異常体験は改善，大声を上げるなどの精神運動興奮がみられなくなるなど明らかな症状改善が得られ，強力な抗幻覚妄想作用が示された。

また，本症例では糖尿病を有していたほか，プロラクチン値は未検であったが本人より性機能障害の訴えがあり，これが今回入院に至る服薬中断につながっていた可能性も想定された。統合失調症の薬物療法において副作用の十分な評価，軽減は服薬アドヒアランスの向上が期待でき，アドヒアランスの改善は中長期的な症状安定，寛解に大きく寄与すると考えられる。最近では非定型抗精神病薬の使用により錐体外路症状を中心とした副作用は軽減されているが，一方では高プロラクチン血症や体重増加，耐糖能異常といった代謝系の副作用など，第二世代の薬剤においてもなお副作用が問題となることも少なくない。

また本邦で使用できる他の非定型抗精神病薬5剤について有効性はほぼ同等とされており，むしろ副作用の差異が注目されている。ブロナンセリンは前述のドパミンD2受容体，セロトニン5-HT$_{2A}$受容体以外には，アドレナリンα1，ヒスタミンH1，ムスカリン性アセチルコリンM1など他の受容体への結合親和性は低いというシンプルな受容体結合特性を持ち，それゆえに好ましい副作用プロフィールを有する[2,3]。

本症例においてブロナンセリン20 mg/日使用中の血清プロラクチン値は7.0 ng/mlと基準範囲内であり，性機能障害の訴えもみられなかった。ブロナンセリンはドパミンD2受容体遮断作用が強いが，プロラクチン値の上昇は少ないことが指摘されており，この機序については，ブロナンセリンは脂溶性が高く，脳内移行が良いことが関与していると考えられている。また糖尿病に関してもブロナンセリンは体重増加，耐糖能異常などの副作用が少ないとされ，本症例においてもブロナンセリン使用中に糖尿病の増悪は認められず，退院後の経過も良好であった。

本症例では副作用として軽度のアカシジアが残存しているが本人の苦痛は少なく，むしろ「薬が合っている」と好ましい感覚が得られており，これにはブロナンセリンの好ましい副作用プロフィールが影響しているものと考えられた。

以上，本症例ではブロナンセリンの統合失調症急性期の幻覚妄想状態に対する高い効果と，性機能障害や代謝系副作用などでの副作用の少なさが確認できた。これまでの臨床試験などの結果とあわせ，ブロナンセリンは有効性の高さと良好な副作用プロフィールをバランス良く合わせ持つことから，アドヒアランスを含めた再発予防についても高い効果が期待され，急性期・慢性期における統合失調症治療の有効な治療選択肢になりうると考えられた。

文 献

1) 三浦貞則：統合失調症に対するblonanserinの臨床効果－Risperidoneを対照とした二重盲検比較試験－．臨床精神薬理，11：297-314，2008.
2) 村崎光邦：ドパミン-セロトニン拮抗薬－新規統合失調症治療薬blonanserinの受容体結合特性－．臨床精神薬理，11：845-854，2008.
3) 村崎光邦：Blonanserinの基礎と臨床．臨床精神薬理，11：855-868，2008.

36. 長期経過をもつ統合失調症への
ブロナンセリンの有効性について

吉田　朋孝

医療法人清泰会　滝澤病院

はじめに

リスペリドンをはじめとする非定型抗精神病薬は，現在までに6種類を数え，その特性も臨床現場で確認されている。従来型の抗精神病薬に対して，非定型抗精神病薬には，その効果の有用性，副作用の面での利点も期待されている。

また効果に関しても，陽性症状のみを治療対象とするのではなく，不安焦燥感，感情障害，さらには認知機能障害などといった様々な症状に対する効果をもつことで，結果としてアドヒアランスの向上をはかり，長期的な予後を見据えた治療戦略に耐えうる薬剤が期待されている。

今回，何十年という病歴をもつ慢性期の統合失調症患者にブロナンセリンを投与し，すみやかな改善がみられたケース，および副作用の改善がみられた上で効果が現れその後の経過も安定しているケースを経験したので報告する。

I. 症　例

【症　例】54歳，女性
【診断名】妄想型統合失調症（F 20.0）。
【既往歴】特記事項なし。
【家族歴】特記事項なし。
【生活歴】3人同胞第3子。中学校卒業後，地元の会社に就職したが，人間関係がうまくいかず数年で退職。その後は，家事手伝いですごしていた。30歳の時に見合い結婚したが，1年で離婚となり以後は母親と2人暮らし。

【現病歴】X-24年，結婚生活をしていた際に被害妄想が顕著となり発病。そのために離婚となって，東京のA大学付属病院で受診し，精神分裂病（現，統合失調症）と診断され地元の精神科病院であるB精神科病院に紹介され，そのまま1年ほど入院となった。その後，同院での外来通院治療となったが，年に数回ほど「近所の結婚していない男の人にのりうつられて怖い」という訴えが増悪して，複数回の入院歴がある。同居する母親は，娘である患者に対して，発症したことや独身でいることなどに関して，執拗に非難をくり返している。

X-3年11月，たまたま家の近くで道路工事をしている時期にあたったためか，「工事の男の人がのりうつってくる」という訴えが増悪し，昼夜問わず大声を出すようになったため，B精神科病院に入院となった。このときは，オランザピン20 mgを主剤として治療がなされ，半年後のX-2年4月に退院となった。

その後は外来通院ならびにデイケア，訪問看護で経過観察とした。母親の干渉に対して症状の増悪がみられることも何度かあったが，ジアゼパムの筋肉内注射等の対応により，それ以後の入院はなかった。X年4月，妄想が顕著に増悪したため，再度の入院となった。

【入院後経過】入院時の主訴は「近くに住む男性がみな結婚していて，自分だけ結婚していないこ

症　例：54歳　女性
診断名：妄想型統合失調症（F20.0）

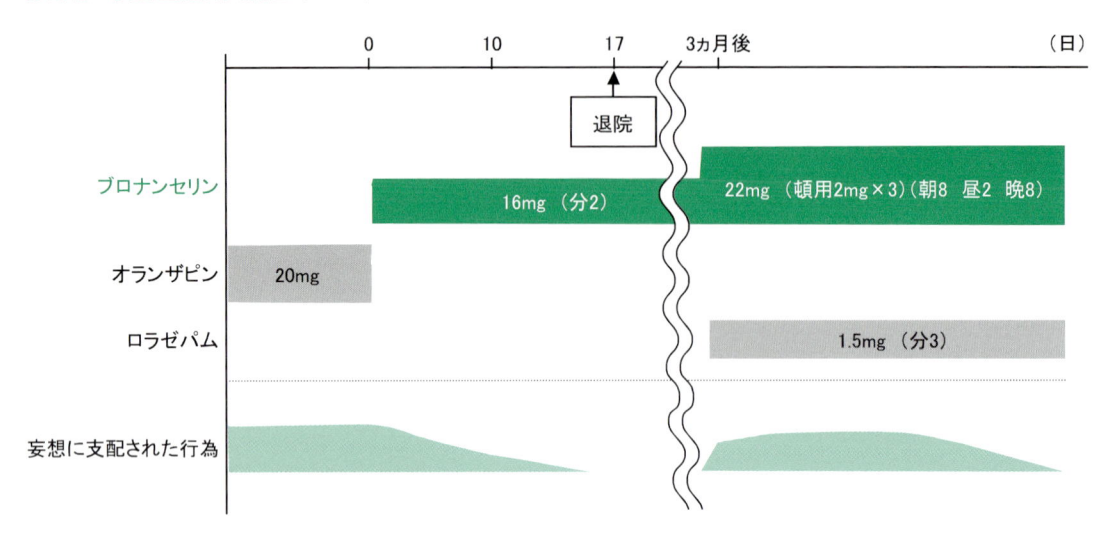

| | 0 | 10 | 17 | 3ヵ月後 | | （日） |

退院

ブロナンセリン　　16mg（分2）　　22mg（頓用2mg×3）（朝8　昼2　晩8）
オランザピン　　20mg
ロラゼパム　　1.5mg（分3）
妄想に支配された行為

とについてなぜか」と問う。また，「それらの男性がお土産とか財布などを持ってきてくれるが，それは自分と結婚することが目的のようだ。いずれにしてもこういったことが辛い」と訴えており，母親によると，昼夜を分かたず大声で騒いだり，無目的での長時間にわたる外出がみられたりと，生活パターンも乱れているとのことであった。

　血糖値は正常範囲内であったが，数年間で5kgほどの体重増加があったことなどから，入院時にオランザピンは中止とし，ブロナンセリン16 mgを主剤とした治療を開始した。

　入院後10日間程度は，たまたま連休にあたったこともあって，作業療法などのプログラムも休止であり，休養にあてられた時期であった。

　入院後は，日に日に妄想が軽減してきており，本人の表情も安定傾向をみせていた。入院後10日目には「男の人のことも考えなくなりました」と言っており，作業療法にも積極的に取り組んでおり，本人も早期の退院を希望したため，試験的な外泊を行うことなく，入院17日目に軽快退院となった。

　その後もブロナンセリン16 mgを主剤として，隔週の外来通院および週4回のデイケア参加，さらには隔週の訪問看護で経過観察としたが，退院後3ヵ月目のX年8月の外来日に，「この頃ちょっと疲れてきた感じがします。有線放送で，独身の人は結婚相談所に行くようにいわれています。お母さんが死んでしまってから私が独りぼっちになってしまうことを考えると不安でたまらなくなります。何か頓服薬をいただけませんか」と，妄想めいた内容とそれに付随する不安感を強く訴えるようになり，本人から頓用薬の処方希望がなされた。これを受けて，ブロナンセリン2 mg，ロラゼパム0.5 mgを頓用として，1日3回まで服用可としたところ，本人はそれを3回ずつ内服してその後安定した生活を保っている。

【症例の考察】 20年以上の経過をもつ妄想型の統合失調症であり，発症と離婚の時期が合致していることから，結婚生活を全うし得なかったことが，本人にとっての1つの大きな心的外傷となっていることがうかがわれる。

　その後の経過をみても，過干渉気味な母親の存在に対して，病状が増悪する際にも，妄想の内容として男性の存在が大きく関わっていることからも，本人の無意識下にある葛藤状況をある程度まで反映した妄想増悪であることがわかる。結婚生活を継続することが，本人にとって，女性としてのアイデンティティを完結すること（であると自発的に認識しているのではなく，母親の意向を反映しての思考）であるという，1つのあるべき姿

に対して，実際にはそれがなされていないという現実との間に，少なからぬ葛藤状況を呈し，そこに過干渉傾向のみられる母親の存在で，病状増悪が加速されるという経過をくり返してきた。いわば，二次的妄想とも考えられるものであった。今回，入院をすることで，きわめてすみやかに病状が改善したが，退院後3ヵ月目で本患者に特有な妄想の増悪をみることになった。その際，本人から頓用薬を希望され，結果的にその頓用薬をうまく利用することで，その後も外来通院で経過観察が可能となったケースであった（結果的にブロナンセリンの1日投与量は22 mgであった）。

II. 考　察

ブロナンセリンに関して，今回は長期経過をもち，病状増悪時あるいは副作用発現時にブロナンセリンを用いたケースを提示した。症例は，オランザピンからブロナンセリンへの変更例であり，患者自身がその効果を認識して，ブロナンセリンの頓用薬を自主的に服用することで安定が得られているケースであった。

今回，提示したケース以外にも，40年以上の病歴を持つ女性の妄想型統合失調症者に，ブロナンセリン24 mgの投与で症状の改善したケースや，また急性再燃状態（誇大妄想，感情障害（躁転））をくり返す30代の男性患者にブロナンセリン24 mgで改善をみたケースなどを経験している。

これまでの経験から，ブロナンセリンの特徴として，陽性症状に対してはシャープな効果をすみやかに発現し，また副作用の面でも優れた効果を示しており，その結果として当事者である患者自身に，副作用の少ない有効な薬剤であると実感せしめることができた。その結果として良好なアドヒアランスが得られることで，長期予後の期待できる薬剤であるという位置づけが期待される。今後のさらなる臨床経験の蓄積が期待される。

まとめ

1. 長期経過をもついわゆる難治症例にも効果を示す薬剤である。
2. 副作用に関しては，特徴的なものはないものと思われる。
3. 良好なアドヒアランスが得られやすい薬剤であり，長期予後を見据えた治療戦略に合致する薬剤であろう。

Ⅱ. 急性期（再発・再燃）への効果

37. 服薬中断により再燃した糖尿病を合併している慢性統合失調症患者に効果が認められた1例

菅野 庸

医療法人菅野愛生会 古川緑ヶ丘病院

はじめに

これまで本邦では，リスペリドン，ペロスピロン，クエチアピン，オランザピン，アリピプラゾールなどの非定型抗精神病薬が発売され，統合失調症の第一選択薬として推奨されている。しかし，糖尿病の患者や糖尿病の既往歴がある患者には，オランザピンおよびクエチアピン投与は禁忌となっている。今回，糖尿病を合併して精神症状が再燃した慢性の統合失調症患者にブロナンセリンを投与し，糖尿病を悪化させることなく改善を認めた症例を経験したので報告する。

Ⅰ. 症 例

【症　例】63歳，女性
【診断名】統合失調症。
【合併症】糖尿病。
【生活歴】同胞4人の第2子として出生，結婚歴なし。
【現病歴】X－43年に高校卒業後に看護学校に通うが，その頃に不眠，気分の落込み，奇異行動が見られるようになり，A精神科病院を受診し統合失調症と診断され2ヵ月間入院した。さらにX－21年，被害妄想や多弁さが続きB精神科病院を紹介され1ヵ月間入院した。その後，精神科通院は中断しがちであった。
　X－3年，日常生活が不規則な生活となったため，世話していた親戚近くのC精神科クリニックを紹介され，なんとか外来通院をしていた。
　X－6日，処方されていた薬を無くして，服薬中断が始まる。その頃から「世界大戦の兵隊がやってくる」「飛鳥時代が……」等の妄想を訴え始め，食事も摂らず夜間も不眠が続いた。
　X－1日，手足をバタバタさせたり支離滅裂な内容を話したりしていたが，兄が説得してなんとか落ち着いていた。
　X日，「家の裏に筍泥棒が来ているか心配で見てくる」と何度も深夜に出入りしているところを兄が発見し，同日朝，当院へ受診となった。支離滅裂，幻覚妄想，拒否的，多弁が認められ，意思疎通が困難なため医療保護入院となった。
【主な前治療薬】C精神科クリニックの処方：ハロペリドール2.25 mg/日（朝，昼，夕），エチゾラム3 mg/日（朝，昼，夕），グリベンクラミド1.25 mg/日（朝食前），リスペリドン内用液2 ml/日（朝，夕），クロルプロマジン50 mg/日（朝，夕），レボメプロマジン25 mg/就寝前，カルバマゼピン200 mg/就寝前，ニトラゼパム10 mg/就寝前，フェノフィブラートカプセル100 g/就寝前（中性脂肪）
【治療経過】処方の単純化を目指して，ブロナンセリン8 mg/日（朝，夕），バルプロ酸ナトリウムR 800 mg/日（朝，夕），グリベンクラミド1.25 mg/日（朝食前），レボメプロマジン50 mg/就寝前，ニトラゼパム10 mg/就寝前，ゾピクロン7.5 mg/就寝前，シンバスタチン5 mg/就

症　例：63歳　女性
診断名：統合失調症

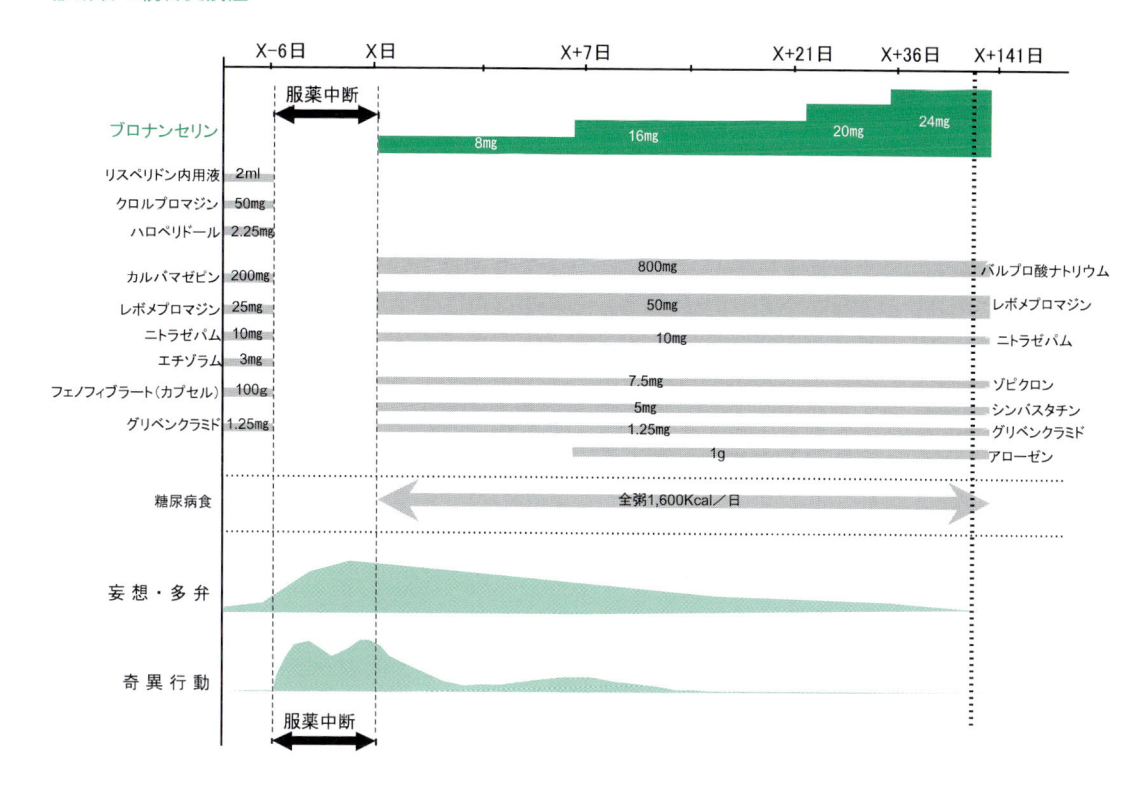

	X−6日	X日	X+7日	X+21日	X+36日	X+141日
		服薬中断				
ブロナンセリン			8mg	16mg	20mg	24mg
リスペリドン内用液	2ml					
クロルプロマジン	50mg					
ハロペリドール	2.25mg					
カルバマゼピン	200mg		800mg			バルプロ酸ナトリウム
レボメプロマジン	25mg		50mg			レボメプロマジン
ニトラゼパム	10mg		10mg			ニトラゼパム
エチゾラム	3mg					
フェノフィブラート（カプセル）	100g		7.5mg			ゾピクロン
			5mg			シンバスタチン
グリベンクラミド	1.25mg		1.25mg			グリベンクラミド
			1g			アローゼン
糖尿病食		←　　全粥1,600Kcal／日　　→				
妄想・多弁						
奇異行動						
		服薬中断				

寝前（中性脂肪），アローゼン1g／就寝前，を投与して治療開始．

入院当初は「実家はお寺で山ユリが咲いているから取りに行く」「その山は私の山だ！」等の妄想を訴え，看護スタッフに「こっちをみたな！」と大声を出していた．

X＋7日，大声の頻度がかなり減って多弁性もほとんど見られなくなった．幻覚・妄想状態も入院当初に比べ改善されてきたが，「芸能祭りでフラダンスを踊りに行く」「入院している場合なんかじゃない」等の訴え，思い出と言いながらまとまりのない内容をメモに書く等の症状が続いたため，同日よりブロナンセリンを16mg／日に増量した．なお，この前後での血糖コントロールは良好だった．

X＋21日，大声や多弁的な状態も見られなくなり，表情もかなり緩やかになった．幻覚・妄想状態は改善されてきており，さらなる改善を期待し，ブロナンセリン20mg／日へと増量した．

X＋36日，幻覚・妄想状態や大声を出す行為はほとんど見られないが，やや多弁的な様子を認めたためブロナンセリン4mgを追加し，計24mg／日とした．

X＋141日現在，幻覚・妄想状態は改善され，大声や多弁的な面もまったく見られず緩やかにすごしている．血糖値の著変は経過中，まったく認められなかった．

Ⅱ．考　察

本症例は，患者が薬を無くして服薬中断，支離滅裂，幻覚，妄想，多弁等の精神症状が再燃して医療保護入院となった症例である．患者は以前より糖尿病を合併しており，血糖値を観察しながら薬物療法を実施する必要があった．

今回，本症例に対してブロナンセリンへの切り替えを行った結果，血糖値などの代謝系へ悪影響を及ぼすことなく，徘徊等の奇異行動，旧家がお寺で裏には山ユリが咲いている等の幻覚妄想，な

どの精神症状の改善が認められた。身体合併症を伴う，特に糖尿病の既往歴がある統合失調症患者は多く存在し，薬物療法ではオランザピンやクエチアピンは禁忌となっており，糖尿病は患者のQOLや服薬コンプライアンスに大きく影響を及ぼしている。

　ブロナンセリンの評価にはさらなる症例の蓄積が必要であるが，今回の経験により，服薬中断による再燃や糖尿病を合併する統合失調症患者に対して，ブロナンセリンは積極的に試みるべき薬剤の1つと考えられた。

38. 治療中断後，長期にわたって未治療であった統合失調症の1例

小熊　隆夫

特別医療法人青松会　松浜病院

はじめに

ブロナンセリンは，DSA（Dopamine-Serotonin Antagonist）という新しい受容体分布を持った薬剤である。またD_2受容体への結合特性が強いことから，幻覚妄想症状の改善に対して特に効果が期待できる。発売後難治症例を対象に使用を試みてきたが，今回，治療中断後，長期にわたって未治療であった症例に対してブロナンセリンを使用し有効であった1例を経験したので報告する。

【症例】38歳，女性
【診断名】妄想型統合失調症。
【現病歴】29歳で発病。「会社の同僚が自分に好意を持っていて，アパートに忍び込んだり，盗聴したりしてストーカーしている」など，幻覚妄想状態となり不安で落ち込んだ状況となったため，当院に初診した。

統合失調症の診断で，ハロペリドール1.5 mg，ビペリデン2 mgが処方された。1ヵ月ほど内服して，少し元気が出たということで治療を中断した。その後も妄想症状が再燃したが，日常生活は何とかできたため放置されていた。38歳時，幻聴症状，注察・被害妄想が再燃し疎通性不良で，行動の渋滞を認め家事も何もできない状況となり，X年6月当院に再受診した。

【治療経過】ブロナンセリン4 mgから内服を開始した。2週間後も幻聴に左右されるところがあり，不穏で入院治療も考えられたが，家族も入院を希望しなかった。このため，ブロナンセリンを12 mgに増量して経過をみたところ，3週間目には幻聴症状がかなり改善し不安感がなくなり，疎通性も改善した。7週間後には幻聴は完全に消失した。若干他者が気になることがあると話していた。9週間後には，「気分が良くなったので仕事を始めようか」と話していた。

11週間後に「口が開いたまま閉まらない」と副作用と思われる症状が認められたため，ブロナンセリンを8 mgに減量した。13週目には副作用は消失したが，若干の意欲低下が認められた。15週目，家事はこなしており日常生活は全く問題ないが，やや抑うつ的で意欲低下が認められている。

まとめ

本症例は薬物治療に対して拒否的であり，初期治療の後中断し9年間未治療であった患者であるが，ブロナンセリンは継続内服しているのでコンプライアンスは悪くないと思われる。抑うつ症状については，精神病後抑うつかと考えられる。

経験的にはブロナンセリンは12～16 mgで効果が認められる症例は有効であり，その量で効果がなければ20～24 mgまで増量しても期待される効果を得られないケースが多い。

副作用に関しては若干の錐体外路症状は認められたが，今回は抗パーキンソン薬を使用すること

症　例：38歳　女性
診断名：妄想型統合失調症

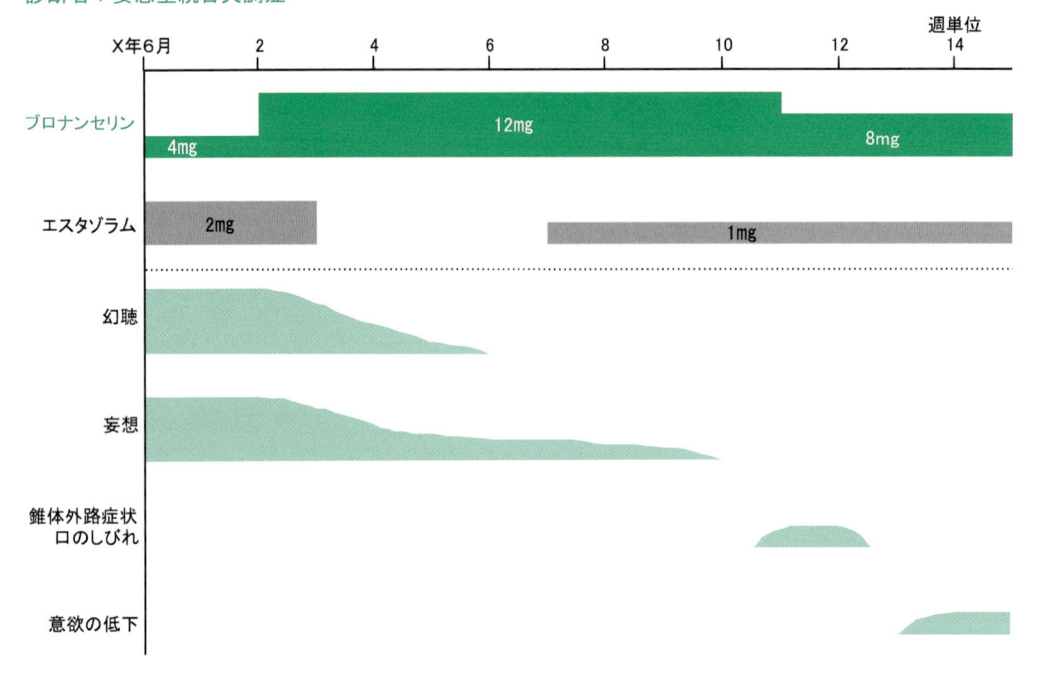

| | X年6月 | 2 | 4 | 6 | 8 | 10 | 12 | 週単位 14 |

ブロナンセリン　4mg　12mg　8mg
エスタゾラム　2mg　1mg
幻聴
妄想
錐体外路症状
口のしびれ
意欲の低下

　なく減量で対応することができた．ブロナンセリンは副作用も少なく，治療効果が期待できる薬剤なので，今後も新しい症例にためしていきたい．

III. 他剤からの切り替え

39. 頻回の希死念慮の訴えと多彩な精神症状に対してブロナンセリンが奏効した統合失調症患者の1例

中島　公博

医療法人社団　五稜会病院

I. 症例

【症　例】19歳，女性
【既往歴・家族歴】特記すべきことなし。
【生活歴】4人同胞の第2子。中学校卒業後，高校に進学するも1年次に中退する。
【現病歴】X-9年（小学4年）の頃から，生きていることが怖いと思うようになった。その思いは隠していたが，X-5年（中学2年）の10月頃に，死にたいと思い，包丁で自分を刺そうとしたところを家族に止められ，近所の心療内科を受診し通院治療を行った。家族が嫌で嫌で自宅から離れたいと思い，通院中の心療内科の紹介で精神科病院に転院し，X-4年5月に約2週間の入院治療を行った。ところが，家族が恋しくなり，当初の予定よりは早期に自宅退院となった。

退院後は自宅に近い他の精神科病院にて通院治療を行っていた。

X-2年11月頃より，強い不安感，焦燥感，離人感，気分易変性が強まり，大声をあげて泣き喚いたりするようになった。本人，家族は入院治療を希望したが1ヵ月経過しても満床との理由でなかなか入院できないため，12月に当院を紹介されて初診となった。初診時は18歳である。

前医の治療薬は1日量でリスペリドン3 mg，クロルプロマジン37.5 mg，アリピプラゾール12 mg，バルプロ酸ナトリウム600 mg，クロナゼパム3 mgの他に昇圧剤，利尿剤，鎮痛剤，下剤であった。クロルプロマジン換算で637.5 mgである。

【初診時現症】意識清明，母親と来院する。表情は不安げで辛そうである。質問には泣きながら答える場面もあるが，疎通性は良好である。「男性やおばあちゃんの声で怒鳴られる。辛いのでカミソリで首を切ろうとした。生きていることが怖く，恐怖が治るのであれば，入院して治療を受けたい」と話した。前医の診断は統合失調症であり，被害的内容の幻聴の存在もあるが，自宅の家族関係の悪化による心因的な情動不安定を呈しているとも考えられた。母親は「今の状態であれば普通に自宅生活ができる状態ではない」と強く訴え，入院での治療を希望した。

【治療経過】統合失調症の可能性を考慮し，自宅から離れての情動不安定の改善を目的に，X-2年12月～X-1年2月まで当院にて入院治療を行った。

薬物療法は前医からの非定型抗精神病薬のリスペリドンを主剤に使用し，悲観的思考，情緒不安定に対しては気分安定薬として引き続きバルプロ酸ナトリウムを用いた。その後は当院外来にて支持的精神療法ならびに薬物療法を行った。対人緊張が強く，自宅生活ではどうしても不規則な生活になるために，社会性の獲得を目的にデイケアでの精神科リハビリテーションを行った。

しかし，情緒不安定になり「死にたい，幻聴がある」などの訴えをくり返し，デイケア来所中も

症　例：19歳　女性
診断名：統合失調症（境界性パーソナリティ障害含む）

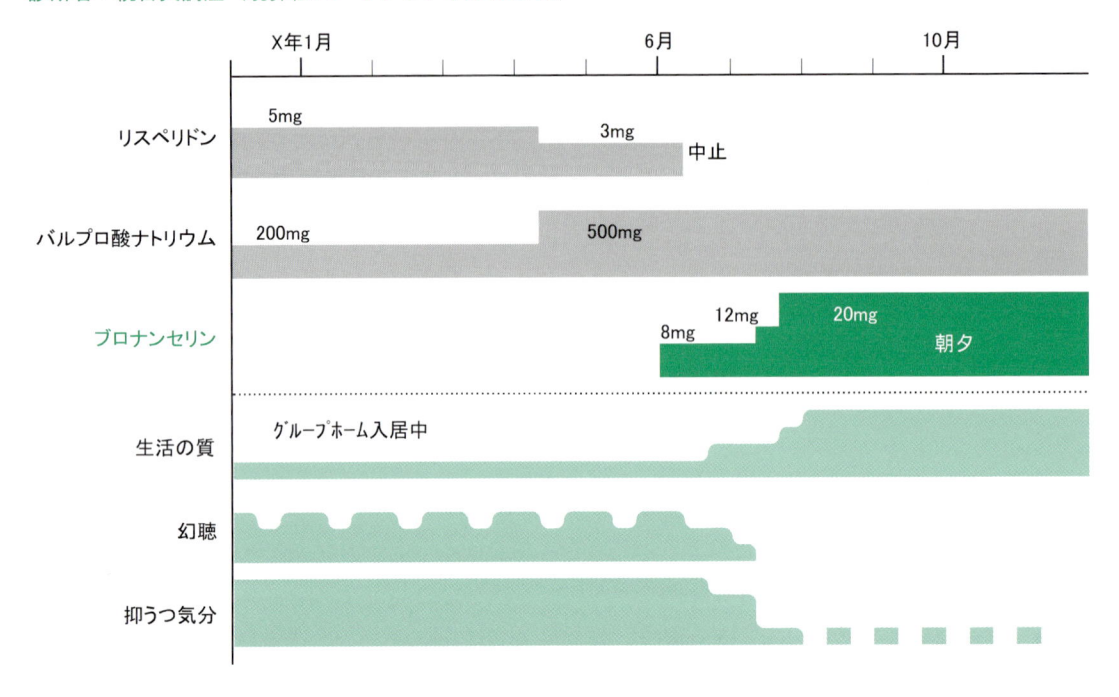

	X年1月		6月		10月
リスペリドン	5mg	3mg	中止		
バルプロ酸ナトリウム	200mg	500mg			
ブロナンセリン			8mg　12mg	20mg 朝夕	
生活の質	グループホーム入居中				
幻聴					
抑うつ気分					

　自傷行為，不穏行動を呈し，しばしば保護者に連絡し来院してもらうこともあった。自宅では父母との関係が不良であり，自宅に居たくないと患者仲間の家に泊まったりしていた。自宅から離れて生活したいとのことで，X-1年8月の1ヵ月間，開放病棟に任意入院となった。

　自宅から離れたいとの希望が強かったことから，今回の入院中にグループホームへの転居の予定をたてて，数ヵ所のグループホームの見学に行った。入院後は早期の退院を希望したが，父母は入院後間もない退院には拒否を示した。主治医からも時間経過をみなければ本当に良い状態かどうかの判断はできないことを説明したが，治療方針の説明には理解が不十分であった。退院日を設定し，父母の了解も得て，1ヵ月間で自宅退院となった。

　退院後はデイケアに通所し，父母への葛藤，情動不安定な状態に対しては心理療法を行った。X-1年10月にはグループホームに入居となった。この時期には「考えることがおかしい。感情のコントロールができない。悪い，震える，もうダメです。辛いです」と語る。11月は「グループホームの世話人に身体を触られた」と情動不安定，情動失禁となった。「解らない，記憶がない」と解離性障害を思わせる症状がある。12月には「人生の悩み，思い出したくないものを思い出す。幻聴がある」と辛く語ったため，リスペリドンを増量した。

　X年1月になっても「苦しい，だるい，こわい」などの訴えがある。デイケアプログラム参加中に未成年にもかかわらず喫煙をしたことでデイケアは終了となった。2月〜4月にかけても「苛々感，絶望してしまう。昼夕が苦しい。薬が合わない」と述べる。デイケア終了後はグループホーム関連の作業所に通い始めた。

　5月には「過去が出てくる。みられている。こわくなったりする」と内的異常体験の増強があり，5月Y日，ブロナンセリンを8 mgから開始し，リスペリドンから漸減漸増法による切り替えを行った。

　6月，ブロナンセリン投与1週後には「週末まで落ち込んだが今は良い」と表情はすっきりとしている。「やる気が出た。自宅で家事もしている。投与4日目頃から良くなった。頓服も使用していない。薬（ブロナンセリン）が効いた」と話した。

投与2週後の診察では「頑張っています。良くなったことは、苛々しなくなった。夕方5時に寝ていたのですが、昼夜逆転が治った。作業所から帰っても外出もできるようになった。体力もついた。死にたい気持ちもない。気分の波が来ても乗り越えられるようになった」と話した。

7月になり、「誰かに身体を触られている感じがある」との体感幻覚があり、ブロナンセリンを12 mgに増量し、さらに「苛々感がある。ちょっとしたことで苛々する」と訴えが多いため、ブロナンセリンを20 mgまで増量した。その後は「精神状態は安定している。性格も変わってきた。気分が上がりすぎないようにしている。前みたいに『死にたい』はない」と話した。

8月の状態も安定しており、以前は頻回に述べた「死にたい」はなく、2～3年後には結婚したいとの希望を持ち出した。9月には、「薬(ブロナンセリン)は合っている」と話すが、「人格の差がはっきりしてきた。しゃべり方も変わる」と解離性同一性障害の症状を呈した。「人格変化が激しい。不調が続いている。入院したい」と一時期不安定な状態であったが、結局は入院することなく経過した。

X＋1年3月現在、ブロナンセリン投与前に見られていた希死念慮、父母への陰性感情、幻聴、人から触られる感じなどの体感幻覚は減退し、何とかグループホームでの生活が成り立っている。

Ⅱ．考 察

本例は前医に統合失調症と診断されて当院に紹介された。被害的内容の幻聴はあり、内的異常体験はあるが、わざとらしい、くすくす笑い、浅薄な感情等の印象は少なく、果たして統合失調症の診断でよいものか迷った。顕著な症状がいつも口にする「辛い、死にたい。もうどうしようもない」であり、しばしばリストカットを伴った。また、「他の人格がいるようだ。人格が替わり喋り方も替わってくる」など解離性同一性障害を思わせる症状の訴えもあった。父母に対しての陰性感情が強く、対人交流の不得手からトラブルが生じやすく、境界性パーソナリティ障害の様相も見せていた。

外来診療中で最も困っていたのは、診察の度に述べる「死にたい」の言葉であった。支持的精神療法および臨床心理士による心理療法を行っていたが、希死念慮に対してはその都度、支持的、受容的に関わる方法しかなく、治療の手詰まり感があった。

このような経過の中で注察妄想、思考障害の増強があったため、丁度新規に上市された強力なドパミンD2受容体拮抗作用とセロトニン5-HT_{2A}受容体拮抗作用を有するdopamine-serotonin antagonist (DSA) とも呼ばれるブロナンセリンを選択したのである。結果的にはこの薬剤選択がうまく奏効してくれた。患者自らが述べた「この薬は合っている。やる気が出た。気分の波も乗り越えられるようになった。『死にたい』はない」ということがブロナンセリンの効果を見事に表しているものと考える。

実際の診療にあたっては、統合失調症の幻聴妄想等の陽性症状や陰性症状を改善すればよいだけではなく、様々な患者の訴えを聞かなければならない。本例のように情緒不安定性パーソナリティ障害や解離性同一性障害の諸症状を来している場合には治療に難儀することも多い。

さらに、希死念慮を訴えている場合にはどのような対応をしたら良いのかが診察毎に悩まされる。ブロナンセリンが陽性症状のみならず、気分の安定化につながったことはブロナンセリンの選択をする上で1つの示唆を与えたと思われた。

40. ブロナンセリンへの切り替えにより幻聴・意欲低下が著明改善した統合失調症の1症例

野 宮 浩 平

医療法人緑光会　野宮病院

I. 症　例

【症　例】31歳，女性
【診断名】統合失調症　破瓜型。
【家族歴】兄も統合失調症。
【既往歴】特記すべきことなし。
【現病歴】高校卒業後，会社に就職し事務職を4年間務めたが，社内での人間関係に馴染めず退職した。再就職先でも同様に人間関係の問題により1ヵ月半で退職し，その後の就職先でも同じ理由により1ヵ月で退職。以後就業せずにブラブラしていた。

25歳時に夜間不眠，不安亢進，絶えず独語があり，意味不明なことを口走る。「盗聴されている」と言い，注意集中困難で家事が手につかなくなり，X-5年4月2日より6月29日まで当院に入院となった。退院後の処方はリスペリドン6 mg/日，ビペリデン3 mg/日であった。退院後，共同作業所に通所していたが意欲低下があり，共同作業所も休みがちで無月経を伴っていた。

X-4年より体重増加を訴えたため，ペロスピロン24 mg/日，ビペリデン1 mg/日の処方に変更した。リスペリドンからペロスピロンに変更することにより無月経は改善したが，相変わらず共同作業所は休みがちであった。

X年5月より幻聴が聞こえ始め，辛いと訴えだした。本人自身も聞こえてくるのは幻聴であるとの自覚はあった。

【治療経過】X年6月よりブロナンセリン16 mg/日，ビペリデン1 mg/日に変更したところ，1週間の短期間にて幻聴は完全消失した。またリスペリドン投与時にみられた体重増加，無月経などの副作用も改善され，安定した症状が継続している。意欲低下も著しく改善され，日常生活・活動性・意欲も向上し，これまで休みがちであった共同作業所へ休まずに通所するようになった。

X年10月6日（X+113日）本人が日中の眠気を訴えたため，ブロナンセリンを8 mg/日に減量した。その結果，日中の眠気は訴えなくなった。

X年12月10日（X+178日），再び幻聴が再燃し辛いと訴えたため，ブロナンセリンを16 mg/日に戻した。その結果，幻聴はすみやかに消失し，日中の眠気もなく，一貫して作業所に通所を続けている。

II. 考　察

2008年上市されたブロナンセリンは，その薬理学的プロフィールとして脳内ドパミンD2受容体に対して高い結合親和性に優れ，次いで5-HT_{2A}受容体への結合親和性を有するという，非常にシンプルな脳内受容体選択性を有する新しいタイプの新規統合失調症治療薬である。国内における第3相比較臨床試験において，比較対照薬のリスペリドンと同等の臨床改善率・安全性を示し，特に安全性において体重増加や体重増加に繋がる

症　例：31歳　女性
診断名：統合失調症　破瓜型

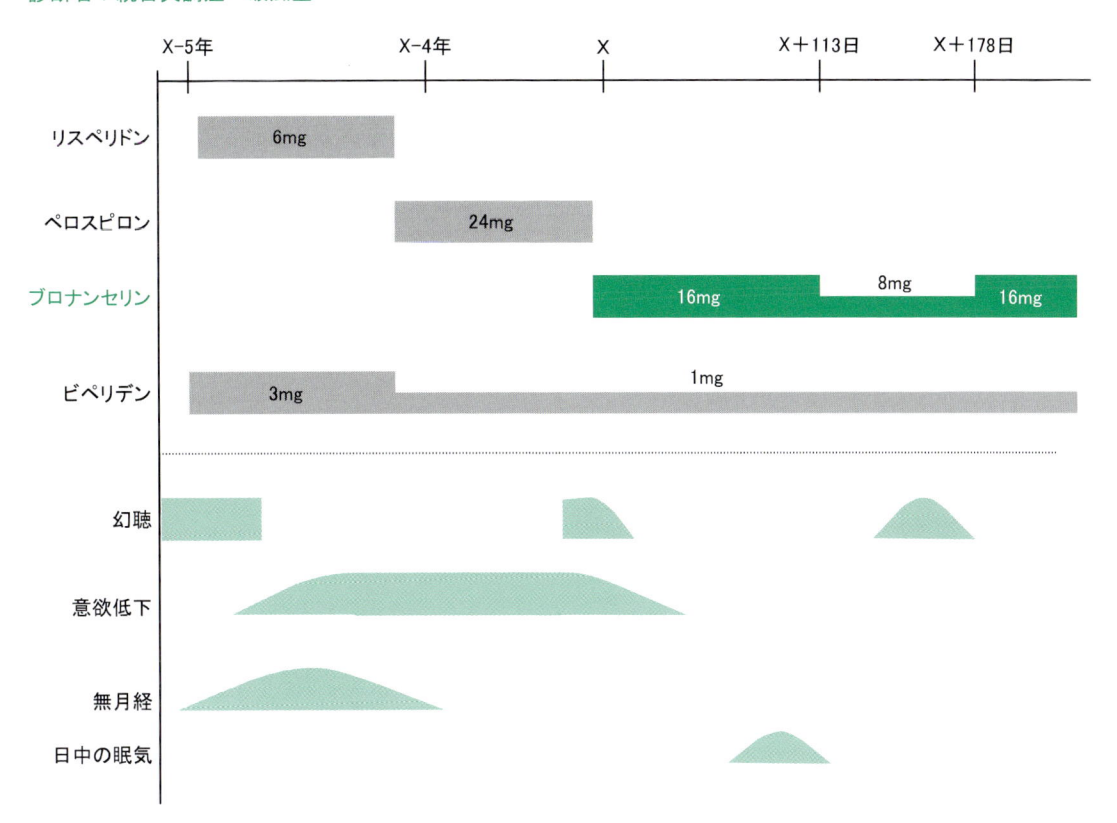

| | X-5年 | X-4年 | X | X+113日 | X+178日 |

リスペリドン　6mg
ペロスピロン　24mg
ブロナンセリン　16mg　8mg　16mg
ビペリデン　3mg　1mg

幻聴
意欲低下
無月経
日中の眠気

　食欲亢進，無月経に繋がるプロラクチンの上昇等の副作用が有意に少ない臨床的特徴を示す薬剤である。
　本症例において長年治療に難渋した幻聴がブロナンセリン投与開始わずか1週間の短期間で著しい改善効果が認められたことは，ブロナンセリンの薬理学的特性である強力な脳内ドパミンD2受容体遮断作用が直接反映したものと考えられる。
　意欲低下に対しても幻聴改善効果同様の著しい改善が認められ活動性が向上したことは，ドパミン，セロトニンに特化した強力かつシンプルな受容体選択性によるものと推測される。
　また，リスペリドン投与時には体重増加や無月経などの副作用は見られたが，ブロナンセリンへの切り替えによって，それらの副作用はすみやかに消失し，副作用防止のための抗パーキンソン薬の投与量も3分の1にまで減量が可能となったことが著しいQOL向上に繋がった要因の1つと推測される。
　ブロナンセリンは強力な陽性症状・陰性症状改善作用を有し，かつ安全性は非常に高く，今後臨床において統合失調症の第一選択薬となる可能性の高い第二世代抗精神病薬と考えられる。

III. 他剤からの切り替え

41. ブロナンセリンが有効であった難治症例

山田 真吾

札幌佐藤病院

はじめに

これまで他の非定型抗精神病薬，電気けいれん療法により漠然とした不安・恐怖の改善が得られなかったが，ブロナンセリンに置換して症状が軽快し，その後も安定した精神状態を維持できている症例を経験したので報告する。なお今回の症例報告について本人より同意を得ている。

I. 症 例

【症　例】33歳，男性
【診断名】統合失調症。
【既往歴】中学時に腋臭症の手術を施行。
【家族歴】特記事項なし。
【生活歴】3人同胞第3子。高校卒業後，専門学校に進学するが1年で中退。その後，食品工場，建設現場などでアルバイトをするが，いずれも長続きしなかった。
【現病歴】中学時に自分の腋の臭いを，高校に進学してからは他人や自分の目つきに対しても気にすることが多くなった。

X−14年（18歳），自己臭恐怖を訴えるようになり総合病院であるA病院精神科を受診した。当初は対人恐怖症と診断され，抗精神病薬だけでなく抗うつ薬，抗不安薬なども投与されていたが，十分な治療効果は得られていなかった。

X−6年（26歳），服薬が不規則となり，自宅で興奮して洗剤を飲む衝動行為によりA病院で約4ヵ月の入院歴がある。このときクエチアピンを主剤とし，対人緊張，易刺激性などの症状は残存していたが，入院当初よりは落ち着きを取り戻したため退院に至っている。

その後，作業所にも通うようになったが，日中の眠気や昼夜逆転があり，主剤をクエチアピンからペロスピロンに置換された。

X−1年2月（31歳），不眠が続いていたところ，外出中に滅裂な状態で興奮し警官に保護され，A病院に2回目の入院となった。まもなく睡眠リズムが改善され情緒的に落ち着いたため，同年4月には退院となった。

X−1年8月，アルバイト仲間との口論から不眠，不安が増悪して「遺書を書いた」「本当は死にたくない」など混乱した様子で興奮し，A病院に3回目の入院となった。抗精神病薬を調整されたがリスペリドン18 mg，ペロスピロン48 mg，クロルプロマジン300 mg，レボメプロマジン400 mg，ハロペリドール36 mg，クエチアピン600 mg，スルトプリド1,200 mg（それぞれ1日の用量，以下の薬剤用量も1日の用量を示す）はいずれも明らかな効果は得られなかった。オランザピンは薬疹が生じ中止されている。

この間，「今度入院してきた人は僕の命を狙っている」など被害妄想が目立ち，ときに精神運動興奮が著しく保護室に隔離や身体拘束を要することもあった。

同年10月からは小指を嚙み切ろうとする自傷行為をくり返し「小指を切れば命が狙われることから許してもらえると思った」と話している。こ

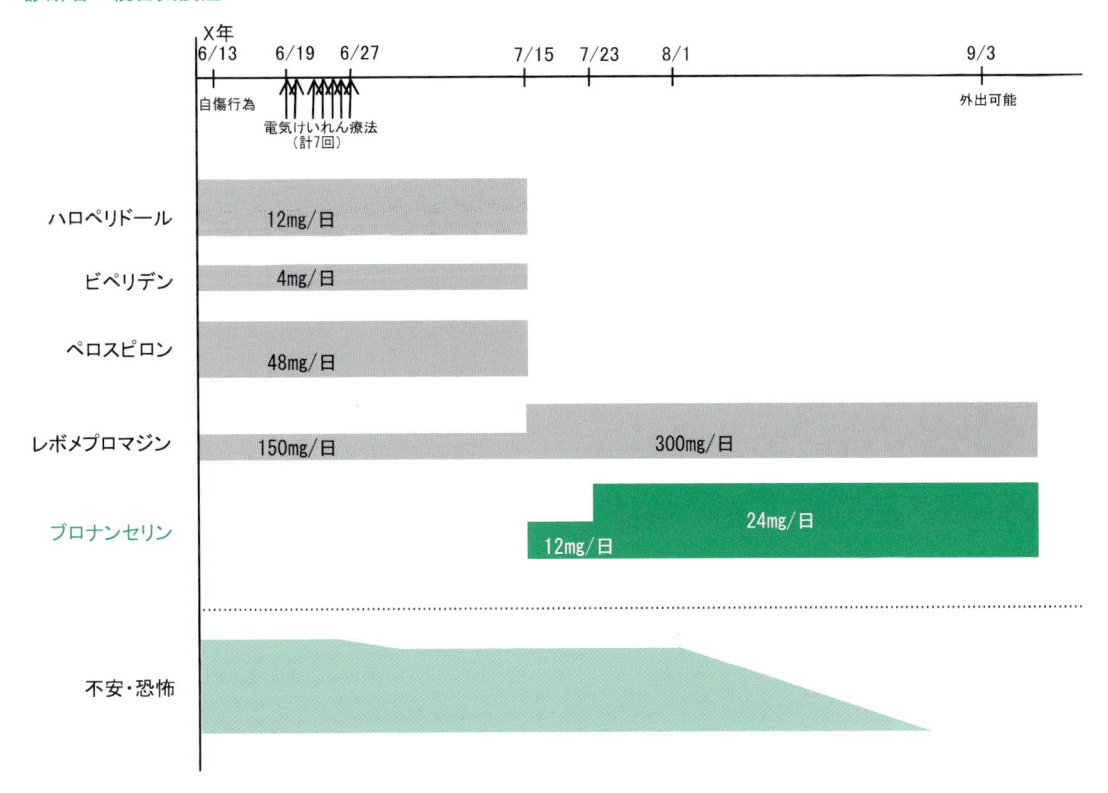

症　例：33歳　男性
診断名：統合失調症

	X年							
	6/13	6/19	6/27	7/15	7/23	8/1		9/3
	自傷行為	電気けいれん療法（計7回）						外出可能
ハロペリドール		12mg/日						
ビペリデン		4mg/日						
ペロスピロン		48mg/日						
レボメプロマジン		150mg/日			300mg/日			
ブロナンセリン					12mg/日	24mg/日		
不安・恐怖								

のためX年2月より電気けいれん療法が施行され，合計6回で被害妄想とそれに伴う不安・恐怖は改善された。その後，精神科リハビリテーションの導入，社会復帰計画のためX年3月に当院へ転院となった。

転院時はハロペリドール24mgが主剤であり，リスペリドン内用液3mlが不穏時頓服（1日3回まで）として処方されていた。転院といった環境変化のため不安・緊張感が再度悪化し，上記処方だけでなく抗精神病薬，抗不安薬の追加・増量を執拗に訴え，薬に対する依存傾向が強かった。自分の口臭が気になるため常時マスクをしてすごしていた。作業療法も導入されたが他の患者の視線が恐ろしいと訴え，参加には気乗りせず自室に引きこもってしまうことが多かった。

担当医，スタッフ間でカンファレンスを重ね，不安・恐怖を軽減するため支持的・受容的に接し，患者の興味・関心について話し合うよう心がけた。しかし薬の増量の訴えがあまりにも執拗であった

ため希望通りペロスピロンを追加，48mgまで漸増したが，症状は全く変わりなかった。ペロスピロンを最高用量まで追加したため非定型抗精神病薬への置換として，その後ハロペリドールを12mgまで漸減していった。

X年6月13日実家へ外泊中，再度小指を工具で切断しようとする自傷行為があり帰院した。この時点での投与薬剤は治療経過図に示されている以外にエチゾラム3mg，ブロチゾラム0.5mg，フルニトラゼパム2mg，モサプリド15mg，センノシド2錠，酸化マグネシウム2.0g，アムロジピン2.5mgであった。

自傷行為について「病棟の患者さんたちが皆怒っています，変な顔しているって」「（小指を切れば）皆が許してくれると思ってやりました」と話していた。このため本人，両親と話し合い，再度電気けいれん療法を施行することとした。合計7回（6月中旬〜下旬）の治療により実施前の被害妄想は改善し，自傷行為について「何であんなこ

としたんだろう，失敗しました」と言うようにはなったが，漠然とした不安・恐怖は残存し，薬に対する要求は続いていた．さらに不安を紛らわすため多飲水になることも認められるようになった．

これまで様々な薬剤調整が行われてきたが，いずれも奏効しなかったため，7月中旬よりハロペリドール12 mg，ペロスピロン48 mg，ビペリデン4 mgを中止し，新規非定型抗精神病薬であるブロナンセリン12 mgを追加，不安焦燥感が強いためレボメプロマジン150 mgを300 mgに増量した．特に目立った副作用がないことを確認してから7月下旬よりブロナンセリン24 mgに増量した．8月に入ってからマスクをしないことが多くなり，1日3回要求していた頓服薬の服用回数も減っていった．「息が臭くてもいいやと前向きに考えられるようになってきました」「外出したいです，薬が効いているんでしょうか」と話すようになった．8月下旬には「80点くらい」と自己評価もよく，家族も症状改善を認識して9月からは外出に同伴してくれるほどになった．

ブロナンセリン投与後，半年経過したが月に2～3回家族との外出を楽しみ，家族も安心して外泊の計画を立てることができるようになった．また他人の視線や自分の口臭などほとんど言及することがなくなり，不安・恐怖が軽減したため頓服を全く服用しない日がひと月の半分程度を占めるようになった．このため人目を気にせずデイルームにも出るようになり，自室に引きこもってしまうこともなくなった．

II. 考　察

これまで定型，非定型を問わず抗精神病薬を十分量，十分期間投与したにもかかわらず，3種類以上の薬剤で効果が得られなかったことから本症例は難治例であったと考えられる．また被害妄想から不安・恐怖が高じて自傷行為に至り電気けいれん療法を行うエピソードが2回あった．A病院で電気けいれん療法が行われた後にはすみやかに症状は改善された．しかし当院で電気けいれん療法を行った2回目のエピソードでは被害妄想は改善されたが，漠然とした不安・恐怖が残存し執拗に薬を要求することが続いた．ハロペリドール12 mg，ペロスピロン48 mgは副作用こそ生じなかったが効果もほとんど得られることなく，新規非定型抗精神病薬であるブロナンセリンに置換した．不安焦燥感が強いため同時にレボメプロマジンも150 mgから300 mgに増量したが，以前にもレボメプロマジンは400 mgまで投与されて効果が得られていない薬歴があり，この処方変更において改善が得られなければ，治療方針として難渋するところであった．

これまでリスペリドン内用液3 mlを不穏時の頓服として用いており，一過性ではあるが「少し気持ちが落ち着く」と効果が自覚されている．このため同様のセロトニン-ドパミン拮抗薬であるペロスピロンを最大用量まで併用したが，同様の効果はほとんど得られなかった．しかし同じくセロトニン-ドパミン拮抗薬であるブロナンセリンに置換したところ，2週間ほどで不安・恐怖が軽減していき，「マスクをしなければ他人と話せない」「人目が気になるのでデイルームには出られない」といった症状は4週ほどで消褪して，日常生活の改善を得ることができた．不安・恐怖が軽減したことに伴い頓服を希望する回数も減り，頓服なしで終日すごす日も多くなった．また以前より明るく意欲的になり，家族との外出や買い物などにも興味・関心を示すようになった．

同じセロトニン-ドパミン拮抗薬であっても本症例のように臨床効果が異なることがあり，非定型抗精神病薬間でも薬剤変更により奏効する可能性が示唆された．

半年が経過した時点においても安定した精神状態を維持しており，被害妄想など陽性症状の再燃も認めていない．抗パーキンソン薬（ビペリデン）を中止したが目立った副作用を認めず，維持療法としても期待される．本症例においてブロナンセリンは急性期治療，維持療法に有効であったが，難治例であるためさらなる観察期間をおいて今後も評価を要するものと思われる．

Blonanserin Case Report

42. ブロナンセリンへの切り替えで再発予防に成功しているアルミホイルを部屋中に貼って盗撮を防いでいた女性の症例

窪 田　彰

医療法人社団草思会　クボタクリニック

I．症　例

【症　例】Aさん，50歳台，女性，主婦
【診断名】統合失調症。
【受診経路】姉より，Aが「誰かに盗聴・盗撮されている」と言って部屋を暗くしており，同居している次女が困っていると保健所に相談があり，次女と保健師同伴にて当院へ初診に来院した。
【家族歴】特記すべきことなし。
【既往歴】特記すべきことなし。
【病前性格】内気，引っ込み思案。
【生活歴および現病歴】東北地方にて生育。地元の小学校・中学校・高等学校卒業後，調理師の専門学校へ進み卒業後，自宅近くのホテルで働いた。20歳時，東京に出てみたくなり，東京の会社に就職を決めて上京した。23歳時に結婚。24歳で長女出産。27歳で次女を出産。37歳時，小田和正の「ラブストーリーは突然に」を聞いてからファンになり，初めてコンサートに行ったとき，小田和正が本人に手を振っていたと感じたが恥ずかしくて手を振り返せなかった。コンサート中，セットの陰から自分の写真を写されている，帰り道でも連写式のカメラで撮られて，撮り逃がされていると感じた。

44歳時，パート先の会社の人たちに笑われたり，悪口を言われているように感じた。

45歳時，夫の暴力を理由に離婚している。離婚と共に現住所へ転居している。その後次女は，同棲していた彼と別れて母親と同居を始めた。

46歳時，小田和正のコンサート中，小田和正から「錦糸町！」と突然言われ特定された自分にファンがやきもちを焼き，嫌がらせをするようになったと感じた。

買い物途中に，路上に座り込んでいる女の子達から，「むかつく」と言われたり，怖いお兄さんに，つばを吐かれたり，つけ回されていると感じた。また，自分のことが携帯電話やインターネットのサイトに乗せられてしまっていると感じ，盗撮，盗聴されている，家の中だけでしか知らない自分のことを見知らぬ人達が知っていると感じた。

警察，探偵，電気会社等にも相談したが請け負ってくれなかったため，自分で盗聴器を調べられるような機械を買った。この頃は，家の中を暗くしてすごしていたりと，外出ができなくなっていた。さらに，希死念慮もあった。この頃，幻聴はなかったと言う。

X年10月（48歳時），最近は見知らぬ人からの嫌がらせはおさまって来ていると言うが，なお盗聴・盗撮があり，風呂に入る時はブレーカーを落として暗くして入っていた。同居の次女が家の電気をつけるが，Aは嫌がるため口論になっていた。

【初　診】X年10月に，上記の事情を次女から聞いた東北地方に暮らしている姉が心配して上京し，保健センターに相談をし，筆者のクリニックへ次女と保健師同伴での初診となった。本人は

症　例：50歳台　女性
診断名：統合失調症

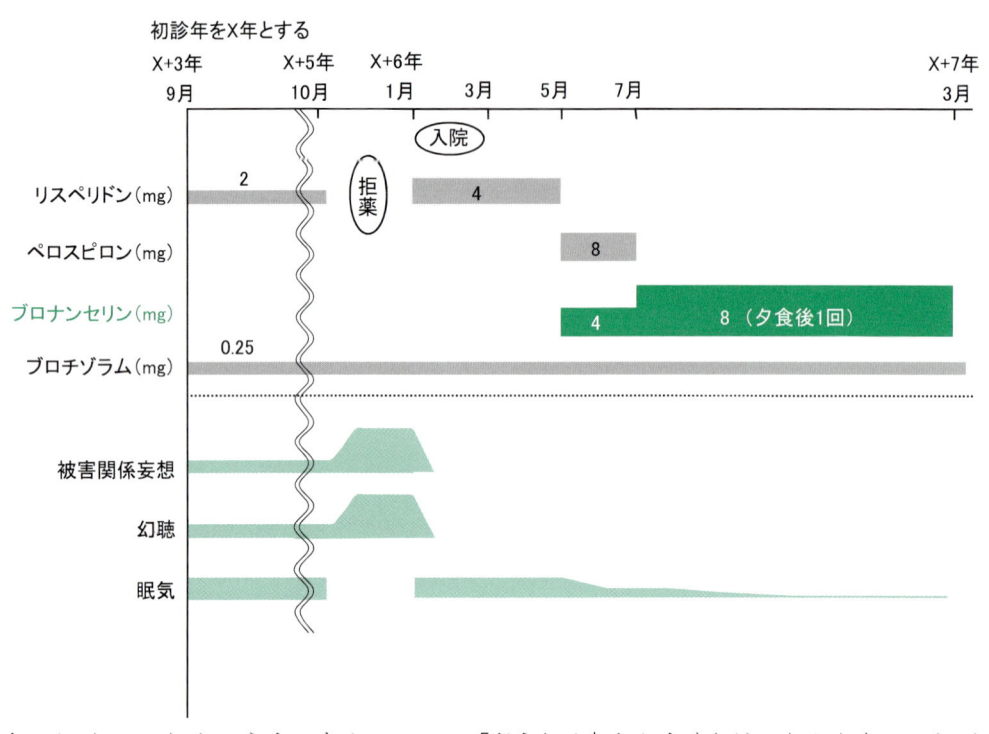

初診年をX年とする

	X+3年 9月	X+5年 10月	X+6年 1月	3月	5月	7月	X+7年 3月
				入院			
リスペリドン (mg)	2	拒薬	4				
ペロスピロン (mg)					8		
ブロナンセリン (mg)					4	8（夕食後1回）	
ブロチゾラム (mg)	0.25						
被害関係妄想							
幻聴							
眠気							

「テレビの中から（カツン）という音がする。いたずら電話が嫌で電話ははずしている。百貨店に行くと他人がこちらを見てからかっていることがあった。小田和正のファンだが、そのファンから嫌がらせをされる。夜は寝つきが悪く、睡眠は不定期になっている。街に出ると他人の態度や言っていることが自分にあてつけているように思える。通りがかりの人が『ムカツク、クソババア』とか言う」と語った。

　このような被害関係妄想，注察念慮，幻聴，不眠傾向，自閉的生活等から，妄想型の統合失調症と診断し，抗精神病薬の服用と精神療法による病識の獲得が，まずは必要と考えた。本人に，今後の通院治療の必要性と薬物の有用性および副作用について説明して，ペロスピロン 12 mg を処方し今後の通院を勧めた。しかし，病識に乏しく通院や服薬への同意は困難であった。その後クリニックへは来院しなかった。

【治療経過】X＋1年3月に，5ヵ月ぶりに姉・長女・次女が揃って来院した。前回受診後，本人は薬を全く服用していない。手紙を書いているが，「殺される」とか全くわけのわからないことばかり書いている。最近は，自宅のある6階建てのビルの住人全員に盗聴されていると思っている。その盗聴を防ぐためと言って，家の中はアルミホイル貼りになっている。一方で買い物には出かけており，日常の家事はできている。娘たちで入院させることも考えたが，本人は「私は病気じゃないから入院させないで」と言っているためどうしたら良いかとの相談であった。そこで，今後も通院と服薬の必要性と，どうしても事態が進展しなければ医療保護入院の方法もあることを説明した。

　X＋1年5月，本人一人で来院した。「連休が明けて，声（幻聴）は自分を応援してくれることが多くなり，やはり自分が正しかったんだと思うようになった。ここの職員も皆初めから私のことを知っているのに，何も知らないふりをして話を聞いている。薬は実は全く飲んでいない。娘がうるさいので飲んだということにしている。今日も本当は来たくなかったが，娘がうるさいのでここに来たが今後は来ません。これで打ち切りにします」と一方的に語り，処方も拒否して帰った。こ

の面接の経過をクリニックより姉に電話で報告したが，長女と次女が相談した結果，入院はさせずにしばらく様子を見たいとの申し出であったため，またしばらく中断になった。

X＋2年2月，その後，本人よりマンションの大家さんに「盗撮について損害賠償しろ」との文書が届いたとのことで，次女より再び保健センターに相談があった。そこで，筆者は保健師と共に訪問することとした。しかし，訪問予定を聞いて本人は出かけてしまい，行った時はすでに不在で次女のみが待っていた。マンションの部屋の中は，驚いたことに廊下・トイレ・風呂場・台所・居間の壁と天井全てにアルミホイルが貼られており，照明もアルミホイルの陰から漏れてくるのみで，薄暗い部屋に銀色がにぶく光っているのは不気味であった。カーテンも閉めきられており，電気スタンドには箱が被されており，わずかな光が漏れていてそれで暮らしているとのことだった。アルミホイルは盗撮・盗聴から自分を守るためであった。奥の次女の部屋だけはアルミホイルはなく，普通に明るくまぶしく感じられた。

この状況に，次女もようやく入院させる決断がつき，姉や長女に相談して入院の予定日を決めることとした。

X＋2年3月より同年8月の間，B精神科病院に医療保護入院をした。入院中は，リスペリドンを4mg処方にて幻覚妄想状態は改善され，4月には任意入院として開放病棟に移っている。その後，立ちくらみが認められたためオランザピン5mgに変更して安定したため，退院となった。退院にあたり共同作業所やデイケアを勧められたが，他患との交流を好まず拒否していた。

X＋2年8月，B病院を退院後の当院外来では，本人は「入院後約1週間で声は聞こえなくなった。しかし，病気について自分なりに納得するのに時間がかかった。今は，他人の視線が自分に向けられている感じはしない。外泊で部屋に戻ったときに，アルミホイルで真っ暗な部屋を見て戸惑いを感じた。当時は自分の感覚を信じていたので薬は飲まなかった」と語った。盗撮と感じたのは妄想だったかもしれないとの病感は生まれてきていた。見違えるように健康的な印象になっていた。服薬中断による再発の可能性について説明し，定期的な通院と服薬を約束した。退院に際して転居して，生活保護を受給することになった。その後，時々の薬の飲み忘れはあるものの何とか通院を続けていた。また，一度訪問看護を実施したが，本人は拒否的であったため以後止めている。

X＋3年4月，外来受診時「周りが変わったから自分も影響を受けました。自分は病気ではありません。テレビを見ていれば自分を盗撮しているのがわかりますよ。ただ，夜間に眠れないのがありますから，それで来ているだけです」と被害関係妄想の再燃と病識の欠如が再び目立ってきた。

X＋3年5月，次女が来院し，「本人が再び『盗撮されている』とか『周りの人に言われている』と言い出し，洗面所にアルミホイルを貼り出している。テレビを次女が見ていると一切部屋から出てこない。娘がいないと，テレビの電源を切りプラグも抜いてテレビにアルミホイルを貼っている。3月半ばから様子が変わり始めて不機嫌になった。薬は飲まなくなっている」と語った。

X＋3年6月，本人が来院し不眠を訴え，オランザピンは飲まないと主張するため，就寝前にペロスピロン8mgとブロチゾラム0.25mgを処方した。

X＋3年9月，ペロスピロンの服用で毎日眠くてうつらうつらしてしまうと訴えるため，リスペリドン2mgに変更した。以後しばらくは，安定した日々が続いていた。

X＋5年10月頃より，再び拒薬傾向が始まり，被害妄想が再燃し，11月初旬を最後に通院も途絶えてしまった。クリニックからも受診を促す電話を入れたが，妄想的な返事が返ってくるだけであった。訪問看護は拒否されてしまった。

X＋6年1月に，次女より「近所のお店をうろうろしていて店員をたたいてしまい110番通報され，措置入院となった」との連絡があり，近くの都立の総合病院精神科に入院となった。入院後は，リスペリドン4mgの服用で急速に被害関係妄想は消退している。

X＋6年3月（54歳），退院して再び外来通院を開始した。本人は「入院前はずっと一人の男の声に支配されていました。その男はテレビの中に

姿も見えました。入院して4日ほどでその声は消えました。盗撮される感じも消えました。今思うとあれが幻聴で，当時は具合が悪かったのはわかります」と語り，通院と定期的な服薬を約束してくれた。

X＋6年5月に，血液検査で血糖値が高めであったために，リスペリドン4 mgから，ペロスピロン8 mgとブロナンセリン4 mgの併用に切り替えた。

X＋6年7月に，病状の安定と共に，ペロスピロンを中止し夕食後にブロナンセリン8 mgの1回処方とした。本人は「ペロスピロンは飲まずに捨てていたが，ブロナンセリンは飲みやすい」と語り，「幻聴も被害妄想も今はありません。アルミホイルを貼り出したら病気ですよね」と認めるようになった。リスペリドンのときよりも眠気が少なく飲みやすいと語っている。

以後8ヵ月が経過するが，定期的な通院と服薬を続けており「テレビで統合失調症の症状を見たが，自分とよく似ていた。殺されるというのもそっくりだった」と語っており，幻覚妄想を客観視できるようになって病識が生まれてきている。病状は改善し再発予防に成功して，現在も良好な生活が続いている。

II. 考　察

アルミホイルを部屋中に貼って暗い部屋で暮らすといった奇妙な生活を長年送っていたが，医療保護入院により抗精神病薬に良く反応して急速に幻覚妄想が消退した症例であった。しかし，妄想は確信に満ちており，病識に乏しく，治療への導入に時間がかかり，なおかつ再発をくり返したが，ブロナンセリンの少量1回投与が再発予防に役立っている。

この症例は，抗精神病薬が奏効する一方で眠気やめまい等の副作用が出現しやすく，そのため拒薬に陥り，再発をくり返す傾向があった。そこで，ブロナンセリンの受容体結合特性による副作用の少なさに期待して処方を変更し，服薬継続につき本人の納得を得ることができて再発予防を実現できた。

また，血糖値の上昇や体重増加のリスクについても，オランザピンやリスペリドンよりも比較的リスクが少ないブロナンセリンを選択することで，病状の安定を得ることができた。

統合失調症の患者は長期にわたる再発予防が必要なため，わずかな副作用でも服薬中断を招きやすく，副作用のリスクの少ない抗精神病薬の選択が重要である。ブロナンセリンが，そのような統合失調症の維持療法に有益である実感を，この症例から得ることができた。

43. 統合失調症の陰性症状にブロナンセリンが奏効した1例

藤田　雅也

社会福祉法人桜ヶ丘社会事業協会　桜ヶ丘記念病院精神科

I. 症 例

【症　例】47歳，男性
【家族歴】精神疾患の遺伝負因は不明である。
【生活歴・現病歴】同胞はなし。発育・発達に問題はなかったが，小学校時代より引きこもりがあり，中学卒業後一時農業に従事するも長続きせず，20歳時に幻覚・妄想が顕在化し統合失調症を発症した。一時精神科を受診したが継続には至らず，無為・自閉的な生活を送っていた。母親の他界後，父親と生活していたが自宅が火事となり，現場で呆然としていたところを保護され，X年2月13日当院に医療保護入院となった。
【入院時現症】統合失調症残遺状態にあり，陰性症状が強く，自閉的で接触性が悪い。診察時も終始俯いており，発語はなくただ頷くのみで，日常生活の営みにも重度に支障を来すような状態であった。
【入院後経過】入院時，患者は深刻な無関心のためほとんど全く会話は成り立たず，非言語的関与もわずかで，疎通性は著しく障害されており，身の回りのこともほとんどできない状態であった。

まずオランザピン20 mg/日として治療を開始したが，眼球上転のエピソードによりビペリデン2 mgを追加した。その後悪性症候群を発症し，オランザピンによる治療を中止した。身体症状の改善とともにX年5月12日アリピプラゾール12 mg＋ビペリデン2 mgによる治療を開始した。徐々に疎通性の改善が見られたため，24 mgまで増量したが，X年6月1日イレウスとなりアリピプラゾールは中止した。

入院後の4ヵ月間は非言語的関与による疎通性の改善を見るのみで，日常生活においてほとんど身の回りのことができない状況に変化はなかった。

X年6月28日，全身状態が回復したため，抗精神病薬による治療を再開，ブロナンセリン8 mg＋ビペリデン2 mgより開始した。その後発熱やイレウス症状は出現しなかったため，16 mgに増量した。この頃より，自らの意思表出やごく短い会話が可能となった。その後24 mgに増量したが特に副作用は発現せず，日常生活において多少の介助は必要とするものの，おおむね自立した生活が送れるようになった。

II. 考 察

統合失調症残遺状態の患者の治療として望まれることは，陰性症状や認知機能の改善であることは明白である。もちろん，治療する上で錐体外路症状を初めとする様々な副作用が発現しない，もしくは発現したとしても比較的軽度で患者の日常生活に支障を来さないことが抗精神病薬には求められる。今回の症例ではオランザピンやアリピプラゾール内服により悪性症候群やイレウスといった症状を引き起こし，抗精神病薬に対して比較的副作用の発現頻度の高い患者にブロナンセリンを投与したわけであるが，副作用の発現はもとより，内服後1週間程度で自発性が芽生え，その後様々な陰性症状の改善が見られた症例であった。

症　例：47歳　男性
診断名：統合失調症

X年　X-2/13　X-3/15　X-4/30　X-5/12　X-5/19　X-5/26　X-6/1　X-6/28　X-7/3　X-7/13

オランザピン　当病院医療保護入院　20 mg　悪性症候群発現 薬剤中止
アリピプラゾール　　　　　　　　　　　　　　12 mg　18 mg　24 mg　イレウス症状発現 薬剤中止
ブロナンセリン　　　　　　　　　　　　　　　　　　　　　　　　　　　　8 mg　16 mg　24 mg
ビペリデン　　　　　2mg　　　　2mg　　　　　　　　　　　　2mg
ニトラゼパム　　　　　　　　　　　　　　　　　　　　　　　　　　5〜10 mg 頓用

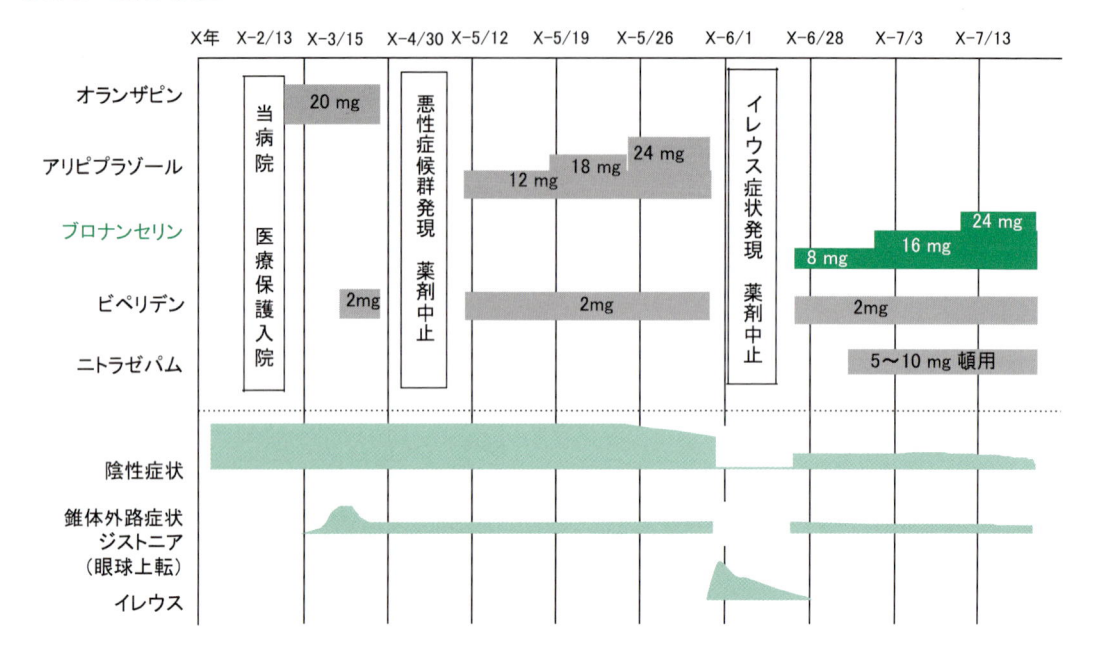

陰性症状
錐体外路症状 ジストニア（眼球上転）
イレウス

表1　入院時（左）＆ブロナンセリン内服6ヵ月後（右）の陽性・陰性症状評価尺度：陰性尺度
(positive and negative syndromes scale：negative subscale)

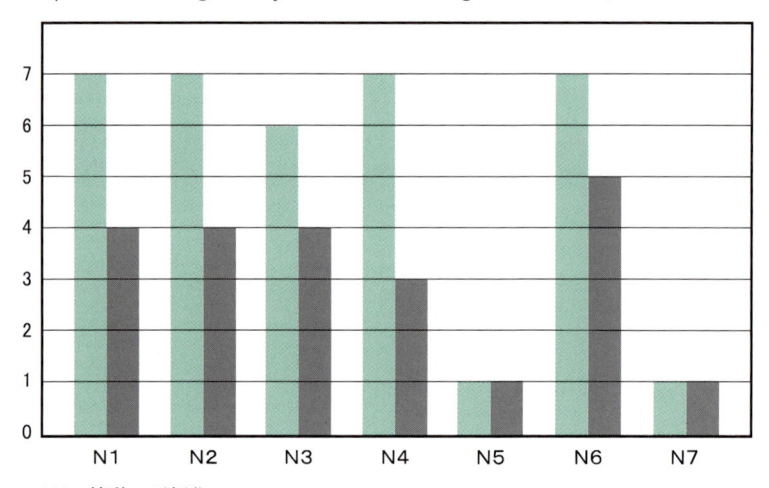

- N1. 情動の平板化
- N2. 情緒的引きこもり
- N3. 疎通性の障害
- N4. 受動性・意欲低下による社会的引きこもり
- N5. 抽象的思考の困難
- N6. 会話の自発性と流暢さの欠如
- N7. 常同的思考

入院時
ブロナンセリン内服後

ブロナンセリンはシクロオクタピリジン骨格を有する抗精神病薬であり，ドパミンＤ２およびセロトニン5-HT$_{2A}$受容体に対して強い遮断作用と高い選択性があり，ドパミンＤ２受容体の方がセロトニン5-HT$_{2A}$受容体よりも遮断作用が強力であるという特性を持つ．抗精神病薬のほとんどがＤ２受容体拮抗作用を有し，このＤ２受容体拮抗作用が幻覚や妄想といった陽性症状の改善に有用であると言われている．

ブロナンセリンの受容体結合特性を考えるにドパミンＤ２受容体に対するKi値は0.284±0.068 nMと他の非定型抗精神病薬に比して非常に高いものであり，陽性症状に対しては既存薬と同等もしくはそれ以上の効果を有することは理解できる．

ではそのような特性を持つブロナンセリンが今回の症例のように陰性症状の改善に有効であったのはいかなることが原因であろうか．ここで再びその薬理特性に目を向けてみると，受容体結合特性で次に挙げられるのはセロトニン5-HT$_{2A}$受容体に対する結合親和性である．Meltzerらの提唱するセロトニン仮説によれば，このセロトニン5-HT$_{2A}$受容体拮抗作用は感情鈍麻，自発性減退，疎通性障害などの陰性症状の改善作用に寄与すると考えられている．しかしブロナンセリンはドパミンＤ２受容体の方がセロトニン5-HT$_{2A}$受容体よりも遮断作用が強力であるという特性を持つということは既述した通りである．

とするならば，ブロナンセリンは陰性症状よりも陽性症状により効力を発揮するはずである．ではどうして今回の症例のように陰性症状に効力を発揮したのであろうか．これにはブロナンセリンのＤ３受容体結合親和性が関与している可能性が示唆される．なぜなら近年，動物モデルにおいてＤ３受容体拮抗作用が認知機能の改善や錐体外路症状の発現軽減に関与するとの報告もなされているからである．もちろん，Ｄ３受容体拮抗作用については未だ解明されていない点が多く論議を呼ぶところではあるが，今回の症例がその糸口になれば幸いである．

以上のようにブロナンセリンは，非常にシンプルな受容体結合特性を持つが故に優れた治療有効性と副作用発現頻度の少なさを有するのではないかと考えられる．

III. 他剤からの切り替え

44. リスペリドンからブロナンセリンへの切り替えが効果的だった1症例

松薗 理英子

逸見病院

I. 症 例

【症　例】27歳，女性
【既往歴】特記事項なし。
【家族歴】特記事項なし。
【生活歴】2人同胞第1子。短大時カナダに半年留学した。卒業後は短期の仕事を転々とした。X-3年頃よりは仕事をせず，引きこもりがちの生活。結婚歴なし。
【現病歴】X-2年，両親の勧めで心療内科に一度だけ受診したが通わなかった。X-1年6月，インターネット上にフランス人俳優から自分あてのメッセージが入っていたと感じ，恋愛妄想に発展した。同日，犬を連れて一晩中徘徊。以後も妄想が活発で落ち着かず，3日後，Aクリニックを受診し，投薬を受けるが著効なく，入院を勧められ，X-1年7月～9月，当院へ入院した。退院後は定期的に通院している。
【主な前治療薬】オランザピン20 mg（クロルプロマジン換算800 mg），リスペリドン6 mg（クロルプロマジン換算600 mg）など。
【治療経過】入院後オランザピンを20 mgまで使用したが幻覚・妄想は消失せず，リスペリドンに置き換えてオランザピンは漸減して中止した。リスペリドンを6 mgまで増量したところ陽性症状は軽快した。しかし退院をしたもののぼうっとした様子で眠気を訴え，「頭が働かない」と言い臥床がちであった。併用していたロラゼパムを中止

し，リスペリドンを3 mgまで減量したが，大きな変化はなかった。生理も入院後より止まっていた。

X年5月，ブロナンセリン16 mgに変更した。眠気の訴えが持続したため3週間後，ブロナンセリンを8 mgに減量した。その後は幻覚・妄想の再燃もなく頭もすっきりして活動性が増し，「意欲が出てきた」と自覚した。2ヵ月後に生理はもどり，3ヵ月経過した現在でも病状は安定している。

II. 考 察

症例は初発の妄想型統合失調症である。リスペリドンにより陽性症状は軽快したものの，眠気や頭が働かない感じ，無月経などの副作用によってQOLが著しく低下していた。減量を試みたものの改善は認めなかったため，ブロナンセリンへの切り替えを行ったところ，幻覚・妄想の再燃はなしに副作用の軽減を得られ，QOLの改善をみた。

リスペリドンは陽性症状に著効しても，眠気や高プロラクチン血症による無月経が発現することがある。そのようなケースにおいてブロナンセリンへの切り替えは非常に有用と考える。

また今回は「切り替え」を行った症例であるが，ブロナンセリンはハロペリドールと同等のドパミンD2受容体遮断作用を有するので陽性症状改善効果を十分期待できることから，最初からの投与を選択肢に取り入れていくことで治療の初期段階

症　例：27歳　女性
診断名：妄想型統合失調症

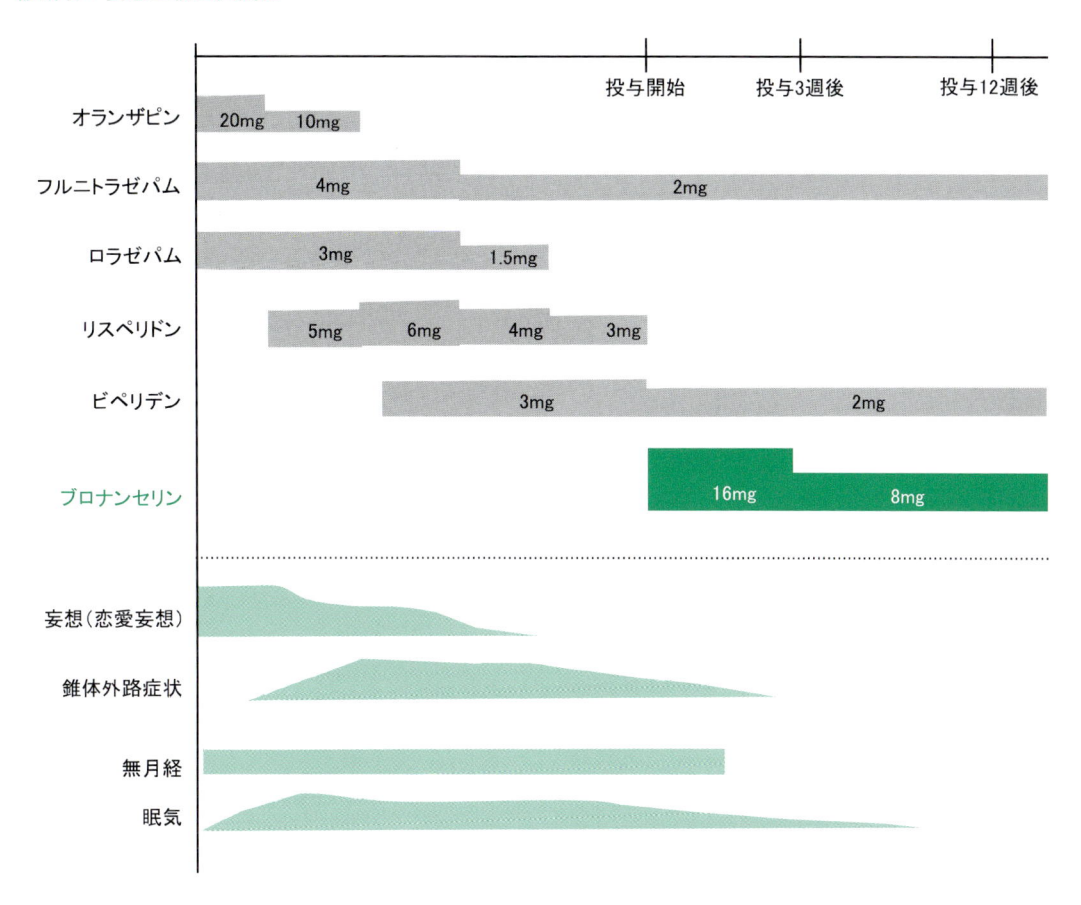

| | 投与開始 | 投与3週後 | 投与12週後 |

オランザピン　20mg　10mg
フルニトラゼパム　4mg　2mg
ロラゼパム　3mg　1.5mg
リスペリドン　5mg　6mg　4mg　3mg
ビペリデン　3mg　2mg
ブロナンセリン　16mg　8mg

妄想（恋愛妄想）
錐体外路症状
無月経
眠気

から副作用を起こさないように工夫することが可能かもしれない。特に無月経は女性にとって強い不安を引き起こす副作用のひとつであるし，服薬コンプライアンスを低下させる要因でもある。本症例では眠気や頭が働かないといった一見陰性症状にもみえる訴えをしていた。このようなケースにおいても処方内容を工夫することにより改善をみることはよく知られている。陽性症状を治療しながらQOLを低下させない工夫は時に難しい場合もあるが，ブロナンセリンという選択肢によってその可能性が高まっていると感じられた。

今回の経験で抗幻覚・妄想作用がありながら副作用の比較的少ないブロナンセリンは有用であると感じられたが，今後さらに多くの症例を経験することで，ブロナンセリンのより有効な投与方法を確定する必要がある。

III. 他剤からの切り替え

45. アリピプラゾールからブロナンセリンへの切り替えにより妄想が改善した1例

下 山　武

松阪厚生病院

I. 症 例

【症　例】67歳，男性
【家族歴】特になし。
【既往歴】特になし。
【病前性格】がんばり屋だが，腹が立つ時は腹が立つ性格。
【現病歴】高校卒業後，不動産販売，ゴルフ会員権販売などの営業の仕事をしていた。結婚して2子をもうけたが，X-17年に離婚し，以後は一人暮らしだった。子ども2人は本人と離れて暮らしており，あまり交流はなかった。また精神科受診歴もなかった。

X-13年から賃貸マンションに住んでいたが，X-1年12月から家賃を払わなくなり，マンションの住民に対して『マンションを所有している会社は倒産したので，自分の口座に家賃を払うように』という内容の書類を郵便受けに入れたりするようになった。そのため，マンションの管理会社から提訴された。しかし裁判には出廷せず，X年4月に強制退去の判決が出た。同年7月8日に強制退去が執行されたが，「自分のマンションなのに退去はおかしい」と現場にいた警察官に向かって行ったため，警察官が制止したところ，腕を振り回して暴れたりするために，精神保健福祉法第24条による通報となった。

同日，精神科救急当番であった当院に夜間到着し，緊急措置入院となり，翌日に措置入院となった。

「分譲する土地の草刈りなどの整備の仕事を10年以上していた。全国土地管理センターという名前で自営をしていた。X-1年10月中旬までしていた。今住んでいるマンションは私が買ったんですよ。7階建て28室くらい，20何億円。横の土地300坪も23億円で買った。ちゃんと払いました。権利証も作ってもらっている。自分がオーナーだから家賃は払わなくていい。マンションの住民に『自分の口座に家賃を振り込むように』とポストにいれたが，振り込まれてこない。じゃまをされている。郵便物も重要なのがこない。303号室から何か鳴るんですよ，犯人はわかっている。乗っ取ろうと思っているんちゃいますか。402号室の人に盗聴された。有線が聞こえる。人の話が聞こえてくる。自分の住んでいる301号室は有線のところに写しっぱなしにされる。犯人はハマオや。昔勤めていた会社のハマオ。○○会，××会，△△会もかんでいる。2年くらい前からこんなことが続いている」と活発な幻覚妄想がみられ，病識は全くみられなかった。

隔離室に入室するも「どういうことや，何で入院なんじゃ，警察を呼べ！」とくってかかり，飛び出し行為や器物損壊がみられた。

マンションに関する妄想以外にも「U信用金庫を去年買収した。名前を日本銀行に名称変更しているところ。K銀行も自分のもの。H銀行もJ支店とI支店は自分のもの。Hホテルも自分の

III. 他剤からの切り替え　133

症　例：67歳　男性
診断名：統合失調症

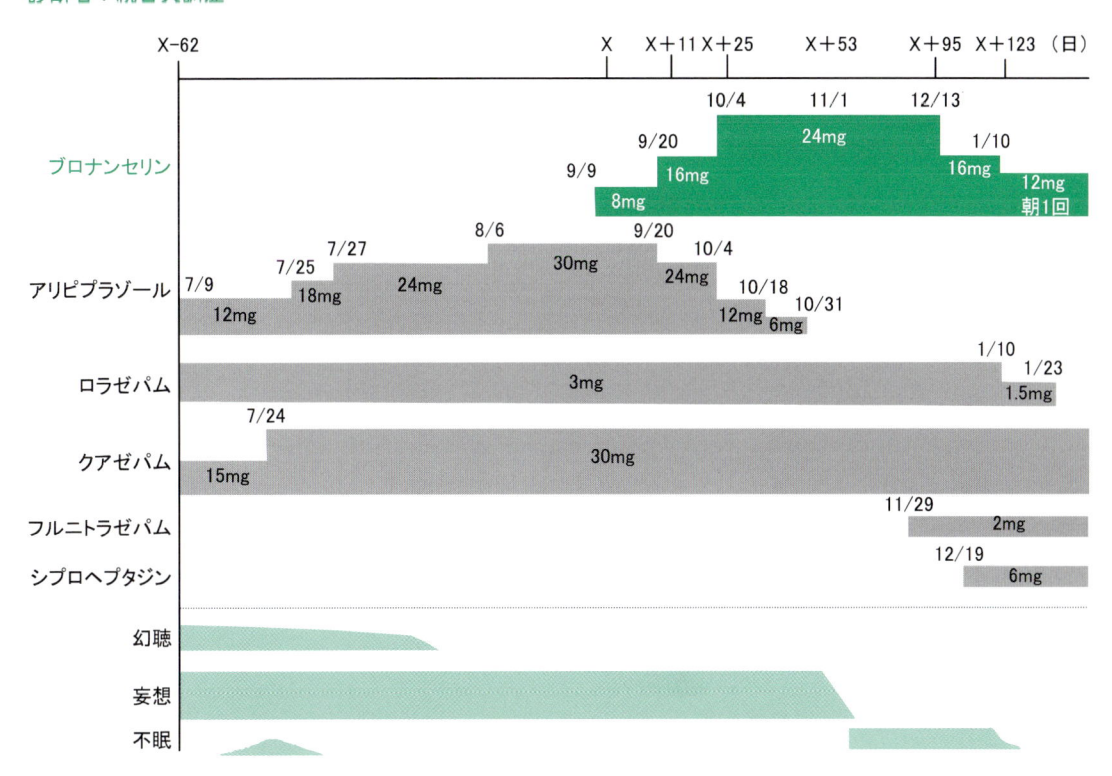

[図：治療経過チャート]

ブロナンセリン：9/9 8mg、9/20 16mg、10/4 24mg、11/1 24mg、12/13 24mg、1/10 16mg、12mg 朝1回
アリピプラゾール：7/9 12mg、7/25 18mg、7/27 24mg、8/6 30mg、9/20 30mg、10/4 24mg、10/18 12mg、10/31 6mg
ロラゼパム：3mg、1/10 1.5mg、1/23
クアゼパム：7/24 15mg、30mg
フルニトラゼパム：11/29 2mg
シプロヘプタジン：12/19 6mg

症状：幻聴、妄想、不眠

もの。有線で情報が入ってくる。自分のことも見られている。衛星カメラとちがいますか」と有線と称する幻聴とそれに基づく誇大妄想や注察妄想がみられた。

【治療経過】アリピプラゾール 12 mg，ロラゼパム 3 mg，クアゼパム 15 mg で薬物療法を開始した。アリピプラゾールは 18 mg, 24 mg, 30 mg と増量した。興奮は治まったが不眠がみられるために，クアゼパムは 30 mg に増量した。幻聴は徐々に消退したが，妄想は頑固に持続していた。

そのため，X 年 9 月 9 日よりブロナンセリンへの切り替えを開始した。同年 10 月末までは，「マンションを見に行きたい。名前を誰かが改名するときがあるので，法務局に行ってくわしく調べます。銀行の方は，株券から登記まですべて終わっています。有線はここではないけれど，I 市に戻ったらあると思います」等の訴えが続いていた。

同年 11 月 1 日から，ブロナンセリン 24 mg，ロラゼパム 3 mg，クアゼパム 30 mg の処方となる。同年 11 月 5 日の診察時に「いろいろなことを忘れるようにしています。マンションのことも，銀行のことも忘れるようにしています」との発言がみられた。その後，妄想については「色々と聴こえてきたので本当のことと思ってしまった。頭から抜けました」と話し，不眠の訴えが中心となってきた。フルニトラゼパム 2 mg を追加処方したが，不眠は続き，活動性もやや低下してきたため，ブロナンセリンを 16 mg に減量し，朝，夕から，朝，昼に変更した。それでも不眠がみられるため，シプロヘプタジン 6 mg を追加処方した。次第に不眠も改善され，ブロナンセリンを 12 mg に減量し，朝 1 回投与とした。幻覚妄想の再燃もみられないため，X＋1 年 2 月 24 日には，措置症状消退と判断し，医療保護入院に変更した。なお，アリピプラゾール，ブロナンセリン投与中に錐体外路症状はみられず，抗パーキンソン病薬は投与していない。

II. 考 察

　約2年間に及ぶ幻覚妄想状態があったにもかかわらず，今回の精神保健福祉法第24条による通報に至るまで精神科受診歴もなく未治療で一人暮らしをしていた統合失調症例である。活発な幻覚妄想状態に対して，アリピプラゾールで治療を行ったが，頑固な妄想が改善されないため，ブロナンセリンへの切り替えを行い，切り替え後すぐに妄想の改善がみられた。ブロナンセリンは強いD2受容体拮抗作用を有するため，幻覚妄想に対してすみやかな改善効果がみられる。いままで他の抗精神病薬で改善されない幻聴に対してブロナンセリンが効果的であった症例は数多く経験してきたが，本例では妄想に対してすみやかな改善効果がみられた。

　不眠が長くみられたが，ブロナンセリンの投与時間の工夫や，抗ヒスタミン剤の投与により，何とか改善できた。

　ブロナンセリンはD2，D3，$5-HT_{2A}$受容体以外の各種受容体に対しては親和性が低いため，α1，H1，M1，$5-HT_{2C}$受容体遮断作用によって惹起される種々の副作用は起こりにくい新規抗精神病薬である。この特徴を生かすためにも，ブロナンセリンは単剤投与を原則とし，抗パーキンソン病薬，特に抗コリン薬の併用はなるべく避けるのが望ましい。錐体外路症状に対し抗コリン薬を併用する際も必要最小限にとどめ，時期をみて抗コリン薬の減量に努めるべきであると思われる。

　ブロナンセリンは副作用の少なさの裏返しに，鎮静が必要なときには，ベンゾジアゼピン系薬剤やバルプロ酸ナトリウムなどが必要なこともあるが，これらの補助薬を必要時にうまく使いこなすことにより，ブロナンセリンのよさを生かしたQOLの高い薬物療法が可能になると思われる。

46. 難治性の幻聴や作為体験に対してリスペリドンからブロナンセリンへの置換が奏効した症例

土田 英人，福居 顯二

京都府立医科大学大学院医学研究科精神機能病態学

I. 症 例

【症　例】20歳，男性
【既往歴・家族歴】特記事項なし。
【生活歴】3人同胞第1子。高校1年で不登校となり，3年で中退。
【現病歴】X-4年「考えがまとまらなくなり」，高校での成績が急速に低下した。X-2年に入って不登校となり，昼夜逆転した生活を送るようになった。

X-1年1月より，独語・空笑しながら，宙に文字を書くしぐさをくり返したり，誰かの指示を受けているかのように，時折うなずきながら背後を確認しつつ行動するようになった。

衝動的に頭をこぶしで思い切り殴るなどの自傷行為もみられるようになったため，X-1年3月，母親に連れられ，当科初診となり，同日当科に任意入院した。

【入院後の治療経過】不安・焦燥感が著しく，複数の極女から命令される幻聴と，「過去の記憶や現在の思考を消されたり，勝手に書き換えられる」という思考干渉，「首を振らされる」という身体的作為体験，考想伝播などを認め，「もういっそのこと死にたい」と希死発言も見られた。また，幻聴に支配され，衝動的に壁に頭を打ちつけたり，奇異な姿勢をとったりする行動が見られた。

幻覚妄想および衝動性が顕著であり，リスペリドン12 mg/日とバルプロ酸ナトリウム400 mg/日を主剤として加療を行った。これにより，著しい不安・焦燥感や病的体験に支配されて衝動的に自傷行為に至ることはなくなったものの，幻聴や思考干渉，身体的作為体験は多少の軽減にとどまった。

途中オランザピン20 mg/日に置換したが，病的体験にあまり変化がなく，その上1ヵ月間で5 kgと，体重増加が著しかったことから，再びリスペリドン12 mg/日に戻した。

希死念慮は消失し，外泊も問題なかったため，本人の希望によりX-1年8月に退院し，以後当科外来にて通院加療となった。

【退院後の治療経過】退院後も，衝動行為には至らないものの，命令される幻聴と思考干渉，身体的作為体験は残存していた。「これは病気ではなく，服薬して治るようなものではない」と時に拒薬することもあった。

そこで，バルプロ酸ナトリウム400 mg/日はそのままとし，2週間ごとにリスペリドンは4 mgずつ減量し，ブロナンセリンは8 mgずつ増量して，双方を漸増・漸減しながらリスペリドン12 mg/日をブロナンセリン24 mg/日に置換していった。

置換開始2週間後の診察では，「考えを邪魔されたり，身体を操られたりするのを，スイッチを切るように一時的に遮断できるようになった」と語り，強く残存していた病的体験が軽減してきた。

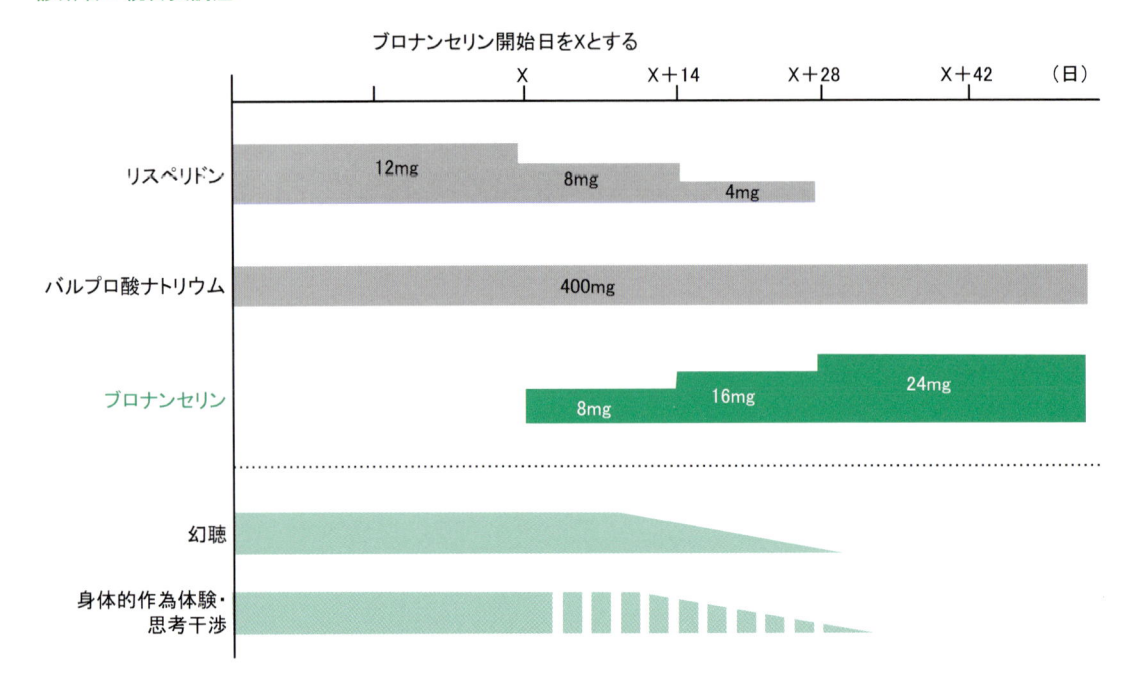

症　例：20歳　男性
診断名：統合失調症

ブロナンセリン開始日をXとする

| | X | X+14 | X+28 | X+42 (日) |

リスペリドン　12mg　8mg　4mg
バルプロ酸ナトリウム　400mg
ブロナンセリン　8mg　16mg　24mg

幻聴
身体的作為体験・思考干渉

　「これは薬が効いているからなのか？そうだとすると声や考えの邪魔などは，先生が言っていたように，やはり現実ではなく病気による症状だったのかと思うようになった」と『病識』が芽生え始めてきたことを示唆できるような発言が伺われた。
　置換開始6週間後になると，「幻聴がほとんど聞こえなくなった。たまに考えを混乱させられたり，首を後ろに引っ張られたりすることがあるが，相手にせず無視していれば治まることに気付いた」と，声を『幻聴』と語り，思考干渉や作為体験を無視するなど，病的体験と一定の距離がとれるようになったことが窺えた。
　現在では複数のアルバイトをこなしながら，就職活動を始めている。

II. 考　察

　ブロナンセリンは上市されている抗精神病薬のなかで最もドパミンD2受容体遮断作用が強力であるために，既存の抗精神病薬では難治である幻覚・妄想などを改善させることが期待できる。
　難治性の幻聴や思考干渉，作為体験などの病的体験に対して，リスペリドンからブロナンセリンへの置換が奏効した症例を報告した。これは，ブロナンセリンの持つD2受容体結合親和性が，現在ある抗精神病薬の中で最も強いことと関係している可能性が推測される。
　筆者は常々患者に対して，「病的体験が脳機能の異常によるものであり，服薬により機能が正常化されれば病的体験も治まる」と，服薬の有用性と必要性をくり返し説明してきたが，あまり奏効しなかったために説得力を欠き，時々の拒薬にもつながっていた。
　今回，ブロナンセリンが特に幻聴に対して奏効したことで，服薬による改善効果を本人が実感でき，これにより，病的体験が「服薬により治療可能な心（脳）の病である」という『病識』が芽生えてきたと思われる。
　ブロナンセリンは，陰性症状改善に関与するとされる$5-HT_{2A}$受容体結合親和性が高く，また認知機能低下につながるとされるアセチルコリンのムスカリンM1受容体への結合親和性はあまり高くないことなどから，今後さらに，患者の早期社会復帰に向けたアプローチが可能になると期待し

ている。

　今回の症例より，ブロナンセリンの持つ高いD2受容体結合親和性から，難治性の病的体験に対して既存の抗精神病薬から切り替えることは有用であると考える。しかし，現在のところはまだ本症例のみであるため，今後さらに多くの難治例への奏効を経験することで，ブロナンセリンの有効性を検証する必要がある。

III. 他剤からの切り替え

47. 幻聴や罪業妄想に対して他の非定型抗精神病薬やハロペロドールでは効果が得られなかったが、ブロナンセリンが奏効した症例

山枡 茂樹

財団法人青樹会　八幡青樹会病院

I. 症　例

【症　例】23歳, 女性
【診断名】統合失調症。
【既往歴】特記事項なし。
【家族歴】同胞なし。母親は本人が1歳のときに死亡し, 父親と二人暮らしである。
【現病歴】高校3年の夏休み以降登校しなくなりそのまま中退した。発病はこの頃であったと推測される。その後2年間は引きこもってすごしていたが, 20歳時 (X-3年) には通信制の高校に通うようになった。同年11月に「想像や妄想の世界にいるみたいで, 現実で生きていないような気がする」「盗聴や盗撮をされている」などと訴え, Aクリニックを初診した。思考障害があり会話がかみ合わないこともあったが, クエチアピンの投与である程度改善し, 通院を続けた。

　X年高校を卒業し専門学校に進学したが, 同年2月より約3ヵ月間通院が中断した。5月21日にAクリニックを受診しクエチアピン100 mgを処方されたが, 家を出てしまい戻ろうとしなかったり, ぼんやりとして会話をしない等不穏な状態が続き, 在宅では対応が困難になるため, 5月28日に当院を紹介され医療保護入院となった。
【治療経過】Aクリニックの処方を踏襲しクエチアピン100 mg, オランザピン10 mg, ニトラゼパム5 mgにて開始したが, 病室でぼんやりと立ったままでわずかにしか会話をせず, 食事はほとんど摂取しなかった。栄養剤も少量しか飲用しなかった。6月5日, クエチアピンを中止しオランザピンを20 mgに増量。6月12日にはリスペリドン6 mgを追加したが, 拒食傾向は改善せず, 「私は悪い性格」「お父さんが高血圧になったのは私のせいで, お父さんに迷惑をかけている」「皆にも迷惑をかけている」と罪業妄想や幻聴を訴えた。オランザピンは最大量を投与しても効果が得られないと判断して6月25日よりこれを漸減し, リスペリドンを9 mgに増量したが, 「声が聞こえる。食事を止められている」「私のせいで自殺をした人がいる」「食べてはいけない」と言い, 幻聴, 罪業妄想は悪化し, さらに拒食が著明になった。

　7月2日より1日500〜1,000 mlの輸液を行い, リスペリドンを12 mgに増量した。またハロペリドール3 mgも加え, 7月9日には6 mgに増量したが, 7月11日にタオルで自分の首を絞めようとする自殺企図が現れ, 手指振戦, 倦怠感を訴えた。リスペリドンの最大量でも効果がないため翌12日から主剤をハロペリドールとして12 mgに増量し (リスペリドンは6 mgに減量), 食欲の改善を目的にスルピリド150 mgを追加したが, 「呪われて死んでしまう」「死なせて下さ

III. 他剤からの切り替え　139

症　例：23歳　女性
診断名：統合失調症

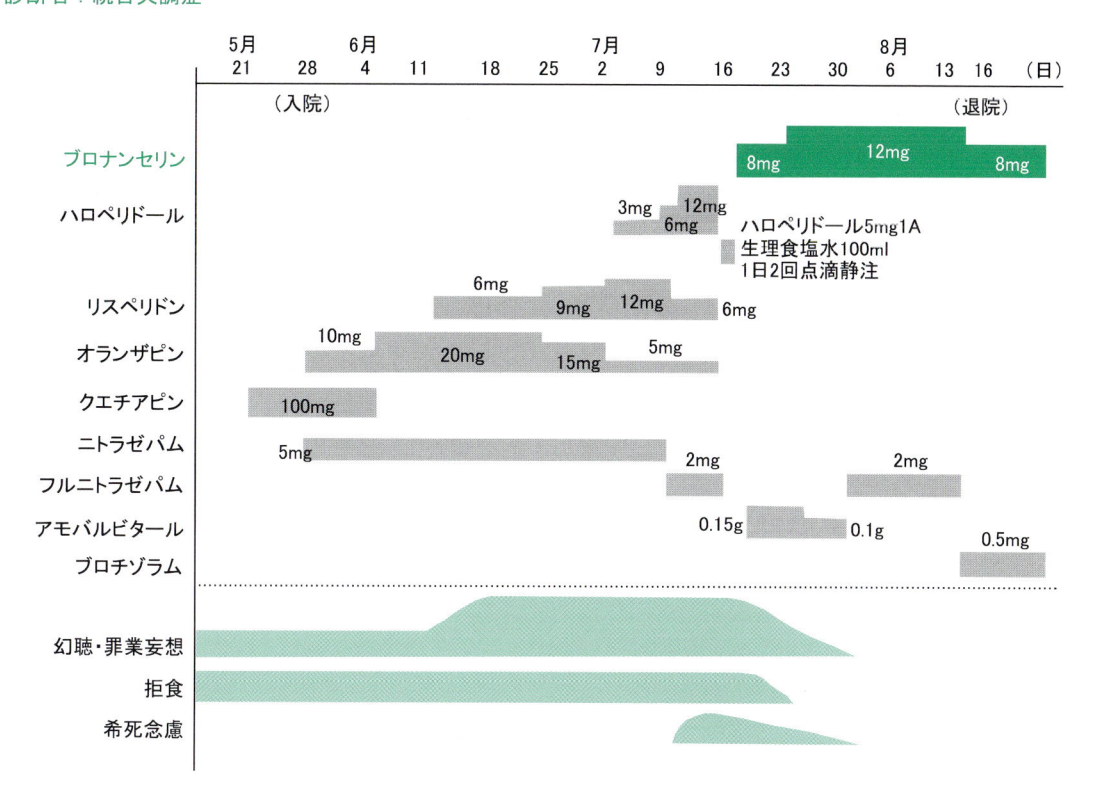

	5月		6月				7月				8月			
	21	28	4	11	18	25	2	9	16	23	30	6	13	16	（日）

（入院）　　　　　　　　　　　　　　　　　　　　　　　　（退院）

ブロナンセリン　　　　　　　　　　　　　　　　　8mg　12mg　　8mg
ハロペリドール　　　　　　　　　　　　3mg 12mg　ハロペリドール5mg1A
　　　　　　　　　　　　　　　　　　　　　6mg　生理食塩水100ml
　　　　　　　　　　　　　　　　　　　　　　　　1日2回点滴静注
リスペリドン　　　　　　　　　6mg
　　　　　　　　　　　　　　　　　　9mg 12mg 6mg
オランザピン　　　　10mg
　　　　　　　　　　　　20mg　15mg 5mg
クエチアピン　　100mg
ニトラゼパム　　5mg
フルニトラゼパム　　　　　　　　　　　　　2mg　　2mg
アモバルビタール　　　　　　　　　　　0.15g　0.1g
ブロチゾラム　　　　　　　　　　　　　　　　　　　　　　0.5mg

幻聴・罪業妄想
拒食
希死念慮

い」と幻聴，迫害妄想，希死念慮に関する訴えが続いた。

　7月15日には再びタオルを首に巻きつける自殺企図が現れたため身体拘束を行い，脱水予防のため1日1,500 mlの持続点滴を開始した。翌16日よりすべての内服薬を中止し，ハロペリドール（5 mg）1 A/生食100 mlを1日2回点滴投与を始めたところ，2日後の7月18日には表情は乏しく発汗が増加し，脈拍120/分以上，発語減少，全身の振戦，筋強剛等の錐体外路症状や自律神経症状が著明になり（CPK 400 U/l），ハロペリドールの点滴を中止した。食事は経口摂取から経管栄養に変更して必要なカロリーと水分を確実に補給することとし，ブロナンセリン8 mgの投与を開始した。7月20日には尿路感染のため38.0℃の発熱が出現し，悪性症候群も疑ったが，昏迷は現れず会話は可能になっており，振戦，筋強剛も軽度であった。7月22日にはCPK 220 U/lに低下し悪性症候群には至らなかった（点滴終了）。「心臓を取られて死んでしまう」「誰かに呪われている」等の訴えが続くため7月24日よりブロナンセリンを12 mgに増量した。本人から食事摂取の希望があり7月25日より経管栄養からゼリー食に変更したところ，翌26日には自ら摂取するようになった。身体拘束を解除し，父親との同伴外出を行っても拒食や自殺企図の再発はなく，幻聴，妄想が影響したような行動は現れなかった。7月30日には看護学生と打ち解けて談笑したりゲームをするようになり，ご飯食でも摂取良好になった。8月2～3日に1泊2日の外泊を行い，幻聴，妄想の訴えはなく穏和に過ごすことができたので，8月16日に軽快退院した。

　退院後もブロナンセリン8 mgの投与で外来通院を続けて6ヵ月を越えたが，幻聴や妄想の再発はなく安定を維持している。

II．まとめ

入院後より非定型抗精神病薬のクエチアピン，

オランザピン，リスペリドンを投与してみたが，オランザピン，リスペリドンは最高量を投与しても幻聴，罪業妄想，拒食等の症状に対し十分な効果は得られず，ハロペリドールに変更すると希死念慮が強くなり，自殺企図も現れた。ハロペリドールの点滴静注では著明な錐体外路症状が現れたためブロナンセリンに切り替えたところ，8～12 mg の投与で錐体外路症状も幻聴，罪業妄想，拒食等の精神症状もすみやかに改善し，退院可能な状態まで回復することができた。

48. 治療抵抗性の幻覚・妄想にブロナンセリンが奏効した統合失調症の症例

津河　大路

和歌山県立こころの医療センター精神科,
現：医療法人宮本会　紀の川病院

I. 症　例

【症　例】64歳，男性
【診断名】統合失調症（妄想型）。
【家族歴】妹が統合失調症。
【既往歴】頭部打撲による左前頭葉脳挫傷（34歳頃），左大腿骨骨髄炎（6歳頃）。
【生活歴】同胞8名中，第3子長男。中学を卒業後，農業に従事していた。40歳時に結婚し，1子をもうけている。その後離婚し，単身で生活していた。
【現病歴】X-23年，統合失調症を発症し，当院を受診している。しかし，2ヵ月程度で自己中断し，継続的治療には繋がらなかった。

X-6年頃より，幻覚・妄想が再燃し，X-5年4月から約1ヵ月間当院に入院，その際はリスペリドン3 mg，ハロペリドール2.25 mg，バルプロ酸ナトリウム600 mgで幻覚・妄想は消失し，退院となった。その後は定期的に外来を受診し，X-5年9月より，本人が日中の眠気を強く訴えるため，ハロペリドールとバルプロ酸ナトリウムは中止とし，リスペリドンは2 mgに減量した。

その後は農業に従事しながら，単身にて生活し病状も安定していたが，X-3年4月より幻聴の再燃が認められた。しかし幻聴による行動化はないため，変薬はせず，経過観察とした。

X年1月14日，幻聴・被害妄想による近隣住民への行動化が認められ，同月16日に当院を受診。幻聴や近隣住民への被害妄想が著明で病識は欠如し，入院をすすめるも拒否するため，姉の同意を得て，医療保護入院となった。

【治療経過】入院時，「夜になると，（近隣住民が）自分の悪口を言ってくる」と幻聴・被害妄想が認められた。しかし，落ち着いた口調で興奮は認められなかった。入院時検査でHbA1cは正常値であったが，空腹時血糖値は135 mg/dlと高値で尿糖は3＋だったため，オランザピンとクエチアピンの使用は控えることとした。また入院直前の服薬状況を本人に確認したところ，リスペリドンの服用は不規則であったことが判明した。

年齢や左大腿骨骨髄炎による歩行障害を考慮し，まずはアリピプラゾールを主剤とし，同時にバルプロ酸ナトリウム600 mgを投与した。入院後8日目にはアリピプラゾールを30 mgまで増量。しかし一向に病状に変化がないので，入院後16日目より，前回の入院で治療反応性が認められたリスペリドンへの切り替えを開始した。

入院後22日目には切り替えが完了し，リスペリドン6 mgで経過観察した。入院後30日目にリスペリドンを8 mgに増量。しかし，幻聴や被害妄想は改善しなかった。

入院後43日目からハロペリドールへの切り替えを開始し，入院後50日目に切り替えが完了し，ハロペリドール9 mgで経過をみることとなった。

症　例：64歳　男性
診断名：統合失調症（妄想型）

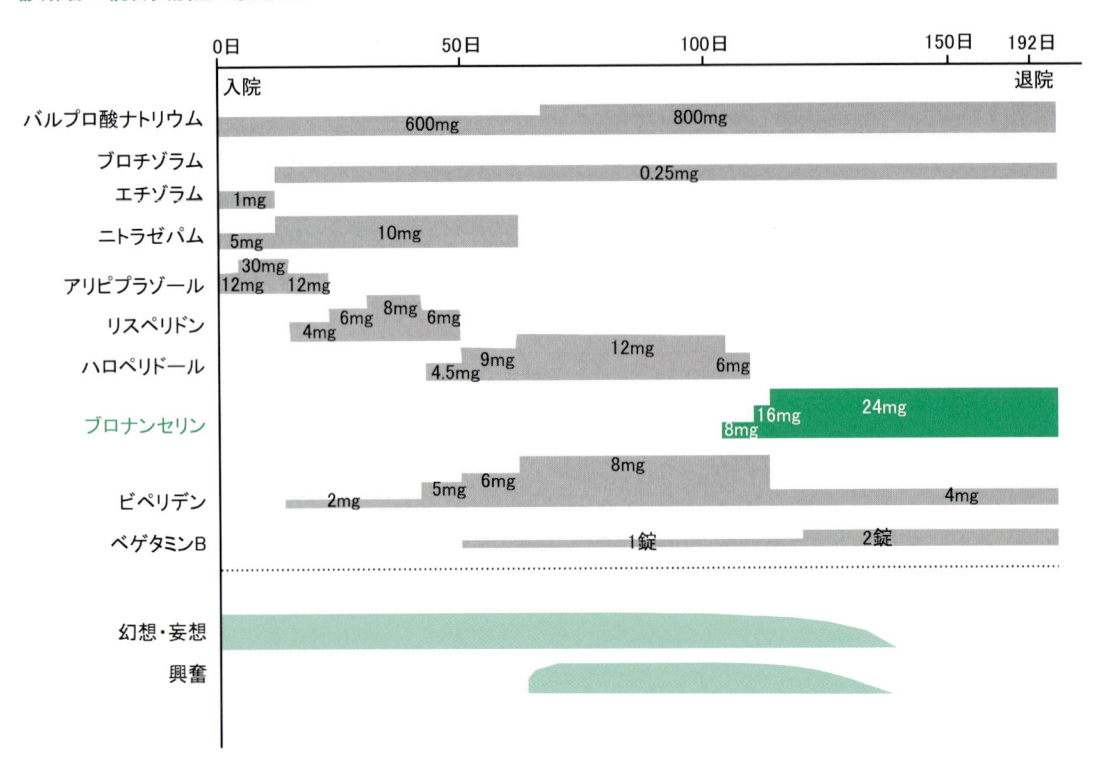

バルプロ酸ナトリウム	600mg → 800mg
ブロチゾラム	0.25mg
エチゾラム	1mg
ニトラゼパム	5mg → 10mg
アリピプラゾール	12mg → 30mg → 12mg
リスペリドン	4mg → 6mg → 8mg → 6mg
ハロペリドール	4.5mg → 9mg → 12mg → 6mg
ブロナンセリン	8mg → 16mg → 24mg
ビペリデン	2mg → 5mg → 6mg → 8mg → 4mg
ベゲタミンB	1錠 → 2錠

幻想・妄想
興奮

　入院後63日目頃より，前回の入院に比べ，今回の入院が長期化していることなどから，言動に攻撃性が認められるようになった。68日目よりハロペリドール12 mg，バルプロ酸ナトリウムを800 mgに増量。しかし，さらに手指振戦，筋強剛といった錐体外路症状も前景化してきたため，入院後104日目にブロナンセリンへの切り替えを開始し，8 mg投与。入院後107日目に16 mg，114日目には切り替えが完了し，24 mg投与となった。

　入院後126日目には病状に変化が現れた。幻覚や妄想は特に改善はないものの，態度が穏やかになり，攻撃性は消失した。

　入院後140日目には「（幻聴は）聴こえてこない」と幻聴が消失し，それにともなって近隣住民への被害妄想も語ることはなくなった。そこで家族や保健所職員らと面談や外泊をくり返し，入院後192日目（X年7月25日），自宅へ退院となった。その後は農業に従事しながら，外来にも定期的に受診し，X＋1年1月現在，幻覚・妄想の再燃はなく，アドヒアランスも良好である。

II．考　察

　幻聴が著明で，そこから妄想着想が生じる統合失調症の症例である。入院当初，興奮はなく，年齢なども考慮して，アリピプラゾールを主剤として選択したが効果がなく，次いで前回の入院で効果が認められたリスペリドンに変薬した。しかし，再燃ということもあってか，リスペリドンにも治療反応性を示さなかったので，次にハロペリドールに切り替えた。3剤共に十分量使用したにもかかわらず，幻覚・妄想は改善することなく，治療抵抗性であった。そして最後に発売直後であったブロナンセリンに至った。

　今回，入院に至った経緯が幻聴・被害妄想による行動化であったこと，それに退院後は単身生活

という要素も加わり，退院への第一条件が幻覚・妄想を消失すること，ついで外来移行後は服薬アドヒアランスを維持するため，副作用を最小限に抑えることであった。入院時検査でHbA1cは正常値であったが，空腹時血糖値が正常値を上回り，尿糖も認められたため，オランザピンやクエチアピンは使用困難な状況で，この症例に関してはブロナンセリンでなければ，治療抵抗性の幻覚・妄想は消失することはなく，退院は困難であったと考えられる。

ではなぜ本症例ではブロナンセリンによって幻覚・妄想が消失し，退院後も服薬アドヒアランスが維持できているのか考えていきたい。幻覚・妄想に著明な効果をもたらしたのはやはりD2受容体結合親和性に基づくD2受容体拮抗作用によるものと考えられる。文献[1]によればD2受容体のKi値は0.284と，現在わが国で使用可能な抗精神病薬の中では最も強力である。やはりブロナンセリン以前に使用した3剤（アリピプラゾール，リスペリドン，ハロペリドール）よりもD2受容体拮抗作用が強いことが治療抵抗性であった幻覚・妄想を消失させたと考えるのが妥当である。

本症例に関しては，ブロナンセリンを24 mg投与後に不機嫌さがとれ，穏やかになり，約4週間後に幻覚・妄想が消失するといった経過であった。効果発現はゆっくりとした印象で，この不機嫌さがとれた効果はブロナンセリンによるものかどうか，仮にブロナンセリンによるものだったとしても，本症例に特有だったのかどうか今後症例数を増やし，検討する余地がある。

外来移行後については，ブロナンセリンは鎮静効果が少ないので，本症例も体のだるさや日中の眠気を訴えることはなく，このことが服薬アドヒアランスを維持している最大の理由と考えられる。また，前薬のハロペリドール12 mgを投与中にはビペリデン8 mgを併用していたが，ブロナンセリン24 mgに対しては，半量の4 mgで錐体外路症状は認めていない。このことも服薬維持に寄与している可能性がある。

今後は本症例のような治療抵抗性の幻覚・妄想が存在し，鎮静が特に必要のない統合失調症の薬物治療にはブロナンセリンは非常に有効と考えられた。

文　献

1) 村崎光邦，西川弘之，石橋　正：ドパミン-セロトニン拮抗薬—新規統合失調症治療薬blonanserinの受容体結合特性．臨床精神薬理，11：845-854，2008．

III. 他剤からの切り替え

49. 腸管イレウスを契機にブロナンセリンに切り替えた慢性統合失調症の81歳女性例

中山 寛人

山口県立こころの医療センター

I. 症 例

【症　例】81歳, 女性
【診断名】統合失調症。
【家族歴】特記事項なし。
【病前性格】おとなしい, 真面目。
【既往歴】右大腿骨頸部骨折（X-6年4月）, 肺結核（X-4年1月）, 右乳癌（X年2月）。
【現病歴】X-57年頃（23歳時）に結婚したが, 嫁ぎ先でうまく人間関係が作れず, 離婚し実家へ戻った。X-52年, 幻覚妄想, 興奮性, 衝動性がみられたので筆者が以前勤務していたA病院に入院し加療した。X-48年3月, 退院した。A病院外来通院していたが, 幻覚妄想が増悪し, X-46年3月, A病院に再入院した。入院後も幻覚妄想は続き, 感情は鈍麻し自閉的にすごしていた。入院経過中, X-6年4月に右大腿骨頸部骨折, X-4年1月に肺結核, X年2月に右乳癌でそれぞれ転院加療した。乳癌手術後のX年4月, A病院に再入院した。
【主な前治療薬】レボメプロマジン 50 mg/日, クエチアピン 150 mg/日（クロルプロマジン換算 277 mg/日）。
【治療経過】ヘラヘラとした弛緩した表情で無為自閉的にすごし, 突然声を出して笑い出すこともあった。疎通はある程度とれたが, 発話内容のまとまりはなかった。「おなかの中の赤ちゃんを産まないといけない」,「背中に子どもが乗っている」等という子どもに関する妄想的発言が目立ち, 人工骨頭置換術後の右大腿部の痛みをしつこく訴えていた。

クエチアピンやレボメプロマジンによると思われる眠気・過鎮静がみられた。そのため, レボメプロマジンを 5 mg/日, クエチアピンを 125 mg/日へ漸減した。

8月下旬, 40℃台の発熱がみられ, CRP 13.33 mg/dl, 白血球数 11500/μl（好中球 82.5％）と強い炎症反応を認め, 腹痛を訴えた。腹部CTで巨大結腸およびイレウスの所見を得たため, 大学病院へ転院した。

9月上旬, 保存的加療後, 腹部症状が改善したため当院に再入院した。転院中, クエチアピンは 100 mg/日で継続され, レボメプロマジンは中止されていた。再入院後, クエチアピンを 75 mg/日まで漸減し, 抗コリン作用の少ないブロナンセリンを主剤にすることにした。

9月下旬よりブロナンセリンを 8 mg/日より開始した（内服開始前　HbA1c 5.1％, 空腹時血糖 114 mg/dl, 総コレステロール 202 mg/dl, 中性脂肪 124 mg/dl）。内服開始後しばらくして, ヘラヘラした笑いはなくなり, 比較的自然な笑顔となった。表情はすっきりし, 眠気も少なくなり, 院内プログラムへの参加率も明らかに増えた。足が痛い等の身体的愁訴もなくなった。また,「子どもがいるのか, いないかわからない」と言うようにもなった。以後, ブロナンセリンを漸増し 16 mg/日とした。同時に, クエチアピンは漸減

症　例：81歳　女性
診断名：統合失調症

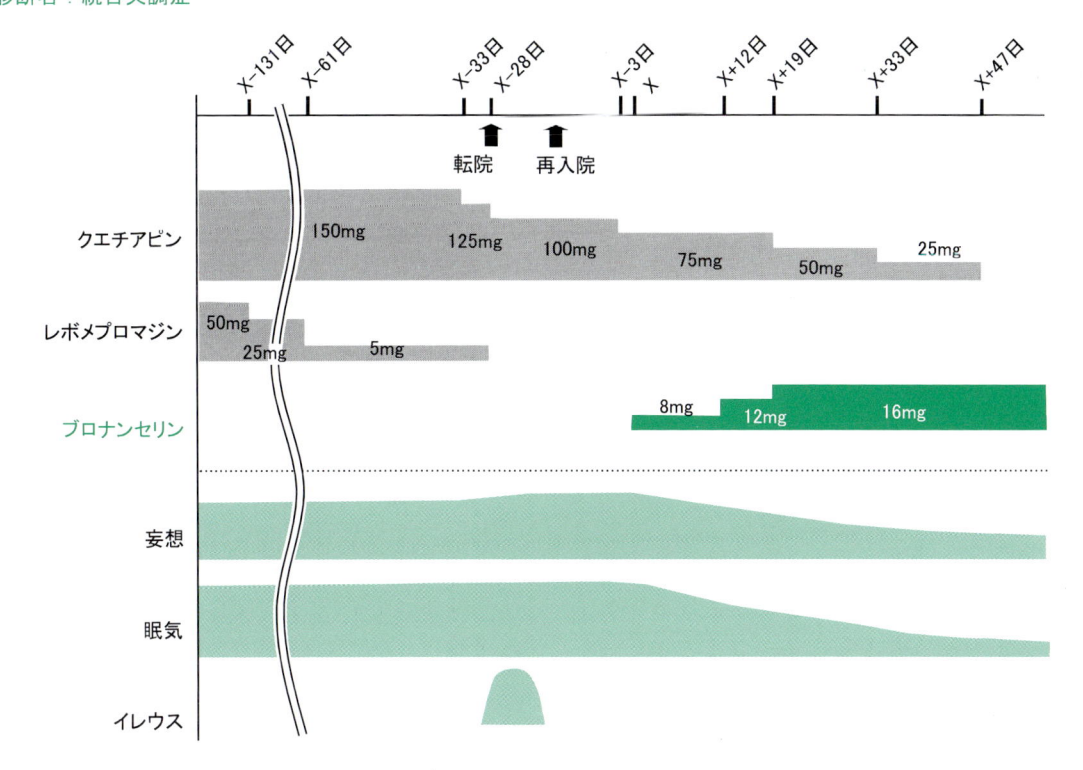

し，11月上旬に中止した．ブロナンセリンを単剤化した3ヵ月後，HbA1c 5.0％，空腹時血糖 101 mg/dl，総コレステロール 225 mg/dl，中性脂肪 74 mg/dl であり，体重増加は認めていない．

II．考　察

本例は精神症状のコントロールは十分とは言えなかったが，眠気・過鎮静を認めていたため，当時内服していたクエチアピンやレボメプロマジンのさらなる増量は困難な状態であった．さらに，転院せざるを得ないほどの腸管イレウスを起こした．これらのことを踏まえ，抗コリン作用が少なく，眠気・過鎮静を起こしにくいことが期待できるブロナンセリンへの主剤変更を考えた．

切り替え後はクロルプロマジン換算で 277 mg/日から 400 mg/日へ増えたが，明らかに眠気は消失し，覚醒度が上がり，会話もしっかりできるようになり，院内プログラムへの参加率も増えた．妄想的発言の頻度は減り，時に妄想自体に疑問をもつようになった．

以上のように，ブロナンセリンが強力なドパミンD2受容体遮断作用を有し，アドレナリンα1受容体やヒスタミンH1受容体遮断作用が少ないという受容体プロフィールを臨床的にも確認することができた．

長期入院患者の中には，表面的に精神症状がある程度落ち着いている場合，あるいは精神症状が病棟内で許容範囲であれば，有害事象や副作用がみられても，薬剤の用量調整や変更をせずに経過観察される症例が少なくないと思われる．しかし，患者が高齢化するにつれ，様々な身体疾患の罹患や発症リスクを高めるため，抗精神病薬の用法用量は定期的に見直すべきである．

今回，高齢の統合失調症患者に対してブロナンセリンを導入し，フォローアップ期間が短いものの比較的安全に使用できた．しかし，高齢者に対する抗精神病薬使用は様々な合併症のリスクを高めるため，今後多くの症例を蓄積することで，高齢者も含めた適正なブロナンセリンの使用方法を確立することが必要である．

III. 他剤からの切り替え

50. リスペリドンからブロナンセリンへの切り替えで被害妄想が改善した1例

片山 征爾

社会医療法人社団昌林会　安来第一病院

I. 症例

【症　例】15歳，女性
【診断名】統合失調症。
【既往歴】特記事項なし。
【家族歴】特記事項なし。精神科的遺伝負因なし。
【生活歴】2人同胞の第2子。X-5年に両親が離婚し，現在は母・兄・患者の3人暮らし。
【現病歴】小学生の頃，転校した先でいじめを受け不登校となったことがあった。X-1年に「街を歩いていると悪口を言われているような気がする」，「誰かが後をつけてきている気がする」，「喫茶店で隣のテーブルの人が自分の噂をしている気がする」などの被害妄想が出現した。母親が気のせいだと言っても信用せず，母親こそ自分のことを言いふらしているのではないかと疑った。同年4月より不登校となり，5月に当院初診となった。
【治療経過】初診時には診断に確信が持てず，スルピリド100 mgを投与して様子をみたが，心理検査の結果などから2週後には統合失調症と診断，抗精神病薬をリスペリドン1 mgに変更した。

8月頃は一時的に被害妄想が改善したが，その後再び悪化したためリスペリドンを2 mgに増量した。しかし低用量では治療効果が認められなかったことから，同年12月からX年3月にかけてリスペリドンを6 mgまで漸増していった。しかし，症状は若干改善したものの流涎等の錐体外路症状が出現し，また体重も44 kgから52 kgへと増加した。やむを得ずリスペリドンを5 mgに減量し，錐体外路症状は改善したものの精神症状は一進一退のままであった。

リスペリドンでの治療に限界を感じて切り替えを検討した結果，錐体外路症状や体重増加を起こしにくく高プロラクチン血症を生じる可能性の少ないブロナンセリンを用いることとした。

X年5月よりブロナンセリンを4 mgから開始し漸増していった。その2週後よりリスペリドンを慎重に減量していった。7月にリスペリドン2 mgとブロナンセリン12 mgの処方となったところで被害妄想が若干改善し，手応えが感じられた。特に副作用の訴えもなかったため，さらに切り替えを進めていった。

ブロナンセリン16 mgまでは一進一退であったが，9月にブロナンセリンを20 mgとしたところ，11月頃から症状の著明な改善を認めた。患者は「誰かが見ているとか噂されているとか思うけれど，気になるほどじゃない」「今は休んでいるけれど，高校からは学校に行けそう」と述べていた。体重も51 kg前後に落ち着いた。

X+1年2月，高校受験に挑み，本命の高校には受からなかったが二次志望校への進学が決定した。処方はブロナンセリン20 mgのみであり，抗コリン薬や抗不安薬などの併用薬なしで症状は安定している。

症　例：15歳　女性
診断名：統合失調症

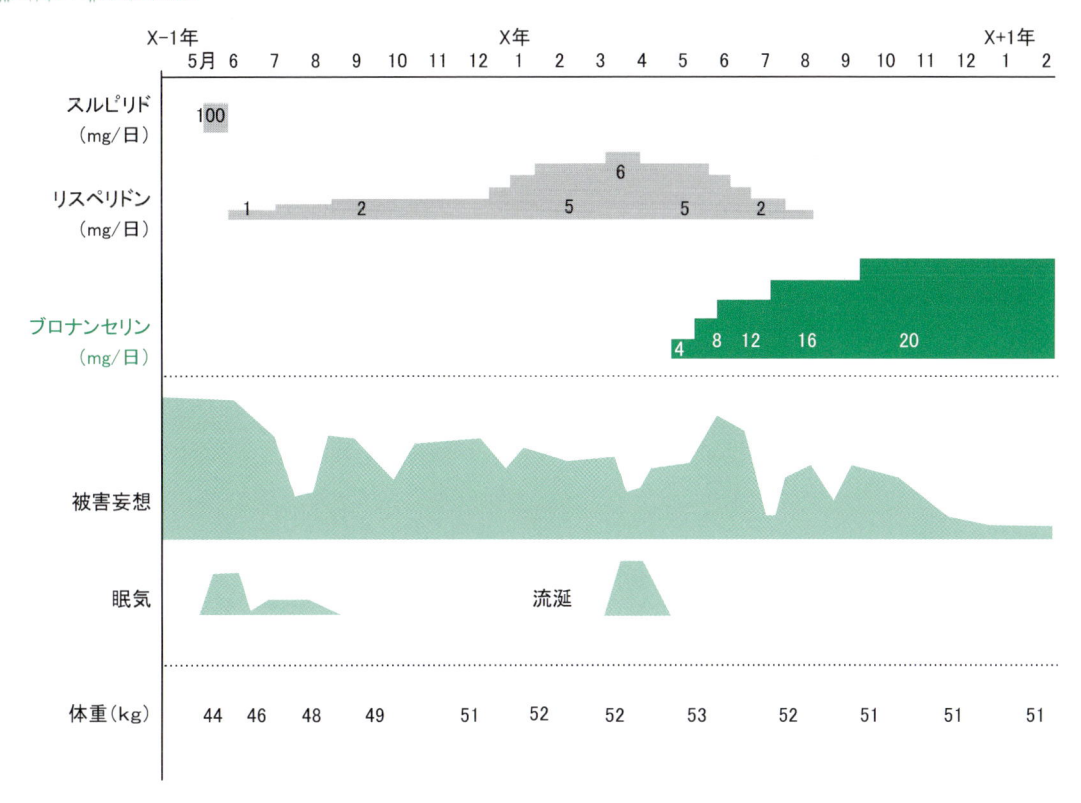

	X-1年								X年													X+1年	
	5月	6	7	8	9	10	11	12	1	2	3	4	5	6	7	8	9	10	11	12	1	2
スルピリド (mg/日)	100																					
リスペリドン (mg/日)			1		2						5	6	5		5		2					
ブロナンセリン (mg/日)															4	8	12	16		20		
体重(kg)	44	46	48		49			51		52			52		53		52		51		51	51

II. 考　察

　一般に，少量の抗精神病薬に反応しない陽性症状に対しては，十分な量の抗精神病薬を十分な期間投与する必要がある。しかし現実には副作用のため十分量を投与できないことも多く，この症例でもリスペリドンの増量が不十分であったため症状が遷延した可能性が高い。
　ブロナンセリンの各受容体結合プロフィールについては，D2受容体・5-HT$_{2A}$受容体への親和性が高く，α1・H1・M受容体などへの親和性が低いという特徴を持つ。そのため，比較的高用量を用いても錐体外路症状が出現しにくく，過鎮静を起こしにくいとされる。
　本症例では当初リスペリドンで症状のコントロールを試みたが，錐体外路症状が出現し十分量に達することができず，被害妄想が遷延した。ブロナンセリンに切り替えたことにより副作用の発現を抑えつつ十分量まで増量することができ，効果がもたらされたと考えられる。

III. 他剤からの切り替え

51. 他剤無効の幻聴にブロナンセリンが奏効した1例

桑原 駿介

医療法人社団緑心会　福岡保養院精神科

I. 症　例

【症　例】40歳，女性
【診断名】統合失調症。
【家族歴】同胞5人の第4子。
【生活歴】発病時，末子の妹と母と3人暮らし。
【現病歴】高校卒業までは特に問題なく育った。X-21年の夏頃から不眠が見られ，母親と喧嘩をしたり落ち着かなくなり，同年，冬に精神科病院に初回入院となる。退院後はキャディーの仕事をX-16年10月までしていた。同年11月より言動がまとまらず，幻覚・妄想状態となり，本院初回入院となる。入院後も精神運動興奮状態を呈し，全裸となり，不穏状態のため，しばしば隔離室を使用することが多かった。

入院も長期に及んでX-10年2月に退院となる以後も再燃し，X-1年4月～5月，X年3月～4月，X年4月～X年8月，本院には4回の入院歴がある。
【主な前治療薬】リスペリドン，オランザピンを使用するも改善せず，オランザピン使用時は体重増加が顕著で患者の拒薬によりアリピプラゾールに変更した。
【治療経過】
X年4月～5月
　①アリピプラゾール（6）　5T　1×朝
　②バルプロ酸ナトリウム徐放顆粒　2g　1×眠前
　③クアゼパム（15）　1T　1×眠前

入院後，幻聴がひどく攻撃的で落ち着かぬ日が続く。
X年5月～6月
　①アリピプラゾール（6）　5T　1×朝
　②バルプロ酸ナトリウム徐放顆粒　3g　1×眠前，リスペリドン内用液　6ml　1×夕
　③クアゼパム（15）　1T，ゾピクロン（10）　1T　1×眠前
　薬を増量するが，異常体験は続き，落ち着かない。
X年6月～7月
　ブロナンセリン（4）　2T　2×朝，夕を上記処方に追加。
　1週間ずつ増量　8mg→16mg→24mg
　少しずつ落ち着き，大人しくなる。
X年7月～8月
　①アリピプラゾール（6）　5T　1×朝
　②ブロナンセリン（4）　6T　2×朝，夕
　③クアゼパム（15）　1T，ゾピクロン（10）　1T　1×眠前
　幻聴の訴えもなく，おとなしくなってきたため，X年8月に退院となる。退院後，通院しているが園芸療法にも欠かさず出席している。
X年9月～
　①アリピプラゾール（12）　2T　1×朝
　②ブロナンセリン（4）　6T　2×朝，夕
　③クアゼパム（15）　1T　1×眠前

症　例：40歳　女性
診断名：統合失調症

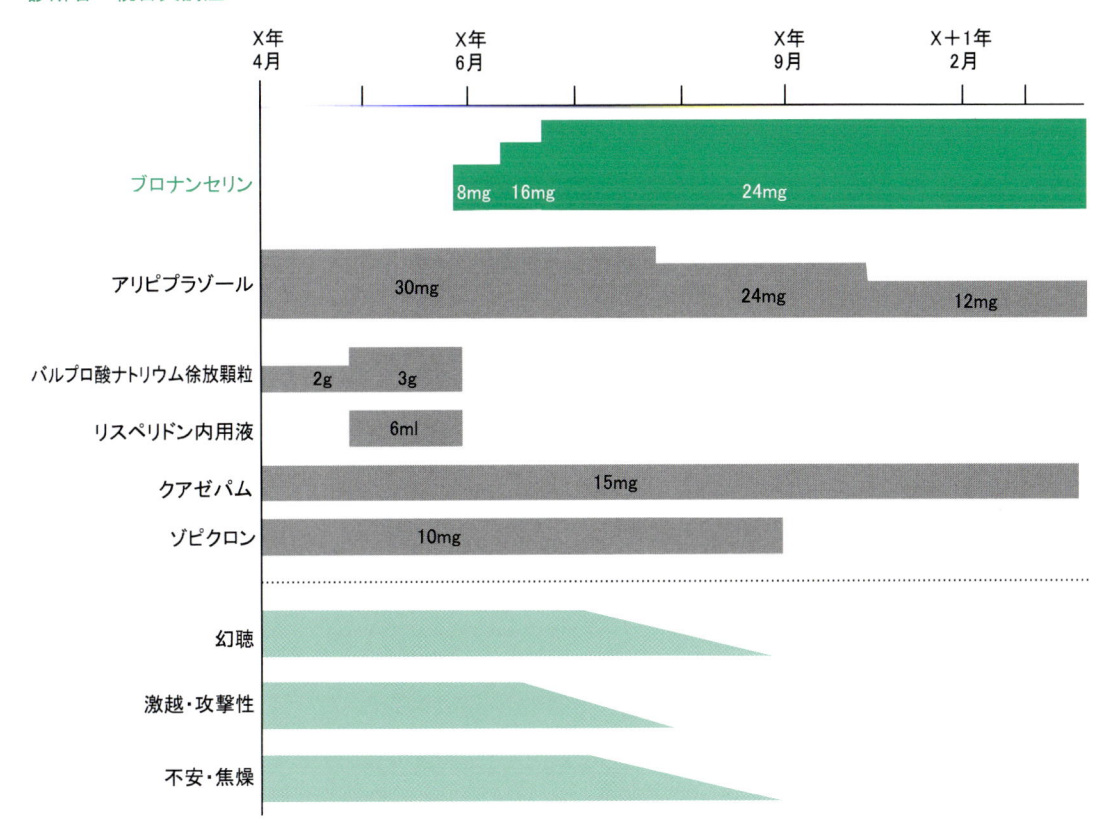

薬剤	X年4月	X年6月		X年9月	X+1年2月
ブロナンセリン		8mg	16mg	24mg	
アリピプラゾール	30mg			24mg	12mg
バルプロ酸ナトリウム徐放顆粒	2g	3g			
リスペリドン内用液		6ml			
クアゼパム			15mg		
ゾピクロン	10mg				
幻聴					
激越・攻撃性					
不安・焦燥					

X+1年2月〜現在
　①アリピプラゾール（12）　1T　1×朝
　②ブロナンセリン（4）　6T　2×朝, 夕
　③クアゼパム（15）　1T　1×眠前
最近は作業所への通所も始めていて，幻聴の訴えも消失している。

II. 考　察

ブロナンセリンは強力なD2受容体遮断作用を有し，幻覚・妄想などの陽性症状改善効果が期待できる。今回の症例は，長い年月にわたって他剤無効であった症例にアリピプラゾールを処方したが，効果なく，ブロナンセリンを上乗せ使用することにより，16mgで攻撃性，24mgで幻聴や不安・焦燥が軽減し穏やかになった。退院後，通院するまでに回復し，比較的に早く増量したが，全く副作用の見られなかった症例であり，現在は，積極的に園芸療法に参加しながら，作業所へも通う日々である。

今後の予定は，安定度を確認しながら，アリピプラゾールを中止しブロナンセリン単剤にする予定であり，ブロナンセリンの有用性を実感できた症例であった。

III．他剤からの切り替え

52．幻覚妄想状態に対するブロナンセリンの著効例

岡元　健一郎

筑豊病院

I．症　例

【症　例】30歳台，男性
【診断名】妄想型統合失調症。
【家族歴】特記すべきことなし。
【病前性格】生真面目，おとなしい，小心。
【生活史】2人同胞の第2子。高校卒業後，公務員試験に合格し市役所に就職したが，対人関係が苦痛になり，6ヵ月で退職。
【現病歴】市役所を退職後，宗教団体に入り，道場で生活していた。道場で好褥，不潔な状態ですごしていた患者を父親が連れ戻し，X-10年3月より2ヵ月間精神科クリニックに通院した。この間父親と口論になり家出したことがある。同年6月，住居侵入により警察に逮捕され，3ヵ月間精神科病院で入院治療を受けた。この時，患者の好きな女優がヤクザと組んで患者を陥れようとしたという。退院後援護寮に入所し，クリニックに通院することになった。3年後にはグループホームに入所し，作業所に通所していた。

X年4月中旬より，再びヤクザや女優が話しかけてくるようになった。自分が有名人になって，ヤクザに見張られており，酷い目に遭わされると思った。女優もヤクザと一緒になって自分を酷い目に遭わせようとしていると思った。恐怖心が強くなってコントロールできなくなったので入院を希望し，クリニックの紹介でX年6月から当院に入院した。

【治療経過】入院時，脅迫や患者を貶す内容の幻聴，注察妄想，被害妄想，妄想知覚が認められた。クリニックでアリピプラゾール24 mg/日が投与されていたので，30 mg/日に増量してみたところ，幻聴，被害妄想はやや改善したが，患者は「恐怖心が続いている」と訴え続け，現在の状況では「グループホームに復帰する自信がない」と述べた。

アリピプラゾール30 mg/日を1ヵ月間使用したが，期待した効果が得られなかったので，ブロナンセリンへの変更を試み，入院1ヵ月後の7月よりブロナンセリン8 mg/日を上乗せで開始した。7日後に「恐怖心が減った気がする」と述べた。ブロナンセリンを12 mg/日に増量し，アリピプラゾールを12 mg/日に減量した。このほかに，クリニックで投与されていたロラゼパム3 mg/日，フルニトラゼパム1 mg/日，クエチアピン50 mg/日を継続して併用していた。10日後に，患者は「幻聴が少し減って，恐怖心が軽くなってきた。退屈してきたので作業療法に参加したい」と希望した。

14日後にブロナンセリンを16 mg/日に増量し，アリピプラゾールを中止した。

21日後には幻聴，注察妄想，被害妄想，恐怖心は全く消失した。眠気を訴えたのでロラゼパムを1.5 mg/日に減量したところ，眠気は消失した。患者の希望により，ブロナンセリン開始31日後に退院し，以前から通院していたクリニックに紹介した。

退院時の処方は，ブロナンセリン16 mg/日，

症　例：30歳台　男性
診断名：妄想型統合失調症

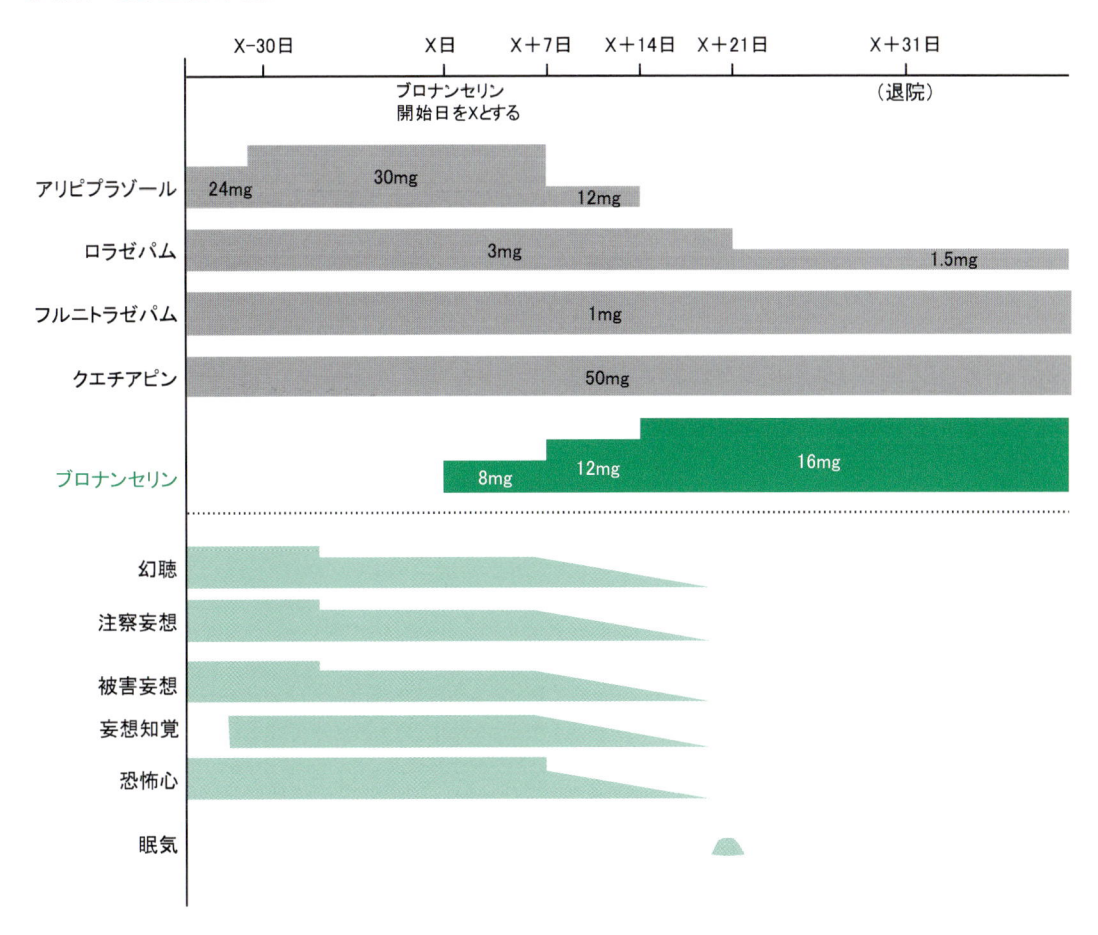

	X-30日	X日	X+7日	X+14日	X+21日	X+31日
		ブロナンセリン開始日をXとする				（退院）
アリピプラゾール	24mg	30mg	12mg			
ロラゼパム		3mg			1.5mg	
フルニトラゼパム		1mg				
クエチアピン		50mg				
ブロナンセリン			8mg	12mg	16mg	
幻聴						
注察妄想						
被害妄想						
妄想知覚						
恐怖心						
眠気						

ロラゼパム1.5 mg/日，フルニトラゼパム1 mg/日，クエチアピン50 mg/日である。錐体外路症状などの副作用は認められず，血液生化学，血液一般，心電図，脳波の検査で異常は認められなかった。21日後に認められた眠気は，ロラゼパムの減量により消失したので，ブロナンセリンによる眠気ではないと判断した。

退院後，患者はグループホームに復帰してクリニックに通院し，ブロナンセリンによる服薬治療を続け，退院5ヵ月後の現在まで幻覚妄想状態の再発は認められず，主治医やソーシャルワーカーの勧めで就労支援センターに入所し，就労訓練に参加しているとの情報を得ている。

II. 考　察

アリピプラゾールで十分な効果が見られなかった恐怖心の強い幻覚妄想状態に対してブロナンセリンを使用した。ブロナンセリン8 mg/日の上乗せにより恐怖心の改善が認められ，手応えを感じたので，アリピプラゾールを漸減中止し，ブロナンセリンを12 mg/日に増量したところ，幻聴，被害妄想，妄想知覚，恐怖心が改善し，退屈を訴え作業療法への参加を希望した。ブロナンセリンを16 mg/日に増量したところ，当初訴えていた恐怖心を伴う幻覚妄想状態は完全に消失した。本症例では，アリピプラゾールで改善しなかった恐怖心がブロナンセリン8 mg/日の上乗せにより改善し始めたことが印象的であった。その後ブロ

ナンセリンの増量により，迅速な抗幻覚妄想作用が認められたので，恐怖心の改善もブロナンセリンの抗幻覚妄想作用によるものではないかという印象を得た。ブロナンセリンの 16 mg/日において，眠気，過鎮静，錐体外路症状は認められなかった。

　ブロナンセリンの投与量については，他の症例でも，16 mg/日で優れた効果を得た例を多数経験している。ブロナンセリンは強力なＤ２受容体遮断作用により優れた抗幻覚妄想作用を有するだけでなく，アドレナリン α１受容体拮抗作用やヒスタミンＨ１受容体拮抗作用に起因する副作用が少ないので，急性期治療における有用性が期待できるという印象を得た。

53. ブロナンセリンへの切り替えが幻聴・被害関係妄想に有効であった統合失調症の1症例

大澤 良郎

医療法人社団俊睿会　南埼玉病院

I. 症 例

【症　例】33歳，男性
【診断名】統合失調症。
【家族歴】特記すべきことなし。
【既往歴】特記すべきことなし。
【病前性格】内向的，まじめ。
【生活史および現病歴】A 県内にて生育。中学1年時からいじめにあい，夏休み明けより不登校となった。以来慢性的な不安感と強迫的こだわりが徐々に増悪し，高校に進学したが中退した。18歳時からテレビで殺人シーンを見ると自分もやりそうな気がして不安になる，「目玉が落ちないか」と心気的にこだわるなどといった強迫症状が強くなり，精神科病院に6ヵ月入院。その後当院外来に通院していたが，3年後（20歳），強迫症状の増悪ならびに家族に対する攻撃性のため当院に初回入院（約3ヵ月）となった。

その後，統合失調症の診断でハロペリドール4.5 mg/日主剤で外来通院していたが強迫症状は軽減せず，引きこもった生活を送っていた。

31歳時，パロキセチン 20 mg/日を加えてから強迫症状は劇的に消失，しかしその後徐々に活動性が増し，ついには躁状態となって，33歳時，当院に2回目の入院となった。

外来最終処方はパロキセチン 20 mg/日，オランザピン 5 mg/日，ブロマゼパム 10 mg/日。

入院後アリピプラゾール 12 mg/日，パロキセチン 20 mg/日，レボメプロマジン 10 mg/日にて治療を開始したが，その後「お経のような声が聞こえて来る」という幻聴，「TV がつくと皆一斉にしゃべり出す」「患者さんに監視されている」といった被害関係妄想が活発であることが判明し，アリピプラゾールを 30 mg/日まで増量。約2週間後も全く軽減しないため，ブロナンセリン 12 mg/日を加えたところ，その3日後には前記の幻聴，被害関係妄想が消えたと穏やかに語れるようになった。いわゆる neuroleptic dysphoria もなく「すごく調子いい」と語った。その後アリピプラゾールを漸減し，ブロナンセリン投与後約3週間で，抗精神病薬はブロナンセリン 16 mg/日単剤に完全に置換した。その後も経過は良好で54日の経過で退院となった。

退院時処方はブロナンセリン 16 mg/日，ジアゼパム 10 mg/日，パロキセチン 20 mg/日，フルニトラゼパム 4 mg/日。

退院後，外来で7ヵ月以上診ており，最終処方はブロナンセリン 16 mg/日，パロキセチン 20 mg/日，フルニトラゼパム 2 mg/日である。これまでのところ幻覚妄想や強迫症状の目立った再燃はなく，社会的交流を楽しんでいる。

II. 考 察

本例はアリピプラゾールによる幻聴・被害関係妄想に対しての改善効果を期待したが，30 mg/日に増量しても改善がみられずブロナンセリン

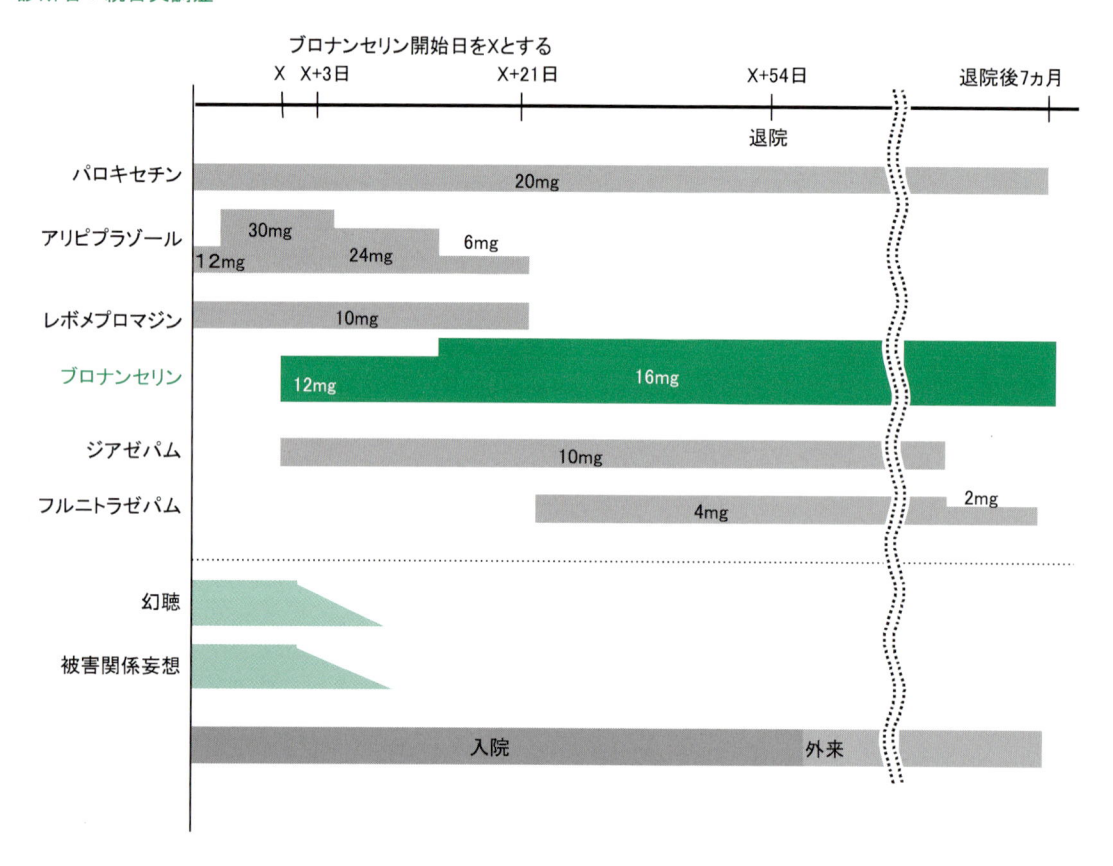

症　例：33歳　男性
診断名：統合失調症

12 mg/日を加えた症例である。

　ブロナンセリンはこれまでの第二世代抗精神病薬とは異なり，セロトニン 5-HT$_{2A}$ 受容体への親和性よりドパミン D 2 受容体への親和性がさらに強いという特徴をもつ薬剤とされている。実際，村崎らもブロナンセリンがドパミン D 2 受容体，セロトニン 5-HT$_{2A}$ 受容体に対して非常に高い選択性を持ち，既存の第二世代抗精神病薬と比較して非常に強いドパミン D 2 受容体親和性を有していることを報告している[1]。またヒスタミン H 1 受容体，アドレナリン α 1 受容体やムスカリン M 1 受容体へは低親和性となっており，過鎮静・眠気・起立性低血圧・体重増加などの副作用が少ないと推察される。

　今回の症例はアリピプラゾール 30 mg/日のまま経過をみることも可能であったかもしれない。しかし，継続投与して不成功に終わることを何度か経験していたため，よりドパミン D 2 受容体親和性の高いブロナンセリンを加えることが有効と考え，実際急速な改善を得られたものである。また過鎮静・眠気・錐体外路症状もなく，認知機能を悪化させたような印象も全くなかった。最終的にブロナンセリン 16 mg 単剤にしても錐体外路症状は出現せず，抗パーキンソン薬を必要としなかった。ブロナンセリンの切れ味の良さを感じた症例である。

　ブロナンセリンの評価にはさらなる症例の蓄積や客観的評価が必要であるが，提示した症例に関しては陽性症状への切れ味が良く，それにもかかわらず錐体外路症状や NIDS（神経遮断薬誘発性欠陥症候群）が目立たないという印象を受けた。また認知機能に関しても少なくとも悪化させているという印象はなかった。むしろ自験例では改善させているのではないかと推察される症例もある

ことから，QOL を高め，抗幻覚妄想作用を期待したい症例には試みる価値があると考える。

文　献

1) 村崎光邦：ドパミン・セロトニン拮抗薬―新規統合失調症治療薬 blonanserin の受容体結合特性―：臨床精神薬理, 11：845-854, 2008.

54. ブロナンセリンへの切り替えによりワーキングメモリーが改善し社会復帰した1例

高木　博敬

医療法人大和会　西毛病院

はじめに

わが国でも，リスペリドン，オランザピン，クエチアピン，ペロスピロン，アリピプラゾール，ブロナンセリンという第二世代抗精神病薬が6剤揃い，統合失調症およびその近縁の精神疾患に対する薬物療法は大きく変わろうとしている。これらの第二世代抗精神病薬は合理的薬物療法の理念に沿い，従来の多剤大量療法から単剤少量化を目指し，効果と副作用そして社会復帰へと繋がる大きな役割を担っている。また第二世代抗精神病薬の長期使用に伴い各薬剤の特徴が明らかとなりつつある。特にブロナンセリンはドパミン受容体に対する親和性が高く他剤に比べ異なったプロフィールを示している。今回，他剤にて幻覚が取れず，副作用が出現した症例にブロナンセリンが有効であった症例を報告する。

I．症例

【症　例】44歳，男性
【診断名】統合失調症。
【既往歴】特記事項なし。
【家族歴】特記事項なし。
【生活歴】高校卒業後，トラック運送業のアルバイトをする。その後，社員として勤務するようになる。X-18年10月に発症する。
【通院歴】精神科K医院へ25歳時に受診歴あり。X-11年1月より定期的にK医院への通院が，X-11年3月まで行われていた。X-11年3月21日当院紹介受診となる。
【入院歴】1回目，X-11年3月より7月まで入院加療。2回目，X-10年3月より5月まで再入院となる。
【症　状】「頭の中でキーンという金属音が鳴っている」「家族や先生等，人が信用できない」と言う。イライラして仕方がなく，じっとしていられない。以前の通院時も薬は服用していたが，断続的であった。易怒的で家族への暴力や痰を吐いたり，他人を威嚇したりし，興奮や暴力を呈していた。当院受診時も幻覚・妄想，誰かに見張られているなどの陽性症状が顕著であった。
【前治療薬】X年12月1日までリスペリドン4 mgを処方。
【治療経過】X年12月1日：仕事（家業の農業）に集中できない。じっとしていることができず，さらには不穏でついアルプラゾラムを飲んでしまったり，多用してしまうということがX年11月頃まであった。

キーンという幻聴がリスペリドンで治まらないため，X年12月2日よりブロナンセリン8 mgへと切り替えた。切り替え時には前薬から引き続き抗パーキンソン薬も同時処方とした。

ビペリデン3 mg，タンドスピロン60 mg　分3，クアゼパム30 mg　眠前，ゾピクロン10 mg　眠前。

X年12月16日：キーンという幻聴が軽減し，

症　例：44歳　男性
診断名：統合失調症

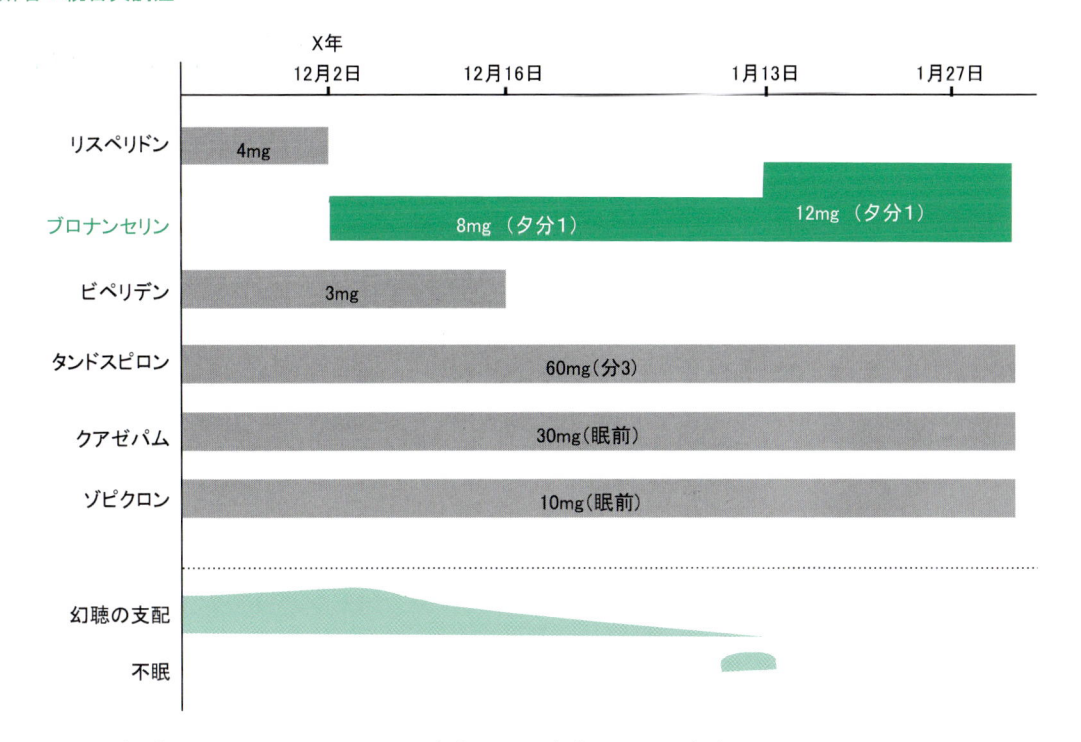

	X年 12月2日	12月16日	1月13日	1月27日
リスペリドン	4mg			
ブロナンセリン		8mg（夕分1）	12mg（夕分1）	
ビペリデン	3mg			
タンドスピロン	60mg（分3）			
クアゼパム	30mg（眠前）			
ゾピクロン	10mg（眠前）			
幻聴の支配				
不眠				

不穏が明らかに軽減した。ビペリデン3 mgをなくしたが，錐体外路症状の発現もなく良好である。

X+1年1月13日：まだ音が気になり，眠れないとの訴えがあり，ブロナンセリン8 mg（夕分1）を12 mg（夕分1）とした。

X+1年1月27日：不眠も改善し，以降，幻聴が改善し，疎通性がよく日常生活をこなせるようになり家業の農業を行えている。本人も，「この薬のほうが飲みやすいです」と話している。

II．考　察

ブロナンセリンはドパミン受容体に対する非常に高い親和性にもかかわらず，セロトニン受容体への親和性を併せ持ち，錐体外路症状の出現が低いと言われている。そこで，抗コリン作用のある抗パーキンソン薬の使用を抑えることができると報告されている。

今回の症例を見るとリスペリドンは4 mg以上を使用すると錐体外路症状を出現することが少なくなく，ブロナンセリンに切り替えたことで抗パーキンソン薬の使用を控えることができ処方をなくすことができた。

また，家業の農業が実施できるようになったことは，1つには抗パーキンソン薬の中止により遅延再生が改善したことと，他方，統合失調症の認知機能障害に対するブロナンセリンの効果をリスペリドンと比較検討した国内外で初めての無作為化二重盲検比較試験において，言語性記憶の即時再生能力を反映するWMS-R論理的記憶I，および遅延再生能力を反映するIIにおいて両薬剤群ともに投与後有意な検査成績の改善を認められたこと，これらによりワーキングメモリーが改善したことが一因と考えられた。

今後，さらなるブロナンセリンの臨床経験を重ね，ブロナンセリンの位置づけを明確にし，ブロナンセリンが社会復帰支援の一因になればと考えている。

III. 他剤からの切り替え

55. ブロナンセリンへの切り替えにより陽性症状および性機能障害が改善した統合失調症の1例

斉藤　まなぶ

弘前大学大学院医学系研究科神経精神医学教室
弘前愛成会病院精神科

I. 症例

【症　例】27歳，男性
【既往歴】X-6年に急性膵炎，十二指腸潰瘍で内科入院。
【家族歴】母親が統合失調症。
【生活歴】2人同胞第2子。両親は離婚。母が病気のため，養護施設にて養育される。中学卒業後，職を転々としていた。X年9月に結婚。
【現病歴】自動車工として出稼ぎ中のX-10年に「みんなが自分に文句を言っている」「みんなが変になった気がする」などの被害関係妄想が出現し発症した。その後，職を転々とするが，関係妄想のために長続きしなかった。

X-7年帰省。幻聴に従い，両腕に無数の自傷痕あり。空笑，自我障害を認め，心配した施設職員の勧めでX-7年8月，当院を初診した。以後2回の入院歴があり，リスペリドンやハロペリドールで治療されるが，集中力困難および性機能障害の副作用が目立ち，アドヒアランス不良となりやすく，このため，幻聴や被害関係妄想が残存し，退院以後も長期での就労が困難であった。

X年1月，被害関係妄想の悪化から精神不調を認め，処方の変更を希望した。アリピプラゾール12 mgを追加したが，症状の改善はなく，X年2月処方調整のため入院となった。患者は関係妄想の消失を強く求め，薬の増量を希望。アリピプラゾールは24 mgまで増量し，ハロペリドールと一時期リスペリドンも併用した。

X年3月，症状は消失し退院したが，集中力困難と勃起不全を訴えたのでリスペリドンを減量した。しかし減量に伴い症状の悪化が見られたため，X年5月よりブロナンセリンの使用を開始した。

【主な治療薬】
X-7年8月～X-6年3月：リスペリドン2 mg
　（クロルプロマジン；CP換算200 mg）
X-6年3月～X-5年8月：リスペリドン4 mg
　（CP換算400 mg）
X-5年8月～X-4年6月：リスペリドン6 mg
　（CP換算600 mg）
X-4年6月～X年2月：ハロペリドール6 mg
　（CP換算300 mg）
X年2月～4月：アリピプラゾール24 mg,
　ハロペリドール6 mg, リスペリドン6 mg
　（CP換算1,500 mg）

【治療経過】X年5月よりリスペリドンを中止，アリピプラゾールを12 mgに減量し，ブロナンセリン8 mgを追加した。症状の悪化はなく，眠気が持続するため，同年6月，ハロペリドールを中止し，さらに眠気の訴えがありブロナンセリンを6 mgに減量した。同時期より完全に単剤化した。被害関係妄想は悪化なく，集中力困難や性機能障害などの副作用も出現しなかった。同年7月

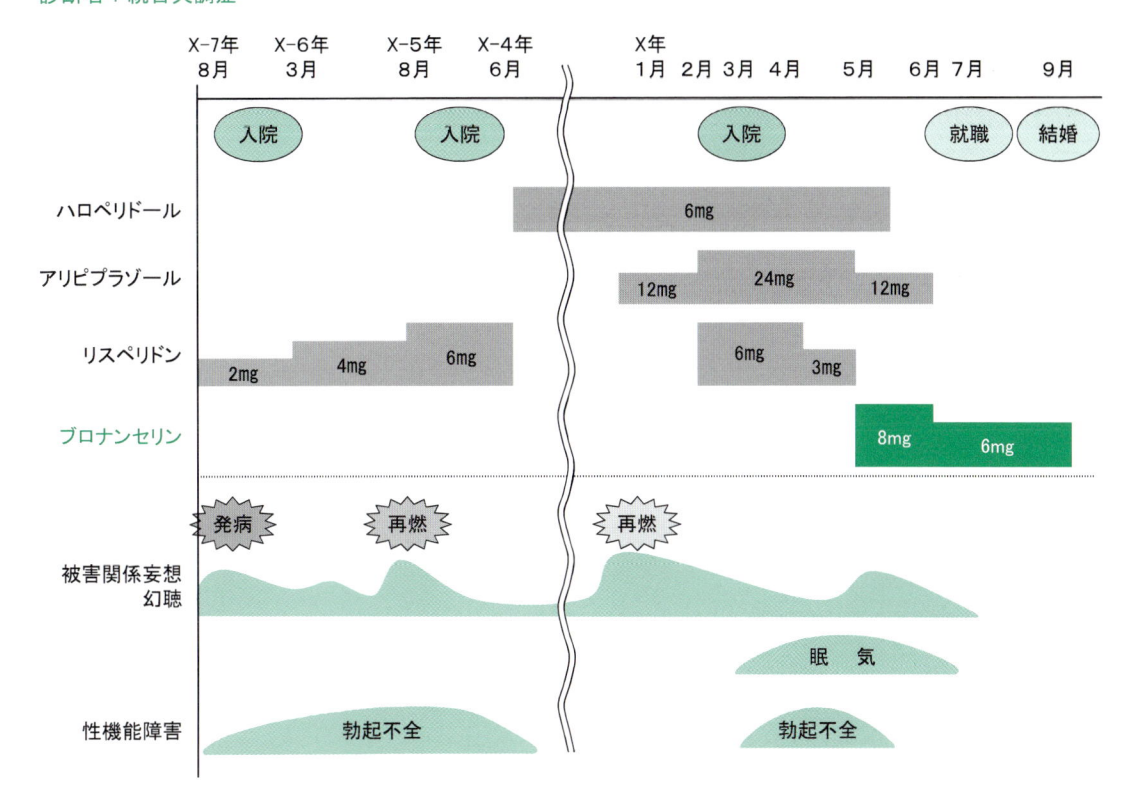

症　例：27歳　男性
診断名：統合失調症

	X-7年 8月	X-6年 3月	X-5年 8月	X-4年 6月	X年 1月	2月	3月	4月	5月	6月	7月	9月
	入院		入院		入院					就職		結婚
ハロペリドール					6mg							
アリピプラゾール						12mg	24mg		12mg			
リスペリドン	2mg	4mg	6mg		6mg		3mg					
ブロナンセリン									8mg	6mg		

発病　　再燃　　　　再燃

被害関係妄想
幻聴

眠気

性機能障害　　勃起不全　　　　　　勃起不全

には資格をとり，健常者枠での就職に成功し，9月には長期同棲相手と結婚に至った。現在も順調に仕事を続けている。

II. 考 察

本症例は10代で発症した若年発症の統合失調症である。リスペリドンを主とした急性期治療が行われ，6 mgまで増量する事で陽性症状は改善が見られたが，集中力困難および性機能障害の副作用が目立ち，アドヒアランス不良であった。ハロペリドールは強力なD2遮断作用を有し，少量で陽性症状の改善が期待でき，また少量であれば性機能障害の出現が目立たないため，患者本人が希望してハロペリドールの内服を続けていた。若年の頃より就労意欲が強く，障害者雇用などを積極的に利用していたが，被害関係妄想は少量のハロペリドールでは消失しきれず，時折再燃をくり返し，結果として長期の就労が困難となっていた。

X年1月被害関係妄想が再燃し，ハロペリドールにアリピプラゾールを加えたが症状の改善は見られず，仕事を退職せざるを得ない状態となり薬剤調整および休養目的に入院となった。入院後症状の消失を強く望み一時的にリスペリドンを追加しアリピプラゾールを増量し，症状は改善したが，やはり性機能障害が出現した。アリピプラゾール増量に伴い眠気も出現し，薬剤の変更を余儀なくされた。アリピプラゾールを減量していくと被害関係妄想が再燃し始め，治療は行き詰まっていった。時間の経過とともに全体には落ち着いており，患者と話し合いの結果，ブロナンセリンへの変更を検討。陽性症状消失にCP換算1,500 mgまで要した薬剤からブロナンセリンに変更したところ，6～8 mg（CP換算150～200 mg）で陽性症状が改善した。その後，症状悪化時はブロナンセリンを頓服として用い，6～12 mg/日で経過は良好である。

ブロナンセリンはハロペリドールと同等のドパミンD2受容体親和性を有し，他の非定型抗精神

病薬と比べて幻覚・妄想などの陽性症状に特化した改善効果が期待できる。この症例において，プロラクチン濃度は性機能障害と直接的な関連は認められなかったが，一般的にブロナンセリンは脂溶性が高く脳内移行性が高いとされている。このため血液脳関門の外にある下垂体への薬物濃度が相対的に低くなり，そのためプロラクチン値への影響が少なく，性機能障害の副作用が生じにくい背景にはこのような特性が関係していると思われる。

　最終的に，症例は退院後資格を取り健常者枠の職に就くことができ，性機能障害が改善したことで結婚も可能となった。今回の症例は，ブロナンセリンの強いD2受容体遮断作用により患者が希望する症状改善を少量で果たすことができ，またそれによって抗精神病薬特有の副作用を軽減でき，結果としてQOLの改善に至ったものである。近年，精神科治療は大きく変化し，薬物療法では患者を主体としたアドヒアランスを重視し，生活においてはQOLの維持や回復を目標とするようになりつつある。性機能障害に関する副作用は治療者側から把握しにくいが，患者にとってはアドヒアランスやQOLに影響を与える重大な副作用である。治療者はこれらの副作用に対し，十分に理解と配慮を持って診療に当たることが望ましいと思われる。

56. 再燃によりハロペリドールから ブロナンセリンに切り替えた1例

呉家　学，児玉匡史，黒田重利

岡山大学大学院精神神経病態学教室

I. 症　例

【症　例】56歳，男性
【診断名】妄想型統合失調症（F 20.0）。
【既往歴】X-48年，急性腎炎。X-21年，痔核。X-14年，胆石。
【家族歴】特記事項なし。
【生育・生活歴】同胞3人末子長男。X-34年にA大学（県外）卒業後警察官となった。X-21年結婚。X-20年，子どもをもうけたが離婚。X-12年退職。X-9年父親他界。以後は母親と2人暮らし。
【現病歴】X-31年，人事異動により厳格な上司に交代。それを機に「地球の守護神が乗り移った」などの憑依妄想や被害関係妄想，被毒妄想が出現し両親への暴力を認めたため，4月14日に当科を初診した。「精神分裂病」と診断され即日入院となり，7月13日まで加療を受けた。

退院後は派出所勤務に変わり，当科外来にて病状は安定していた。

X-21年，病気を隠して結婚。X-20年4月，子どもをもうけたが，6月被毒妄想により断薬。自宅前で交通整理し通行人と喧嘩するなどの問題行動があり，6月下旬～8月下旬，当科に医療保護入院となった。退院後離婚した。

当科で外来加療を続けていたが，X-13年3月，人事異動で口うるさい上司に代わってストレスが溜まり，11月下旬より不眠となった。12月より「鉄砲で狙われている」などの妄想が活発化し，不穏状態で街中を徘徊するといった異常行動があり，12月初旬～X-12年1月末日まで当科に医療保護入院となった。退院後退職。

以後も当科に外来通院しながら両親と同居し，無為自閉的な生活を送っていた。

X年6月初旬より不眠，次第に易怒的となり，母親に対してバットを振り上げるなどの不穏状態となった。「俺の金を盗っただろう」「今1,000万円貯金があるからお前ら（姉2人）に500万ずつやるわ」と被害的で誇大的な発言を認めた。

6月14日次姉，6月18日母に対し暴力行為があったため他害行為の拡大が懸念され，入院加療が必要と判断し，6月19日当科に医療保護入院（第2項　扶養義務者：長姉）となった。

【初診時所見，診断とその根拠】肥満体型。独語・空笑があり，突然怒ってテーブルを叩いたり，急に泣いたり笑ったりするなど情動失禁が認められた。誰かに指図をされる声が聴こえるといった幻聴を認めた。「姉二人にやられる，金を盗られる」「貯金は1,000万ある」などの被害妄想，誇大妄想に基づく発言がくり返された。被毒妄想も認められ「薬のせいで体がしんどい」と言い，しばらく断薬していたことも窺えた。急性の幻覚妄想状態で妄想型統合失調症の再燃と診断した。BPRS：70点。

【治療方針】服薬コンプライアンス，副作用の点から非定型抗精神病薬への切り替えを考慮に入れ，

症　例：56歳　男性
診断名：妄想型統合失調症（F20.0）

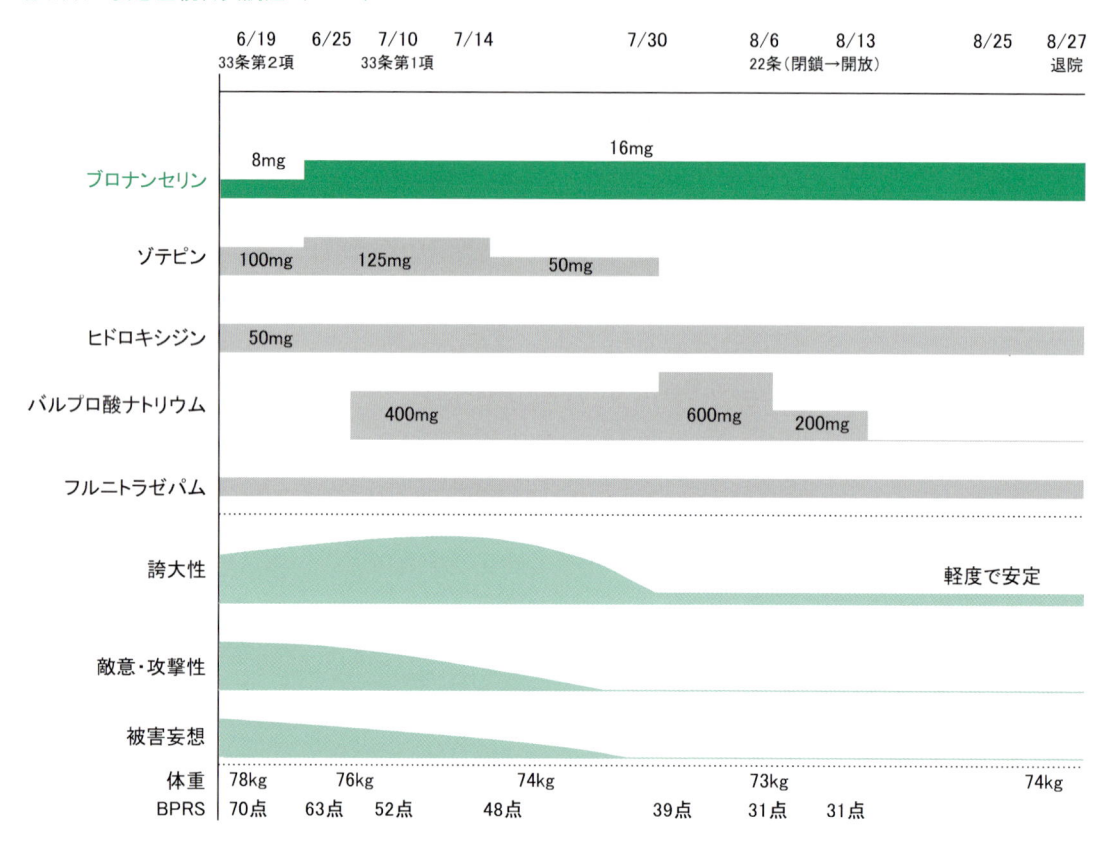

	6/19	6/25	7/10	7/14	7/30	8/6	8/13	8/25	8/27
	33条第2項		33条第1項			22条（閉鎖→開放）			退院

ブロナンセリン	8mg → 16mg
ゾテピン	100mg → 125mg → 50mg
ヒドロキシジン	50mg
バルプロ酸ナトリウム	400mg → 600mg → 200mg
フルニトラゼパム	（継続）
誇大性	軽度で安定
敵意・攻撃性	
被害妄想	
体重	78kg → 76kg → 74kg → 73kg → 74kg
BPRS	70点 → 63点 → 52点 → 48点 → 39点 → 31点 → 31点

薬物調整を行いながら幻覚妄想状態の改善を図る。また高齢の母親との2人暮らしであり，退院後の生活の支援についても考えていく。

【入院前の治療薬】ハロペリドール 6 mg，ゾテピン 25 mg，レボメプロマジン 25 mg，塩酸プロメタジン 10 mg，ニトラゼパム 5 mg（クロルプロマジン換算 363 mg）。

【治療経過】ハロペリドールが主剤だったが全身倦怠感や錐体外路症状があり，1年で体重が 10 kg 増加していたこともあり，ブロナンセリンに変更した。躁状態でもあったためゾテピン 100 mg を追加した。6月25日，妄想，興奮が続いていたためブロナンセリン 16 mg，ゾテピン 125 mg に増量した。しかし攻撃性，易興奮性は残存していたため7月9日よりバルプロ酸ナトリウム 400 mg を追加し，医療保護入院第1項（保護者：長姉）に切り替えた。

その後，徐々に妄想は軽減し情動面は落ち着きゾテピンを漸減。7月後半には傾眠，発動性低下が認められ，うつ転したと判断し，ゾテピンを中止。8月6日には幻覚妄想はほぼ消失し，情動は安定したため，バルプロ酸ナトリウムを中止。入院治療に対して理解を示し，同意したため任意入院に切り替え，開放病棟へ転棟とした。BPRS は 31 点まで減じた。

その後は懸案だった退院後の支援について主治医，ソーシャルワーカーと面談を行い，自立支援による居宅介護（ホームヘルパー）の導入に同意した。

以後もブロナンセリン単剤で精神症状，行動とも安定し，支援体制も整ったため，本人・家族同意のもと8月19日に退院となった。

II．考　察

1．ハロペリドールから非定型抗精神病薬への切り替えの必要性

1）長年，定型薬であるハロペリドールを服用してきたが，数ヵ月単位で幻覚妄想が悪化するのを自覚していたため，症状コントロールに疑問があった。

2）身体的に常に倦怠感があった（パーキンソニズムは目立たなかったが）。

3）長年の罹患により陰性症状は慢性化し，無為自閉の生活に終始し，また認知機能の低下が顕著であった。

2．非定型抗精神病薬でブロナンセリンを選択した理由

1）体重増加傾向で，空腹時血糖で正常上限であったことからオランザピン，クエチアピンは除外した。

2）幻覚・妄想が活発であり，ある程度ドパミンD2受容体に高い結合親和性のある薬剤が必要と考えられた。

3）患者が新薬に対して興味を持ち，「身体が楽な薬剤に変更して欲しい」との希望があった。

4）ハロペリドールである程度長期に精神症状の安定が保たれていた過去から，ハロペリドールと類似したプロフィールの薬剤の選択が好ましいと思われた。

3．ブロナンセリンを使用してみて

1）16 mg（ハロペリドール換算8 mg）で錐体外路症状は認めなかった。

2）16 mg，約4週間で幻覚妄想それに基づく敵意・攻撃性は消失し，BPRSは当初の70点から31点まで減少した。

3）患者より「身体が楽になった」との発言があり，明らかに活動性が亢進し，感情表出も豊かになった。

4）食欲増進，体重増加はなく，逆に生活リズムが是正され，体重が4 kg減少した。

III．まとめ

ブロナンセリンは従来のハロペリドールと同等の抗幻覚妄想効果があり，また16 mgで急性期治療が可能であった。本症例ではハロペリドールのアドレナリンα1受容体拮抗作用による過鎮静により倦怠感が持続していたと思われるが，α1拮抗作用をほとんど有しないブロナンセリンへの切り替えにより鎮静は軽減することができた。

また服用感の良さからアドヒアランスの向上に繋がると思われた。

セロトニン5-HT$_{2A}$受容体拮抗作用により，錐体外路症状は認めず，一定の効果があったと思われた。

非定型抗精神病薬では体重増加が懸念されるが，本症例でも特に注意が必要な状態ではあったが，食欲増進，体重増加とも認められなかった。ブロナンセリンが食欲増進や肥満に関与するとされているヒスタミンH1受容体拮抗作用を有していないことが寄与していたと推測できた。

本症例によりブロナンセリンの治療効果の高さ，および副作用出現の低さを確認でき，類似したプロフィールを持つハロペリドールからの切り替えは有用であると考えられた。今後は初発例や他の抗精神病薬でコントロールが困難な症例，副作用で悩まされている症例などの使用経験を積んで，ブロナンセリンの有効な投与方法を確立する必要があると思われた。

III. 他剤からの切り替え

57. 衝動性・攻撃性のある症例に対する
ブロナンセリンの使用経験

岡田　正勝

日立梅ヶ丘病院

はじめに

　統合失調症は，主として幻覚や妄想，精神不穏，運動心迫などの陽性症状と，感情鈍麻，自発性減退，思考の貧困や意欲低下などの陰性症状が混在し，人間生活にとって，まことに複雑厄介な精神疾患である。

　しかし，統合失調症以外にも興奮性や攻撃性を有する精神疾患が少なくないことを経験する臨床家は多い。

　この度精神鑑定において遷延性うつ病（特定不能の人格障害）と診断された症例に対しブロナンセリンの使用経験を得たので報告する。

　1952年最初の抗精神病薬としてクロルプロマジンが導入されて以来，ハロペリドールを主とした数多くの抗精神病薬が開発導入され，わが国の統合失調症治療は「薬物療法」にあるといわれるようになった。

　しかし，これら第一世代（定型）抗精神病薬らは，非選択的な脳のドパミン系遮断作用により，錐体外路症状を起こしやすく，幻覚，妄想などの陽性症状には奏効する反面，社会的引きこもりや認知機能の障害まで惹き起こしていた。

　このような状況のもとで，1996年以後，リスペリドン，オランザピン，クエチアピン，ペロスピロン，等々が登場した。これらは第二世代（非定型）抗精神病薬といわれ，統合失調症陽性症状のみならず，陰性症状にも効果を発揮し，しかも錐体外路症状が少ないということで，大いに精神科領域に普及したのである。

I. 症　例

【症　例】48歳，男性
【主　訴】X年に近隣の女性宅に侵入し，37歳の女性をいきなり殴打し，足蹴して外傷を負わせ，警察に逮捕される。

　当時某精神科にうつ病として通院していたのでA大医師の精神鑑定をうけ，遷延性うつ病（特定不能の人格障害）として要治療の診断をされた。

　X年Y月，鑑定入院となる。入院中，同室者に対し，執拗に殴打，足蹴りをくり返し，被害者を意識喪失に至らしめる。

　X年Y+2月，精神鑑定を行い，統合失調症感情障害，情緒不安定性人格障害（衝動型）と診断し入院継続となる。

【入院時処方】
①バルプロ酸ナトリウム　400 mg
　ノルトリプチリン　　　45 mg
②フルニトラゼパム　2 mg （就寝前）
　タンドスピロン　　20 mg

X+1年Y月：
①ブロナンセリン　　6 mg
　ノルトリプチリン　75 mg
　ビペリデン　　　　3 mg
②フルニトラゼパム　2 mg （就寝前）
　タンドスピロン　　20 mg

症　例：48歳　男性
診断名：統合失調症感情障害・情緒不安定性人格障害（行動型）

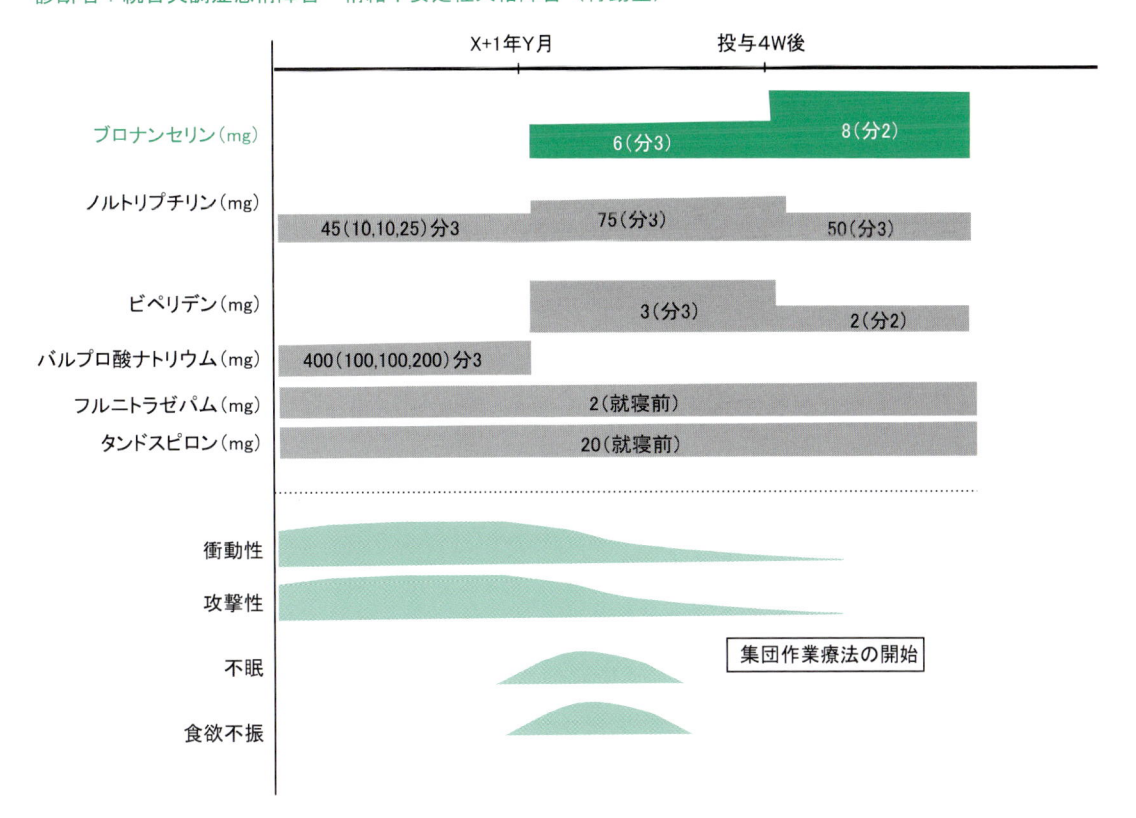

	X+1年Y月	投与4W後
ブロナンセリン（mg）		6（分3）／8（分2）
ノルトリプチリン（mg）	45（10,10,25）分3	75（分3）／50（分3）
ビペリデン（mg）		3（分3）／2（分2）
バルプロ酸ナトリウム（mg）	400（100,100,200）分3	
フルニトラゼパム（mg）	2（就寝前）	
タンドスピロン（mg）	20（就寝前）	

衝動性
攻撃性
不眠
食欲不振
集団作業療法の開始

不眠，食欲低下を訴えるも精神興奮は落ち着いてきた。

X＋1年Y＋1月：
①ブロナンセリン　　8 mg
　ノルトリプチリン 50 mg
　ビペリデン　　　　2 T
②フルニトラゼパム 1錠　（就寝前）
　タンドスピロン　　1錠

切り替えが途中，変更後約20日間で精神状態は全く温和で，疎通性もあり，過去の行為に対し，反省する。

X＋1年Y＋1月のこの頃より集団作業療法可能になり，レクリエーションにも参加している。X年Y月以後，医療保健入院として現在に至っている。

II．考　慮

上市されている抗精神病薬のほとんどが，D_2受容体遮断作用を有していることが明らかで，これが幻覚，妄想や精神不穏などの陽性症状に有効であることが知られている。

ブロナンセリンは，5-HT_{2A}受容体への親和性が強く，錐体外路症状（EPS）の発現を軽減することにより，感情鈍麻，自発性減退，認知機能障害などの改善に有効であると考えられている。

症例にあるように，衝動性，攻撃性，暴行等ブロナンセリン 6 mg/日を追加することにより，約10日間でやや改善し，ブロナンセリン 8 mg/日に増量することにより，衝動性，攻撃性は全く改善され，約20日後には対人接触も温和となり，集団で作業療法，レクリエーション療法に参加することが可能となった。また陰性症状もみられない。

【筆者のブロナンセリンの印象】
①幻聴に対する効果の有効例が多い。
②効果発現は比較的速い。

③疎通性がとれるようになった。

【今後に求められるもの】

　アメリカでは感情障害の躁状態または混合状態に対し，他剤との併用での適応が認められている。わが国でも今後こういった疾患に適応が認められるべきではないだろうか。

　発達障害児（者）の入院施設では，興奮性や攻撃性を多発する症例に困惑していることが少なくない。これらの症例に対しても試用を試みるべきではないか。

　認知症を有する高齢者の周辺精神症状に対し，微量より試みるべき必要があるのではないか。

　オランザピン，アリピプラゾールは再発防止に効果があるとされているが，ブロナンセリンの長期使用により，最低維持量のガイドライン等を考察する必要がある。

58. 難治の統合失調症に対しブロナンセリンの静穏作用を実感した症例

高橋 一志，桑原 和江，石郷岡 純

東京女子医科大学精神神経科

I. 症例

【症　例】44歳，女性
【主　訴】近所の子ども達を威嚇し傘でつつくなどの危険行為がある。
【生活歴】地元の小・中，および高校を卒業し，短大に進学した。成績は上であった。短大を卒業した後，一流企業に就職したが現病のために1年余りで退職となった。その後，アルバイトを転々としたがどれも長続きしなかった。
【現病歴】短大を卒業し，企業に就職するようになって間もなく，「会社の人に意地悪されている気がする」「会社の上司が家をのぞきに来る。自分のことを興信所を使って調べている」などと話すようになった。その頃より欠勤が目立つようになり，1ヵ月後には退社となった。しかし，「自宅が盗聴されている。近所の人が家で起きたことを知っているのはおかしい」などと話し，探偵事務所に連絡して，実際に盗聴器を探させるなどの行為がみられるようになった。

23歳時，当院を初診し，統合失調症と診断され，同日医療保護入院となっている。

この入院の後，現在まで，入院歴は当院のみにしか存在しないが，10回を数えるに至った。X-2年1月（X年を第11回目の入院年とする）に10回目の入院治療が終わった後は，月2回の頻度でヘルパーに自宅訪問してもらい，より密な経過観察の元で，外来通院が行われた。リスペリドン6 mg/日とバルプロ酸ナトリウム400 mg/日で，多少奇異な言動を認めつつも，大きな逸脱行動はなく安定していた。

しかし，X年2月頃より，近所の小学生に対し，「何見てんのよ」「あっちに行きなさい」と怒鳴り，傘で子どもたちを威嚇するような行動が出現するようになった。そのため，X年5月，当院に11回目の入院となった。

【入院後から現在までの経過】医療スタッフに対し，「お前の目がこわいんだよ」「部屋に入ってくるなって言ってるだろ。出て行けよ」と大声で暴言を吐くなど，攻撃性が目立っていた。バルプロ酸ナトリウムを増量して経過を観察していたが効果が乏しい印象であった。そのため，リスペリドンからブロナンセリンへの切り替えを検討し，経過図に示したように切り替えを行った。ブロナンセリンは最大量である24 mg/日を使用した。そうしたところ，次第に攻撃性および興奮は目立たなくなり，会話時のトーンも低くなっていった。外出をくり返して経過を観察していったところ，かなり安定した病棟生活が可能になったため，入院後約1ヵ月で退院となった。退院後1年が経過しているが，再発の兆候はなく，穏やかな外来通院がみられている。

II. まとめ

ブロナンセリンの静穏作用を実感した症例であった。この症例は難治例であり，これまでにも頻

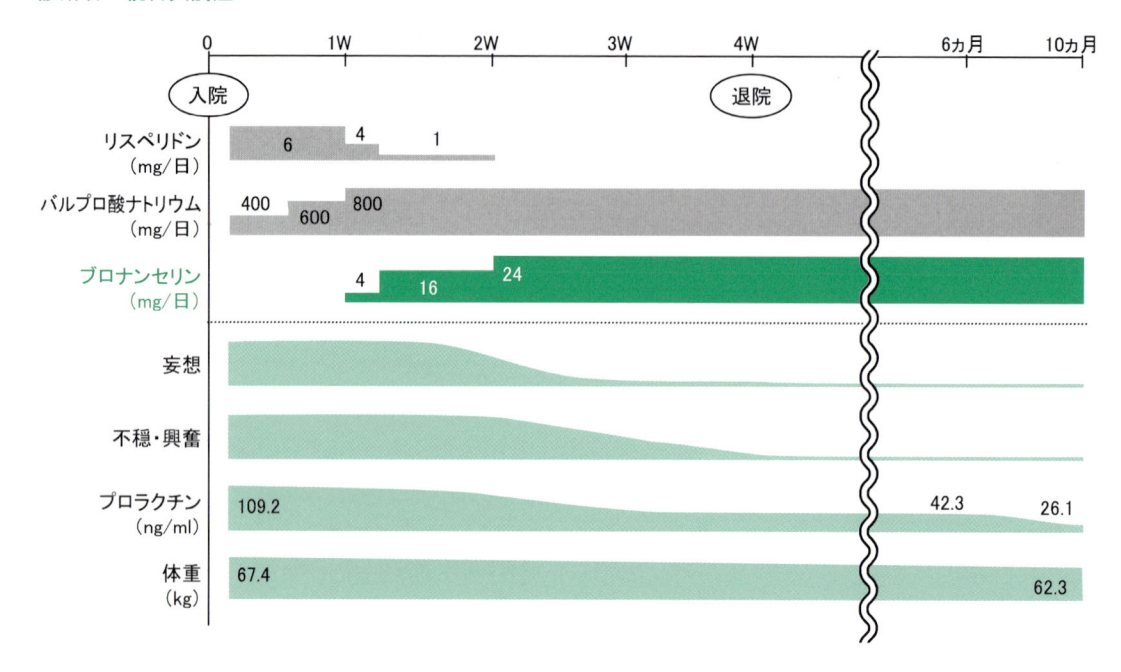

症　例：44歳　女性
診断名：統合失調症

| | 0 | 1W | 2W | 3W | 4W | 6カ月 | 10カ月 |

入院　　　　　　　　　　　　　　　　退院

リスペリドン（mg/日）：6　4　1
バルプロ酸ナトリウム（mg/日）：400　600　800
ブロナンセリン（mg/日）：4　16　24

妄想
不穏・興奮
プロラクチン（ng/ml）：109.2　　42.3　26.1
体重（kg）：67.4　　62.3

　回の入院歴を有している．経過中に，自分の胸部を刃物で突き刺し手術を受けるなどのエピソードもあり，注意深い観察が必要な症例である．
　ブロナンセリンに切り替えた後，現在まで10ヵ月が経過しているが，再発の兆候は全くなく非常に穏やかに生活している．体重やプロラクチンの値に関しても，経過図に示したように，より好ましい変化が得られており，これもブロナンセリンの特徴が表現されていると思われる．

59. 統合失調症の抑うつ状態へのブロナンセリンの効果

仁王　進太郎

慶應義塾大学医学部精神神経科学教室

I. 症　例

【症　例】34歳，男性
【既往歴】特記すべきことなし。
【家族歴】特記すべきことなし。
【生活歴】2人同胞中長子。高校卒業後，大学浪人を経て，専門学校へ進学し卒業した。その後コンピューター関係の派遣会社で働いていたが，X-4年には転職し職人の見習いとして働き始めた。X-1年11月退職。両親と3人で暮らす。
【現病歴】X-6年9月（29歳），長年つきあっていた彼女にふられて落ち込んでいた。すると，「突然職場でもてるようになった」「職場の人が近所に住んでいる」と訴え，「自宅に居ても自分の名前を呼ぶ声が聴こえる」と語った。「自宅前にもファンがいるようになった」「職場で自分が話したことが皆に聞こえてしまっている」ように感じた。しまいには，自分を呼びとめる声がうるさいので，ヘッドホンステレオを聞いて逃げるようにしていた。疲れてしまい会社を休むことが多くなり，X-6年12月には休職し，当院当科を初診となった。

リスペリドンを主剤として薬物療法を開始，幻覚・妄想は消退した。その後は復職し，外来通院を続けた。途中X-3年3月からは自己判断で通院，服薬を中断したが，X-1年7月に再初診となり通院を再開した。この間も症状の再燃はなかったが，多少の言動のまとまらなさはあったという。X-1年11月には退職となった。

X年1月に睡眠薬を過量服薬（ロルメタゼパム1 mg：1錠を20錠）し，リストカットするという自傷行為が見られた。「死のう」と思って遺書も書いた。特に幻覚・妄想は見られず，服薬も続けていた。「この歳になって仕事もしておらず，先が見えない」と訴えた。

【治療経過】それまではリスペリドン3 mg/日が主剤であったが，ブロナンセリンへの置換を開始した。ブロナンセリン8 mg/日（分2投与）に切り替えたところ，X年2月には「自殺しようという気持ちはなくなった」，「この薬がいいのかもしれない」と訴えるようになった。その後現在まで希死念慮，自傷行為が見られることはなく，次の仕事を探す意欲が出て来ている。

なお，この置換の経過において，幻覚・妄想は見られなかった。副作用については易興奮性，アカシジアは見られなかった。体重増加はなく，プロラクチン値（置換前25.2 ng/ml，置換後9.0 ng/ml）の増加，起立性低血圧も見られなかった。

II. 考　察

ブロナンセリンの薬理学的プロフィールを見てみよう。ブロナンセリンは本来 D_2，5-HT_2 受容体だけに親和性を持つ薬剤を目指してつくられた[1]にもかかわらず，結果として D_3 受容体遮断作用も持つことになった。そして，この D_3 受容体も非定型性と関連している可能性がある。

つまり，ブロナンセリンには以下の3つの特徴があると言ってよい。①親和性のある受容体が限

症　例：34歳　男性
診断名：統合失調症

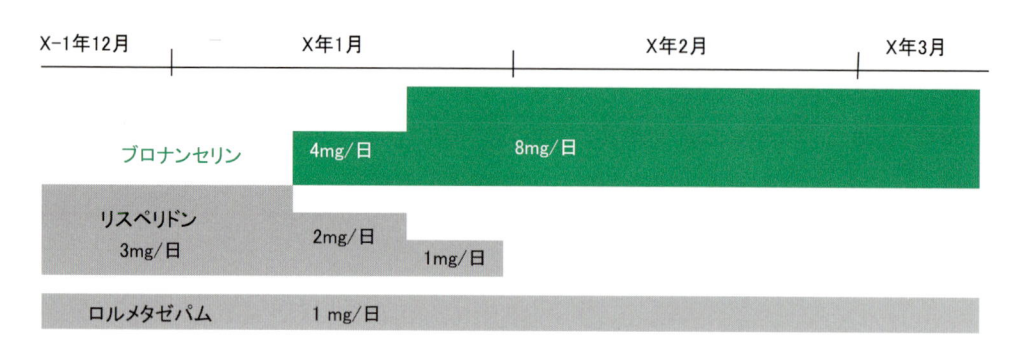

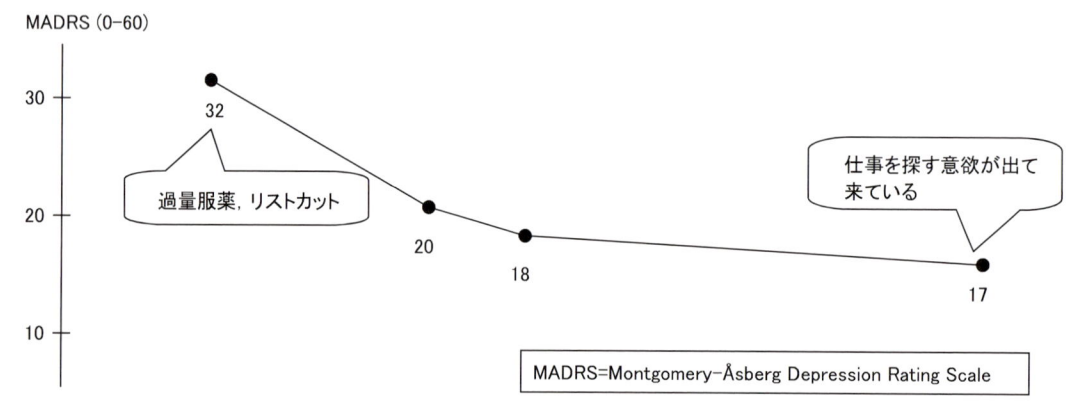

```
             X-1年12月 │    X年1月     │    X年2月     │  X年3月

ブロナンセリン                 4mg/日      8mg/日
リスペリドン   3mg/日   2mg/日
                                1mg/日
ロルメタゼパム           1 mg/日
```

MADRS (0-60)

32（過量服薬, リストカット）→ 20 → 18 → 17（仕事を探す意欲が出て来ている）

MADRS=Montgomery-Åsberg Depression Rating Scale

られている（D_2受容体，D_3受容体，5-HT_{2A}受容体の3つ），②他の非定型抗精神病薬と比較すると，D_2受容体への親和性に比べて，5-HT_{2A}受容体のそれが弱い，③D_3受容体遮断作用を持っている。

　D_3受容体の脳内分布は，数こそD_2受容体に比べて少ないものの，しかし，その分布は側坐核をはじめとした大脳辺縁系にある。この部位は幻覚，妄想，情動などに重要な役割を果たしていると考えられていることからもD_3受容体は注目されている。さらには，やはり非定型抗精神病薬であるアミスルピリドの薬理学的プロフィール（D_2受容体のみならずD_3受容体をも遮断し，しかもその他の受容体への親和性がほとんど見られない）から言っても，D_3受容体が非定型性に何らかの関与を持っているのは間違いない。

　1つの可能性ではあるが，たとえばアミスルピリドやスルピリドと同様に抗うつ効果などが考えられるだろう。

　さて，この統合失調症の症例に戻ろう。服薬も遵守されており，幻覚・妄想が出現していなかったが，抑うつ状態に陥り自傷行為に及んだ。ここで，気分の回復を期待してリスペリドンからブロナンセリンに置換を行った。すると，抑うつ状態は改善して，副作用も見られなかった。

　あくまで症例報告ではあるが，ブロナンセリンへの置換が抑うつ状態に効果のあった1例と言える。

文　献

1) 仁王進太郎, 渡邊衡一郎：【抗精神病薬】ブロナンセリン（ロナセン）. 最新精神医学, 13：583-590, 2008.

60. 断薬をくり返す症例に対する
ブロナンセリンの有益性について

南　明子, 高山　美登利

医療法人　山仁病院精神科

I. 症例

【症　例】33歳, 女性
【既往歴】特記事項なし。
【家族歴・生活歴】特記事項なし。
【現病歴】X-9年6月頃より「TVが自分のことを話している」と近所に対する被害的訴えがありAクリニックを受診。投薬を受け症状が軽快したが, 出産のため服薬を中止して症状再燃をくり返していた。

当院には, X-7年8月2日初診（第1回目入院）。X-7年10月に退院後再びクリニック外来通院となるが, 服薬中断にて再燃し, X-3年12月～X-2年7月にも当院第2回目入院となる。

退院後離婚し, 生活保護を受けながら実家近くで生活し, 当院へ外来通院する。

【治療経過】X-7年入院中は, オランザピン, レボメプロマジン, クロルプロマジンを使用。体のだるさを訴えては服薬不規則となるため, X-3年からの入院では, ペロスピロン, リスペリドン, クエチアピン等処方を試みてみたが, 結局, オランザピン12.5 mg/日, フルニトラゼパム2 mg/日, ニトラゼパム5 mg/日, バルプロ酸ナトリウム800 mg/日で落ち着き退院となる。

SSTデイケアにも通い, 時に被害的になったり臥床がちになることもあるが, 家事もできるようになる。

X年1月, 子どもの学校行事の不安から周囲に対して被害的になり, 夜も眠れず自ら入院を希望した。オランザピン20 mg/日, バルプロ酸ナトリウム800 mg/日, フルニトラゼパム2 mg/日を投与し, X年2月下旬退院し, 外来通院となる。しかし, 外来ではオランザピンによる食欲亢進を訴え15 mg/日への減量を試みたが, 周囲が気になったり落ち着かなくなるため減量困難となった。X年7月初旬よりブロナンセリン8 mg/日を追加投与し, オランザピン15 mg/日に減量したところ, 周囲が気にならず「落ち着いてすごせるようになった」と話すようになった。X年7月下旬, オランザピンを12.5 mg/日にまで減量した。

食欲亢進, 症状も改善しており単剤化を目標にX+1年1月にオランザピン10 mg, X+1年2月にオランザピン5 mgまで減量し, ブロナンセリンを12 mgまで増量した。家族も「以前とは比べて落ち着いてきている」と話しており, X+1年3月から, ブロナンセリン12 mg/日は変更せず, オランザピン2.5 mg/日まで減量した。食欲亢進もなく, 幻聴も改善され, 落ち着いてきたので, X+1年4月よりオランザピンからブロナンセリンへの全面切り替えを実施した。単剤化した後も, 症状は安定している。

II. 考察

ブロナンセリンは, ドパミンD2受容体遮断作用, $5-HT_{2A}$遮断作用を有する薬剤であり, 幻覚・妄想などの陽性症状改善効果が期待できる。

症　例：33歳　女性
診断名：統合失調症

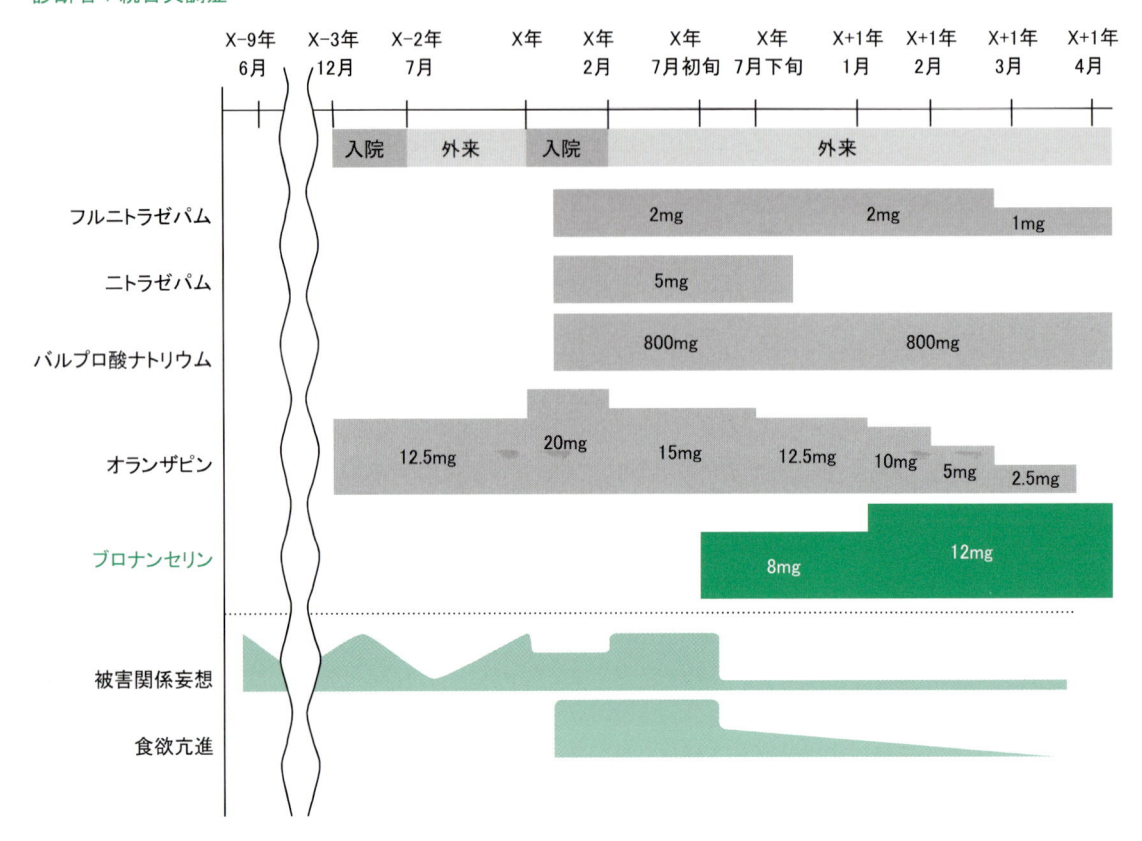

	X-9年 6月	X-3年 12月	X-2年 7月	X年 2月	X年 7月初旬	X年 7月下旬	X+1年 1月	X+1年 2月	X+1年 3月	X+1年 4月
				入院	外来	入院	外来			
フルニトラゼパム					2mg		2mg			1mg
ニトラゼパム					5mg					
バルプロ酸ナトリウム					800mg		800mg			
オランザピン			12.5mg	20mg	15mg	12.5mg	10mg	5mg	2.5mg	
ブロナンセリン						8mg		12mg		
被害関係妄想										
食欲亢進										

　症例は被害妄想が強く，外的要因により服薬が不規則になったり，中断したりしては再燃をくり返しコントロールの難しい症例であった。

　本症例では，オランザピン 12.5 mg/日，フルニトラゼパム 2 mg/日，ニトラゼパム 5 mg/日，バルプロ酸ナトリウム 800 mg/日にて，ある程度の改善効果示をしていたが，子どもの学校行事の不安などから症状が悪化してきたためオランザピン 20 mg/日まで増量し，症状は改善傾向に向かった。しかし，オランザピンによる食欲亢進を訴え，このままではまた服薬を中断しかねないと判断し，オランザピン 15 mg への減量を試みたが，症状が悪化したため，D2遮断作用が強く，体重増加に対してほとんど影響が少ないブロナンセリン 8 mg/日の併用を実施した。その後，症状も安定してきたためブロナンセリン 12 mg/日まで増量し，オランザピン 2.5 mg/日まで減量した。

ブロナンセリンの増量により，食欲の亢進が抑えられ，さらなる症状の改善が得られ，オランザピンからの全面切り替えを実施することができた。

　今回の症例では，ブロナンセリンは，D2受容体，5-HT$_{2A}$の親和性が高く陽性症状の改善効果だけではなく，その特異的なプロフィールによる体重増加，耐糖脳異常等に影響が少ない薬剤であることが確認できた。他の非定型抗精神病薬にて幻覚が取りきれない症例，食欲亢進で十分量使用できない症例についてブロナンセリンへの切り替えは有用であると考える。

　しかし，現在はまだ症例数が少ないので，今後多くの症例を経験することで，ブロナンセリンのより有効な投与方法を確定する必要がある。さらに，薬剤のみで精神症状が安定するわけではないので，患者にとってストレスの少ない快適な環境を整備することが重要である。

61. ブロナンセリンが長引く幻聴に効果を示した慢性期統合失調症の1症例

小原　恵彦

医療法人五風会　さっぽろ香雪病院精神科・神経科

I. 症例

【症　例】43歳，女性
【既往歴】特記事項なし。
【家族歴】特記事項なし。
【生活歴・現病歴】同胞4人の第2子として出生。高校卒業後，事務員として稼働していた。

X-18年，服装の乱れや，緘黙，「殺せ」「死ね」のような幻聴などの症状が出現して自殺企図するようになった。X-17年に精神科に入院となる。その後は，再燃をくり返して，数ヵ所の病院に入退院をくり返していた。X-7年1月当院初診。その5日後から入院治療を継続している。

入院後は治療により変動はあるものの落ち着いてきて，入院生活に適応できるようになっていた。依然として，夕方から就寝前までのざわめくような幻聴の訴えは継続していた。

X-1年4月頃より，日中に，「他人の話し声が自分の噂話のように聞こえてつらい」，「他人に見られているような気がする」，と訴えるようになったため，タンドスピロン60 mg/日を投与したところこれらの注察妄想や被害妄想は消失した。この時も夕方から就寝前までのざわめくような幻聴の訴えは依然として継続していた。

タンドスピロンにより日中の注察妄想や被害妄想が著明に改善したため，本人自ら，新しい薬が出たら試したいと言っていたところ，今回ブロナンセリンが新発売となり，使用することにした。

抗精神病薬として，それまでは，オランザピンとペロスピロンを服用していた。過食とそれに伴う著明な体重増加を認めるため，本人と相談して，オランザピンをブロナンセリンに置き換えることにした。ブロナンセリンを8 mg/日から服用を開始して，1週間ごとに4 mg/日増量していった。16 mg/日投与して1週間後に，「幻聴は70％くらいに減少した，音が小さくなり，ざわめきが少なくなった」，と訴えるようになった。24 mg/日に増量して，1週間後に，「幻聴は50％くらいになった，ざわめきの聴こえる時間が半分くらい」と訴えるようになった。その後24 mg/日を継続しているが，幻聴の改善の訴えは50％で変化はない。副作用の錐体外路症状は出現しなかった。したがって抗パーキンソン病薬は併用しなかった。過食感の改善により，間食が減り，体重の減少を認めている。寝付きが良くないと訴えるようになり，睡眠薬を増量している。

II. 考察

本症例は罹病期間が長く，過去から現在に至るまで様々な治療歴があり，現在複数の薬物治療によってある程度の症状コントロールは得られているものの夕方から夜間にかけての幻聴は依然残存し，その対応に長年苦慮していた症例である。

2008年上市のブロナンセリンは比較的強力な脳内D_2受容体拮抗作用とその約1/6の比較的弱めの5-HT_{2A}受容体拮抗作用という薬理学的に非

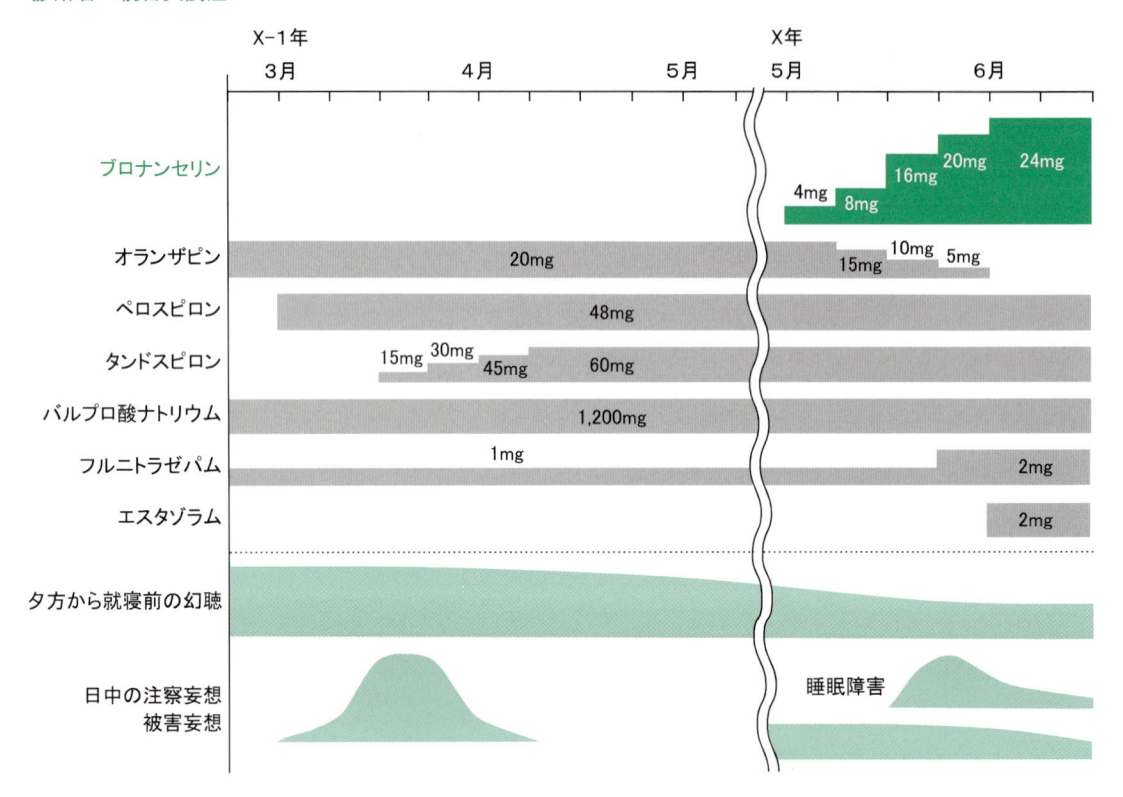

症　例：43歳　女性
診断名：統合失調症

薬剤	X-1年 3月	4月	5月	X年 5月	6月
ブロナンセリン				4mg → 8mg → 16mg → 20mg	24mg
オランザピン	20mg			15mg → 10mg	5mg
ペロスピロン	48mg（継続）				
タンドスピロン	15mg → 30mg → 45mg → 60mg				
バルプロ酸ナトリウム	1,200mg				
フルニトラゼパム	1mg				2mg
エスタゾラム				2mg	

夕方から就寝前の幻聴（持続）
日中の注察妄想・被害妄想（X-1年3-4月ピーク、X年5-6月に睡眠障害とともに再燃）

常にシンプルな脳内受容体選択性を有する新しいタイプの新規第二世代精神病薬である。

本症例においてブロナンセリンのシンプルかつ強力な脳内受容体結合親和性がこれまでに投与した他の第二世代精神病薬よりも強力であることが臨床的に直接，反映したことが考えられる。

なお，併用しているタンドスピロンは脳内5-HT_{1A}受容体に選択的に結合して，抗不安作用を発現する国内唯一の5-HT_{1A}受容体作動薬である。本症例においては，ブロナンセリンを最大用量の24 mg/日を投与しているが，5-HT_{1A}受容体作動薬は5-HT_{2A}ニューロンを抑制することにより，錐体外路症状を軽減するとされているため，錐体外路系副作用は出現しなかったことが考えられる。本症例においてブロナンセリンはオランザピンからの置き換えを行っており，オランザピンのH_1受容体遮断，5-HT_{2C}受容体遮断によると考えられる過食による体重増加は改善しているものの，H_1受容体遮断，$α_1$受容体遮断によると考えられる鎮静効果による眠気の減少のために，睡眠薬の増量が必要となった。

本症例の結果より，ブロナンセリンは体重増加や過鎮静の症例における従来の第二世代精神病薬の変更対象の選択肢となることが考えられる。

また，ペロスピロンは脳内D_2受容体拮抗作用と5-HT_{2A}受容体拮抗作用以外にも，5-HT_{1A}受容体や他の受容体にも作用する第二世代抗精神病薬であり，ペロスピロンとブロナンセリンの併用効果に関しては今後臨床経験を重ねる必要性がある検討課題と考えられる。

62. 妄想や残遺性症状の改善がみられた長期外来通院の妄想型統合失調症

川上 保之

医療法人社団水府会　かわかみ心療クリニック

I. 症例

【症　例】55歳，女性
【診断名】妄想型統合失調症（F 20.0）。
【家族歴】同胞は1人（兄），統合失調症で入院歴がある。両親は若くして死亡したが詳細は不明である。
【病前性格および生活歴】真面目で社交がたいへん苦手，友人は小学生の頃からほとんどいない。商業高校卒業後，24歳まで販売店の事務をしていたが，退職して家ですごしていた。35歳のとき親戚から紹介された相手と結婚するが，41歳で離婚し，子どもはいない。42歳のころから清掃作業員をしており，その頃からずっと兄との二人暮らしになっている。
【現病歴】33歳の頃から会話の際にどもるようになり，次第に自分の発する言葉に自分の意図するものとは別の意味が含まれている感じがするようになったという。結婚をしてしばらくは症状が消褪していたが，37歳の頃から1日に数回犬の吠える声が自分への当てつけのように聞こえることがあった。そのうち一人でいる時に自分のよからぬ噂を誰かがあれこれと言っている内容が頭に直接届くようになったという。夫が自分の情報を赤の他人に漏らしていると確信し，問い詰めたが強く否定され，「おまえは頭がおかしい」と言われたことから夫との仲は険悪となっていた（のちに41歳のとき協議離婚となっている）。また，頭がうまく働かなくなったことを周囲の人に感づかれ「自分は頭がおかしい」と思われていると考え，次第に直接非難されたり中傷される内容の幻聴も多くなってきたので，日常生活を普通におくることも辛くなっていた。
【治療経過】そのため親戚に伴われX-11年7月A総合病院精神科を初診し，妄想型統合失調症と診断され，通院治療を開始した。薬物療法として初めにハロペリドール5 mg，クロルプロマジン250 mgを投与されたが，手の振戦が強く出現し，さまざまな抗精神病薬や抗パーキンソン薬の投与調整を経てX-10年初め頃からスルピリド300 mgの投与にほぼ落ち着いた。

妄想にきわめて近い被害念慮は持続するものの長期経過もほぼ安定していた。X-6年7月，筆者が主治医となり外来での診療を担当するが，特に重篤な薬剤の副作用もなく陽性症状も全般に安定し経過していた。しかし外来の診察室に入ると毎回，挨拶を交わした後におもむろに古びて汚れた手帳を大事そうに取り出し，それを読みながら「学校の先生に頭をクルクルパーにされちゃったみたいなんです」と一方的に窮状を訴えるなど，常同的な態度や一方的な言動などの疎通性の障害は変わらなかった。X-5年7月から筆者の診療所開業に伴って転医し，安定した受診状況は継続していたものの面接場面での常同性や妄想に近い被害念慮は大きく変わることなく続いていた。

X年4月，外来での被害念慮や常同的な訴え

症　例：55歳　女性
診断名：妄想型統合失調症（F20.0）

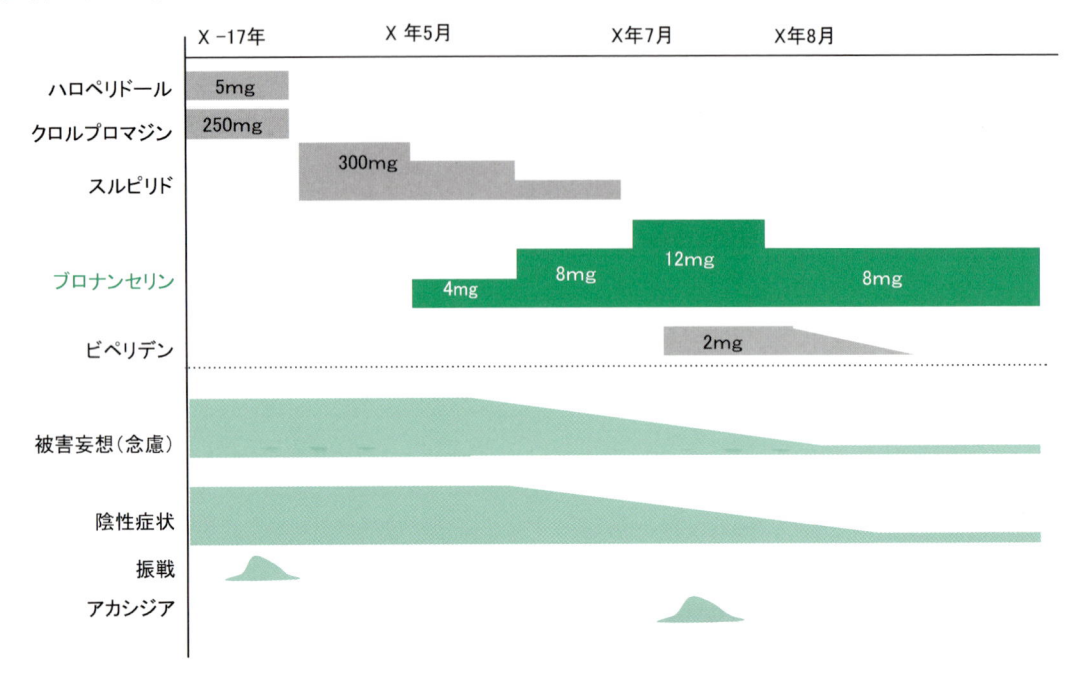

	X−17年	X年5月	X年7月	X年8月
ハロペリドール	5mg			
クロルプロマジン	250mg			
スルピリド		300mg		
ブロナンセリン		4mg	8mg　12mg	8mg
ビペリデン			2mg	
被害妄想（念慮）				
陰性症状				
振戦				
アカシジア				

は続いていたが，なんとか就労面では安定を保ち，清掃を一人でしている職場で問題を起こすこともなく経過していた。しかし職場の健康診断で骨密度低下や骨粗しょう症の可能性を指摘されたことを患者の話から知ることとなり，スルピリドの長期服用により起こりえる有害な副作用であることを伝えることとした。これまでは，前治療薬で振戦などの副作用が出現したことから薬剤の変更には拒否的であったが，将来の骨折などのリスクを下げるために必要であると説明し，新規導入となるブロナンセリンに段階的に変更していくことをどうにか了解してもらった。

X年5月より持続する被害念慮，会話の貧困や常同性，疎通性の障害，表情変化の乏しさ（陰性症状）などに対してブロナンセリンを4 mg/日より投与開始し，cross-over tapering法により約3ヵ月かけてスルピリド300 mg/日を漸減し中止とし，ブロナンセリンはゆっくりと12 mg/日まで漸増した。12 mg/日まで増量して数日後，明らかなアカシジア症状が出現したためビペリデン2 mg/日を追加投与したところ，症状はほぼ消失した。しばらくはビペリデン併用で経過をみ

たが，便秘症が次第に悪化してきたので，患者と相談のうえブロナンセリンを8 mg/日まで減量し，段階的にビペリデンを中止した。その後アカシジア症状や便秘症の再燃はみられなかった。

ブロナンセリンをスルピリドと入れ替え始めた当初は特に狙った効果の発現もなく，有害事象もみられなかったが，8 mg/日に増量したころからやや表情の変化や行動量の増加が目立ってきた。それまでは診察室の扉を無遠慮に勢いよく開けると，判で押したように慌てた動作で席につき手帳に書き込んだ同じ文言を下を向いたまま読み上げていたが，入室して筆者の挨拶にとりあえず応え，顔をあげて視線を交わすようになった。12 mg/日に増量したころには半ば固定していた被害念慮も自ら訴えることはなくなり，当方から水を向けるとやっと「いろいろとされた気がするがはっきりしない」と，縮小し輪郭が不明瞭となった被害妄想的体験に言及する程度となった。新規投薬による副作用と考えられるアカシジア症状が出現した際にも，被害妄想的な意味付けをすることもなく，素直に抗パーキンソン薬の追加服用に応じてくれた。

ブロナンセリンを 8 mg/日に用量固定し、安定した身体および精神状態が継続していた X 年 8 月、今回の内服薬変更がとりあえず終了したことを伝え、「お薬が変わってどうあなたの気持ちや考え方が変わってきましたか」と尋ねた。「頭が軽くなり、会社の偉い人と話をしても緊張しなくなった」「自分の話し方がおかしいと思われる心配をしなくなった」「前と比べるとだいぶ具合が良くなってきている気がする」などと語り、常同的な態度や言動は減少し疎通性の障害を感じさせることは少なくなり、感情表出がある程度自然にできるようになってきた。

　また何より筆者を驚かせたのは、患者の外来受診時の装いであった。4ヵ月前には感情表出の乏しさを補うような人に強い違和感を感じさせる突飛な色を組み合わせた服装で外来場面に現われていたのだが、この頃にはその年齢にあった穏やかで女性らしい装いとなってきていた。言語的に本人から聞き出す「症状改善」より強いインパクトで、ブロナンセリンへの薬剤変更で得られた陰性症状の改善を感じさせる事態であった。

II. まとめと考察

　30 歳台に発症し 20 年近い長期にわたってほぼスルピリド単剤中等量で治療されてきた妄想型統合失調症患者の妄想と遷延性症状に対して、ブロナンセリンへの変更を試みた。それまでの治療では、病初期の患者にいくつかの投与薬剤によって好ましくない副作用が生じていたことや、どうにか就労が安定していることなどから薬物療法の新たな展開を試みず、固定化した妄想（被害念慮）と遷延性症状への取り組みが十分ではなかった。

　しかし、スルピリドの長期投与による薬剤性高プロラクチン血症で生じると考えられている骨密度の低下が問題となる年齢となり、投与薬剤の変更を迫られる局面でブロナンセリンの投与を開始した。

　高プロラクチン血症は理論上ドパミン D 2 受容体遮断薬ではいずれでも生じる可能性があるが、脂溶性がひときわ高く、脳内移行性に優れたブロナンセリンでは他の非定型抗精神病薬に比べ高プロラクチン血症を起こしにくいものと思われる。

　また、欧州で近年上市されて好評なベンザミド系非定型抗精神病薬にアミスルピリドがあるが、その特徴的な薬理特性としてブロナンセリンと同様、D 2 および D 3 受容体拮抗作用が強いことが知られている。さらにアミスルピリドは構造式や薬理機序がこの症例での前治療薬であるスルピリドに近く、その薬理効果の有益な部分をブロナンセリンが引き続き受け継ぐことで円滑に治療が継続した可能性もあると考えられる。

　統合失調症の長期的薬物療法においては、病初期に試行錯誤をくり返し苦労してとりあえずの症状安定が得られると、そこで選択された薬剤や用量がその後長期間再考をされずに継続されることが残念ながら稀ではない。しかし今後は、より高いレベルでの症状の改善やさらなる社会的適応を目標として、薬物療法の戦略を新規抗精神病薬によって再度練り直すことが治療者には望まれるものとなるだろう。

III. 他剤からの切り替え

63. ブロナンセリンにより疎通が良好となった難治性統合失調症の1例

川﨑 洋介

特定医療法人南山会　峡西病院

I. 症 例

【症　例】59歳，男性
【既往歴】X-28年より糖尿病の診断を受け，食事療法および薬物療法を行っている。またX-14年に糖尿病性網膜症を併発している。
【家族歴】精神疾患の遺伝負因はない。
【生活歴】同胞3名中第2子次男として出生した。遺伝負因はなく，発達発育にも異常はみられなかった。地元の公立小中学校を卒業したが，成績は下位であった。中学校卒業後は板金工場に勤務していた。結婚歴はない。病前性格は真面目で内向的であった。
【現病歴】X-35年6月頃（24歳）より閉じこもりがちとなり，食事も摂取しない状態で欠勤が続いていたため職場から家族に連絡があり，同年6月に当院を初診し入院となった。

　入院当初は，神経衰弱様状態で病棟でも無為な生活状況であり，感情も浅薄，また自閉である一方で「みんなから馬鹿だと言われている。誰かに自分は動かされている」と幻聴，自我障害，作為体験がみられていた。

　統合失調症の診断にてクロルプロマジンを中心にプロペリシアジン，レボメプロマジンなどにより薬物療法が行われていた。しかし精神症状は安定せず，生活上の些細な出来事を契機に関係妄想，被害妄想がみられ，敵意や暴力行為に至るため保護室に隔離となることがたびたびあった。

また拒薬することも多く，X-11年よりフルフェナジン持効性筋肉内注射も併用していた。

　X-2年5月頃より被害妄想から他患者を殴るなど暴力行為があり，保護室に隔離となった。隔離後からクロルプロマジンをリスペリドンに変更していき，リスペリドン10 mg/日，クロナゼパム4 mg/日にて被害妄想は落ち着き，攻撃性や暴力行為も治まったため隔離は解除となった。また拒薬することもなくなり持効性筋肉内注射も中止することができた。しかし「ふらふらする。何も覚えられない。薬が強すぎるから変えて欲しい」と診察の度に訴える状況であった。また，日中にホールの片隅に座って「頭がどんどんおかしくなっていく」と訴え，漢字辞書を開きながら同じ漢字を何回も書き取りしている様子が観察されていた。

　そのためX-1年6月よりリスペリドンからアリピプラゾールへの変更を試みた。同年10月にはアリピプラゾール24 mg/日，リスペリドン1 mg/日での薬物療法となった。変更前より活動性は高くなり「薬を変えてもらって調子は良いです。漢字も覚えられるようになりました」と話すようになっていた。しかし，同年11月頃より「いろいろと気になる」と話し，周囲の人の行動や声に過敏に反応するようになり，独語もみられるようになった。そして「外に出ないといけない」という幻聴に作為的となり，突然2階病棟のベランダから飛び降りるなど異常体験により衝動的な状態

症　例：59歳　男性
診断名：統合失調症

ブロナンセリン開始日をXとする

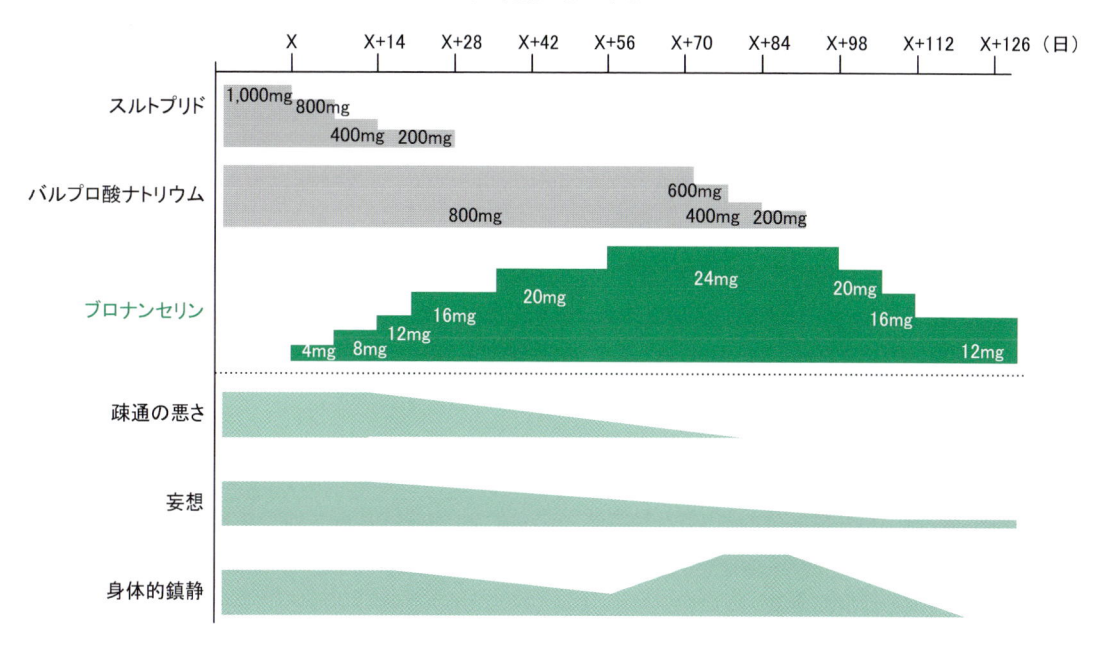

| | X | X+14 | X+28 | X+42 | X+56 | X+70 | X+84 | X+98 | X+112 | X+126（日） |

スルトプリド：1,000mg → 800mg → 400mg → 200mg
バルプロ酸ナトリウム：800mg → 600mg → 400mg → 200mg
ブロナンセリン：4mg → 8mg → 12mg → 16mg → 20mg → 24mg → 20mg → 16mg → 12mg

疎通の悪さ
妄想
身体的鎮静

が目立つようになった．そのためアリピプラゾールへの変更を断念し，同年12月よりリスペリドン10 mg/日に戻したが衝動行為や暴力行為が絶えず，さらにゾテピン450 mg/日，バルプロ酸ナトリウム800 mg/日を使用することで精神運動興奮状態は落ち着いた．しかし病院近くで行っている工事に反応し，クレーン車のような動作をするなど妄想に基づき奇妙な行動がみられ，支離滅裂で疎通に乏しい状況であった．

また他患への付きまといや迷惑行為が頻回となり，周囲の刺激に反応性が高い状態のため保護室への隔離となった．隔離後からは薬物療法の単剤化および減量を目的とし，リスペリドンおよびゾテピンをスルトプリドに変更していった．

X年6月にはスルトプリド1,000 mg/日，バルプロ酸ナトリウム800 mg/日とし，精神運動興奮状態はみられないものの，「車を持ってこないと部屋から出られなくなる」と便器に頭を入れたりするなど，言動はまとまらず減裂で，妄想に作為的で疎通が乏しい状態であった．また，歩行障害や構音障害も目立つようになっていた．

【主な前治療薬】スルトプリド1,000 mg/日（CP換算500 mg），バルプロ酸ナトリウム800 mg/日．

【治療経過】妄想に基づいた衝動性や攻撃性など精神運動興奮状態を再燃させることなく，疎通性の障害を改善し保護室外での生活を円滑にさせ，また錐体外路症状を改善することを目的にスルトプリドを漸減中止する予定とし，ブロナンセリン4 mg/日を開始した．

その後1週間ごとに，ブロナンセリンを4 mgずつ増量していった．X+21日にはブロナンセリン16 mg/日，スルトプリド200 mg/日，バルプロ酸ナトリウム800 mg/日での薬物療法となり，歩行障害や構音障害に改善がみられるようになった．また保護室内で静穏に過ごし日常会話を行えるようになったが，自身の意思を表出することはなかった．

X+35日にはブロナンセリン20 mg/日，バルプロ酸ナトリウム800 mg/日での薬物療法にて「お腹が空いた．外に出たい」と意思を表出し疎

通は良好となり，歩行障害，構音障害も改善していた。

しかしX+56日頃より歩行障害，構音障害が徐々にみられるようになり，転倒をくり返す状態となった。そのためバルプロ酸ナトリウムも漸減しX+91日にはブロナンセリン24 mg/日のみの薬物療法となった。しかし疎通は良好であるものの，立位保持が不安定であり転倒をくり返す状況のため，X+98日よりブロナンセリンを漸減していった。

徐々に歩行障害，構音障害も改善傾向がみられ，X+112日にはブロナンセリン12 mg/日まで減量し，妄想発言はほとんどみられず精神運動興奮を呈することはなかった。また「こんなふうになって辛い」と，涙を流すなど感情的な様子もあったが，言動も現実的でまとまるようになり疎通も良好であった。さらに歩行障害，構音障害も軽微となり身体的鎮静状態も改善したことから，日中は保護室の隔離は開放となった。

II. 考 察

本症例は薬物治療抵抗性の統合失調症で，長期にわたり精神症状のコントロールが不良であった。今回，リスペリドンにより陽性症状は安定していたものの身体的鎮静と疎通性の障害，認知機能障害を認め，アリピプラゾールへの変更の際に陽性症状が再燃した。そのため元のリスペリドンの処方に戻したが，改善はなく抗精神病薬2剤を使用する状況となった。

その後，糖尿病の合併もあるため非定型抗精神病薬の選択が限られた（ブロナンセリン発売前）こともあり，定型抗精神病薬単剤にて精神運動興奮状態は落ち着いていたが，言動のまとまりもなく疎通性の障害，身体的鎮静がみられる状態であった。そのため，ブロナンセリンの投与を開始し，ブロナンセリン24 mgにて精神症状は安定し，一時的には身体的鎮静も軽減していたが，遅延して徐々に身体的鎮静がみられるようになった。最終的にはブロナンセリン12 mg単剤にて精神症状および身体状態のコントロールが可能となり，クロルプロマジン換算では500 mg（スルトプリド1,000 mg）から300 mg（ブロナンセリン12 mg）への減量であった。

ブロナンセリンはドパミンD2および5-HT_{2A}受容体以外にほとんど親和性を示さないことから，錐体外路症状や過鎮静といった有害事象は少ないと推定されている。しかし本症例においては，ブロナンセリン24 mgで疎通性の障害や妄想状態は改善しているものの，遅延して身体的鎮静を強く認めるようになったが，12 mgに減量すると有害事象はほとんど認めずに精神症状の安定化を図れた。至適用量については，新規抗精神病薬で報告も少ないことから今後さらに検討が必要であるが，本症例からは12 mg前後の投与量が有害事象の発現も少なく，十分な抗精神病作用を得られるものと考えられた。

また本症例以外においても，ブロナンセリン24 mgまで使用し精神症状は改善するものの，遅延して身体的鎮静を認めるようになり，最終的にはブロナンセリン16 mgで有害事象はなく精神症状も安定した症例を経験した。

こうしたことから自験的には，ブロナンセリンの投与の際に12 mgまでは早期に漸増し，それ以降は精神症状と身体機能を「時間をかけて緩徐に注意深く観察し至適用量を設定していくこと」が望ましいものと思われた。

また，本症例のように糖尿病合併例においては非定型抗精神病薬の選択が限られるため，ブロナンセリンは糖代謝障害を合併する統合失調症の薬物治療においても有効な選択肢の1つになるものと考えられた。

64. ブロナンセリンへの置換が奏効した未成年初発統合失調症の1例

落合 結介[*,**]，中山 和彦[*]

[*]東京慈恵会医科大学精神医学講座
[**]東京慈恵会医科大学附属柏病院精神神経科

I. 症例

【症　例】19歳，女性
【主　訴】声が聞こえる，イライラする，頭痛。
【既往歴】特記事項なし。
【家族歴】近親者に精神疾患の既往なし。
【生活歴】同胞3名の第3子として出生した。幼少期の成長，発達に特記すべき異常は認められない。小，中学校は地元の公立校へ通学した。高校も公立校へ進学したが，高校2年生のときに友人関係のトラブルから拒食と過食をくり返した時期があったという。

当時，近医精神科を受診し摂食障害と診断されたとのことだが，通院は約3ヵ月間で自己中断している。その後，高校3年生の1年間は通信制の高校へ転校し，同校を卒業している。

【現病歴】高校卒業を目前に控えたX年1月頃より幻聴，被注察感が出現した。高校卒業後は進学，就職をせず自宅にてすごす日々が続いていたが，同年6月頃より精神症状が徐々に増悪し，被害妄想を伴うようになり，この頃からはほとんど外出もせず，自分の部屋に引きこもる生活が続いていたという。その後も精神症状の改善が得られないため，家族に付き添われて同年8月に初診となった。

【初診時現症】初診時，整容は保たれており明らかな精神運動興奮は認められなかったが，表情は診察中終始硬く，時々診察室内をきょろきょろと見回す行為が認められた。問診上，「ばか」，「消えてしまえ」などの不快な内容を主体とする幻聴，被注察感，被害妄想を認めた。患者は思考のまとまりの悪さ，考えていることが一貫しない状態なども訴えており，思考障害の存在もうかがわれた。また，診察中に特に脈絡なく笑う場面があり，空笑も認められた。

これらの精神症状に加え患者は「頭が痛いので何とかしてほしい」と頭痛を訴えた。一般血算，生化学，甲状腺機能検査では特記すべき異常所見は認められず，頭部CT，脳波の各検査でも明らかな異常を認めなかった。

【治療経過】現病歴，初診時現症より統合失調症と診断し，リスペリドン2 mg/日を開始した。初診1週間後，患者は頭痛，肩こりを強く訴え，これらによるイライラ感もみられていたため，筋弛緩作用と情動安定作用を期待してエチゾラム1.5 mg/日を追加した。

初診2週間後，精神症状に大きな変化はみられなかったが，頭痛，イライラ感は若干軽快していたため，患者とも相談のうえエチゾラムを一旦中止し，リスペリドンのみ継続とした。

初診6週間後，被注察感や被害妄想は軽快しているものの幻聴が残存しており，不安，焦燥感も強く認められたためリスペリドンを3 mg/日へ増量した。その後，自宅ではテレビ，音楽，漫画

症　例：19歳　女性
診断名：統合失調症

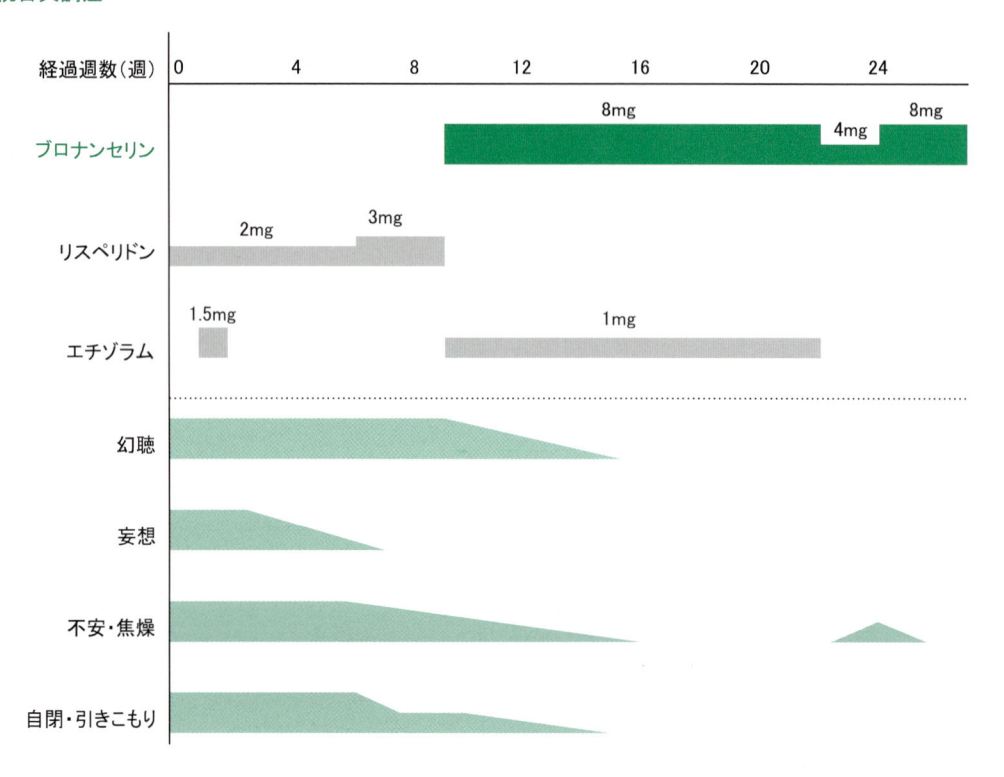

| 経過週数（週） | 0 | 4 | 8 | 12 | 16 | 20 | 24 |

ブロナンセリン：9週頃～ 8mg、24週手前 4mg、その後 8mg
リスペリドン：0～6週 2mg、6～9週 3mg
エチゾラム：1週頃 1.5mg、9週以降 1mg
幻聴：初診時～軽減しつつ15週頃まで
妄想：初診時～8週頃
不安・焦燥：初診時～15週頃、22週頃軽度再燃
自閉・引きこもり：初診時～12週頃

などを徐々に楽しめるようになったというが，診察日以外はほとんど外出しない生活が続いていた．

初診9週間後，依然として幻聴が残存し，患者は再度頭痛を強く訴えていたため，リスペリドンを中止し，ブロナンセリン8 mg/日およびエチゾラム1 mg/日を開始した．

初診12週間後，幻聴，頭痛は軽快し，その他の精神症状も同様に軽快しており，患者は時々自宅近隣への外出も行えるようになっているとのことだった．また，患者自ら「同年代の友人をつくりたい」と具体的な目標を述べるようになった．

初診15週間後，精神症状はほぼ消退し，患者からは社会復帰のための施設へ通所したいとの申し出がなされた．その後，患者は週1回の頻度で近隣の地域活動支援センターへ通所するようになった．初診22週間後，精神症状の再燃はみられず，地域活動支援センターへの通所状況も良好であった．

すでにエチゾラムは使用しておらず，特に問題はないとのことであったため，エチゾラムを中止した．また，日中の眠気が強いとのことで，薬物による過鎮静の可能性も考えられたため，ブロナンセリンを4 mg/日へ減量した．

ブロナンセリンの減量後，陽性症状の明らかな再燃，増悪はみられなかったが，不安，焦燥感が若干強くなったため，初診24週間後，ブロナンセリンを8 mg/日へ増量した．その際，ブロナンセリンは夕食後，就寝前に各4 mg内服（以前は朝食後，就寝前に各4 mg内服）することとした．

その後，不安，焦燥感は消退し，日中の眠気もみられず，患者は週2回の頻度で地域活動支援センターへの通所を続けている．

II. 考　察

本症例ではリスペリドンからブロナンセリンへの置換を行った．置換時のリスペリドンの投与量は3 mg/日であり，この時点で幻聴は残存しているものの，他の陽性症状は軽快傾向であったため，リスペリドンをさらに増量し，経過をみると

いう選択肢もあったと思われる。

しかし，若年発症の統合失調症患者では成人例と比較して錐体外路症状，過鎮静，高プロラクチン血症などの副作用の出現頻度が高いことを示唆する報告がある[3]。また，フルフェナジンの持続性抗精神病薬（デポ剤）による維持療法において低用量治療群と高用量治療群とを1〜2年間にわたり追跡調査した結果，低用量治療群の方が錐体外路症状，精神運動抑制，感情的引きこもりなどが少なかったとする報告が複数行われている[1,2,4]。

ブロナンセリンはD_2受容体に対して高い親和性をもつが，5-HT_{2A}受容体に対する親和性も決して低いものではない。リスペリドン，クエチアピン，オランザピンといった非定型抗精神病薬は5-HT_{2A}受容体に対して高い親和性をもつが，D_2受容体に対する親和性はそれに比してかなり低いものとなっている。

ブロナンセリンをこの3剤と比較した場合，D_2受容体に対する親和性はブロナンセリンが最も高く，5-HT_{2A}受容体に対する親和性はリスペリドンに次いでブロナンセリンが2番目に高い。このことから，ブロナンセリンはD_2受容体と5-HT_{2A}受容体の双方に対してバランスよく高い親和性をもっており，強い抗精神病作用を有すると考えられる。

これらの先行研究およびブロナンセリンの薬理学的特性をふまえ，患者のQOLやアドヒアランスをも考慮したうえで今回の置換へと踏み切った。その結果，ブロナンセリン8 mg/日という低用量で精神症状の改善を得ることができた。低用量投与ではあるが，リスペリドン投与時に残存していた陽性症状および陰性症状の改善を得ることができ，患者に目立った副作用はみられていない。ブロナンセリンの薬理学的特性と低用量投与の利点が十分に発揮されているといえる。しかし一方で，低用量での治療は再燃の危険性をはらむことになるため，今後も慎重な経過観察が必要と考えられる。

文　献

1) Hogarty, G.E., McEvoy, J.P., Munetz, M., et al.: Dose of fluphenazine, familial expressed emotion, and outcome in schizophrenia. Results of a two-year controlled study. Arch. Gen. Psychiatry, 45：797-805, 1988.

2) Inderbitzin, L.B., Lewine, R.R., Scheller-Gilkey, G., et al.: A double-blind dose-reduction trial of fluphenazine decanoate for chronic, unstable schizophrenic patients. Am. J. Psychiatry, 151：1753-1759, 1994.

3) Kumra, S., Oberstar, J.V., Sikich, L., et al.: Efficacy and tolerability of second-generation antipsychotics in children and adolescents with schizophrenia. Schizophr. Bull, 34；60-71, 2008.

4) Marder, S.R., Van Putten, T., Mintz, J., et al.: Low- and conventional-dose maintenance therapy with fluphenazine decanoate. Two-year outcome. Arch. Gen. Psychiatry, 44：518-521, 1987.

III. 他剤からの切り替え

65. 知的障害を合併した統合失調症への ブロナンセリンの使用
― α1遮断作用の低さと鎮静作用の関連 ―

中村 成

医療法人　酒田東病院

I. 症 例

【症　例】32歳，女性
【診断名】統合失調症（F 20.3）。
【既往歴・生活歴】3人同胞第3子。生下時，仮死状態（3,950 g）。知能・発達の遅れが見られ，小中学校時代は特殊学級だったが，高校は私立高校に進学し卒業。料理学校も修了し普通免許も取得した。X-14年より食品会社に勤務していたが，休職・復職をくり返していた。結婚歴はない。
【家族歴】特記事項なし。
【病前性格】真面目で責任感が強い。
【現病歴】X-7年5月頃より「耳が遠い感じがする」「集中力が湧かない」と訴え，A総合病院精神科受診し，通院していたが，次第に「A総合病院の医師が自分の噂をしている。来いと言っている」等の幻聴が出現し，頻繁にA総合病院に救急受診するようになり，X-7年7月，当院初診（WAIS-R IQ 48）。当院に3回の入院歴がある。

当初はリスペリドン2～4 mg/日で治療していたが，起立性低血圧が見られ，動作緩慢となり，全身倦怠感を訴え，意欲も低下し好褥的となった。オランザピンへの切り替えも行ったが，食欲亢進，体重増加が認められ，ペロスピロン24 mg/日による治療を行っていた。しかし日中の眠気があり，幻聴も軽快・増悪をくり返し，ときに興奮してA総合病院へ行こうとすることがあった。いずれの薬剤でも日常生活能力が損なわれ，入浴や洗面も満足に行えないことが多かった。

X年6月頃より幻聴が活発化し，「妊娠している，と聞こえてくる。だから薬も飲まない」と言い，服薬が不規則となった。家では独語も活発で，突然，怒り出したり，寝てばかりいたりと生活も乱れてきた。

X年8月，急激に食欲不振となり，本人も「少し休みたい。食べられなくてお腹の赤ちゃんが心配」と言い，当院4回目，任意入院となった。
【治療経過】約1ヵ月は怠薬していたとのことで，アリピプラゾール18 mg/日による治療を開始したが，幻聴は全く改善せず，「子どもを産みたいからA総合病院に連れて行ってくれ」と頻回に要求し，アリピプラゾールを24 mg/日まで増量したが，変化はなく，次第に拒絶・拒食も見られ，興奮状態を呈して一方的に退院を要求するため，入院より約1ヵ月後，医療保護入院に切り替えた。そして，アリピプラゾールを中止し，ブロナンセリン8 mg/日へと切り替えを行った。

切り替え直後は，幻聴に変化はなかったが，「新しい薬は頭がスッキリして良い」と言った。徐々にブロナンセリンを増量していき，20 mg/日まで増量したところ，表情や口調が穏やかにな

症　例：32歳　女性
診断名：統合失調症（F20.3）

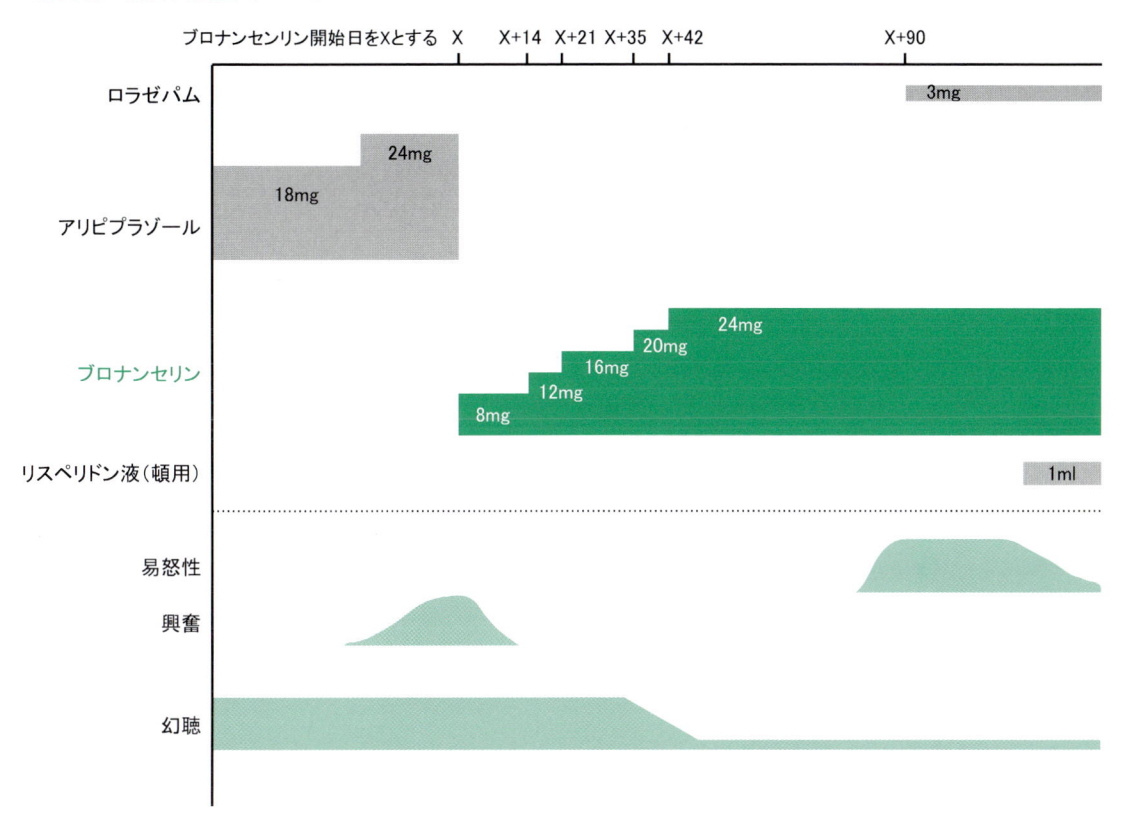

	X	X+14	X+21	X+35	X+42		X+90	

ブロナンセリン開始日をXとする

ロラゼパム： 3mg（X+90以降）

アリピプラゾール： 18mg → 24mg

ブロナンセリン： 8mg → 12mg → 16mg → 20mg → 24mg

リスペリドン液（頓用）： 1ml

易怒性（X+90付近で出現）
興奮（X直後に一過性に出現）
幻聴（経過中継続、X+42頃に軽減、以降わずかに残存）

り、「体調良い」と訴えるようになり、また同時期より外泊もくり返し、外泊中の家族からの評価も良かった。「お腹の中の赤ちゃんが5人のうち、1人になった。赤ちゃんが多いと賑やかでうるさいですね」とも言い、幻聴の改善が認められた。

さらなる改善を目指して，24 mg/日まで増量したところ，「お腹の方は大丈夫。5人全部産まれた」と訴え，やはり外泊時の家族の評価も良かった。しかし，その後も幻聴が完全に消失することはなく，時折，身体不定愁訴を訴えては「A総合病院に行かせて下さい」と訴えることがあり，家族もなかなか退院へと踏み切れないでいた。

その後，イライラした様子で急に怒り出し，「もう退院します。今日，迎えに来ます」と言って面会室に荷物をまとめて持っていったりする行動が見られた。病状の再燃よりも退院できないことへの不満が強まり，易怒性が亢進したと考えられた。ロラゼパム3 mg/日の併用を行ったが，効果なく，リスペリドン液1 mlを頓用で使用。当初は使用に拒否的であったが，徐々に自ら「イライラするので薬下さい」と言って，3〜4日に一度，服用するようになった。

現在，再び退院に向けて外泊をくり返している。幻聴はわずかに残存しているが，「全く聞こえなくなると寂しいです」と言う。日常生活においては洗面や入浴は介助なく行えているが，作業療法等への参加はない。

Ⅱ．考　察

本例は知的障害を合併しており，臨床症状を知的障害によるものか，統合失調症によるものかの判別が必要であるが，WAIS-RでIQ 48であったものの，高校は普通校を卒業し，調理師免許，自動車普通免許を取得できていること，就労も可能な時期があったこと等から，知的障害はIQの値ほどは低くはないものと考えられ，幻聴，それ

に基づく行動，興奮等は統合失調症による症状と考えた．

リスペリドンによる治療では，起立性低血圧，動作緩慢，意欲低下等が見られ，オランザピンでは食欲亢進，体重増加，ペロスピロンでは，眠気と効果不十分，といったそれぞれのデメリットが目立ち，結果的に日常生活能力が著しく損なわれていた．これには効果不十分の他に鎮静作用が大きく関与していたと考えられ，入院時は鎮静作用の少ないアリピプラゾールによる治療を開始したが，効果が乏しく，また効果発現まで待てなかった．

鎮静効果の少ないアリピプラゾールからの置換のため，ブロナンセリン使用の際にはアリピプラゾールを一気に中断したが，特に問題は起こらなかった．また置換直後より本人が「新しい薬は頭がスッキリして良い」と評価したことから，アリピプラゾールよりも高いD2親和性，およびα1遮断作用の低さ，不快な鎮静作用の少なさが実感できた．その後，24 mg まで増量しても錐体外路系の副作用の出現も認められなかった．

しかし入院が長期化しつつある中で，本人の不満が強まり，これまでには見られなかった易怒性が出現した．病状悪化とは考えにくく，知的障害由来の反応性のものとも考えられた．これに対してロラゼパムによる対処を行ったが効果は得られず，リスペリドン液1 mlの頓用で対処可能であった．リスペリドンとブロナンセリンのD2親和性を比較してもブロナンセリンの方が高く，リスペリドン液による易怒性の鎮静にはα1遮断作用が関与していると考えられる．しかし本人自らが頓用を希望する状態になったことや，「全く聞こえなくなると寂しい」と訴えること等は自己の状態を内省できる状態になったと考えられ，ブロナンセリンによる認知機能の改善もあると考えられる．

α1受容体を含め，H1受容体，M1受容体等への遮断作用の弱いブロナンセリンは不快な鎮静作用がきわめて少なく，鎮静作用によってもたらされる日常生活能力の低下や認知機能障害を惹起することなくすみやかに効果発現が得られ，服薬のコンプライアンスやアドヒアランスの向上も期待できる薬剤と考えられる．

本例では，残念ながらリスペリドン液を頓用として併用するといった多剤併用の形になってしまっているが，服用回数も減ってきており，外泊をくり返し，退院が決まれば，その使用も必要がなくなり，ブロナンセリン単剤で治療継続可能と考えている．まだわずかに幻聴が残存しているが，今後，ブロナンセリンの服用継続により，どのような経過になるか注意深く観察していく必要があると共に，ブロナンセリンの至適用量を模索していく必要があると考えられる．

66. 強迫症状を伴う統合失調症への ブロナンセリンの効果

上田 幹人，下田 和孝

獨協医科大学精神医学講座

I. 症例

【症　例】20歳，女性
【既往歴】特記事項なし。
【家族歴】精神科遺伝負因を含め，特記すべきことなし。
【生活歴】3人同胞第2子。高校卒業後，大学進学を目指し浪人中。結婚歴なし。
【現病歴】元来活発な性格で，成績は上位で高校は進学校に入学したが，「明日の準備ができているのか？」との不安が出現するようになり，徐々に歯磨きや風呂の入り方に，「順番を間違えると明日大変だ」との強迫的な不安が出現し，時間がかかるようになった。友人関係には問題はなかったが，学校で突然泣き出したりするようになり保健室で休むことも多くなり成績も低下した。

X-4年9月頃より，「得体の知れないものに監視されている」との妄想や「体の中に渦巻きが起こっている」「背中に何かが貼りついている」といった体感幻覚が出現し，強迫症状から母親が一緒に確認しないと入浴できない，食事ができない，歯磨きができない等の巻き込みも出現し，X-3年4月，当科初診となった。

血液検査や脳画像検査にて精神病症状を惹起するような異常所見は認められなかったため統合失調症と診断され，オランザピン5 mgにて治療を開始し，10 mgまで増量するも症状に改善はなく，日常生活が困難となったため，X-2年7月，当科第1回目入院となった。

入院後，クエチアピン600 mgやハロペリドール6 mgにて治療を行ったが症状に改善なく，アカシジアや振戦が出現したため修正型電気けいれん療法（m-ECT）を計8回施行し退院となった。

X年1月頃より，高校卒業が近づくにつれ，「苦しい」「時間がない」と述べるようになり，強迫症状が増悪，希死念慮も出現したため，X年2月，当科第2回目入院となった。入院後，リスペリドン3 mg，アリピプラゾール18 mg，レボメプロマジン75 mg等にて治療を行ったが症状に改善はなく，アカシジア，振戦が出現した。そのためm-ECTを計6回施行され退院となった。

【治療経過】退院後はリスペリドン2 mg，クロナゼパム6 mgにて治療を継続していた。しかし，X年9月に高校の同窓会に出席したことを契機に精神症状が増悪。リスペリドンを3 mgに増量するもアカシジアが出現したため，X年10月A日よりブロナンセリン4 mgを開始した。置換開始時，陽性・陰性症状評価尺度（Positive and Negative Syndrome Scale；PANSS）総得点87点，陽性尺度23点，陰性尺度24点，総合精神病理尺度40点であった。

ブロナンセリンに置換を開始した当初より「不安が少し減った」と述べるようになったため，A＋14日に，ブロナンセリン8 mgに増量。A＋28日にはリスペリドンを中止し，クロナゼパムのみを併用投与し，ブロナンセリンを12 mgま

症　例：20歳　女性
診断名：統合失調症

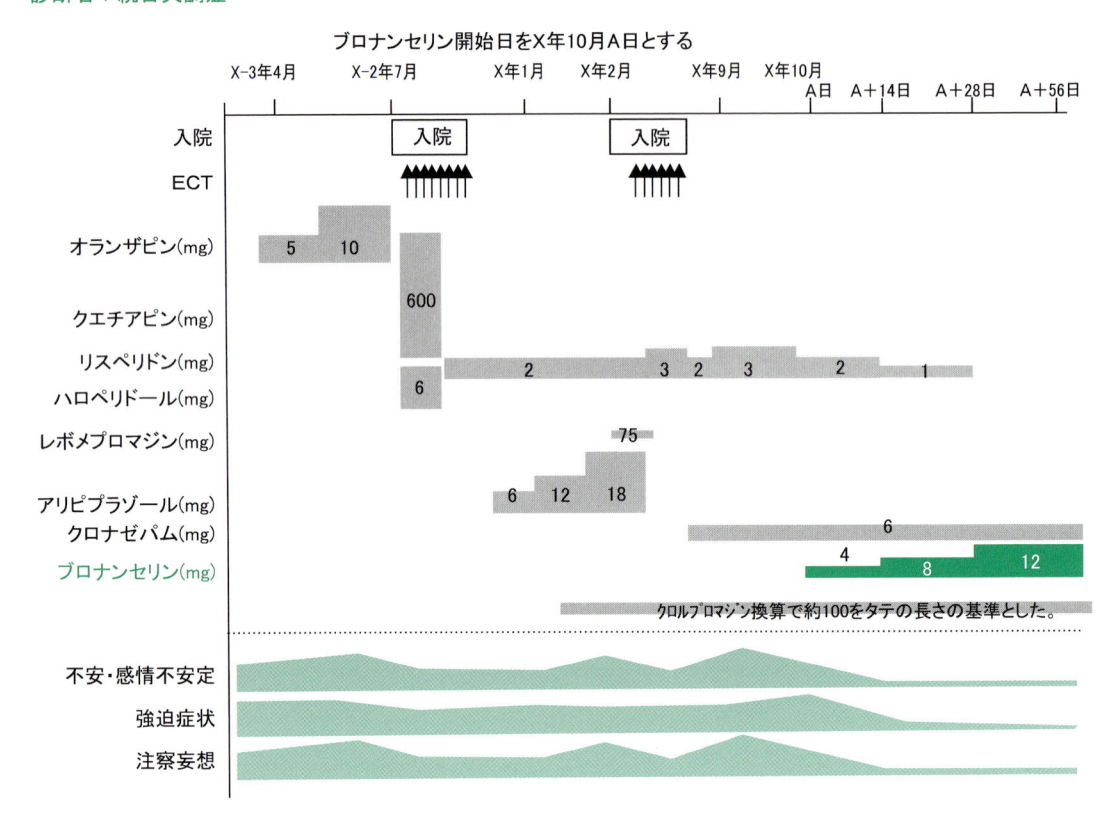

で増量した。

A+56日時点では，PANSS総得点62点，陽性尺度13点，陰性尺度16点，総合精神病理尺度33点まで改善し，母親と一緒に確認しないとできなかった風呂，食事，歯磨きも一人でできるようになり，近所のデパートやサークル活動にも参加可能となった。その後，ブロナンセリン12 mgで維持し，X+1年1月には成人式にも参加できるまで回復している。

II. 考　察

統合失調症に強迫症状が発症期または残遺期に観察されることは多いが，本症例は思春期に強迫症状と注察妄想が出現した症例である。強迫症状を伴う統合失調症では，強迫症状のため同居家族を巻き込み，社会的ひきこもりを呈することや，抗精神病薬への反応が乏しく治療抵抗性の経過をとる症例も多いとされている[3]。本症例でもオランザピン，リスペリドン，クエチアピン，アリピプラゾール，ハロペリドールなど様々な抗精神病薬を投与したが，アカシジアや振戦が出現し，精神病症状や強迫症状にも改善がほとんど認められなかった。治療抵抗性の統合失調症に対しては，クロザピンの有効性が示され，治療法として一定のコンセンサスが得られている。しかしながらクロザピンは，本邦では現在のところ承認されていないため，他の新規抗精神病薬が試されることがあり，そこで今回，さまざまな定型および非定型抗精神病薬にて症状改善が認められない強迫症状を伴った統合失調症に対して，リスペリドンからブロナンセリンに切り替え，奏効した。

強迫症状の発現機序は解明されていないが，SSRIやクロミプラミンが有効であることからセロトニン神経系の関与が示唆される一方で，治療抵抗性の強迫症状に対しては，ドパミン受容体のアンタゴニストである定型および非定型抗精神病

薬が奏効する場合もあり，ドパミン神経系の関与も示唆されている．強迫性障害に対しては，SSRIとハロペリドールやリスペリドンとの併用が強迫症状に有効であるとの報告[2]があるが，統合失調症では，クロザピン[1]やオランザピン[4]，リスペリドン[5]などの非定型抗精神病薬による治療により，強迫症状を惹起，あるいは悪化させたとの症例報告もある．これらの報告では，非定型抗精神病薬の使用後に陽性症状や陰性症状は軽減するものの，強迫症状が出現あるいは悪化したとしており，治療としては，非定型抗精神病薬の減量，あるいはSSRIの併用により症状が改善したとされている．ブロナンセリン以外の非定型抗精神病薬では，ドパミンD_2受容体遮断作用よりセロトニン$5-HT_{2A}$受容体遮断作用が強いのが薬理作用の特徴である．非定型抗精神病薬による強迫症状の惹起あるいは悪化の機序としては，このセロトニン受容体遮断作用が関連していると考えられており[1,5]，非定型抗精神病薬にて治療中の統合失調症患者において強迫症状が出現ないしは悪化した場合には，非定型抗精神病薬により惹起された強迫症状である可能性を考慮し，薬剤の減量，変薬を検討する必要があると思われる．

一方，ブロナンセリンは強力なドパミンD_2受容体遮断作用と，その6分の1程度のセロトニン$5-HT_{2A}$受容体遮断作用を有するため，dopamine-serotonin antagonist (DSA) とも呼ばれ，従来の非定型抗精神病薬とは異なる薬理学的特性を持つ．このため，本症例のように従来の非定型抗精神病薬にて強迫症状が改善しない統合失調症の症例では，セロトニン$5-HT_{2A}$受容体阻害作用の少ないブロナンセリンへの切り替えが有効である可能性があると思われた．

文　献

1) Biondi, M., Fedele, L., Arcangeli, T. et al.：Development of obsessive-compulsive symptoms during clozapine treatment in schizophrenia and its positive response to clomipramine. Psychother. Psychosom., 68：111-112, 1999.

2) Bloch, M.H., Landeros-Weisenberger, A., Kelmendi, B.：A systematic review: antipsychotic augmentation with refractory obsessive-compulsive disorder. Mol. Psychiatry, 11：622-632, 2006.

3) Fenton, W.S., McGlashman, T.H.：The prognostic significance of obsessive-compulsive symptoms in schizophrenia. Am. J. Psychiatry, 143：437-441, 1986.

4) Morrison, D., Clark, D., Goldfarb, E.：Worsening of obsessive-compulsive symptoms following treatment with olanzapine. Am. J. Psychiatry, 155：855, 1998.

5) Remington, G., Adams, M.：Risperidone and obsessive-compulsive symptoms. J. Clin. Psychopharmacol., 14：358-359, 1994.

IV. 多剤から単剤化へ

67. 定型抗精神病薬の多剤併用からブロナンセリンへの単剤化が成功した症例

西本 雅彦, 石垣 達也, 小山 雄史

鈴木 雅弘, 宿谷 哲史

財団法人聖マリアンナ会 東横恵愛病院

I. 症例

【症　例】40歳, 男性
【診断名】妄想型統合失調症（F 20.0）。
【既往歴】特記事項なし。
【家族歴】母親が精神疾患。
【生活歴】2人同胞の第1子。高校卒業後, 職を転々とするが長続きしなかった。
【現病歴】X-12年3月頃より幻聴が出現し, 同年7月に家族の単車を破壊するなど精神運動興奮を認め, 精神科クリニックを受診したが, 服薬は中断した。

X-11年3月, 幻聴, 被害妄想, 空笑, 精神運動興奮を認め, 家庭内で暴れるため当院へ第1回目の入院となった。入院後, ハロペリドール18 mg, ブロムペリドール18 mg, レボメプロマジン80 mg, クロルプロマジン（CP）100 mg（CP換算1,500 mg）が投与された。病棟生活は無為, 自閉的で幻聴も認められた。精神運動興奮は認められなくなったが, 幻聴は残存したまま, X-10年6月退院した。

退院後, 当院での通院治療が開始された。その後, デイケアに参加していたが, 職につかず無為, 自閉的な生活が続いていた。X年5月頃から拒薬し始め, 幻聴や被害妄想, 空笑が活発となり, 心配した家族に付き添われてX年7月に当院へ再入院となった。

【治療経過】長期間の多剤併用療法のため, 入院を契機に単剤化を目的とし, ブロナンセリン24 mg, レボメプロマジン55 mg（CP換算655 mg）を開始した。入院10日目には精神的に安定し, 外出も可能となったが, 幻聴は持続していた。副作用は口渇のみであった。入院1ヵ月目には「幻聴はかなり減った」と穏やかに話すようになった。この頃には開放病棟へ転棟し, 外泊も問題なく経過した。入院1.5ヵ月目には「調子はとても良い。入院する前にけっこうあった幻聴も今はほとんどありません。あっても忘れる位だから大したことはない。副作用もほとんど感じない」と述べた。また入院4ヵ月目には幻聴は消失した。笑顔も増え, 作業療法などへの参加も多くなった。入院5ヵ月目に食後のレボメプロマジン30 mgは中止し, 就寝前のレボメプロマジン25 mgとブロナンセリン24 mgのみの投与とした（CP換算625 mg）。

その後も症状悪化なく安定した状態が続き, 入院5.5ヵ月目に退院となった。退院して2ヵ月経過するが, 一人で安定した生活を送っている。さらに「入院前は多くの錠剤を飲むのが大変で, 飲んでぼーっとして飲んだり飲まなかったりしていた。入院して薬が減り, 声が聞こえることもなくなり, 入院して本当に良かった」と感想を述べて

症　例：40歳　男性
診断名：妄想型統合失調症（F20.0）

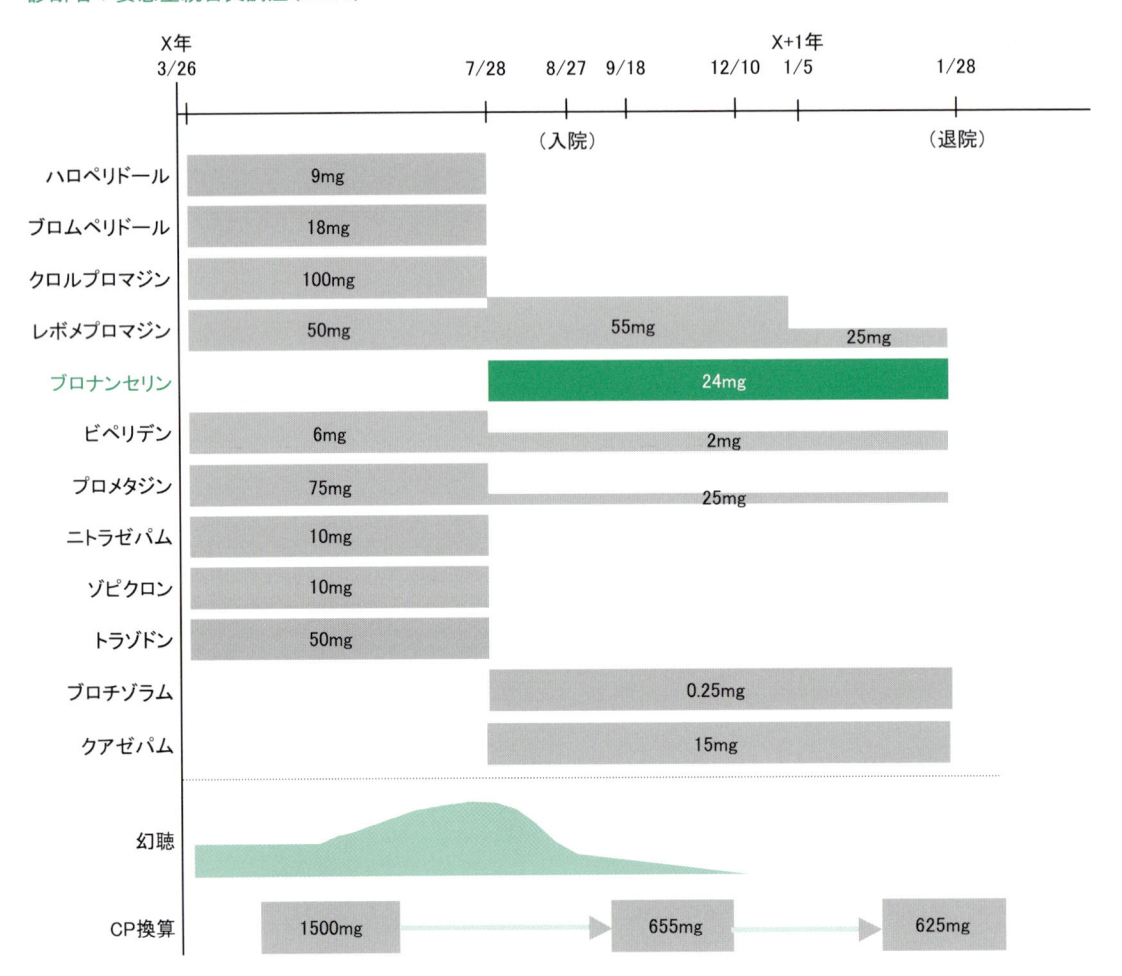

薬剤	X年 3/26 – 7/28	7/28 – 8/27	8/27 – 9/18	9/18 – 12/10	12/10 – X+1年 1/5	1/5 – 1/28
ハロペリドール	9mg					
ブロムペリドール	18mg					
クロルプロマジン	100mg					
レボメプロマジン	50mg	55mg			25mg	
ブロナンセリン		24mg				
ビペリデン	6mg	2mg				
プロメタジン	75mg	25mg				
ニトラゼパム	10mg					
ゾピクロン	10mg					
トラゾドン	50mg					
ブロチゾラム		0.25mg				
クアゼパム		15mg				

幻聴

CP換算：1500mg → 655mg → 625mg

（入院：8/27、退院：1/28）

いる。

II. 考　察

　慢性期の統合失調症患者の陽性症状に対して長期間，定型抗精神病薬が多剤併用されている例が多い。本症例も定型抗精神病薬が，大量に使用されていたが，陽性症状に対して十分な効果を得るに至っていなかった。第二世代の抗精神病薬が中心になるにつれ，よりQOLを高めるためにも，薬剤の単剤化は重要となるであろう。
　今回，われわれは，入院を契機にブロナンセリンによる単剤化に成功した症例を経験した。幻聴が長年持続していたが，ブロナンセリン投与により消失した。また本症例は長期間，大量の定型抗精神病薬の投与により，自発性が低下していたと考えられたが，ブロナンセリン投与により笑顔が増え，作業療法，デイケアなどへの参加も活発になった。
　ブロナンセリン24 mgを入院時より投与したが，過鎮静，眠気，錐体外路症状も認めなかった。投与2週目には精神症状が安定し，ブロナンセリンの切れ味の良さを感じた。
　著者の経験ではブロナンセリンを投与している多くの症例で，体重増加はほとんどなく，定型抗精神病薬からの切り替えで体重減少を認める症例も多い。本症例も体重は5.5ヵ月の入院で不変であった。
　今回の症例より，ブロナンセリンの治療効果の

高さ，特に陽性症状に対する効果が認められた。これはブロナンセリンのドパミンＤ２受容体への親和性が5-HT$_{2A}$受容体より強いという，他の第二世代抗精神病薬との違いに現れているものと考えられる。

さらに副作用出現の低さ（特に体重に対する影響，眠気，錐体外路症状）を確認でき，定型抗精神病薬からの切り替えに有用であると考えられた。これらのことから，ブロナンセリンの使用にて生活の質の向上，認知機能の改善が期待される。

今回は客観的評価尺度を用いていない評価であり，今後はさらに症例数を蓄積し，長期にわたる客観性の高い評価を行い，どういう症例にブロナンセリンが有効であるか，さらに検討していく必要がある。

IV. 多剤から単剤化へ

68. ブロナンセリンにより単剤化を行うことができ，幻聴が著明に改善した1症例

松山 明道

三重県立志摩病院精神科

I. 症 例

【症　例】41歳，男性
【診断名】統合失調症。
【家族歴】特記事項なし。
【生活歴・現病歴】2人同胞の第2子。父は患者が生後6ヵ月のときに蒸発し，母はその後再婚した。高校卒業後，大学受験のため大都市へ出て，1人暮らしをしながら予備校へ通い始めた。半年後から「お前は社会経済の動向をコントロールしろ，お前ならできる。それが嫌ならお前はおもちゃになるしかない」という幻聴が聞こえてくるようになった。A病院に初回入院（5年間）した。退院後アパートで1人暮らしをしていたが，薬をのまなくなりB病院に入院（2年半）した。その後，A病院とCクリニックのデイケアに参加しながら暮らしていたが，年に2回くらいずつ入院する生活が7年ほど続いていた。X年，母が当院の近くへ小さな家を建ててそこへ本人を転居させ，当科へ転医した。
【初診時現症】X年6月当科初診。礼容は整っているが，うつむきがちでブツブツと独り言が診察場面でもみられる。話し掛けるとハッと我に返ったように顔を挙げ，丁寧に受け答えする。
【治療経過】母は再婚相手と別の家で暮らし，週に1回本人の家に来て食事の支度をして支えていた。デイケアや作業所は本人が望まず利用しなかった。保健師による見守りのための訪問は利用し

た。母の事情のためX＋1年に2ヵ月，X＋2年に10ヵ月当科病棟に入院し，2回目の入院時には院内の社会復帰支援グループに参加し，自治体が行っているデイケアにも見学として参加するようになった。2回目の退院後は援護寮に入所し，月に1回自分の家へ外泊して地元の作業所に試験通所するようになった。

その後母の再婚相手が亡くなり，母が一緒に暮らすこととなり，X＋3年4月に退所した。作業所に正式メンバーとして通所を開始したが，同居を始めた母や作業所のメンバーに対して関係念慮が高まり，6月には通所を休止することとなった。援護寮へ月に1回ショートステイをして環境を変え，作業所へは行けるときだけ行けばよいという枠組みでその後約3年経過した。日常の生活は穏やかに暮らせていたが，「心に入ってくるような幻聴があります。気持ちを左右されます。（幻聴に）引き取ってもらうために話をします」と依然として幻聴が持続していた。

この当時の治療薬は，ハロペリドール30 mg，レボメプロマジン200 mg，ゾテピン25 mg，ペロスピロン12 mg，ビペリデン3 mg，トリヘキシフェニジル塩酸塩6 mgであった（CP換算1887.5 mg）。

ブロナンセリンの上市の後，本人と話し合った上でX＋6年6月よりブロナンセリンを8 mgから開始した。2週後の診察で「ちょっとよくなりました。今でも幻聴はあるんですが，今までは自

症　例：41歳　男性
診断名：統合失調症

薬剤	X+6年 6月	7月	8月	9月	10月	11月
ハロペリドール	30mg		15mg		7.5mg	
レボメプロマジン	200mg	100mg				
ゾテピン	25mg					
ペロスピロン	12mg					
ブロナンセリン		8mg	16mg			
ビペリデン	3mg					
トリヘキシフェニジル塩酸塩		6mg				

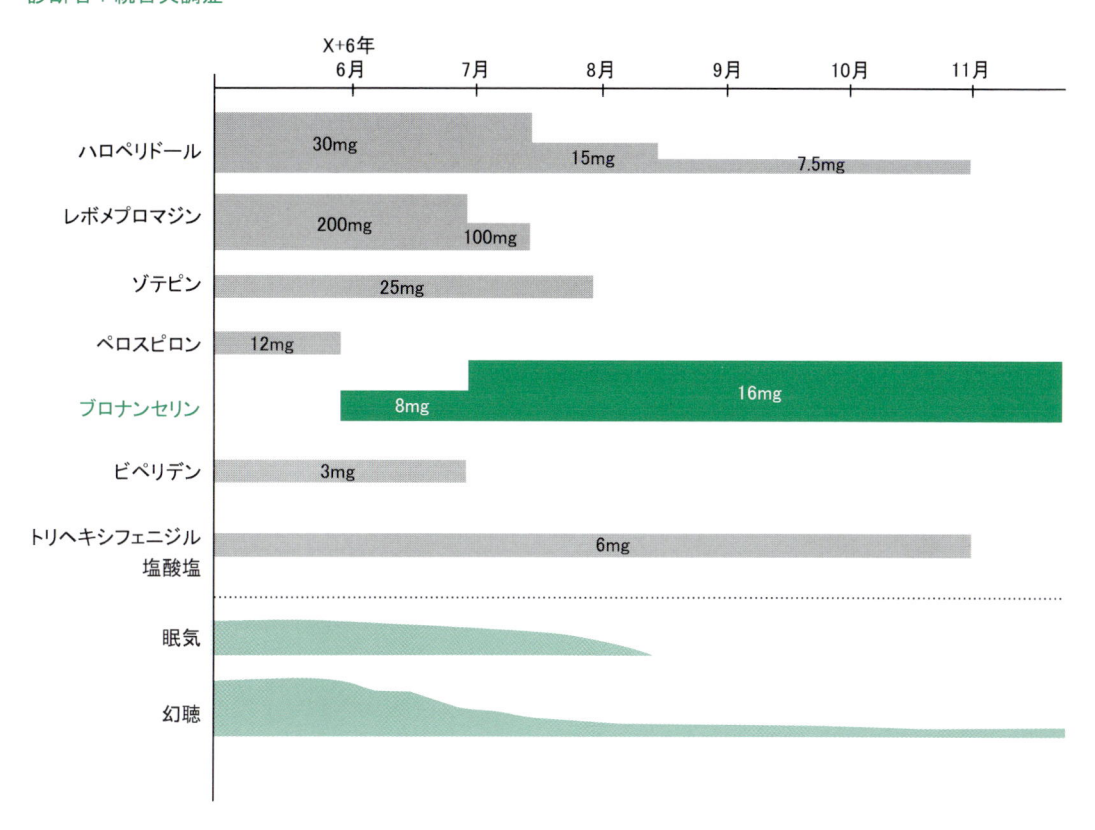

眠気
幻聴

分と結びつけてしまって苦しかったんですが，今はBGMみたいに感じられます。何か言ってるなー，というくらいです」と幻聴の軽減を認めた。4週後にブロナンセリンを16 mgに増量した。その後，既存の定型抗精神病薬と抗パーキンソン薬を漸次削減し，最終的にブロナンセリン16 mgのみの単剤化に成功した。幻聴は完全に消退した訳ではないもののそれに左右されてしまうことはほぼなくなり，作業所へもほぼ毎日通所することができるようになってきた。以前の処方でみられていた昼間の眠気もほぼ消失した。表情は自然さが増し，しっかり目を上げて話をすることができるようになってきた。「就職したい」との意欲も表明するようになり，食堂のパートなどの仕事に応募した。現在まで採用には至っていないが気落ちすることなく職探しを続けている。

II．考　察

　幻聴が強く持続し，症状の悪化をおそれるままに前医からひき続いて多剤大量の抗精神病薬投与を漫然と続けてきてしまった症例である。ブロナンセリンのドパミンD２受容体遮断作用に期待して投与を開始し幻聴の大幅な軽減を得ることができ，本人の社会生活上の改善にも結びついた。おそるおそる処方を始めたというのが率直なところであるが，陽性症状に対する改善効果は予想以上に期待できるとの印象を受けた。

IV. 多剤から単剤化へ

69. 抗精神病薬の多剤併用療法からブロナンセリン単剤処方への切り替えが奏効した1例

片上 哲也*, 織田 裕行*, 加藤 正樹*,
入澤 聡*,**, 木下 利彦*

*関西医科大学精神神経科学教室
**医療法人爽神堂 七山病院

I. 症 例

【症　例】36歳, 女性
【診断名】妄想型統合失調症（F20.0）。
【既往歴】特記事項なし。
【家族歴】特記事項なし。
【生活歴】同胞2人第1子長女として出生する。高校卒業後, X-17年4月に銀行に就職したが, 8ヵ月で退職となる。X-8年（27歳時）に結婚し一児をもうける。
【現病歴】高校卒業後, X-17年4月, 銀行に就職したが職場の同僚から悪口を言われているとの被害的な幻聴やいじめられているとの被害妄想が活発となり, 同年12月頃に退職となる。そのうちに命令調の幻聴に左右されるようになり, 自傷行為が出現したためA精神病院を受診し, 即日入院となった。約2週間で軽快退院となるが, 退院後は服薬を自己中断となる。

X-16年11月, 再び被害的な幻聴や近所の住人に対しての被害妄想が活発となりB精神病院を受診した。約1ヵ月間通院するもやはり服薬を自己中断し自閉的な生活となる。

X-14年1月, 病的体験に支配され, 衝動的にマンションの4階から飛び降りる自殺未遂をしてC精神病院に約3ヵ月入院となった。軽快退院後も通院は不規則であり, 怠薬傾向にあった。その

うちに治療を自己中断し無為, 自閉的な生活を送るようになる。

X-8年に結婚したが家事はほとんどできず, 夫に助けてもらいなんとか生活を送っていた。その間は夫とけんかした時や, 不穏・興奮が強い時のみ以前処方されていた薬剤を自己判断にて服用し対応していた。

X-6年に一児を出産したが, 育児は全くできず,「子どもが自分を馬鹿にしてニヤニヤ笑っている」と述べるなど被害妄想に左右され, たびたび子どもを虐待していた。この頃も, 担当の保健師が何度も治療を受けるよう本人に働きかけるが拒否し続けていた。しかし, どうしても落ち込みが激しい時や不安・焦燥感が強い時は本人自らD精神科クリニックに来院し, リスペリドン液の頓服やハロペリドールの筋肉注射を希望するようになった。その後は徐々に治療に対しての受け入れが良くなっていき, 服薬も定期的に行うようになった。

X年5月, 夫の転勤に伴い当病院に転院となった。

【主な前治療薬】ブロムペリドール9 mg, ペロスピロン12 mg, ペルフェナジン6 mg,（不安焦燥時の頓服）リスペリドン内用液 0.5 ml/回。
【治療経過】治療開始時,「自分の気にすることばかり言われる」との被害的な幻聴や「家事や子育

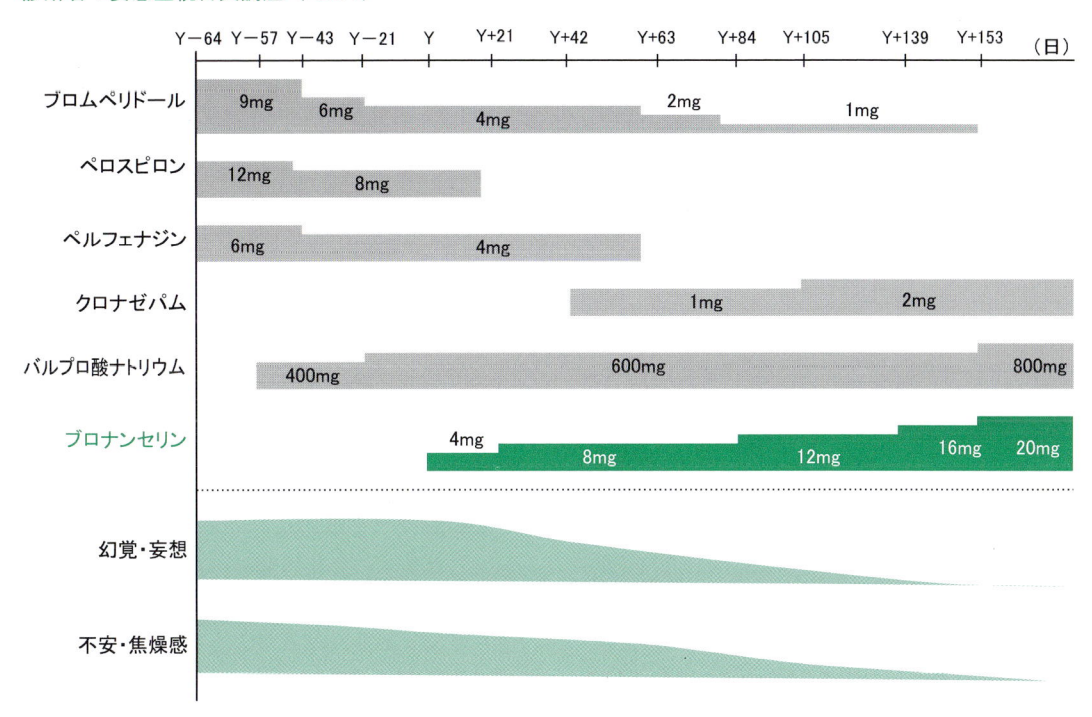

症　例：36歳　女性
診断名：妄想型統合失調症（F20.0）

	Y-64	Y-57	Y-43	Y-21	Y	Y+21	Y+42	Y+63	Y+84	Y+105	Y+139	Y+153 （日）
ブロムペリドール		9mg		6mg		4mg			2mg		1mg	
ペロスピロン		12mg		8mg								
ペルフェナジン		6mg			4mg							
クロナゼパム								1mg		2mg		
バルプロ酸ナトリウム		400mg					600mg				800mg	
ブロナンセリン					4mg	8mg			12mg		16mg	20mg

幻覚・妄想

不安・焦燥感

てができないことで近所の人からバカにされている」との被害妄想がみられており，不安焦燥感も伴うなど不安定な状態であった。前医から3種類の抗精神病薬（ブロムペリドール，ペロスピロン，ペルフェナジン）が処方されており，その影響と思われる日中の眠気や意欲低下がみられるなど，薬剤性陰性症状の可能性や病識の乏しさからの服薬アドヒアランスの低さを勘案し，薬剤の減量，整理，そしてブロナンセリン単剤化への切り替えを目標とした。

抗精神病薬の減量に先立ち，切り替え中に起こりえる情動の不安定化に対応するためY-57日にバルプロ酸ナトリウム400mg/日を追加した。Y-43日にはブロムペリドール9mgから6mg/日，ペロスピロン12mgから8mg/日，ペルフェナジン6mgから4mg/日に減量した。抗精神病薬の減量にて病的体験の増悪がみられず，日中の眠気が軽減したためY-21日にはブロムペリドール6mgから4mg/日に減量し，バルプロ酸ナトリウム400mgから600mg/日に増量した。バルプロ酸ナトリウムの追加により統合失調症特有の漠然とした不安焦燥感はかなり減弱した。

Y日にブロナンセリン4mg/日を開始，Y+21日には同剤を8mg/日に増量し，ペロスピロン8mg/日を中止した。Y+42日，家事が思うようにできないことに対してのストレスや漠然とした不安から「胸が締め付けられる」，「足がソワソワする」，「頭痛がする」などその時々によって変化する多彩な身体化症状に対してクロナゼパム1mg/日追加し改善がみられた。そのため前医から不安焦燥時に頓服として処方されていたリスペリドン内用液0.5mg/回の回数を減らすことができ，さらに日中の覚醒度が向上した。

X+63日にペルフェナジン4mg/日を中止した。Y+84日にブロナンセリン8mgから12mg/日に増量し，ブロムペリドール2mgから1mg/日に減量，その後Y+135日に同剤を中止した。主剤をブロムペリドールからブロナンセリンへの切り替えにて被害的な幻聴や被害妄想などの陽性症状の改善がみられ，3種類の抗精神病薬の

併用による鎮静作用が減少したことによる薬剤性陰性症状の改善もみられていた。

Y+105日，クロナゼパム1 mgから2 mg/日，Y+139日にブロナンセリン12 mgから16 mg/日に，Y+153日に同剤を16 mgから18 mg/日に，バルプロ酸ナトリウムを600 mgから800 mg/日に増量し，不安焦燥感の軽減や病的体験がほぼ消失した。

II. 考 察

本症例は，被害的な幻聴や被害妄想等の病的体験に加えて精神的な不安定さが身体化する（「胸が締め付けられる」，「足がソワソワする」，「頭痛がする」など）妄想型統合失調症であった。これまでの経過から病識には乏しく，怠薬傾向にあるなど服薬アドヒアランスも良好ではないため，薬物療法も本人のニーズを反映することに重点を置いた。

家事をできるだけやりたいとの希望が本人の中に強くあったため，日中の覚醒度を向上させることを目指した。切り替え前薬は，主剤のブロムペリドール9 mg/日はブチロフェノン系の高力価従来型抗精神病薬であるため抗幻覚妄想作用に加えて過鎮静や眠気を伴い，傾眠となるなど活動量低下につながっていた。それらのことが本人の服薬アドヒアランスを低下させていたと考え，ドパミン D_2 受容体とセロトニン 5-HT_{2A} 受容体に対する親和性を持つが，アドレナリン $α_1$ 受容体，セロトニン 5-HT_{2C} 受容体，ヒスタミン H_1 受容体，ムスカリン M_1 受容体への親和性が低いため，安定した抗精神病作用を示しながらも，非定型抗精神病薬としての特性を有し，過鎮静，眠気などが少ないブロナンセリン[2]を切り替え薬に選んだ。以下，本症例の切り替えの経過においての抗精神病薬の離脱症候群，補助薬の使用，不穏・不安時の対策，そしてまとめとして陽性・陰性症状評価尺度（PANSS）の変化からみたブロナンセリンの効果についての印象を述べる。

1．抗精神病薬の離脱症候群について

第一世代抗精神病薬のようにドパミン受容体結合親和性の高い抗精神病薬の長期投与によりドパミン神経の後シナプス D_2 受容体を遮断し続けると，代償的に D_2 受容体のアップレギュレーションが起こり，後シナプスのドパミンに対する親和性が増加し，ドパミンに対して supersensitive となる。D_2 受容体が supersensitive になっている状態で，ドパミンアンタゴニストであるブロムペリドールを減量あるいは中止すると，ドパミンが supersensitive な受容体と過敏に反応し，離脱性ジスキネジア，離脱性アカシジア，supersensitivity psychosis といった離脱症状が出現する危険性がある。

一方，ドパミン受容体に対して低力価であるフェノチアジン系抗精神病薬は抗コリン作用が強い。このため低力価抗精神病薬の急激な減量によって嘔気，発汗，頭痛，焦燥感，不安，不眠などのコリン作動性の離脱症状を呈する[1]。本症例では，前薬として第一世代抗精神病薬のようにドパミン受容体結合親和性の高いブロムペリドールが長期投与されており，減量することによりドパミン作動性離脱症状の出現が懸念されたが，切り替え薬であるブロナンセリンは D_2 受容体への親和性が非常に高いため，力価に応じた漸減漸増にてスムーズに切り替えが行えた。フェノチアジン系抗精神病薬であるペルフェナジン6 mg/日は少量処方のため減量，中止にてもコリン作動性の離脱症状の出現の危険性は少なく，実際起こらなかった。

2．補助薬の使用について

本症例では活発な病的体験に加えて，不安・焦燥感の身体化症状もあるなど不安定な状態のため，抗精神病薬の切り替えには配慮が必要であった。前薬のブロムペリドールによる鎮静効果が病状の安定化に寄与していたことやブロナンセリンがプロフィールからみて鎮静効果がブロムペリドールよりも弱いことを考慮し，同剤の減量に先行しバルプロ酸ナトリウムを400 mg/日から追加投与し，最終的には800 mg/日まで増量した。そのため切り替え中に生じる，精神病症状の変化やそれに伴う情動の不安定化に対しては十分に効果的であった。しかし，不安・焦燥感の身体化に対してはその効果は限定的であったため，クロナゼパムを1 mg/日から投与（最終的には2 mg/日まで増量）

図1 PANSS得点推移

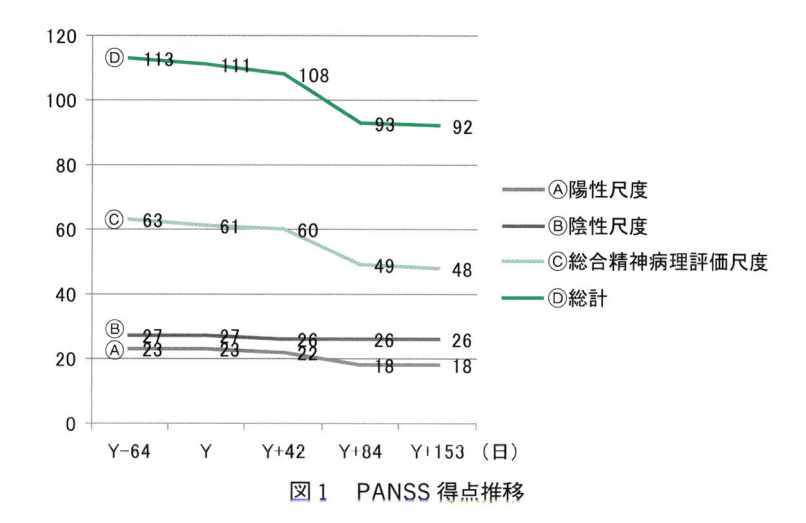

したところ，すみやかに改善がみられた。

3. 陽性・陰性症状評価尺度（PANSS）の変化からみるブロナンセリンの効果（図1）

総合評価としては投与前113点から最終的に92点と改善がみられた。個別には，陽性症状は妄想や幻覚による行動などの項目で改善がみられ，投与前の23点から最終的には18点に，総合精神病理尺度は心気症，不安，抑うつなどの項目で全般的に改善がみられ，投与前の63点から最終的に48点と変化がみられた。

一方，陰性症状は投与前の27点から最終的には26点とあまり変化がみられなかった。

陽性症状に関してはブロナンセリンの持つD_2受容体への親和性の高さゆえの抗幻覚妄想作用が反映されていると思われる。

総合精神病理尺度はブロナンセリン投与後に特に改善がみられていることから，先行している陽性症状の改善が寄与していると考えられる。ただ，精神症状全般の改善にはスムーズな切り替えも必要な要因であることから，主剤のブロナンセリンに対しては"脇役"としてのバルプロ酸ナトリウムとクロナゼパムの役割もポイントであったが，本症例ではブロナンセリンの抗幻覚妄想作用が改善の礎になったと考える。

文　献

1) 加藤正樹，奥川　学，木下利彦：抗精神病薬による離脱症候群．臨床精神薬理，7：787-792，2004.

2) 村崎光邦：Blonanserinの薬理学的特徴と臨床的位置づけ．臨床精神薬理，11：461-76，2008.

IV. 多剤から単剤化へ

70. ブロナンセリンの投与が難治性の陽性症状に有効であった統合失調症の1例

山本 泰司*,**, 前田 潔*

*神戸大学大学院医学研究科精神医学分野
**医療法人財団兵庫錦秀会神出病院

I. 症 例

【症　例】58歳, 女性
【家族歴】3親等以内に精神疾患の親族なし。
【病前性格・既往歴】特記事項なし。
【生活歴】同胞なし。結婚歴2回（離婚1回）, 娘2人。
【現病歴】36歳頃に発症し他院神経科にて通院を開始した。40歳時および45歳時にそれぞれ数ヵ月間の当院入院歴がある。その後は, 他院神経科において通院治療を続けていたが自己断薬後に再燃し, 49歳時に当院に再入院（約2ヵ月間）となった。退院後も当院外来通院中であったが, X－5年（53歳）に希死念慮による多量服薬でB病院に救急搬送された。その後, 当院に転院となり現在に至るまで約5年間, 入院治療中である。
【治療経過】入院後は現在まで担当医から複数の定型および非定型抗精神病薬を十分量投与されてきたが, 「入院前からずっと閻魔大王や阿修羅がいろいろな命令をしてくる。7年ものあいだ, きちんと眠れたことがない」という内容の幻聴（作為体験）と不眠を強く訴え続けている。

X年5月, 主治医が筆者に交代となった。その時点での処方内容は, ハロペリドール, リスペリドン, クロルプロマジン配合剤（クロルプロマジン換算で1日量1,475 mg）ならびにベンゾジアゼピン系睡眠薬3種類を1年余にわたって継続処方されていた。しかし, 入院当初から存在する幻聴体験と慢性不眠の訴えは改善していなかった。

そこで切り替えの目的を説明したところ, 本人から了解が得られたため, 週単位での切り替え（主治医が非常勤医師で週1日勤務のため）を進めていくことにした。

主治医交代後の当初は, 以前からの処方に加えてオランザピンとレボメプロマジンを漸増投与した。妄想および不眠はやや軽快したもののアカシジア症状が出現したため, ハロペリドールを減量した。その後, 幻聴と拒薬が出現したため再度ハロペリドールを増量した。すると, 「体がワープしたような感じになる」と漠然とした表現で不快感を訴えた。

そこで, X年8月よりブロナンセリン（8 mg/日～）への切り替えを開始した。

以下は, ブロナンセリン投与開始後の週数および投与量を表す。（経過図参照）。

1週；「体調はよくわからないけど口が渇く。声がきこえないから魔界の魔王は死んでしまった」と穏やかに語る。（8 mg）→ハロペリドール減量。

2週；「魔界の魔王は消えて楽になった。よく眠れるし, 自分で良くなったのがわかる」。良眠。口渇あり。（これ以後16 mgで継続投与）

3週；「魔界の魔王は消える寸前ですが, まだ生きていると阿修羅の神様が教えてくれた」不眠

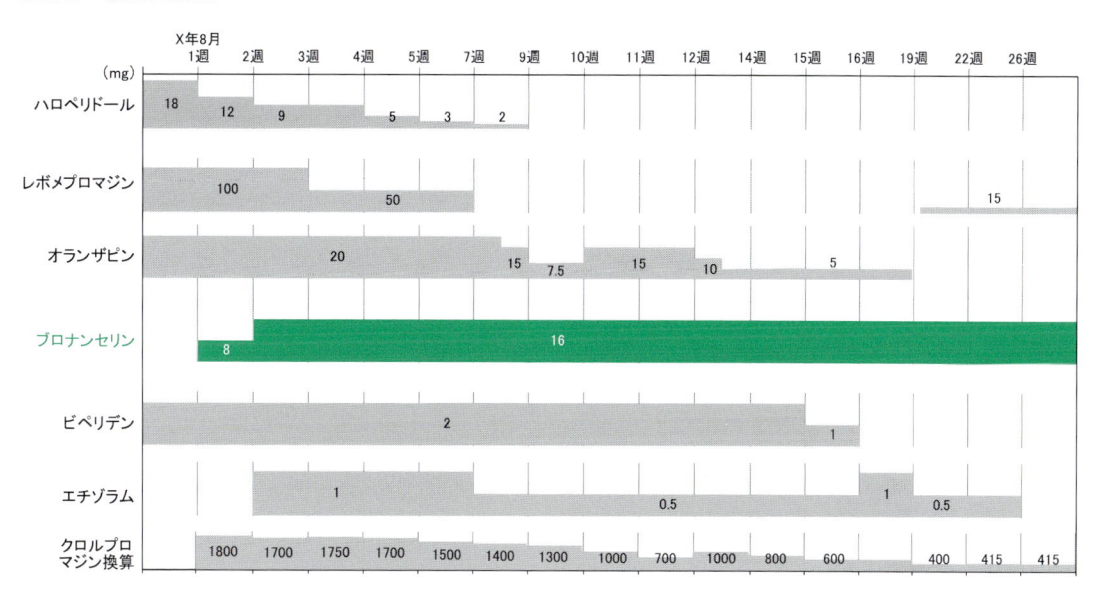

症　例：58歳　女性
診断名：統合失調症

	X年8月 1週	2週	3週	4週	5週	7週	9週	10週	11週	12週	14週	15週	16週	19週	22週	26週
ハロペリドール (mg)	18	12	9		5	3	2									
レボメプロマジン	100				50										15	
オランザピン	20					15	7.5		15		10		5			
ブロナンセリン	8	16														
ビペリデン	2											1				
エチゾラム	1					0.5						1		0.5		
クロルプロマジン換算	1800	1700	1750	1700	1500	1400	1300	1000	700	1000	800	600		400	415	415

時頓用を2回使用。ハロペリドール減量。

4週；「魔界の魔王は死んでしまった」。不眠時頓用は使用せず。

5週；「よく眠れるし，最近すごく調子がいい」。軽度呂律困難あり。ハロペリドール減量。

7週；「寝過ぎて困るくらい。少しいらつするけど体調はすごく安定した。良い神様が大丈夫と言っている」

9週；「まだ朝が少し眠い。気持ちに余裕が出てきた。今の体調は90点で，以前は50点でした。こんなのは8年ぶり」→前週よりオランザピン減量中。

10週；「また少し聞こえてきた」→オランザピン再増量。

11週；「もう何も聞こえません。体調は98点くらい」

13週；「良い神様の声が少し聞こえるけれど苦痛はない。眠りもちょうどよい」。口渇なし。前週より，オランザピン再減量中。

19週；「ずっと聞こえるのもおさまったままです。薬も合っていると思う」。この時点で抗精神病薬はブロナンセリンの単剤化となる。

21週；「ちょっと眠りが浅い。睡眠薬に覚醒剤が入っていると聞こえてきた」

眠前にレボメプロマジン15 mg追加。

28週；「よく眠れるしもう大丈夫です。全く聞こえません」。レボメプロマジン中止。

29週；「眠れませんでした。眠前のちゃんとした睡眠薬が入ってなかったみたい」と言うも，不眠時頓用は使用せず。

30週；「やっぱり眠れませんでした，今の薬は効かないのかも。聞こえるのはおさまっていますので，このままで様子をみてみます」

X＋1年1月頃より血圧上昇がやや目立ってきており，経過を観察中である。X＋1年2月末現在，不眠の自覚症状を口にするものの，夜間の看護観察記録では眠れており，適時少量の眠剤の追加投与を行っている。

ブロナンセリン投与前後の体重および血圧の変化（BP）は以下の通り（身長159 cm）。

X年4月；69.2 kg, BP 131/91。

X年7月；70.2 kg（ブロナンセリン投与直前），BP 114/84。

X年8月；70.5 kg（投与時）

X年9月；71.6 kg（投与後1ヵ月）

X年10月；71.5 kg（投与後2ヵ月），BP 158/72

X年11月；71.6 kg（投与後3ヵ月），

BP 132/86

X年12月；71.0kg（投与後4ヵ月），BP 112/72

X+1年1月；70.8kg（投与後5ヵ月），BP 144/92

X+1年2月；71.0kg（投与後6ヵ月；BMI 28.1），BP 146/98

毎月1回の血液検査では，特記すべき異常なし。
血中プロラクチン濃度；8.62 ng/ml と正常範囲内。（X+1年2月）

II. 考察

ブロナンセリンはドパミンD2受容体とセロトニン5-HT_{2A}受容体の遮断作用を選択的に有する薬物である。さらに，ドパミンD2受容体遮断作用はハロペリドールと同等であり，幻覚・妄想などの陽性症状改善効果が，加えてセロトニン5-HT_{2A}受容体の遮断作用による陰性症状改善効果が期待できる。上記2種類以外の脳内の神経受容体には親和性が低いため，他の抗精神病薬に認められる種々の副作用（起立性低血圧，眠気，消化器系障害，体重増加など）は少ないことが期待される。

本症例においてもブロナンセリン投与後の有害事象および副作用の出現は比較的少なかった。ブロナンセリンへの変薬の際に，慎重を期して前薬を継続処方していたこともあって，一時的に軽度のアカシジア症状や眠気（過鎮静）を認めた。これらに対しては，前薬の減量による抗精神病薬の投薬総量の減量で対処したところ，いずれの副作用も軽快した後に消失した。ブロナンセリン単剤化の後，治療期後半に不眠の自覚症状が出現したが，眠前にベンゾジアゼピン系薬物および抗精神病薬（レボメプロマジン）の少量投与を行うことでうまく対応できた。

本症例においては前薬の中心薬剤であるハロペリドールが効果不十分であったことから，ブロナンセリンへの変薬で著明に陽性症状が改善した理由をドパミンD2受容体遮断作用で説明することは困難であろう。本症例のみならず，複数の非定型抗精神病薬が互いに異なる薬理学的プロフィールを有しておりながら，統合失調症の治療薬としての効果を有していることからもわかるとおり，現段階においては統合失調症の精神症状への治療効果を特定の神経受容体への薬理学的作用から推察することは困難である。

本症例においては，体感幻覚や作為体験を訴えた際に，抗精神病薬の副作用によるものと考えられる症状が含まれていたことから，ブロナンセリン単剤化による抗精神病薬の減量（20週間でクロルプロマジン換算にて1,800 mg→400 mgまで減量）によって身体的副作用が軽減したものと考えられた。

また，本症例ではブロナンセリンの投与後に無為自閉的な態度が軽快したことから，ブロナンセリンの治療効果の一部にはセロトニン5-HT_{2A}およびアドレナリンα1の両方の受容体の遮断作用を有し，かつアドレナリンα1受容体の遮断作用の少なさが関与している可能性も考えられた。

本症例において治療期後半に出現した血圧上昇は，前薬のハロペリドールおよびリスペリドンの投与中止によるアドレナリンα1受容体遮断作用の減弱による影響が考えられることより，特に高血圧症の合併の多い中高年の症例においては注意が必要であろう。

この10年余で非定型抗精神病薬の第一選択率が高まり，定型抗精神病薬に比較して副作用が少なく，なおかつ高い精神症状改善効果を認めるようになった。このことはアドヒアランスが良好となり，ひいては再発率の低下にも有効であろう。

本症例の治療経験から難治性の陽性症状を有する統合失調症患者において，ブロナンセリンの治療有効性および副作用出現の低さを確認できた。この経験から，定型，非定型抗精神病薬にかかわらず，治療効果が不十分な薬剤からの切り替えにブロナンセリンは有用であると考えられた。しかし，現時点ではブロナンセリンの投与症例数が約20例と少ないうえに，投与期間も最長で6ヵ月程度であることから，今後はさらにブロナンセリンの長期的な有効性を検討する必要があろう。

最後に，本症例は筆者が非常勤医師として勤務する医療施設において担当した症例であることを記しておく。

71. 統合失調症の陽性症状が再燃した高齢者に対するブロナンセリンの使用経験

山下 博栄

社会福祉法人　毛呂病院精神科

I. 症例

【症　例】68歳，女性
【既往歴】特記事項なし。
【家族歴・生活歴】5人同胞の第1子。弟の1人が統合失調症。地元中学を卒業後，工員として6年間勤務。退職後，家族と同居し家業を手伝っていた。
【現病歴】X-36年頃より空笑や放歌が出現したが，特に受診はしなかった。X-28年，トイレに立てこもり，意味不明の言動を呈したためA病院精神科を受診した。統合失調症と診断され，同院で数ヵ月間の入院加療を受けた。

退院後は通院と服薬が不規則で，X-25年に幻覚妄想状態，精神運動興奮状態を呈し，B病院精神科に入院した。

X-16年に退院し，同院に通院したが，処方薬による眠気と倦怠感を訴え，自己判断で怠薬しては症状が再燃するという経過をくり返し，以後，同院に4回の入院歴がある。

X年初頭に退院したが，数ヵ月後，「弟を殺す」「家族を駄目にする」等の幻聴の再燃を訴えたため，処方薬が増量となったが，その数週後より日中の眠気が強くなり，食事や用便もままならなくなった。このため家人の判断で数日間断薬したところ眠気は改善したが，徐々に言動がまとまらなくなり，内服を再開しても精神症状はさらに増悪し，叫び声を上げながら自宅を飛び出し，警察に保護され当院を受診し，同日入院となった。

【前治療薬（1日量）】オランザピン20 mg，ハロペリドール8 mg，レボメプロマジン50 mg（以上，クロルプロマジン換算：1,250 mg），ビペリデン6 mg，フルニトラゼパム2 mg。
【治療経過】入院時，興奮状態は認めず，眠気と倦怠感が強い様子であった。診察に応じたが，時折，脈絡なく突発的に「助けてー」「がんばれー」等の叫び声を上げた。理由を尋ねると，本人の家族を蔑む内容の幻聴が活発で，声を出さずにはいられないと述べた。

血液検査では血清プロラクチン値が106.2 ng/mlと高値を示した。本人に確認すると，若い頃には乳汁分泌を認めたことがあり，現在も両側乳房の腫脹感を自覚することがあるとのことであった。

本症例の幻聴に対する治療効果を期待して，ブロナンセリンを選択し，入院当日（X日）より同8 mg/日を開始，併せて内服中の薬剤の減量を始めた。

X+7日頃には，日中の眠気や倦怠感はなくなる一方，精神症状が増悪することはなかった。

X+14日よりブロナンセリンを16 mg/日とし，さらにハロペリドールとレボメプロマジンの減量を進めた。X+28日には幻聴はほぼ消褪し，叫び声も上げなくなった。

X+35日より，抗精神病薬はブロナンセリン16 mg/日とオランザピン20 mg/日の2剤となっ

症　例：68歳　女性
診断名：統合失調症

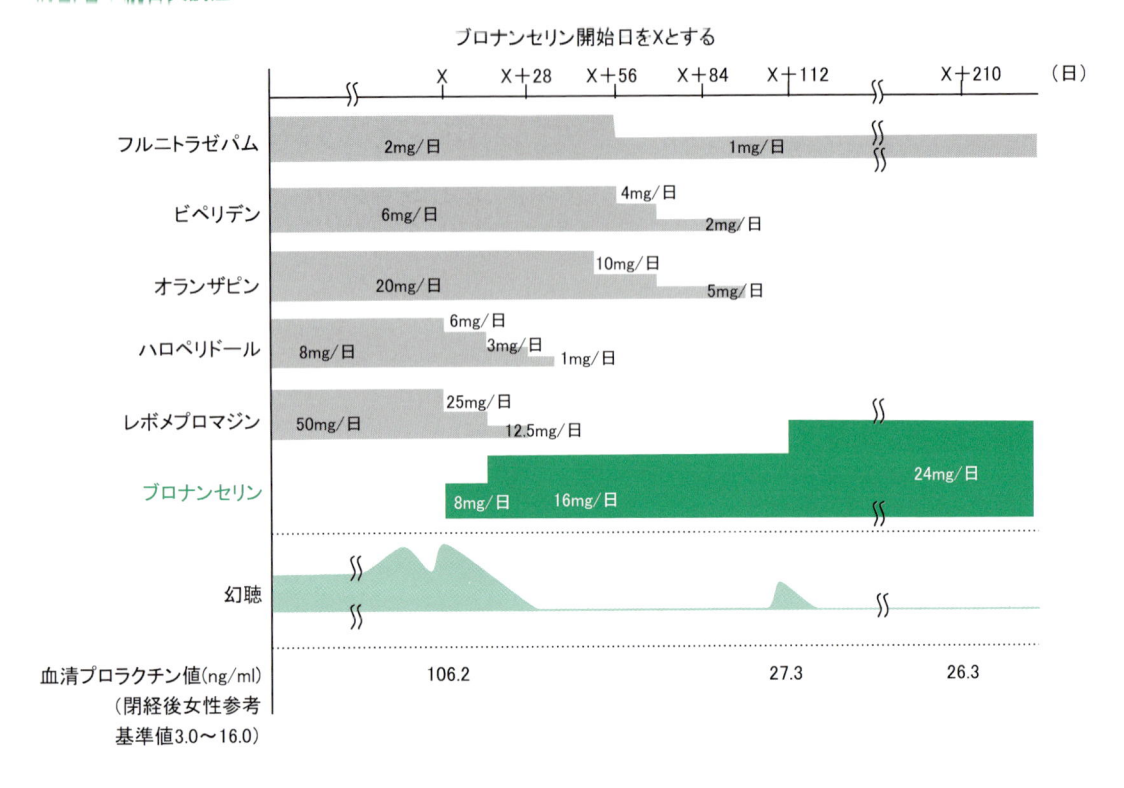

ブロナンセリン開始日をXとする

薬剤	X以前	X	X+28	X+56	X+84	X+112	X+210 (日)
フルニトラゼパム		2mg/日			1mg/日		
ビペリデン		6mg/日		4mg/日	2mg/日		
オランザピン		20mg/日		10mg/日	5mg/日		
ハロペリドール	8mg/日		6mg/日 3mg/日	1mg/日			
レボメプロマジン	50mg/日	25mg/日	12.5mg/日				
ブロナンセリン			8mg/日	16mg/日			24mg/日

幻聴

血清プロラクチン値(ng/ml)　　106.2　　　　　　　　27.3　　26.3
(閉経後女性参考
基準値3.0～16.0)

た。同内容で，幻聴の再燃がないことを確認のうえ，X+49日より，オランザピンの漸減を開始し，X+56日よりビペリデンとフルニトラゼパムを減量した。錐体外路症状の増悪や不眠の出現はなく，X+98日よりビペリデンを中止とした。同日よりオランザピンも投与中止としたが，同中止5日後頃より以前と同様の幻聴が再燃し，散発的な叫び声を認めるようになった。このためX+112日よりブロナンセリンを24 mg/日に増量したところ，同症状は約1週間で消褪した。

処方内容は，ブロナンセリン24 mg/日とフルニトラゼパム1 mg/日となり，現在まで約3ヵ月を経過したが，幻聴の再燃は認めず，眠気や倦怠感の出現もない状態が維持できている。また，血清プロラクチン値は低下し，両側乳房の腫脹感も消失している。

II. 考　察

本症例は，統合失調症の長い病歴を有する高齢者であるが，その経過は，陽性症状に対処すべく抗精神病薬を追加，増量しては過鎮静となり，その結果，怠薬を招き症状再燃に至るという悪循環に陥っていた。この経緯に鑑み，鎮静作用の弱さと抗幻覚妄想作用の強さを併せ持つブロナンセリンを使用し，良好な状態に至った。

病歴の長い高齢の統合失調症例では，陰性症状と陽性症状が併存し，遷延する病的体験が顕在化すると，治療抵抗性を示すことが少なくない。その場合に，内服中の薬の増量や新たな薬の追加が慌しく行われ，過鎮静や錐体外路症状の悪化ばかりが目立ち，良好な手応えの得られない症例をしばしば経験する。

今回の症例では，ブロナンセリンの単剤化により，報告されているその薬物プロフィールに沿った治療効果，すなわち，強力なドパミンD2受容体遮断作用による確かな抗幻覚作用，またアドレナリンα1受容体遮断作用やヒスタミンH1受容体遮断作用が弱いために倦怠感や過剰な鎮静作

用を認めないことが確認された[3]）。

　同時に，ハロペリドールに起因すると考えられる高プロラクチン血症が，ブロナンセリンへの置換により改善傾向を示した。

　ブロナンセリンの血清プロラクチン値に対する影響は，同薬の強いドパミンＤ２受容体遮断作用に反して低いことが報告されており，これはブロナンセリンとその活性代謝物が高い中枢移行性を示すことによると考えられている[1,2]）。

　以下のようなブロナンセリンの特性は，統合失調症の初発例や病歴の浅い症例のみならず，今回のような高齢の慢性期症例にも，効果・安全性の両面で有益に働くと考えられた。

文　献

1）大日本住友製薬株式会社：ロナセンインタビューフォーム，2008.
2）鎌田裕樹：Risperidone から blonanserin に切り替えてプロラクチン値が正常化した統合失調症の1例．新薬と臨床，58：100-102，2009.
3）村崎光邦：Blonanserin の基礎と臨床．臨床精神薬理，11：855-868，2008.

V．慢性期・維持期への効果

72. ブロナンセリンが多剤併用解消の糸口に成り得ると感じられた1症例

宮坂 佳幸

医療法人社団川口会　川口会病院

I. 症 例

【症　例】63歳，男性
【診断名】残遺（型）統合失調症（F 20.5）。
【家族歴】特記事項なし。
【既往歴】特記事項なし。
【病前性格】父親によると，元来内気でおとなしい子どもであったが，中学生の頃から性格に変化を感じていたとのことである。
【生育・生活歴】同胞4名の第1子，長男。中学校卒業後ガラス工場に1ヵ月勤めたが，その後は水商売を転々とし定職に就けていない。
【現病歴】X-39年12月，粗暴行為が見られ，同年12月25日A病院に入院。その後，病状が軽快して開放病棟に移ると無断離院し実家に戻る。その後は自宅療養としていたが，X-37年1月31日，裏山にてカミソリで手首を切り自殺を図ったため，同年2月1日に当院初診，同日入院となる。X-33年3月28日に退院。

その後3ヵ月間は服薬がなされ，家族に対しても従順でアパートで一人暮らしをし，土木作業の仕事に就いていた。

しかしながら，X-32年に怠薬の傾向となり病状は次第に動揺し始めた。同年3月28日，実家に戻りガラスを割り，父親に暴力を振るい幻覚妄想状態を呈したため警察に保護された。同月29日，当院第2回目の入院となり現在に至っている。

入院時のカルテには幻声，連合弛緩，わざとらしさの記載があり，「ご本尊様が家族を殺せと命令してくる」と述べ，急に両手を合わせ合掌したり両こぶしを前に出し「うーん」とうなり声をあげ亜昏迷状態を呈したとある。また入院当初は隔離処遇を受けている。

【治療経過】筆者が主治医となったのはX-11年4月からで，その時点での処方は1日量がハロペリドール9 mg，クロルプロマジン125 mg，レボメプロマジン50 mg，塩酸ビペリデン6 mg，塩酸プロメタジン25 mg，塩酸エチレフリン15 mg，ユビデカレノン30 mgであった。なお低血圧症の病名はX-26年から，心筋障害はX-27年から付けられていた。

X-7年起立性低血圧の症状としての立ちくらみやふらつきが強くなり，当初メシル酸ジヒドロエルゴタミン追加，その後塩酸ミドドリンに変更となり，同年11月から8 mg/日が投与されていた。

X-4年9月7日，ふらつきが強く血圧50/30 mmHgであったため，点滴施行の後クロルプロマジンからオランザピンへの置換を開始することとした。同月29日にはオランザピン15 mg/日に置き換わり，その後は同量での観察を続けた。血圧は低めながらも立ちくらみやふらつきは見られなくなったが無為自閉的な日常生活が続き，問いかけへの返答も声を出さず口を小さく動かすのみで，他患との交流もないためハロペリドールからブロナンセリンへの置換を開始した。また同時に

症　例：63歳　男性
診断名：残遺（型）統合失調症（F20.5）

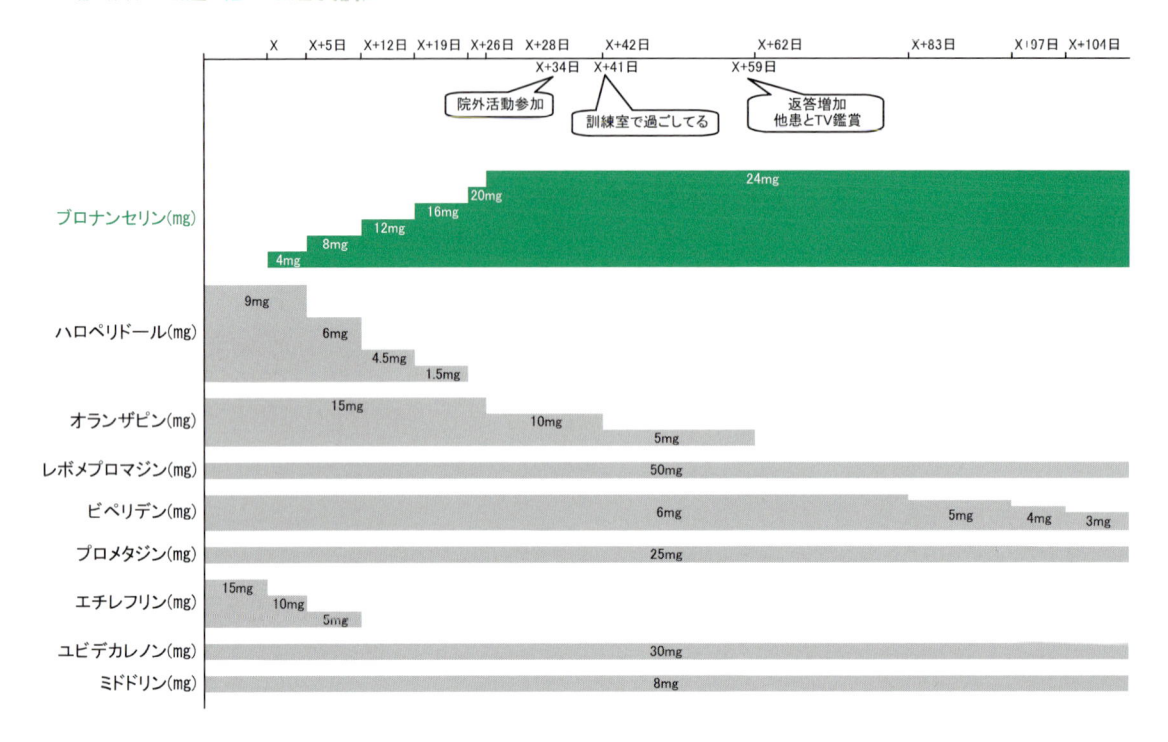

薬剤	X	X+5日	X+12日	X+19日	X+26日	X+28日	X+34日 院外活動参加	X+41日 訓練室で過ごしてる	X+42日	X+59日 返答増加 他患とTV鑑賞	X+62日	X+83日	X+97日	X+104日
ブロナンセリン(mg)		4mg	8mg	12mg	16mg	20mg			24mg					
ハロペリドール(mg)	9mg		6mg	4.5mg	1.5mg									
オランザピン(mg)	15mg								10mg		5mg			
レボメプロマジン(mg)	50mg													
ビペリデン(mg)	6mg											5mg	4mg	3mg
プロメタジン(mg)	25mg													
エチレフリン(mg)	15mg	10mg	5mg											
ユビデカレノン(mg)	30mg													
ミドドリン(mg)	8mg													

塩酸エフレチリンの減量も試みることとした。

X年10月3日，まずブロナンセリン4 mg/日から開始，同時に塩酸エチレフリンを10 mg/日に減量した。X＋5日，ブロナンセリン8 mg/日に増量し，ハロペリドールを6 mg/日，塩酸エチレフリンを5 mg/日にそれぞれ減量した。X＋12日，ブロナンセリンを12 mg/日，ハロペリドールは4.5 mg/日に変更，塩酸エチレフリンは中止するも血圧は低めながら，立ちくらみの訴えが聞かれることもなかった。X＋19日，ブロナンセリン16 mg/日，ハロペリドール1.5 mg/日，X＋26日，ブロナンセリン20 mg/日，ハロペリドールは中止した。その2日後，ブロナンセリンを24 mg/日まで増量した。この時点で特に陽性症状の再燃も見られず，何も悪くならないのでオランザピンの減量を試みることにし，同日から，まずはオランザピン15 mg/日を10 mg/日に減らした。X＋34日，当患者としてはめずらしくレクリエーションで行われた院外への散歩に参加する。

なお，その2日後の血圧測定では112/76 mmHgで，心電図上も明らかな異常所見は認められなかった。散歩に参加した7日後のX＋41日には，それまで自床か廊下の隅の暗がりでしかその姿を見かけなかったのが，他患の集まる大きな窓が在りテレビのついている訓練室ですごしていた。オランザピン10 mg/日を14日間続けた後5 mg/日に減量した。

X年12月2日の診察では問いかけに対しての返答が以前よりは多くなった印象であった。また，幻聴の存在を本人は否定している。診察後は他患と並んでソファに座りテレビを観ている姿が観察された。その2日後，21日間継続のオランザピン5 mg/日を終了とした。レボメプロマジン50 mg/日は睡眠確保の観点から就寝前の投与を継続することとし，同処方にて21日間様子を見たが新たに錐体外路症状（EPS）の発現もなく，次は塩酸ビペリデンの減量を試みた。6 mg/日を5 mg/日にして14日間の後4 mg/日で7日間，そして3 mg/日に持っていったが新たな副作用を見ることなく経過している。

II. 考 察

 ブロナンセリンが 2008 年 4 月に発売されてから，その有効性を示すいくつもの報告が寄せられており，筆者もこれまでにブロナンセリンへの置換により，陽性症状が改善した 2 症例[1]，させられ体験が改善した 1 症例[2]，また作業療法への参加を再開した 1 症例[3]を報告した。未だ症例数は多いとは言えないが，それらを含めたブロナンセリンに関する臨床経験より，長期入院の慢性期症例において併用の他剤からブロナンセリンに副作用の発現を回避しながら置換し得る可能性の高さを実感しているところであり，今回の症例においてもそれはある程度証明できてはいないだろうか。すなわち 30 年以上に及ぶ長期入院患者が，入院当初は幻覚妄想に支配され連合弛緩や奇異な言動を認め，不穏状態をくり返していた。しかし現在は妄想の存在は十分に窺わせるもかなり減弱しており，活動性の低下，感情鈍麻，自発性の欠如，会話の内容の貧困，非言語的なコミュニケーションの乏しさや社会的遂行能力の低下等まさに陰性症状が支配的な慢性期症例に対して，処方していた抗精神病薬のうちハロペリドール 9 mg/日とオランザピン 15 mg/日を，新たに錐体外路症状や体重増加，過鎮静等の副作用の発現を見ることなくブロナンセリン 24 mg/日に置き換えることができたのである。これはクロルプロマジン換算で 1,050 mg/日から 600 mg/日に減量できたことになり，それにブロナンセリンの薬理特性も手伝い抗パーキンソン薬や昇圧薬の減量までも可能にしたと思われる点もこの置換を行ったメリットであったと考えている。

 ただし，長きにわたり当患者の治療に当たってきた者にとっては，他者と居場所を共有できず暗がりに身を置いていたこれまでとは打って変わって明るい日差しの中に，交流とまでは行かずともその身を置くようになったのはきわめて喜ばしいことではあるが，果たして治療効果としてどの程度の評価に値するのかにはいささか自信がないと言わざるを得ないのが正直なところでもある。

 しかしながら，より低力価の単剤へ置換したにもかかわらず陽性症状が再燃することも，不安や焦燥感が増すことも，不穏状態に陥ることもなく何も悪くならなかったことは，少なからず意味があるのではないかと考えている。

文 献

1) 宮坂佳幸：Blonanserin への置換により陽性症状が改善した統合失調症の 2 症例．新薬と臨牀，57：1263-1266，2008．
2) 宮坂佳幸：抗精神病薬併用から blonanserin への置換（I）．新薬と臨牀，57：1422-1424，2008．
3) 宮坂佳幸：抗精神病薬併用から blonanserin への置換（II）．新薬と臨牀，57：1425-1427，2008．

V. 慢性期・維持期への効果

73. 慢性統合失調症症例に対する ブロナンセリンの効果

副島 清史

医療法人睦会新 いずみ病院精神科

I. 症 例

【症 例】66歳，男性
【診断名】統合失調症。
【家族歴】精神疾患の遺伝負因は知られていない。
【生活歴・病前性格】幼児期から養父母に育てられた。同胞はいない。おとなしく内向的な性格で友人は少ないが，まじめで学業成績優秀であったという。
【現病歴】X-48年（18歳）頃より口数が少なくなり，不登校がちとなった。次第に自室に引きこもるようになり，独語・空笑も目立つようになったため，X-45年～X-44年A病院入院。退院後も閉居がちにすごしていた。

X-40年～X-29年B病院入院。この時の入院中，X-35年に養父が死亡。同院退院後は養母と二人暮らしをしていたが，やや不定期的に作業所に通うのがやっとで就労には至らなかった。

X-25年頃から養母に対して「男とふしだらなことをしている」などという妄想を抱いてはたびたび暴力を振るうようになり，ついには骨折等重傷を負わせるに至ったため，X-23年9月当院に入院となった。

【治療経過】入院当初は精神運動興奮が強くたびたび隔離室処遇を要していた。それでも徐々に落ち着きをみせ，数年にわたる経過の後開放病棟管理となったが，大怪我をさせられた養母が退院・同居に難色を示している間に再度増悪期となった。幻聴・被害関係妄想の増悪と情動の不安定化をくり返しては，開放病棟と閉鎖病棟との間を行き来するうちに養母も死亡。帰る場所がなくなり，さりとて適当な施設も見つからぬまま長期間の入院となっていた。

X年早春より全身倦怠感，頻尿，流涎などの身体的愁訴が増えたため，同年5月中旬，主剤をブロムペリドール27 mg，スルトプリド300 mg/日からブロナンセリン16 mgに切り替えた。切り替え後数日で全身倦怠感が軽減し，「先生，ありがとうございました！」と喜んでいたが，やや脱抑制気味となったため，レボメプロマジン20 mg/日を追加した。一旦落ち着きを見せたが，X年6月21日頃より，再度躁的色彩を帯びた妄想的言動が目立つようになったためブロナンセリンを24 mgに増量したところ，3週間後のX年7月26日には落ち着きを見せ，同年8月上旬には集中力も出て本も読めるようになり，頻尿・流涎などもいつしか目立たなくなっていた。

その後途中覚醒を生じたため一時的にゾテピン100 mgを眠前に追加する一方，妄想的言動は軽減していたためブロナンセリンは16 mg/日に減量した。最終的には眠前のゾテピンを減量・中止し，抗精神病薬はブロナンセリン16 mg/日のみとした。その後数ヵ月にわたり経過は良好である。

II. 考 察

18歳で発症し，その後人生のほとんどを精神

V. 慢性期・維持期への効果

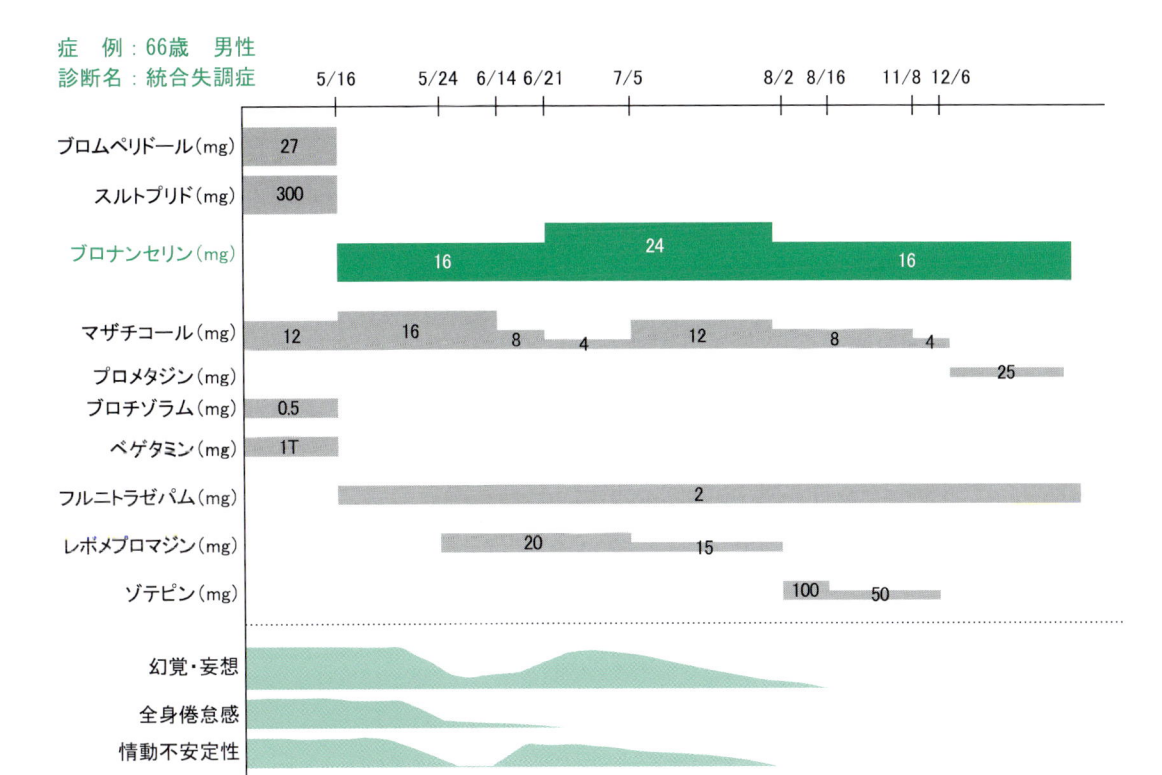

症　例：66歳　男性
診断名：統合失調症

薬剤	5/16	5/24	6/14	6/21	7/5	8/2	8/16	11/8	12/6
ブロムペリドール(mg)	27								
スルトプリド(mg)	300								
ブロナンセリン(mg)		16	16	24	24	16	16	16	16
マザチコール(mg)	12	16	8	4	12	8	4		
プロメタジン(mg)								25	25
ブロチゾラム(mg)	0.5								
ベゲタミン(mg)	1T								
フルニトラゼパム(mg)		2	2	2	2	2	2	2	2
レボメプロマジン(mg)			20	20	15				
ゾテピン(mg)						100	50		

幻覚・妄想
全身倦怠感
情動不安定性

科に入院してすごしてきた，慢性統合失調症の症例である．長年にわたって幻聴・被害関係妄想・情動不安定をくり返していたが，抗精神病薬の副作用軽減を主目的としてブロナンセリンへの切り替え・単剤化を試みた．

切り替えに際しては前薬を漸減しながら新たな薬を漸増するのが一般的であるが，経験上ブロナンセリンへの切り替えはさしたる病状の揺れを伴わずに済むことが多いため，一度に切り替えを行った．あまりにも慎重な変薬は，時として過渡期の違和感や不安定性を遷延させることにもつながり得る．当初の予想通り切り替えに伴う大きな症状増悪は認められなかったが，前薬による鎮静作用が急減したためと考えられる一時的脱抑制が認められた．

このことからは精神運動興奮を伴うような症例に対する本剤適応の困難さを予想させるが，過去周期的に不安定となっていた本症例がその後情動的にも安定していることを考え合わせると，必ずしもそうとは断定できない．つまり切り替え初期に認められた脱抑制は陽性症状の軽減に伴う爽快

感が加味されていた可能性も否定できず，実際本症例はブロナンセリンへの切り替え後「（それまで時としてあった）幻聴がなくなりました」とも述べている．陽性症状に対し比較的切れ味が良いと言われている薬剤であっても慢性化した症例における効果は不充分であることが多いが，その意味においてもブロナンセリンの効果は望外であった．また，切り替え後情動不安定性が大きく改善したことも興味深く，鎮静作用によらない情動安定化の可能性が示唆された．

ブロナンセリンは上市当初は錐体外路系の副作用が出やすいと言われていたこともあり，切り替え時におけるアカシジアの混入を慎重に避ける目的で当初は抗パーキンソン薬を多目に用い，しかる後ゆっくりとその減量を試みた．本症例では最終的に1日量16 mgのブロナンセリンに対して抗パーキンソン薬をほぼ中止できた．最終処方に残ったプロメタジンは，眠剤代わりである．

本症例ではブロナンセリンが著効したが，症例を積み重ねることにより本薬剤のさらなる可能性と限界を明らかにしていく必要があると考える．

V. 慢性期・維持期への効果

74. 慢性期統合失調症の急性増悪に対してブロナンセリンへの置換が奏効した症例

Jeong Ryeong Na*,**，伊澤 麻人*，河崎 明子*，三宅 俊樹*

*医療法人 石郷岡病院　**東京女子医科大学医学部精神医学教室

I. 症 例

【症　例】65歳，女性
【診断名】統合失調症。
【家族歴】兄が統合失調症で当院入院中。
【身体合併症】左膝部人工関節手術。
【社会歴】X-5年まで病院食堂に勤務。
【現病歴】X-42年以前にも他院に3回入院歴があるとのことだが詳細は不明である。X-42年，拒食，拒薬，臥床がちとなり，入浴も3ヵ月以上しなくなった。同年6月17日に当院初診，昏迷状態を呈しており，即日入院となった。X-41年6月1日に退院，以後は外来に定期通院しながら安定して経過していた。X-39年に結婚し，主婦業をしながらX-5年まで病院食堂に勤務していた。X年5月13日頃より興奮し，拒食，飲水も拒否したため服薬が中断された。考えがまとまらず言動が解体，不眠も出現し，夜中に外へ飛び出し「助けて下さい」等と叫ぶようになった。脱水，低栄養状態となり，身体的にも精神的にも入院加療を要する状態と判断し，同年5月17日に当院第2回入院となった。
【治療歴】X-42年より当院通院となり，以後，塩酸チオリダジン，塩酸フロロピパミド，ゾテピン，ブロムペリドールなどの定型抗精神病薬を中心に治療を行った。錐体外路症状，アカシジアなどの副作用のため薬剤を変更したが，精神症状についてはおおむね安定していた。X-7年3月，主剤をブロムペリドールからリスペリドンに変更した。リスペリドン4 mg/日で経過し精神症状は安定していたが，血圧降下を認めるようになったため，X年2月6日より主剤を切り替えるべく，リスペリドン3 mg/日にアリピプラゾール6 mg/日を併用開始した。5月1日よりリスペリドン2 mg/日，アリピプラゾール12 mg/日としたところ，同月13日頃より興奮し，「青酸カリが入っている」などと言っては拒食，拒薬し，「風呂の水が青いのは薬が入っているせいだ」と言って入浴拒否，不眠となり，同月17日に外来受診した。「やーだ，やーだ，すみません」等と言動がまとまらず，また看護師に掴みかかるなど興奮もあり，落ち着いて診察を受けられなかった。急性増悪と判断し，同日当院2回目の入院となった。

精神運動興奮が激しく，また脱水，低栄養状態であったため，入院時より四肢体幹拘束を開始，内服薬を一時中止し，補液による脱水および低栄養状態の改善を図った。第6病日より経鼻胃管からの栄養補給およびアリピプラゾール24 mg/日の内服を開始した。その後も「幽霊，火葬場」，「お水はダメ，おしまいだ」，「お薬の世の中じゃないんです」等と支離滅裂，拒否的な態度が続いた。また不眠に対して第14病日よりクエチアピン100 mg/日を併用開始したが過鎮静となり，第17病日よりクエチアピン25 mg/日に減量した。拒否的な態度や発言のまとまらなさは持続し，

症　例：65歳　女性
診断名：統合失調症

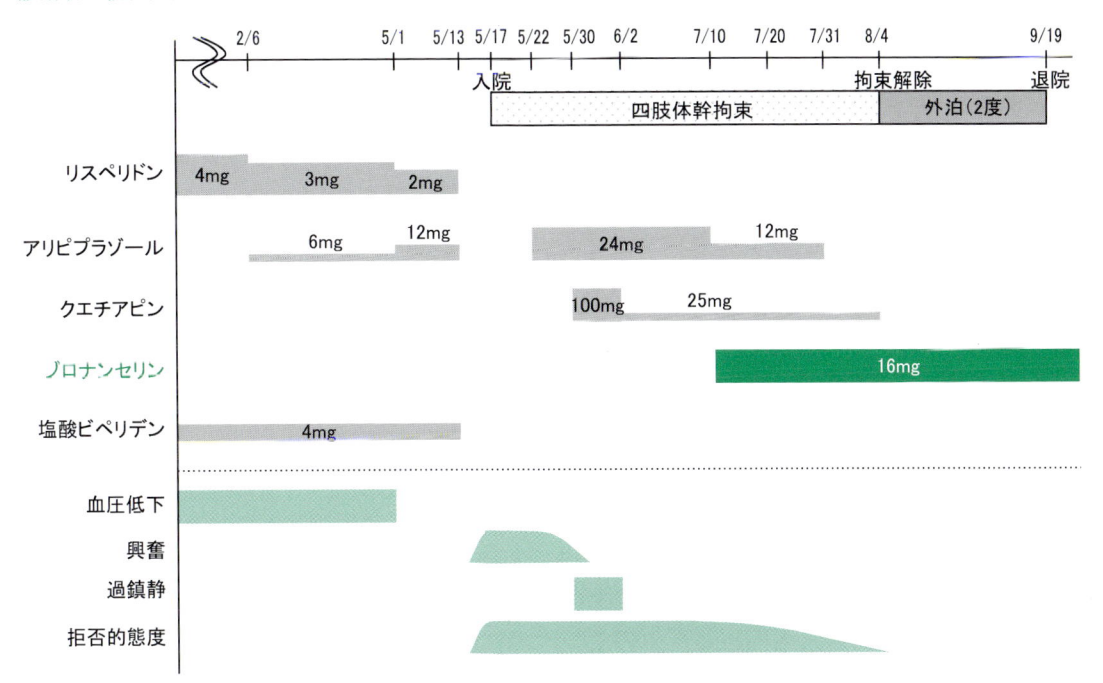

	2/6		5/1	5/13 5/17 5/22 5/30	6/2	7/10	7/20 7/31	8/4		9/19
				入院				拘束解除		退院
					四肢体幹拘束				外泊(2度)	
リスペリドン	4mg		3mg		2mg					
アリピプラゾール			6mg	12mg		24mg	12mg			
クエチアピン					100mg		25mg			
ブロナンセリン							16mg			
塩酸ビペリデン			4mg							
血圧低下										
興奮										
過鎮静										
拒否的態度										

第55病日よりアリピプラゾール12 mg/日に減量，ブロナンセリン16 mg/日を追加した。徐々に拒否的な態度が和らぎ，第65病日頃よりおやつ等から徐々に食事，内服も経口で摂取できるようになった。第76病日よりアリピプラゾールを中止し，第80病日に拘束解除，食事やトイレ歩行なども自力で行えるようになった。夜間，起きられずに尿失禁することが続いたため，第80病日よりクエチアピンを中止した。二度の外泊を経て，第127病日の9月19日に退院となった。

退院時内服薬は，ブロナンセリン16 mg/日，パンテチン製剤400 mg/日であった。ブロナンセリン投与期間中を通して，抗コリン剤の投与はなかった。

II. 考　察

リスペリドン内服下で長期間安定していた慢性期の統合失調症がアリピプラゾールの併用開始後に急性増悪した症例であった。一時断薬の後にアリピプラゾール単剤にて再開したが症状は改善せず，ブロナンセリンへ置換した。アリピプラゾール24 mg/日と比較的高用量での投与であったため，最初はアリピプラゾール12 mg/日とブロナンセリン16 mg/日の併用とした。併用開始後10日程度で症状は改善傾向となり，アリピプラゾール中止後もさらに改善を認めた。

長期間リスペリドン4 mg/日で精神症状が安定していた症例に対し，最終的にブロナンセリン16 mg/日にて妄想や猜疑心，思路障害などの症状，さらには疎通性障害などの陰性症状についても十分な改善を得た。

ブロナンセリンはそのプロフィールからドパミンD3受容体と5-HT2A受容体以外の受容体遮断作用に関連すると思われる過鎮静や眠気，ふらつきなどの副作用をほとんど惹起しないことが報告されているが，本症例では切り替え当初に不眠が出現した。しかし経過中に不眠も改善し，精神科薬剤の併用は不要であった。

副作用としては便秘のみ持続したが，便秘薬の併用で対応可能であった。

ブロナンセリンは統合失調症の治療薬として第一選択薬の1つとして期待されうる薬剤であり，今後，長期にわたる観察と症例の蓄積が必要と考える。

V. 慢性期・維持期への効果

75. ブロナンセリンにより寛解状態へ達した1例

森　康浩

愛知医科大学精神科学講座

I. 症　例

【症　例】30歳，男性
【診断名】妄想型統合失調症（DSM-IV）。
【既往歴】特記事項なし。
【家族歴】特記事項なし。（精神科的遺伝負因なし）
【生活歴】同胞3名中第1子。高校卒業後，職を転々としている。両親は患者が高校生時に離婚し，その後は母親と兄弟で暮らしていた。X-8年に母親が脳出血を発症し現在は施設入所中。患者は単身生活を送っている。患者は未婚だが，他の兄弟は既婚である。
【現病歴】高校卒業後，工場のラインの仕事に従事するが「他人の視線が気になる」「ばかにされているように思う」「悪口を言われているような気がする」ため数年で職場を転々としている。X-5年「漠然とした胸の苦しさ」を訴え内科を受診するが「問題なし」と言われる。X年7月「胸の苦しさ」に加え「職場や職場以外でも周りの人と目が合うと，自分のことを悪く思っている」と感じるようになり，外出が困難となったため退職する。同年9月「胸の苦しさ」にて通院していた内科からの紹介で当科初診となった。
【治療歴】初診時（X年9月），被害妄想，注察妄想に加え，食欲低下，意欲低下，全身倦怠感，不眠（中途覚醒），身体違和感（胸苦）を認め，スルピリド200 mg/日にて加療開始となった。その後，スルピリド400 mg/日まで増量するが「少し気持ちが楽になったが見られている感じは変わらない。不眠も続いている」ためクエチアピン200 mg/日を追加したところ，全身倦怠感が増悪したのでクエチアピンは中止した。その後，オランザピンを2.5 mg/日より使用開始し徐々に増量した。20 mg/日まで使用したところ不眠と食欲低下の改善を認めたものの，他の症状に関しては改善を認めなかった。X+1年1月「薬を飲んでもあまり変わらない」ため自己判断にて通院・服薬を中止した。

X+1年4月「やはり見られている感じが辛い」ため再受診し，以後，筆者が主治医となった。アリピプラゾール6 mg/日にて治療再開。不安感・焦燥感を認めたため，ロラゼパムを併用した。アリピプラゾール12 mg/日まで使用したが「周りの人達が自分を見てばかにしているので外出はできない。ばかにしているのは視線を見ていればわかる。今の薬で身体のだるさや不安感は少し良くなってきたが『人目が気になること』は変わらない。やる気もあまり出てこないし，仕事もできそうにないので一日中寝てすごしている」と語っていた。Positive And Negative Syndrome Scale（PANSS）による評価では，陽性尺度16点，陰性尺度23点，総合精神病理評価尺度43点であり，薬原性錐体外路症状評価尺度（DIEPSS）は6点であった。

同時期に患者から「新しい薬（ブロナンセリン）を試してみたい」との希望があり，X+1年7月よりアリピプラゾールを中止しブロナンセリ

症　例：30歳　男性
診断名：妄想型統合失調症（DSM-Ⅳ）

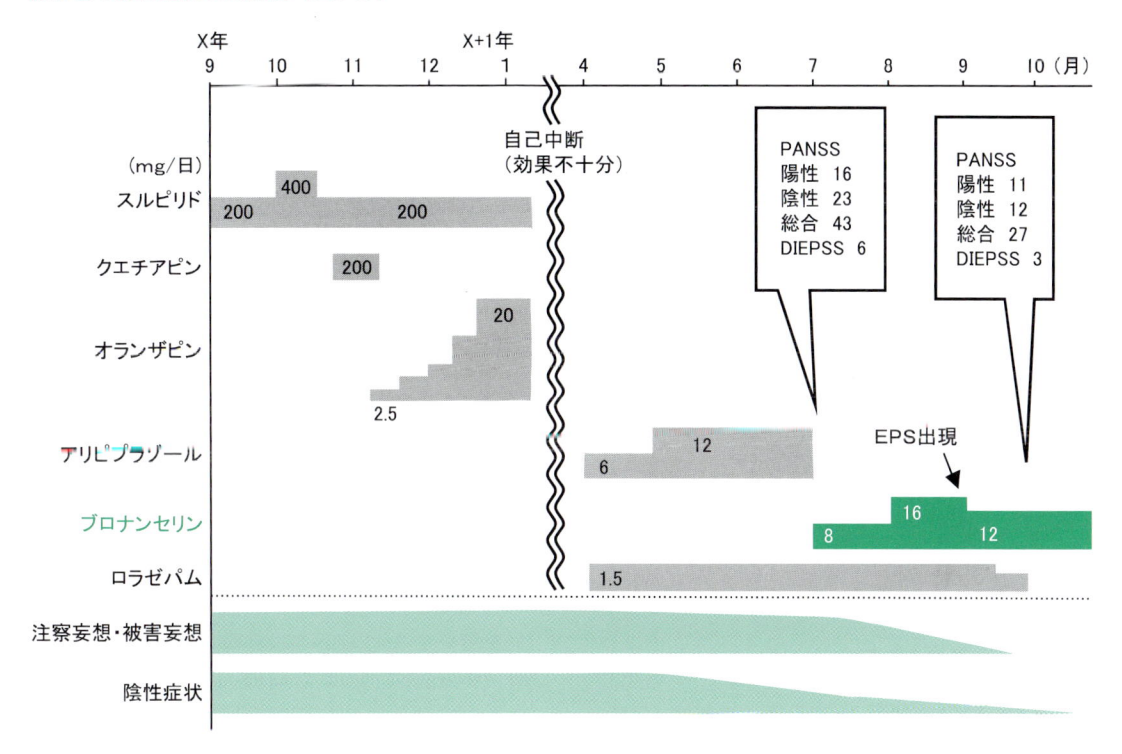

ン 8 mg/日を開始した。開始直後より「この薬はなんとなく自分に合っている気がする。飲みだしてから気分が落ち着いてきたのがわかる。人目が気になる感じも少し楽になってきた」と語るため，16 mg/日まで増量したところ錐体外路症状（呂律不良）が出現した。結局，ブロナンセリン 12 mg/日を維持量とした。PANSS による評価では，陽性尺度 11 点，陰性尺度 12 点，総合精神病理評価尺度 27 点であり，DIEPSS は 3 点であった。

最近では「人目が気になる感じがなくなったので，外出できるようになった。同時になんとなくやる気も出てきた。外出できるし，やる気も出てきたので職場復帰を考えている。ハローワークへ行きだした。少し呂律は回りにくいが，この何年間で今が一番頭がすっきりしている」と語っている。また，Kane らの寛解の定義[1]により評価を行ったところ，現在は寛解に至っていることが確認された。

なお本報告に関しては患者より口頭にて同意を得た上で，プライバシーに配慮し，論旨に差し支えない範囲で加筆・修正してある。

Ⅱ．考　察

統合失調症の治療目標は患者を回復（Recovery）へ導くことである。そのためには，まず症状の消失である寛解（Remission）を目指す必要がある。寛解の定義としては 2007 年に Kane らが提唱したものがコンセンサスを得られてきている。Kane らの提唱する「寛解」の定義を満たすことのできる薬剤の条件として，堤は「幻覚・妄想に対する十分な効果」「陰性症状・認知障害に対する十分な効果」「薬剤性過鎮静・薬剤性認知障害を生じない」「副作用が少ない」などを挙げている[2]。つまり「寛解」を目指すための薬剤は「鎮静を生じることなく陽性症状の改善を行い，陰性症状・認知障害も改善し，副作用が少ない」ことが条件となる。

ブロナンセリンは陽性症状に関して，これまで

に発表されている試験の結果から，ハロペリドール，リスペリドンとほぼ同等の改善効果が確認されている。今回の症例においても，それまでの治療では改善が見られなかった注察妄想，被害妄想に対しての十分な効果が確認された。ブロナンセリンはその薬理学的プロフィールからも明らかなように「鎮静を生じることなく陽性症状のコントロールが可能となる薬剤」である。今回の症例においても，最高16 mg/日までの使用であったが「薬剤性過鎮静」は全く認められなかった。急性期においては「鎮静を生じない薬剤」は臨床上使用しづらいと言われることがある。しかし，今回の症例で使用したようにベンゾジアゼピン系薬剤や抗てんかん薬などの補助薬を一時的に併用し，精神運動興奮や不安感・焦燥感などの周辺症状をコントロールすれば，急性期からブロナンセリンを使用していくことは十分可能である。

「寛解」へ導くためには，陽性症状のみならず陰性症状の改善も必要となってくる。ブロナンセリンは長期投与試験の結果から「情動の平板化」や「社会的引きこもり」など陰性症状の改善効果が確認されている。今回の症例においても「なんとなくやる気が出てきた」と語るなど，その効果が確認された。また，ブロナンセリンは先に述べたように薬剤性過鎮静を生じず，薬剤性陰性症状を惹起することもないため，維持期，慢性期の患者に対しての使用も有意義であろう。

特に維持期，慢性期においては症状のコントロールと共にアドヒアランスの向上が重要となってくる。アドヒアランス向上のための1つの要因として「副作用の少なさ」が挙げられる。非定型抗精神病薬は定型抗精神病薬に比し副作用が少ないことが1つの特長となっているが，その非定型抗精神病薬でも「患者が困る副作用」が生じていることは臨床上明らかである。いくつかの患者アンケートを見ると「のどの渇き」「肥満」「頭がぼーっとする・眠くなる」「月経不順」などの副作用で困っている患者が多いことがわかる。ブロナンセリンはほぼ純粋なDSA（ドパミン・セロトニン・アンタゴニスト）であるため，他の受容体に対する影響は少なく，抗コリン作用，抗ヒスタミン作用，抗α1作用などによるものと考えられる「のどの渇き」「肥満」「頭がぼーっとする・眠くなる」という副作用が生じにくい。「月経不順」に関しては，ブロナンセリンは強い抗ドパミン作用を持つため，血中プロラクチン値が上昇するのではと考えられるが，長期投与試験の結果から血中プロラクチン値の上昇は確認されず，「月経不順」を生じる可能性も低い。以上のようにブロナンセリンは患者が困っている副作用が生じにくいため，副作用によるアドヒアランスの低下を防ぐことができるであろう。今回の症例においても若干の「呂律不良」は認めるものの，その他の副作用は認めておらず「この薬はなんとなく自分に合っている気がする」と述べるなど，アドヒアランスの向上が期待できた。

以上のように，ブロナンセリンはその薬理学的特長やアドヒアランス向上が期待できる点など，患者にとって利点が多い薬剤である。われわれがその利点を理解した上で急性期からブロナンセリンを使いこなしていくことができれば，患者を寛解（Remission）から回復（Recovery）へ導くことが可能となるであろう。

文　献

1) Kane, J.M., Crandall, D.T., Marcus, R.N,et al. : Symptomatic remission in schizophrenia patients treated with aripiprazole or haloperidol for up to 52 weeks. Schizophr.Res., 95：143-150, 2007.
2) 堤　祐一郎：Blonanserin の急性期患者への可能性．臨床精神薬理，11：835-843, 2008.

76. 慢性期統合失調症における固定化した幻覚妄想にブロナンセリンが著効した1症例

古川　修

桶狭間病院藤田こころケアセンター

I．症　例

【症　例】49歳，男性
【既往歴】特記事項なし。
【家族歴】特記事項なし。
【病前性格】元来，小心でおとなしい性格。
【生活歴】3人同胞中の第3子，三男として出生。高校卒業後，就労したが長期間定職に就くことなく職を転々と変わった。婚姻歴はない。実父はすでに他界しており，現在は母親との二人暮らし。統合失調症を発症後は就労することなく自宅で無為自閉かつ好褥的な生活を送っている。
【現病歴】X-27年頃より精神的変調が顕在化し，不眠，独語，空笑，被害妄想などがみられるようになった。無銭飲食や窃視などの社会的逸脱行動が目立つようになったため，X-24年6月にA病院に第1回目の入院となった。その後X-1年までに計5回，通算約10年間の入院歴がある。本症例は宇宙人を主題とする幻覚妄想症状が前景の病像で，宇宙人の声の幻聴やUFOが見えるという幻視の訴えが慢性的に持続している。それらに基づく体系化した妄想や作為体験・衝動行為が社会的逸脱行為につながり入院に至る経緯をくり返してきた。
【主な前治療薬】今回入院前の直近10年間に投与された抗精神病薬の処方歴は古い順に以下のようであった。

　処方①：リスペリドン3 mg／日，レボメプロマジン25 mg/日，ブロムペリドール24 mg/日，モサプラミン130 mg/日，スルピリド800 mg/日（クロルプロマジン（CP）換算2,319 mg/日）

　処方②：リスペリドン8 mg/日，レボメプロマジン25 mg/日，スルピリド800 mg/日（CP換算1,225 mg/日）

　処方③：オランザピン30 mg/日，レボメプロマジン25 mg/日（CP換算1,225 mg/日）

　処方④：ペロスピロン72 mg/日，レボメプロマジン25 mg/日（CP換算925 mg/日）

　処方⑤：ゾテピン350 mg/日（CP換算530 mg/日）

　処方⑥（治療中断直前の最終処方）ゾテピン300 mg/日，リスペリドン2 mg/日（CP換算654 mg/日）

　いずれの治療薬に対しても反応は限定的なものしかみられず，宇宙人を主題とする幻覚や妄想が少なくともX-10年ほど前からは消褪することなくほぼ固定化し慢性に経過している。

【治療経過】X-1年5月にA病院を退院後，同病院に通院していたがX-1年7月以降通院が中断していた。X年4月初旬より独語・空笑や奇異な言動・行動が目立つようになり，家人に告げず突然家を出て街を徘徊し警察に保護されることが頻回にみられるようになったため，X年5月1日A病院に再入院となった。

　入院時は不安焦燥感が強くやや硬い表情で，活発な幻覚妄想を認めた。診察中「宇宙人が話しか

症　例：40歳　男性
診断名：統合失調症

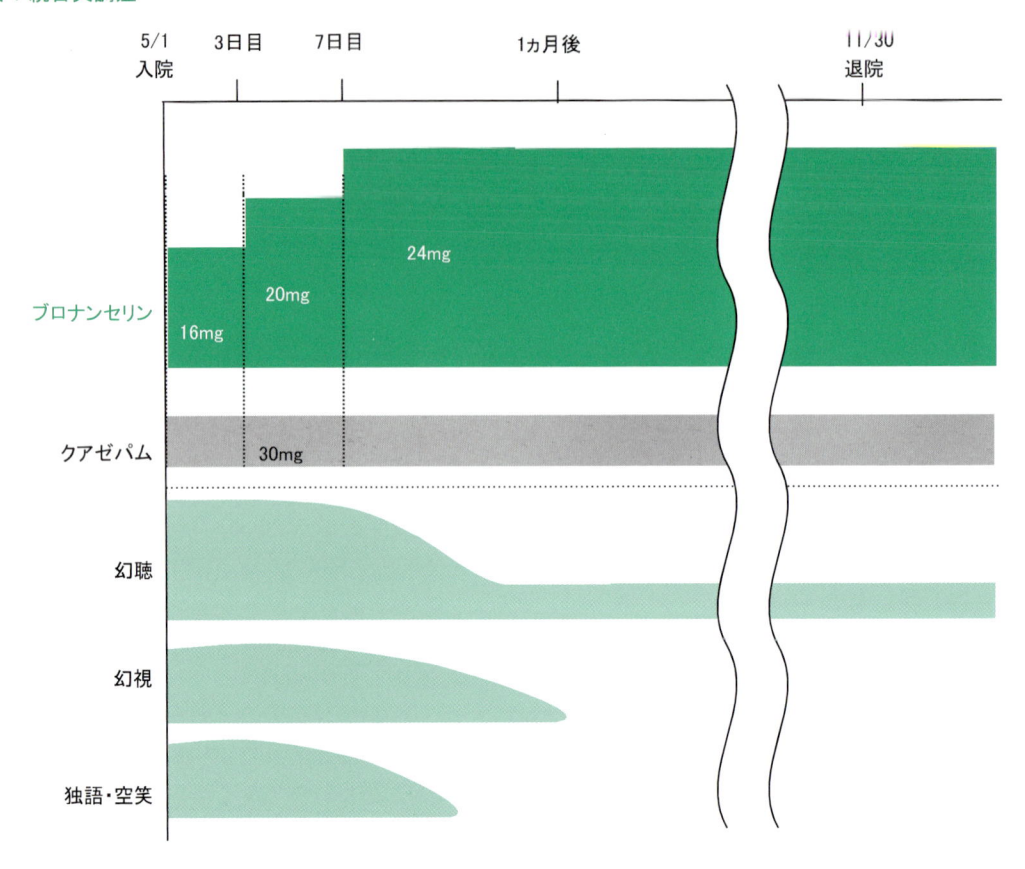

| | 5/1 入院 | 3日目 | 7日目 | 1ヵ月後 | 11/30 退院 |

ブロナンセリン　16mg → 20mg → 24mg
クアゼパム　30mg
幻聴
幻視
独語・空笑

けてくる」と，声に聞き入ってしばしば黙りこんでしまったり，病棟内を独語や空笑しながら徘徊する姿が目立った。急に自宅を出て街を徘徊したのは「宇宙人の声が聞こえてくると怖くなって家に居られなくなるから」と言い，「今までに UFO は何百回も見たし，乗ったこともある」「宇宙が怖い」「宇宙人に洗脳されておかしくなった」「宇宙人のせいで全身がしびれる」「宇宙人に監視されている」などと幻視・幻聴や一部体系化ないし構築化された妄想の内容について陳述した。

入院後，ブロナンセリン 16 mg/日単剤で治療を開始した。入院 3 日目に 20 mg/日，7 日目に 24 mg/日まで増量した。治療開始し 1 週間ほど経過した頃より病棟内で独語や空笑する姿を見かけることが少なくなった。10 日間後頃より「宇宙人や UFO の姿が見えたり声が聞こえていたが，いなくなった」「宇宙人は銀河系に帰っていったみたい」などと陳述し，幻覚症状の明らかな軽減を認めた。その後，一過性に宇宙人の話題を口にすることはあったが，「ピコピコという音」など入院時に比べ形骸化した要素性の幻聴が主体で，明確な言語性の幻聴が聞こえることはほとんどなくなり，あっても「優しい声」に変わったと述べた。幻視の訴えに関しては完全に消失した。陰性症状や認知機能障害には大きな変化はなかったものの，入院当初の妄想気分様の不安・焦燥感がなくなるなど情動面の改善がみられ，表情も穏やかになった。

ブロナンセリンを最高用量の 24 mg/日で維持したが，錐体外路系の副作用は認められず抗パーキンソン病薬を必要とすることはなく，併用薬は不眠に対するクアゼパム 30 mg/日のみである。錐体外路系以外の副作用も特になく，服用感も良いようで患者から内服薬についての不満や処方変

更の要望は聞かれなかった。明らかな幻覚妄想の再燃はみられずに経過し，その後X年11月初旬のB県への自宅の転居を経てX年11月30日に退院となった。

II. 考 察

本症例は30年近い罹病期間を有する慢性期の統合失調症である。抗精神病薬に対する反応性は良好ではなく，宇宙人やUFOを主題とする活発な幻覚妄想が持続し，慢性の経過をたどり入退院をくり返していた。今回，服薬中断後の再燃のために入院となったのを機にブロナンセリン単剤で治療を行ったところ，幻覚妄想の著明な軽減が認められた。

ブロナンセリンは臨床用量ではドパミンD2受容体にtightかつ持続的に結合し，強いD2受容体遮断作用に基づく抗幻覚妄想作用を発揮することから，ハロペリドールやリスペリドンと同様のincisive（鋭利型）な高力価の抗精神病薬であると考えられる。一方でアドレナリンα1，ヒスタミンH1，ムスカリンM1受容体に対する親和性は低く，過鎮静，起立性低血圧，体重増加，耐糖能異常，QTc延長などの副作用は少ない。また強いD2受容体遮断作用を有するにもかかわらず高プロラクチン血症やアカシジアを除く錐体外路系の有害事象も比較的生じにくい。したがってブロナンセリンは優れた抗精神病効果（特に抗幻覚妄想作用）と高い安全性を両立させているという点において，ハロペリドールやリスペリドンなど従来の高力価型抗精神病薬の改良・進化形という性格を持つ薬剤として捉えることができるものと考えられる。

さらに上記のシンプルな受容体結合特性に基づく特徴を持つ一方で，DSA（ドパミン・セロトニン・アンタゴニスト）と称される従来のSDA（セロトニン・ドパミン・アンタゴニスト）と逆のD2/5-HT$_{2A}$受容体結合プロフィールや，D3受容体への強い親和性を持つなどユニークな薬理作用を併せ持つ薬剤でもある。

本症例において，CP換算で2,000 mgを越える大量投与が行われたことも含め種々の定型・非定型抗精神病薬にほとんど反応を示さなかった慢性期統合失調症の固定化した頑固な幻覚妄想に対し，ブロナンセリンが著効したことは非常に興味深い。また投与開始後早期から反応がみられており，効果発現の速さも特筆される。

本症例における奏効機序について，上記を始めとする現時点で判明している薬理作用や薬物動態でどこまで説明し得るかは不詳であり，今後基礎・臨床両面でのさらなる知見の集積が待たれる。ブロナンセリンは統合失調症治療薬の第一選択薬の1つとして位置付けられるのみならず，治療抵抗性・難治性の統合失調症に対する効果が大いに期待される薬剤であると考察した。

Ⅴ. 慢性期・維持期への効果

77. ブロナンセリンにより幻聴が軽減した慢性統合失調症の1例

杉田　ゆみ子，真鍋　貴子，大渕　敬太
小曽根　基裕，忽滑谷　和孝，中山　和彦

東京慈恵会医科大学附属病院

Ⅰ. 症　例

【症　例】64歳，女性
【診断名】統合失調症（妄想型）。
【家族歴】同胞3名の長女，母親が統合失調症。
【家族歴】高校卒業後，電気機器メーカーに就職した。22歳から2年間，洋裁学校に通った後，洋裁店で2年間働いた。29歳より定年まで花屋に勤務。未婚。本人44歳時に母親が，52歳時に父親が死去。60歳まで兄弟や従兄弟と同居し，現在独居。
【既往歴】胆石症で内科通院中。
【現病歴】X-30年34歳時，地下鉄に飛び込む自殺企図があり，同年A病院（精神科）にて約7ヵ月の入院治療の後，当院紹介となった。初診時，幻聴があり，時々被害関係念慮も認められていたが，ハロペリドール4.5mgの内服にて症状は消退し，花屋で働きながら料理学校に通うなど，定年までは陰性症状もなく，比較的活動的にすごしていた。

X-5年，定年退職後，ヘルパーの資格をとり，介護の職に就くが，重労働であり長続きはしなかった。その後，あまり外出せず，無為自閉的な生活を送るなど，陰性症状が目立ったため，リスペリドン1mgが追加投与された。しかし，最低限の家事はなんとかできるが，自閉的な生活は変わらなかった。

X-4年，独居を開始したが，金銭面に関しては自己管理が難しくなり，弁護士を後見人とした。

X-1年，患者が町内会の役員に任命され，ストレスを感じるようになった。この頃より周囲の話し声が気になり，命令調の幻聴や注察，追跡妄想が出現。リスペリドンを4mgまで漸増したが，効果不十分なためオランザピンを追加投与した。しかし，幻覚が残存したため，X年5月よりハロペリドール4.5mgをアリピプラゾール18mgへスイッチングした。リスペリドン4mgとオランザピン5mgは継続していた。

X年6月20日，幻聴による命令に従い，飼い猫を抱え陸橋より線路に飛び降り，B病院（救急）に搬送された。右下肢骨折をしたが，生命に影響はなかった。救急対応した医師の質問に対し返答がなく，精神障害が疑われ，当院当科に転送された。同日，当科に医療保護入院となった。
【入院時の現症】視線は合わず，自発的に話すことはない。質問に対し，答えたり答えなかったりする。移動などは促せば応じるが，症状や内服薬について聞くと，黙り込む（緘黙）など亜昏迷状態を疑った。光線のようなものが見えるという幻視を認め，その光によって殺されるという妄想が存在した。また，何を言っているかははっきりしない幻声があり，何かに胸を触られている

V．慢性期・維持期への効果

症　例：64歳　女性
診断名：統合失調症（妄想型）

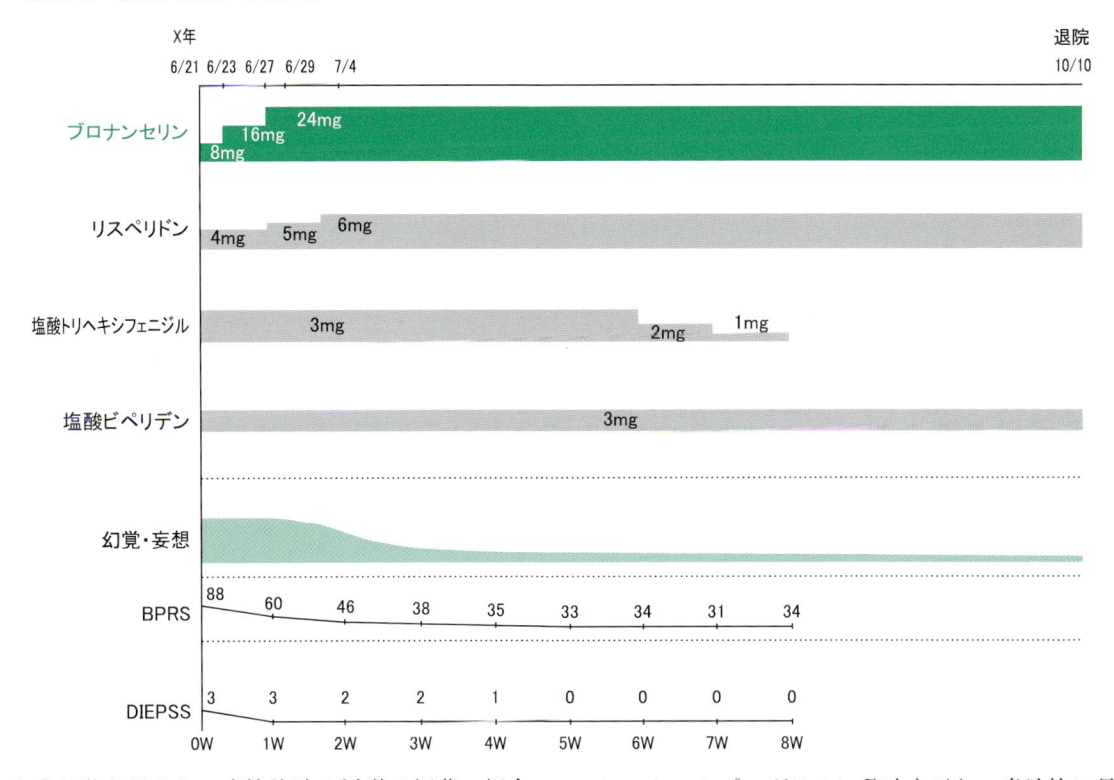

	X年									退院
	6/21 6/23 6/27 6/29 7/4									10/10
ブロナンセリン	8mg　16mg　24mg									
リスペリドン	4mg　5mg　6mg									
塩酸トリヘキシフェニジル	3mg　　　2mg　1mg									
塩酸ビペリデン	3mg									
幻覚・妄想										
BPRS	88　60　46　38　35　33　34　31　34									
DIEPSS	3　3　2　2　1　0　0　0　0									
	0W　1W　2W　3W　4W　5W　6W　7W　8W									

体感幻覚も認めた。病的体験が活発で拒薬，拒食傾向であった。

【前治療薬】リスペリドン4 mg，アリピプラゾール18 mg，オランザピン5 mg，塩酸ビペリデン3 mg，塩酸トリヘキシフェニジル6 mg。

【治療経過】入院後，アリピプラゾール，オランザピンは中止とし，ブロナンセリン8 mg，リスペリドン4 mgより開始し，それぞれ24 mg，6 mgまで漸増していった。投与後2週間目より，拒薬・拒食傾向は改善。幻聴の軽減に伴って，幻聴にとらわれた衝動行為におさせられ体験もなくなった。また，会話の受け答えもしっかりして，疎通性も良好となり，右踵骨骨折のリハビリテーションにも積極的に取り組むこともできるようになった（手術は不要であった）。ストレスがかかると，時折幻聴が出現することもあったが，病気についての説明をくり返すことで，ある程度病識を得ることができ，服薬アドヒアランスも向上し，幻聴に惑わされることはなくなっていった。退院後のリハビリテーションとして紹介した生活支援センターのプログラムに興味を示し，意欲的に見学した。また，入院前よりも倦怠感がとれ，活動的になった，と自覚していた。X年10月10日に，症状安定していたため退院となった。退院後は生活支援センターに通うなど，再びQOLが保たれるようになった。

II．考　察

幻聴に支配され，自殺企図にまで至った慢性の統合失調症の1例である。もともとは，ある程度生活能力が保たれていたが，定年後は徐々に低下していた。幻聴の悪化に対し，リスペリドン，オランザピンやアリピプラゾール投与を試みたが，幻聴は改善しなかった。入院後ブロナンセリンを開始したところ，幻聴が減少し，陽性症状が消退した。その後倦怠感が減弱し，活動性を取り戻した。BPRS（Brief Psychiatric Rating Scale）の値は，第1週目の合計スコアは88であったが，第9週目には34まで減少した。また，薬原性錐体外路症状評価尺度（DIEPSS：Drug Induced

Extra-Pyramidal Symptoms Scale) の下位項目である動作緩慢が, 入院当初の3から, 第5週目には0となり, それまで錐体外路症状に対して使用されていた塩酸トリヘキシフェニジル6 mgを中止することができた。また, 入院期間中, 体重増加, 耐糖能異常などの副作用は認めなかった。

III. 結 論

　町内会の役員を契機に幻聴に支配され自殺企図にまで至った慢性の統合失調症の症例で, 今までの第二世代抗精神病薬にて効果の見られなかった幻聴に対してブロナンセリンが有効であった1例を経験した。ブロナンセリンは非定型抗精神病薬の中でD_2受容体に最も高い親和性を持つため, 幻覚, 妄想などの陽性症状の軽減が得られたと思われる。

　また, ブロナンセリンの強いセロトニン5-HT_{2A}受容体遮断作用や受容体選択性の高さにより, 最大用量の使用でも, 錐体外路症状の出現は抑えられたと考えられる。もし, リスペリドン単剤高用量で治療を進めた場合, 体重増加や起立性低血圧などの有害事象の危険性が高いが, ブロナンセリンとリスペリドンを併用したことで, それらを抑えられたと考えられる。また, 副作用の過鎮静も少なく, 本来の活動性を取り戻せたと思われる。

　このように, 高齢で慢性期の統合失調症患者が, 生活環境の変化で再燃することはしばしばみられるが, その際, これまでは従来の薬剤を維持量以上の高用量で使わざるを得ないことが多かった。しかし, 高齢であるために, 副作用発現も多く, 再燃前の状態まで回復することはなかなか難しいため, 副作用の少ない第二世代抗精神病薬への切り替えが有効であると考えられた。

　本症例を通して, ブロナンセリンが, 副作用を最小限に抑えながらも, DSA (Dopamine-Serotonin Antagonist) と呼ばれるほどの優れたD_2受容体親和性により, 統合失調症の再燃にも非常に有効ではないかと考えられた。

78. 慢性期統合失調症患者の陰性症状改善にブロナンセリンが有効であった1症例

佐藤 大輔

医療法人蒼風会 児玉病院

I. 症 例

【症　例】26歳，男性
【家族歴】精神疾患の遺伝負因はない。
【既往歴】特記事項なし。
【生育歴・生活歴】同胞2人中，第1子長男。3歳まで言葉が出ず，児童相談所に相談していた。保育園では手にかからない子どもで，一人遊びが多かった。本人4歳時に両親が離婚。小学校時代は外で遊ぶことが苦手で，家の中でプラモデルを作ることが多く，中学校時代は家を出ても学校へ行けないことがあった。高校卒業後，X-7年県外の食品工場に就職するが，10ヵ月で退職。結婚歴はない。現在母親と2人暮らし。
【現病歴】X-11年，祖父が他界したのをきっかけに家庭内暴力が始まった。X-9年高校2年時，「学校に行きたくない」と10日ほど学校を休んだことを機に，担任に勧められ寮生活を始める。その頃より，「お腹がゴロゴロして，そのことで人に馬鹿にされている」「嫌がらせを受けている」と訴えるようになり，また妹への粗暴行為が見られたため，X-9年にAクリニックを受診。統合失調症と診断され，服薬を開始するが，2ヵ月ほどで自己中断。

高校卒業後は，県外の食品工場に就職するが，訳もなく突然いなくなることがあり，10ヵ月で退職。以後実家に戻るが，約半年は何もせず自宅に閉じこもっていた。その後アルバイトしても，対人関係がうまくできず，すぐに辞めることが多かった。

X-2年，B精神科病院を受診し，通院治療を開始した。主治医転勤に伴いC大学病院精神科に転院した。

X-1年，「若者自立塾」の利用を機に，D精神科病院に転院。同年5月，退塾と同時に以前通院していたAクリニックを受診した。通院していたが，意欲が高まらず，気分変動があり，それに家族が振り回される状況であったため，また就労支援を目的にX年7月1日，当院紹介受診，即日入院となる。

【主な前治療薬】スルピリド300 mg/日（クロルプロマジン換算150 mg/日）。

【治療経過】意欲や活動性の高まりを期待してスルピリドからブロナンセリンへの変更という前医の方針を受け，入院3日目にブロナンセリンを8 mg/日から16 mg/日へ増量し，スルピリドを300 mg/日から200 mg/日へ減量した。以前から続いていた不眠に対しては睡眠薬の頓服で対応した。「お母さんに会わせて下さい」と泣き，食事も主食と汁のみしか摂取しなかった。団体生活からくるイライラもあり，頻回の外出要求や「もう残された道は自殺しかない」と興奮し，泣き声を上げることもあった。

入院9日目にブロナンセリンを16 mg/日から20 mg/日へ増量し，スルピリドを200 mg/日から100 mg/日へ減量，安定しない睡眠に対してフ

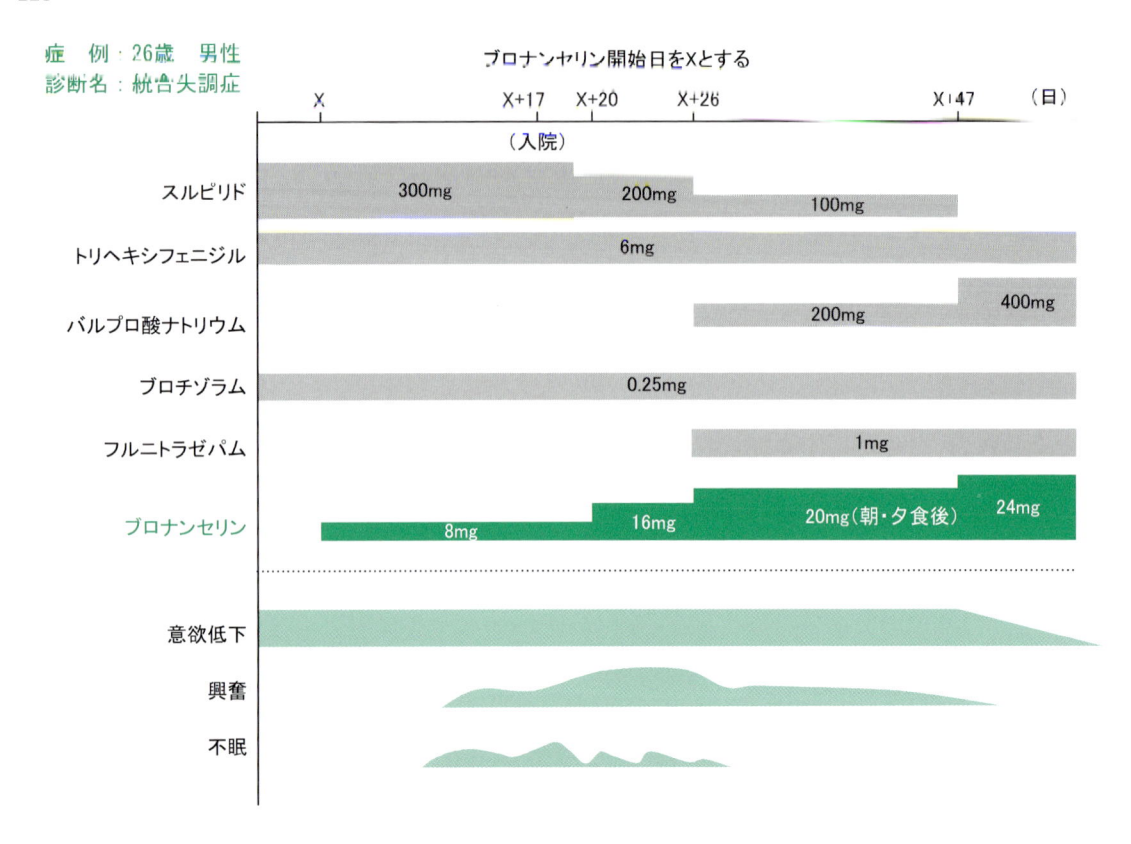

症　例：26歳　男性
診断名：統合失調症

ブロナンセリン開始日をXとする

スルピリド	300mg → 200mg → 100mg
トリヘキシフェニジル	6mg
バルプロ酸ナトリウム	200mg → 400mg
ブロチゾラム	0.25mg
フルニトラゼパム	1mg
ブロナンセリン	8mg → 16mg → 20mg（朝・夕食後）→ 24mg

症状経過：意欲低下、興奮、不眠

時点：X、X+17（入院）、X+20、X+26、X+47（日）

ルニトラゼパムを追加した．また，感情の安定を図るため，バルプロ酸ナトリウム200 mg/日を追加した．しばらく様子を観察していたが，睡眠は改善したものの，あまり状態は変わらないため，入院30日目にスルピリドを中止し，ブロナンセリンを20 mg/日から24 mg/日へ，バルプロ酸ナトリウムを400 mg/日に増量した．その数日後より今まで常に苦悶様だった表情が明るくなり笑顔を見せ，一日中ベッドで臥床していたのが，デイルームへ出てきてテレビを見るようになった．入浴も拒否していたが，決められた日に入るようになり，日中は散歩にも出かけ，食事も全量摂取できるようになった．入院3ヵ月目には自宅への外泊も行い，母親も「落ち着いてすごせ，以前のように人前に出ても，不安からオドオドすることがなくなった」と治療効果を評価した．

その後も数回自宅や生活訓練施設への外泊をくり返し，問題なくすごすことができたが，生活訓練施設での他者との団体生活への不安からか，なかなか退院を決意できなかった．しかし，病棟行事や作業療法に参加し，徐々に対人関係の不安も軽減し，社会復帰への意欲が高まったため，X+1年2月19日退院し，生活訓練施設へ入所した．

II．考　察

非定型抗精神病薬は，陽性症状のみならず，陰性症状においても改善を示し，なおかつ副作用である錐体外路症状が少ないという点で，慢性期の統合失調症の治療において，社会復帰に期待がもてる薬剤である．

症例では，発症から数年を経過し，陽性症状は前景にないが，陰性症状が顕著で社会復帰が困難であったが，ブロナンセリンを24 mg/日服用することによって，意欲や活動性において改善が認められた．このことは，わが国で実施されたブロナンセリンの臨床試験で，ハロペリドールに比べ陰性症状の改善において優っていた[1]ことを支持するものであり，またブロナンセリンが陰性症状の動物モデルと考えられているN-methyl-D-aspartate（NMDA）型興奮性アミノ酸受容体遮

断薬である PCP（phencyclidine）を反復投与したマウスにおいて，強制水泳負荷時にみられる無動時間延長を抑制した[2]という結果を反映しているのかもしれない。

今回スルピリドからブロナンセリンへの切り替え時に不眠と興奮性が見られたが，これはブロナンセリンの特徴でもある α_1 受容体遮断作用が弱い[3]ことによるものだと考えられる。しかし，見方を変えると，このことは過鎮静が起こりにくいということでもあるため長所と捉えることもでき，特に長期使用においては，アドヒアランスを高いレベルで維持できる可能性があると思われる。

これからの精神科病院のあるべき方向として，長期入院者の社会復帰を進めていくことが重要であるが，そのためにも陰性症状を改善し，長期にその効果やアドヒアランスを維持できる薬剤が必要不可欠である。

今回の症例より，ブロナンセリンは，十分その期待に答えられる要件を満たしている薬剤だと思われるが，そのベネフィットを最大限活かすためにも，他の薬剤からの切り替え時の不眠と興奮性の問題，抗パーキンソン薬の併用による認知機能改善効果[3]の相殺などに十分留意することが必要である。今回の症例でも，今後症状を注意深く見ながら抗パーキンソン薬の漸減，中止を考えていかなければならない。

現在症例数は少ないが，今後このような症例を増やし，より有効で安全な使用方法を確立することはもちろんであるが，退院後の心理教育やSST（生活技能訓練），作業療法などを合わせて活用しながら，長年にわたって再発を防いでいくことが重要である。

2008.

文　献

1）石郷岡　純：わが国における blonanserin 臨床試験成績．臨床精神薬理，11：817-833，2008．
2）采　輝明，久留宮聰：Blonanserin の薬理学的特徴．臨床精神薬理，10（7）1263-1272，2007．
3）三宅誕実，宮本聖也，竹内愛也：統合失調症患者の認知機能障害に対する新規抗精神病薬 blonanserin の効果—Risperidone との無作為化二重盲検比較．臨床精神薬理，11：315-326，

79. 抑うつ，アルコール依存を併存した統合失調症に対してブロナンセリンが有効であった1症例

中東 功一[*,**], 岡田 俊[*]

[*]京都大学大学院医学研究科脳病態生理学講座（精神医学）
[**]医療法人藤樹会　滋賀里病院

I. 症　例

【症　例】55歳，男性
【既往歴】特記事項なし。
【家族歴】精神疾患の負因なし。
【病前性格】他者への気づかいが細かく，内向的な性格。
【生活歴】同胞2人中第2子として出生した。高校卒業後のX-37年に営業職として入職。X-23年に結婚し，1子をもうけた。しかし，X-13年に離婚し，X-6年に父親の介護のためとして希望退職。その後，父親が逝去し，初診時は母親と2人暮らしである。
【現病歴】X-16年頃より「考えが外に筒抜けになる」，「誰かに悪さをされている」と感じていたが，誰にも伝えることなく経過していた。X-13年に父の介護や離婚といった生活上の負担が生じて以降，次第に不安，抑うつ気分，不眠が生じ，アルコールを多飲するようになった。

X-7年からX-6年に精神科病院，X-5年からX-2年にかけて精神科クリニックに通院していたが，いずれの医療機関でもうつ病と診断されていた。抗うつ薬を処方されたが，改善がみられず，X-2年11月以降は治療を自己中断していた。

以後も抑うつ状態が続き，希死念慮も呈するようになり，酒量も増えた。「姉夫婦に嫌がらせをされている，殺される」，「考えが全部知られる」と感じ，X年6月3日に自宅で縊首未遂を2回行い，同日親族らに付き添われ当院を初診した。
【治療経過】表情は硬く，姉夫婦への被害関係妄想，思考伝播を訴え，統合失調症が疑われたが，病識は全く欠いていた。また，抑うつ気分が顕著であり，「死にたいとしか考えられない」と強い希死念慮を訴えた。食思は低下しているが，アルコールへの渇望は強く，数日間にわたり全不眠であったという。

抑うつ状態やアルコール依存に先行して一級症状を含めた精神病状態が長期間持続していることから統合失調症と診断し，アルコール依存を併存しているものと判断した。

入院環境下にて，精神病状態に対しブロナンセリン12 mg/日，アルコール離脱予防目的でジアゼパム15 mg/日を投与した。投与数日で被害関係妄想，思考伝播は完全に消失した。ブロナンセリン投与後に軽度の嚥下障害を呈したが，数日で自然に消失し，全経過において抗パーキンソン薬併用は要していない。抗コリン性の副作用も認めなかった。また，アルコール離脱症状は呈さず経過し，アルコールへの渇望も消失した。「悪さをされなくなって，気分が楽になった」と抑うつ気分も軽減し，食思も改善し，希死念慮は消失した。

6月10日よりジアゼパムを漸減中止し，6月

症　例：55歳　男性
診断名：統合失調症（抑うつ・アルコール依存を併存）

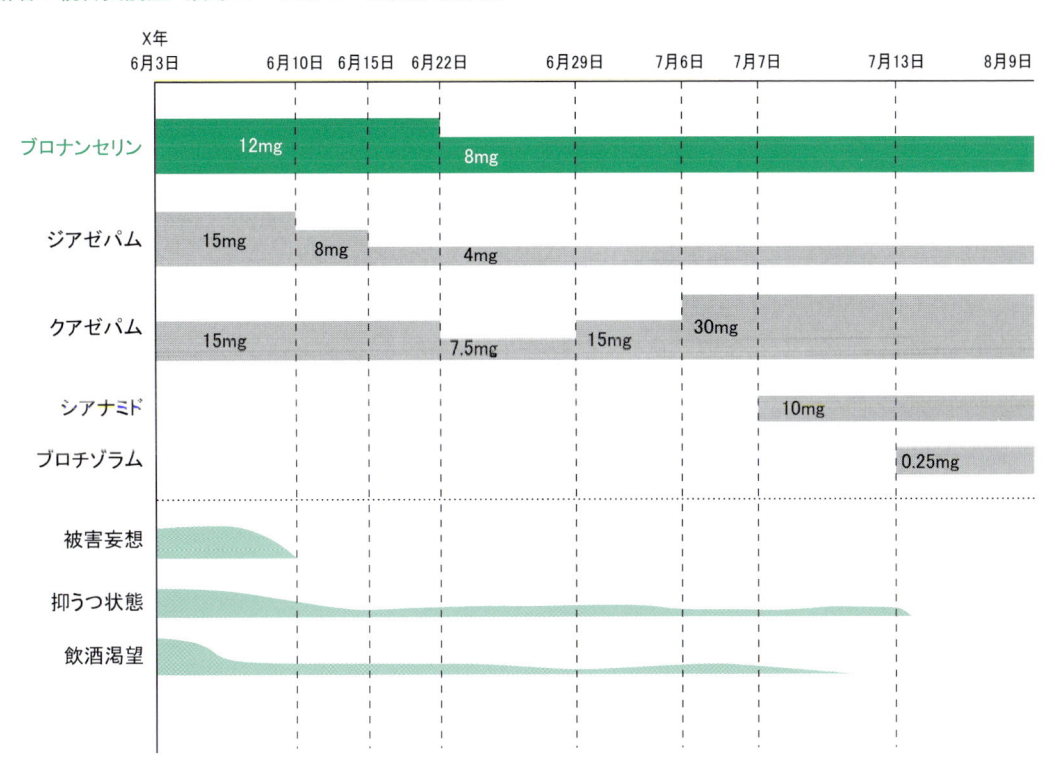

	X年 6月3日	6月10日	6月15日	6月22日	6月29日	7月6日	7月7日	7月13日	8月9日
ブロナンセリン	12mg			8mg					
ジアゼパム	15mg	8mg		4mg					
クアゼパム	15mg			7.5mg	15mg		30mg		
シアナミド							10mg		
ブロチゾラム								0.25mg	
被害妄想									
抑うつ状態									
飲酒渇望									

22日よりブロナンセリンを8 mg/日に減量した。精神病状態はおおむね軽快し，外泊を経て8月19日に退院した。その後，現在も外来にて嫌酒薬とともにブロナンセリン8 mg/日の投与を継続しているが，副作用を認めず，精神病状態は寛解し，断酒を維持している。

抑うつ状態については，経済的困窮や母とのいさかいで，軽度の抑うつ気分が残存していることから，X年11月からX＋1年1月まで抗うつ薬のミアンセリンを60 mg/日まで，ミルナシプランをX＋1年2月から100 mg/日まで使用したが，抗うつ薬への反応は明確でない。現在はミルナシプランを漸減中止し，ブロナンセリン単剤でフォローする予定である。

II. 考　察

本症例は，統合失調症を思わせる思考伝播や被害妄想がありながらも無治療で経過し，その後，心理社会的ストレスも加わって，抑うつ，アルコール依存を併存していたが，ブロナンセリンの投与により，精神病症状だけでなく，抑うつ，アルコールへの渇望もすみやかに軽減した症例である。

本症例の抑うつ，アルコール依存については，精神病症状による疲弊の出現と心理社会的ストレスへの反応，ならびに，それらの不安や抑うつ気分を紛らわせるアルコール多飲と考えられ，実際，精神病症状の改善後にすみやかに軽減している。しかし，精神病症状の軽減と，ほぼ同時に抑うつやアルコールへの渇望が軽減していることは，ブロナンセリン単独の治療効果も考えられるであろう。

ブロナンセリンはdopamine-serotonin antagonistと呼ばれ，強いドパミンD2受容体遮断作用とセロトニン5-HT_{2A}受容体遮断作用を持ち，ハロペリドールと同等の陽性症状への効果，ハロペリドールを上回る陰性症状への効果を示しつつも，錐体外路性副作用の発現は少なく，非定型抗精神病薬としての特性を維持した抗精神病薬である[1]。

また，ハロペリドールに比べて有意に，情動の平板化，受動性／意欲低下による社会的ひきこもりを改善するといい，陰性症状やそれに関連する情緒や気分の障害を改善することが知られている[1]。近年では，新規抗精神病薬の多くが従来薬に比べて統合失調症に併存する抑うつを改善することが報告されている。

　ブロナンセリンについては，抑うつの改善効果の有無について検証されていないものの，本症例のように抑うつへの直接的な効果が考え得る症例も存在する。加えて，アルコールへの渇望に対してもドパミン遮断作用が直接的な効果を及ぼした可能性も否定できない。

　統合失調症における抑うつは，患者の生活の質を低下させ，また本症例のように物質依存や自殺に結びつく病態として注意を要する。ブロナンセリンについては，使用がわが国に限定されていることから，まだこれらのエビデンスの蓄積に乏しい。今後の症例の蓄積と臨床エビデンスの構築が求められる。

文　献

1) 村崎光邦： 統合失調症に対する blonanserin の臨床評価―Haloperidol を対照とした二重盲検法による検証的試験―. 臨床精神薬理, 11：2059-2079, 2007.

80. 怠薬，再燃，再入院をくり返していた統合失調症患者にブロナンセリンが奏効した1症例

宮島 英一，平良 直樹

医療法人天仁会 天久台病院

I. 症例

【症例】57歳，女性
【診断名】統合失調症（妄想型）。
【家族歴】特記事項なし。
【既往歴】特記事項なし。
【生活歴】同胞8人。息子が2人，娘が1人いる。夫は交通事故で亡くなった。最近は長男と2人暮らしをしていた。病状が安定しているときは，厨房で調理や食器洗いなどのアルバイトをしていた。
【現病歴】X-28年，発病時期は30歳頃。不眠・幻聴が出現して号泣した。また包丁で自分の首を切り，救急搬送され傷の縫合を受けた。そのため同年の6月初旬に当院を初診した。

以後当院には，怠薬して症状再燃をくり返し，26回の入院歴がある。症状再燃時は，幻覚・妄想が活発となり，独語をくり返し，家族や職場で暴言を吐く。入院治療し，定期的に薬物療法を行うと，同症状は改善する。

【治療経過】X-2年5月，幻覚・妄想が再燃し，職場で独語・多弁をくり返し長男に連れられて来院し，そのまま医療保護入院となった。幻覚・妄想が強く易怒性も強いため，隔離を開始した。オランザピン 20 mg/日，ニトラゼパム 10 mg/日を開始。徐々に症状は改善し，21日後，隔離は解除した。6月，paliperidone 6 mg/日の治験を開始し，7月に退院となった。退院時処方は，paliperidone 6 mg/日，フルニトラゼパム 2 mg/日，クアゼパム 15 mg/日であった。今までは怠薬して易怒的となり，再入院をくり返していたが，2週間に1回の外来通院を継続した。

X-1年6月，paliperidoneの長期試験を終了した。高プロラクチン血症を認めたため，ブロナンセリン 16 mg/日を開始した。その後，高プロラクチン血症が改善した。

X年2月，易怒性や攻撃性は消退し，被害関係妄想も訴えない。前回退院してから1年7ヵ月になるが，症状の再燃はない。

II. 考察

【考察1】ブロナンセリンはドパミンD2受容体遮断作用を持っているため，幻覚・妄想等の陽性症状の改善効果が期待できる。

症例はオランザピンで，攻撃性・易怒性，幻聴・妄想はすみやかに改善した。しかし約4 kgの体重増加を認めた。この副作用は，オランザピンの抗ヒスタミンおよび5-HT_{2C}アンタゴニストの特徴のためと思われる。

症例は過去に何度も早期退院，再発，再入院をくり返している。今回もX-2年6月に経済的な理由で，退院を希望した。今回入院の1ヵ月前にも入院していたため，もう少し入院継続が必要と考えてpaliperidoneの治験を行った。治験は二重盲試験であったが，幸いこの症例はpaliperidoneが奏効した。

Paliperidoneに変えて，4 kgの体重増加は改

症　例：57歳　女性
診断名：統合失調症（妄想型）

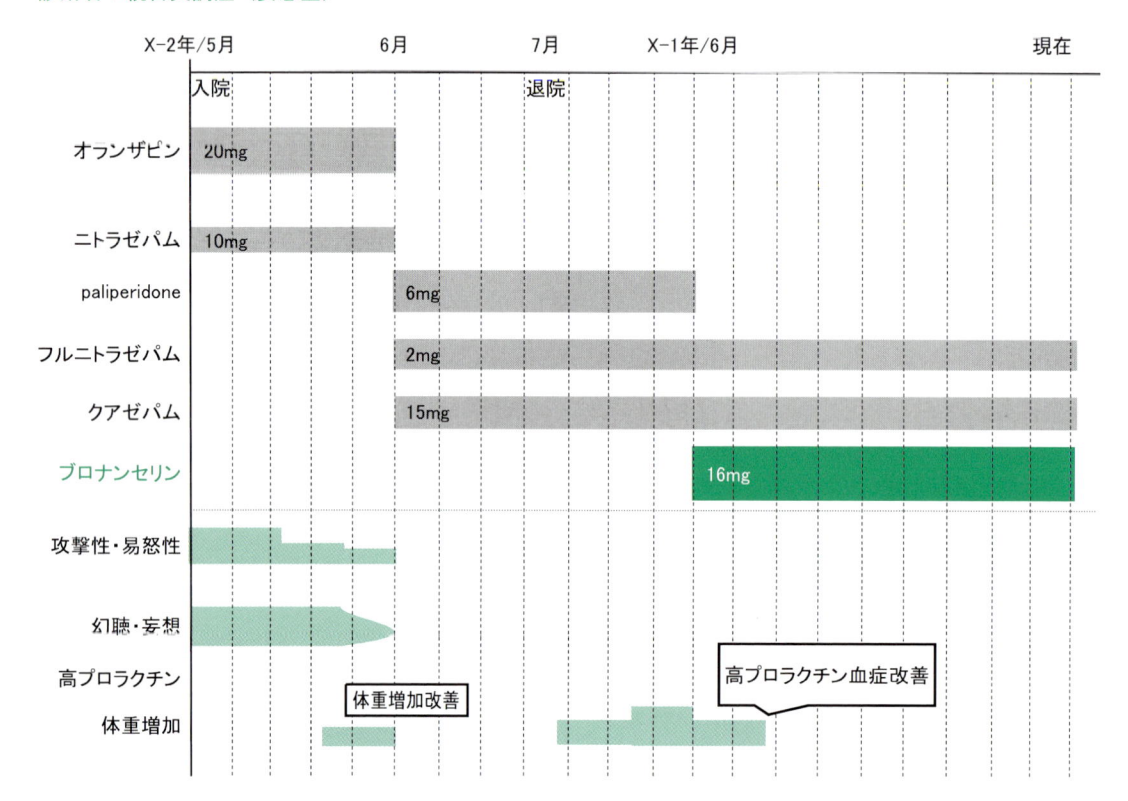

	X-2年/5月	6月	7月	X-1年/6月	現在
	入院		退院		
オランザピン	20mg				
ニトラゼパム	10mg				
paliperidone		6mg			
フルニトラゼパム		2mg			
クアゼパム		15mg			
ブロナンセリン				16mg	
攻撃性・易怒性					
幻聴・妄想					
高プロラクチン		体重増加改善		高プロラクチン血症改善	
体重増加					

善した。

【考察2】症例はpaliperidoneでも効果を示し，攻撃性・易怒性，幻聴・妄想の再燃は認めなかった。しかし，高プロラクチン血症を認めた。Paliperidoneはリスペリドンの代謝物であるが，この副作用は，リスペリドンと同様の副作用のためと思われる。乳汁分泌がなかったため，1年間の長期投与を行った。

長期治験終了後はどの薬剤にするか悩んだが，副作用のことを考え，ドパミン受容体に，セロトニン 5-HT_{2A} 受容体に高い選択性を有し，それ以外の受容体には結合親和性が低く，過鎮静性・抗コリン作用・肥満・耐糖能異常などの副作用が少ないブロナンセリンにした。

その結果，オランザピンで認めた体重増加，paliperidoneで認めた高プロラクチン血症は認めなかった。

【考察3】今回の症例より，ブロナンセリンは高い精神症状の改善作用があり，その反面副作用は低いことが確認できた。そのためアドヒアランスの向上につながることが期待できた。実際症例は過去に27回の入院歴があり，怠薬，再燃，再入院をくり返していた。しかし他剤を使用していた期間はあるが，前回退院後1年8ヵ月になっても再入院をしていない。そして嬉しいことに今月に入り，久しぶりにアルバイトを始めている。

ブロナンセリンは特に，朝に薬がないと不安がる症例に使いやすく，他剤で副作用が生じたケースから切り替えやすいことが確認できた。しかしまだ症例が少ないため，今後もさらに多くの症例を経験することで，この症例のようにアドヒアランスの向上と社会生活の自立のサポートを行っていきたい。

81. ハロペリドールからブロナンセリンへの切り替えにより，精神症状と副作用が改善した1例

根本 清貴, 池田 八郎

医療法人(社団)八峰会 池田病院

はじめに

半世紀あまりの歴史を持つ精神科領域の薬物療法において，ともすると多剤大量療法となりがちな定型抗精神病薬に代わって，非定型抗精神病薬が使用されることが多くなっている。非定型抗精神病薬は，効果はもちろんのこと，副作用がより少ないことから，治療の目標は，副作用は最小限に抑えたうえでの，精神症状の軽減となってきている。今回，新たに発売されたブロナンセリンを用いることにより，精神症状の改善とともに，抗精神病薬による副作用も軽減した症例を経験したので報告をする。

I. 症 例

【症 例】60歳，女性
【生活歴】元来，内気，無口な生活であった。同胞5人中末子として出生。本人が3歳時に母が病死のため，兄に育てられたという。長姉は10代で自殺している。
【現病歴】X-18年4月（15歳時），中学校卒業と同時に上京し，大手電機メーカーに事務職として就職した。しかし，同年11月頃より「皆が自分の悪口を言う」「交際相手の男性が悪い女たちに狙われている」などと言うようになり，不眠も呈するようになった。このため，X-17年9月にA病院に入院。数回の入退院をくり返した後，紹介されてX年9月に当院に転入院となった。

【入院後経過】ハロペリドールの内服により，病的体験はほとんど認められなくなっていたものの，病棟から外出すると，「病棟のナースステーションから声が聞こえてくる」という訴えは続いており，両親がすでに逝去してしまっていること，外出時に限って幻聴が認められていたことから，本人自ら入院継続を希望しているような状態が続いていた。X+15年5月に主治医交代となり，筆者が主治医となった。

最初の問診時，本人の訴えは，「外出の時にナースステーションから声が聞こえてくるのがなくなったら楽なのに」ということと，「朝，起きたときに眠気が残ることがあるので，もっとすっきりできたらいいのだが」の2点であった。このときのハロペリドールの内服量は15 mg/日であった。数十年にわたって十分量のハロペリドールの内服をしているにもかかわらず，状況依存性の幻聴が認められること，それと同時に，おそらく抗精神病薬の影響による眠気が認められること，また，病棟ではおだやかで攻撃性は認められないことから，ハロペリドールに近く，鎮静作用の少ないブロナンセリンに切り替えることを考えた。

ハロペリドール15 mg/日であったことから，ブロナンセリンは等価換算で24 mg/日が妥当と考え，漸増漸減により，4週間かけてハロペリドールをブロナンセリンに置き換えた。

ブロナンセリンを開始後2週間で，本人自ら「眠気が減りました」と話すようになり，ブロナ

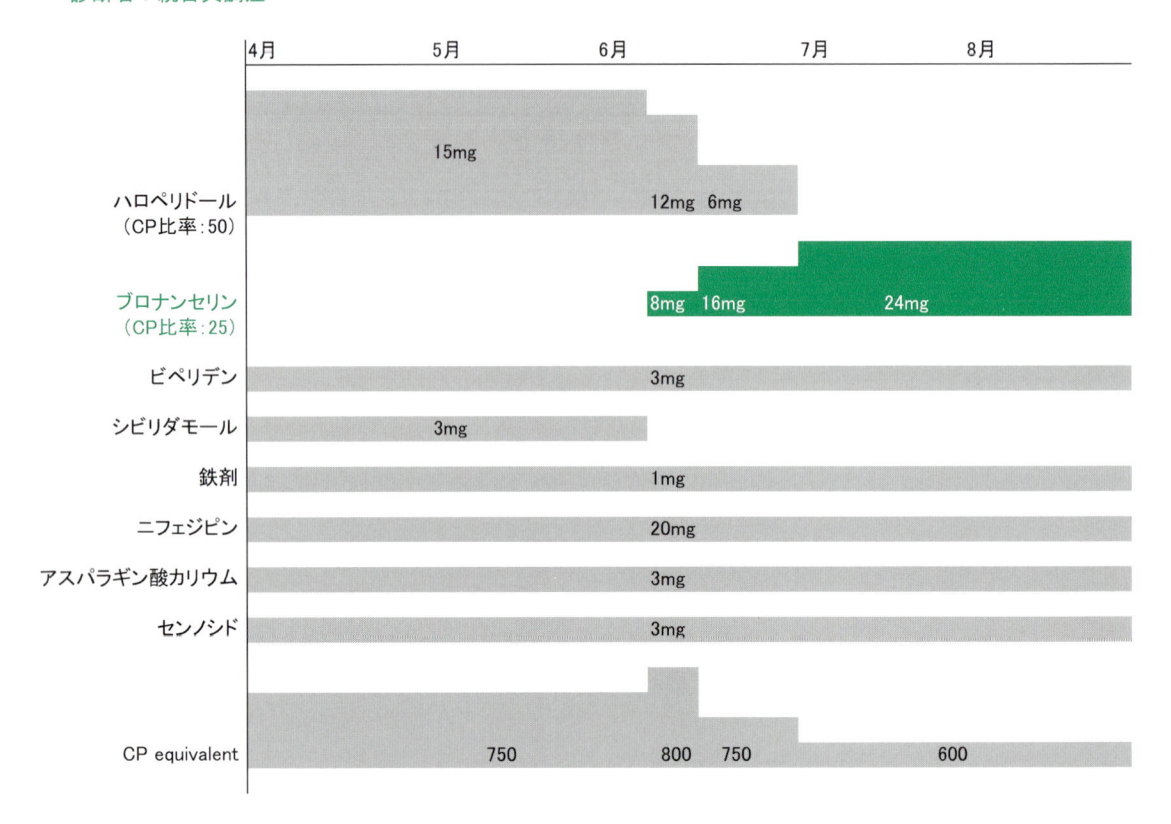

症　例：60歳　女性
診断名：統合失調症

	4月	5月	6月	7月	8月
ハロペリドール（CP比率：50）	15mg		12mg　6mg		
ブロナンセリン（CP比率：25）			8mg　16mg	24mg	
ビペリデン			3mg		
シビリダモール		3mg			
鉄剤			1mg		
ニフェジピン			20mg		
アスパラギン酸カリウム			3mg		
センノシド			3mg		
CP equivalent		750	800　750	600	

ンセリンに完全に置換した後は「朝の眠気はすっかりなくなりました。ブロナンセリンは今までの薬よりもずっと私に合っています」と言い，実際に，病棟内での活動性も増加した。さらには，「外出の時にナースステーションから声が聞こえてくるのがなくなりました。これだったら病院にいる必要はもうないですね」と話すようにもなった。

なお，切り替えて約2ヵ月して，それまでときに認められた振戦が減少していることに気づいた。ビペリデンを減量できるのではないかと考え，2mgに減量したところ，錐体外路症状の増悪を認めずに現在にいたっている。今後，さらにビペリデンを減量していく予定である。

II. 考　察

大日本住友製薬株式会社が開発したブロナンセリンは，シクロオクタピリジン骨格を有し，ドパミンD2および5-HT_{2A}受容体を選択的に遮断するが，既存の非定型抗精神病薬とは異なり5-HT_{2A}よりドパミンD2受容体に対する親和性が高いという特徴を有する（それぞれのKi値：0.812および0.142 nmol/L）。

さらには，アドレナリンα1，セロトニン5-HT_{2C}，ヒスタミンH1，ムスカリンM1受容体への親和性は弱いという薬理プロフィールを持つ。

これらのことから，ブロナンセリンは統合失調症の広範な精神症状を改善するとともに，錐体外路症状，起立性低血圧，眠気，体重増加，消化器系障害等の副作用が少ない抗精神病薬として有用性が期待される。

ブロナンセリンの期待される臨床効果
①ハロペリドールに匹敵する効果（特に陽性症

状への効果）
　②情動面，意欲面への改善効果
　③少ない副作用，シャープな効果発現
　実際，本症例においては，ブロナンセリンにより，ハロペリドールの内服では残存していた幻聴が消失したのにもかかわらず，眠気は減少し，患者のQOLは向上した。
　これらのことから，病的体験があるが，攻撃性などは少なく，鎮静を必要としないような症例や抗精神病薬で眠気の副作用が強く出るような症例に対して，ブロナンセリンは有効ではないかと考えられた。

82. 不安症状に対してブロナンセリンが奏効した統合失調症の1例

安宅 勇人, 鈴木 利人

順天堂大学医学部附属順天堂越谷病院メンタルクリニック

I. 症 例

【症　例】61歳，女性
【家族歴】特記事項なし。
【既往歴】特記事項なし。
【現病歴および治療経過】症例は元来より自発性は乏しく，30歳台の頃よりほとんど外出せず生活してきた専業主婦である。20歳台で結婚した夫との間には2子をもうけており，育児も夫主導ではあったが行えていた。

X-10年（52歳）頃より被害関係妄想や幻聴などの陽性症状が事例化し発症に至った高齢発症の妄想型統合失調症である。

近医精神科に初診となり，統合失調症の診断にて内服薬を処方されたが「情報が外部に漏らされている」と通院できず，処方されたハロペリドールで過鎮静が生じたことから，コンプライアンスも不良であった。病的体験が持続しながらも二重見当識は保持され閉居していたため，極期状態には至らなかったが，X-2年になると被毒妄想が出現し，被害関係妄想が増悪した。このため，食事摂取量が減少し，被害関係妄想に操作される形で近隣住民や警察へ頻回に電話をするなど状態不安定であったため，同年4月21日に当院初診となった。幻覚妄想状態で行動にもまとまりを欠くため即日医療保護入院となった。入院中はオランザピン20 mg/日にて加療され，幻覚妄想症状が軽減しコンプライアンスも良好となったため，同年7月に退院となった。

退院後の外来では，通院や服薬のコンプライアンスは保たれており，病状の悪化はみられなかった。しかしながら，家事だけでなく自身の日常生活行動も満足に行えない状況であった。

オランザピンを減量すると近隣への被害関係妄想が再燃するため，オランザピンの用量は20 mgで使用継続となっていた。

診察場面では入浴や洗顔といった日常生活行動を「やる気がわかない」「面倒くさい」と表現するなど陰性症状の存在を示唆する発言が多かったが，詳細を問診すると「入浴するためにお湯につかると不安でじっとしていられなくなる」「ちゃんと入浴できるかが不安で何をやっても手につかない」と陳述するようになり，不安や抑うつ症状といった陽性症状の結果として日常生活行動が制限されている可能性も考えられたため，X年7月よりブロナンセリン8 mgを併用開始した。

徐々に不安症状が軽減し入浴に対する恐怖感も軽減した結果，入浴は週に3回程度まで自発的に行えるようになり，ブロナンセリンを16 mgに増量した。X年9月からは，時に夕食をつくることもできるようになるなど，日常生活行動全般における活動性が上がってきている。現在，入院中の幻覚・妄想症状に対して著効したオランザピンの内服継続希望が強くオランザピンとブロナンセリンを併用している状況であるが，特記すべき副作用は今のところ出現していない。

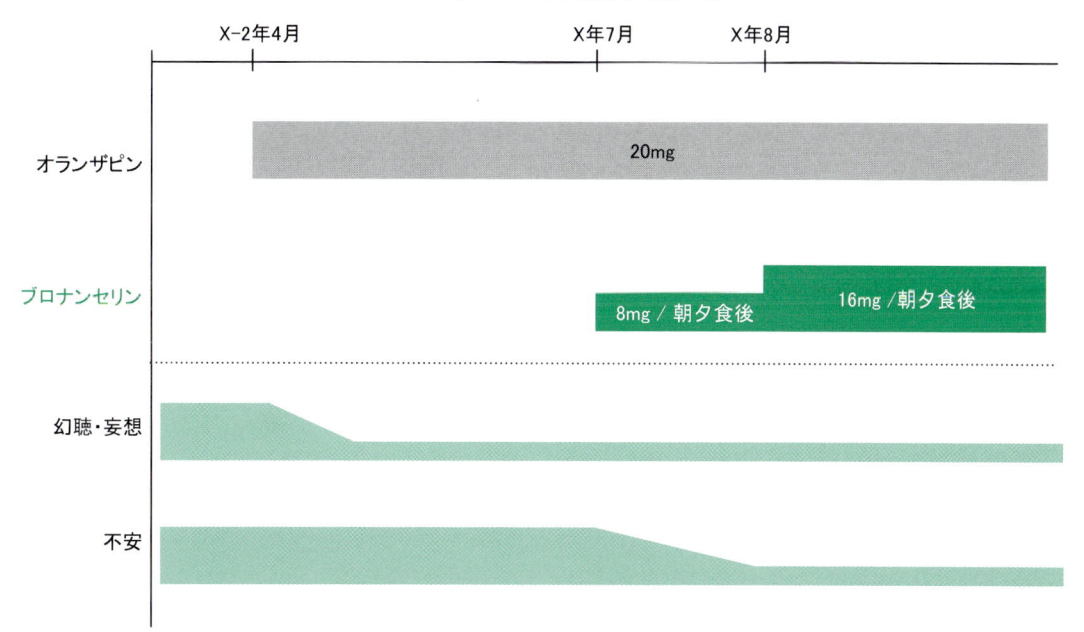

症　例：61歳　女性
診断名：妄想型統合失調症

ブロナンセリン開始日をXとする

	X-2年4月	X年7月	X年8月

オランザピン　20mg

ブロナンセリン　8mg／朝夕食後　16mg／朝夕食後

幻聴・妄想

不安

II. 考　察

　ブロナンセリンは他の非定型抗精神病薬と異なりセロトニン5-HT_{2A}受容体よりもドパミンD_2受容体に対する親和性が高いという特徴を有する。これに加えて，アドレナリン$α_1$受容体，セロトニン5-HT_{2C}受容体，ヒスタミンH_1受容体への親和性が低いという薬理学的な特性から陽性症状に加え，陰性症状にも治療効果を発揮する一方，錐体外路症状・起立性低血圧・糖代謝や脂質代謝異常などの副作用の少ない薬剤として有用性が期待されている薬剤である。

　本症例では幻覚妄想症状を主体とした強い陽性症状とともに，ハロペリドールの内服によって生じた過鎮静が薬物療法に対する理解をより困難なものとした症例である。入院治療でオランザピンが導入されたことにより，症状の改善とともにコンプライアンスも確立された。このことは，広範な精神症状への効果とともに副作用が少ないことによるQuality Of Life（QOL）の改善という非定型抗精神病薬の利点が，本症例の経過を良好なものとしたといえる。

　しかしながら，退院した後も慢性的な意欲低下が持続し，症状の再燃はしないものの本人が日常生活行動を行えないことにより家族の介護負担が大きい状況であった。

　診療においても患者が日常生活行動を自発的に行えていない状況を，陰性症状が強く出現していると考えるか，残存する陽性症状の存在により無為・自閉的な生活を強いられているかの鑑別は非常に困難である。本例においても退院後に作業療法を導入しようとしても軌道に乗らず，家族も本人が就労と家事の両立ができないことにより疲労感を訴えていた。

　そこで，作業療法や日常生活が行えない要因を検討し直し，本人が強い不安症状を抱いていることを確認しブロナンセリンを併用した。すると，不安症状はブロナンセリン8 mg/日（朝夕食後2回）投与の時点から改善傾向を示し，16 mg/日（朝夕食後2回）に増量した時点からは日常生活行動の範囲が明らかに拡大するようになった。

　つまり，ブロナンセリンの併用療法により不安

症状が改善し，本症例の QOL はさらに高いものとなっている。本剤の不安症状への効果について村崎[1]によると，ハロペリドールと比較し同等の有効性を有し，PANSS 症状別改善率では 1 段階以上の改善を認めた患者の割合はハロペリドールよりも高いなど，不安症状には有効性が高い。

また，併用後も血液検査上で錐体外路症状や起立性低血圧，体重増加，耐糖能・脂質代謝異常といった副作用も観察されず，コンプライアンスも堅持されている。

本来であればブロナンセリン単剤にて経過を観察するべきところであるが，本人および家族が強くオランザピンの内服継続を希望しており，現状ではオランザピンとの併用により経過観察を行っている。しかしながら本症例においては，今後ブロナンセリン単剤での治療に移行することは可能であると考える。

本症例の治療を通して，無為・自閉的に生活している患者は，陰性症状が強いのか，強い陽性症状が存在するために無為・自閉的な生活を強いられているのかを判断することの難しさと，統合失調症の薬物療法を検討する上で，不安症状が強い症例においては急性期に限らずブロナンセリンが有効であり，有害事象の発現もなく安全性の面からも優れた薬剤であることが推察された。

文　献

1) 村崎光邦：統合失調症に対する blonanserin の臨床評価―Haroperidol を対照とした二重盲検法による検証的試験―．臨床精神薬理 11；2059-2078, 2007.

VI. アドヒアランス改善効果

Blonanserin Case Report

VI. アドヒアランス改善効果

83. ブロナンセリンへの置換により反響言語の減少と服薬アドヒアランスの向上が得られ，社会復帰を遂げた1例

喜多村 祐里，武田 雅俊

大阪大学医学部附属病院神経科精神科

I. 症 例

【症 例】23歳，女性
【既往歴】特記事項なし。
【家族歴】特記事項なし。
【生活歴】3人同胞の第2子。某音楽大学短期大学部中退後，アルバイト，家事手伝いなど。
【現病歴】中学2年（X-10年）頃，反響言語により本が読みにくい，悪口が聞こえる，ピアノを弾く時に「ドレミ……」という他人の声が聞こえるなどの症状が出現。中学3年（X-9年）時，暗算が難しいと感じるようになり，徐々に成績も低下していった。さらに，「このようになったのは自分が悪いことをしたせいだ」と，夜間徘徊して近所のインターホンを鳴らし，路上に土下座して謝ったりする異常行動もみられるようになった。また，この頃より，自室に一人で居ても「誰かに見られている感じがして落ち着かない」と訴えるようになり，一時的な転居も試みたが改善はなかったという。

X-8年（15歳時）7月，母親の勧めによりA総合病院精神科を受診し統合失調症と診断された。ハロペリドール1.0 mg/日，ビペリデン1.0 mg/日により投薬加療されるも，幻聴を主とする自覚症状には改善がなかったとのことから，X-6年にB精神科医院へ転院。ハロペリドール1.5 mg/日へ増量となるも，症状は一進一退で幻聴や反響言語に変化はなかったという。

X-4年4月，1年浪人の末に某有名音楽大学の短大部へ入学。翌年（X-3年）頃から，再び幻聴がひどくなり，倦怠感や不安感も強まったため，勝手に薬を多く飲んでみたり止めたりしたところ，振戦，嘔吐などの副作用が出現し，拒薬傾向となった。次第に，自宅へ引きこもるようになり，X-2年には休学となった。X-1年，拒薬が続いていたため両親が心配し，患者本人に内緒でB精神科医院からのハロペリドール水溶液1 mg/日を服薬させたが，復学するに至らず中途退学となった。この間，リスペリドン1 mg/ml内用液の投与も試みたが，かえって異常行動が出現したため中止したとのこと。

翌X年7月，本人および母親の希望により，B精神科医院からの紹介状を持参して当院を受診した。「その場に居るはずのない他人の話し声が聞こえる」「文字の音韻が残って本が読めない（以前はそうではなかった）」といった特徴的な陽性症状に加え，「だるくて疲れやすい（全身倦怠感）」「イライラして切れやすい（易怒性）」「時々理由も無く気分が沈む（抑うつ）」なども訴えた。同時に，「薬を飲んでも改善するとは思えず，薬以外の方法で治療してほしい」と強固な拒薬を示していた。明らかな妄想，陰性症状，および睡眠

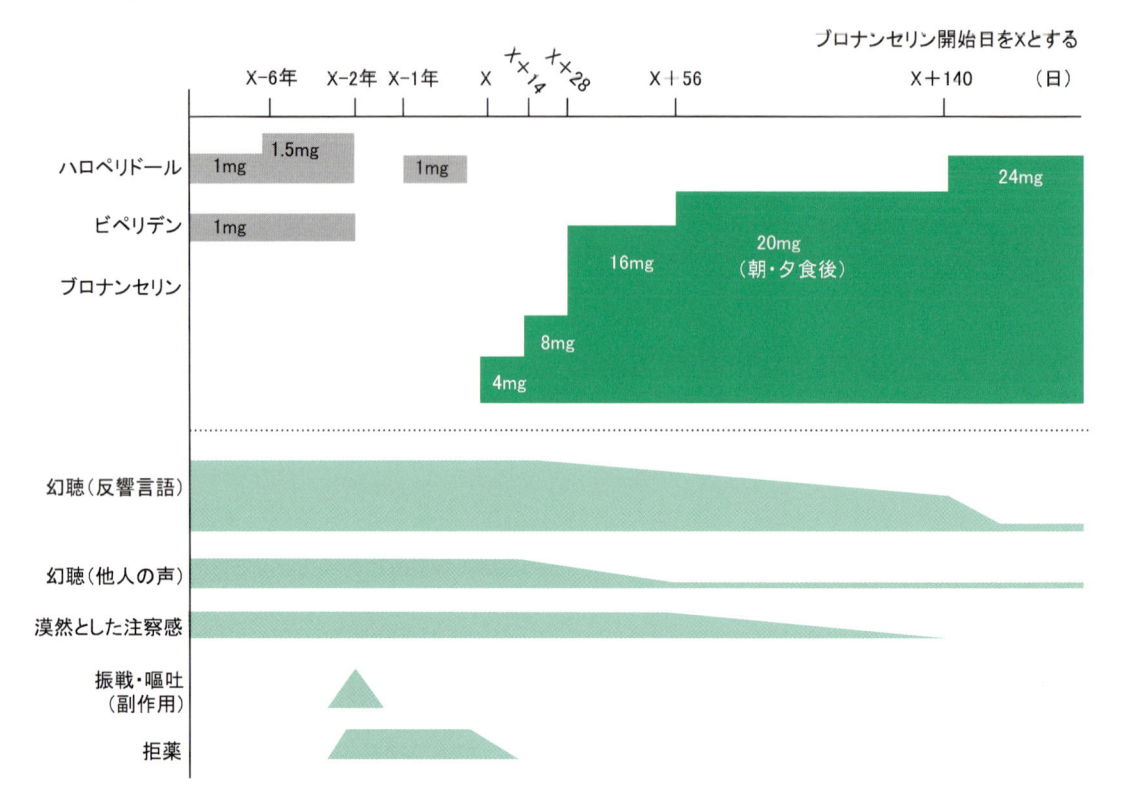

症　例：23歳　女性
診断名：統合失調症

障害は認めなかった。思考障害や情緒障害も認めず，病識についてはほぼ正常と考えられたが，診断および治療法についての不信感を有していた。

【治療経過】母親は確定診断のための精査を希望したが，患者本人はどちらかといえば薬物療法以外での治療を優先させたいとの思いが強かった。主訴の幻聴（反響言語）については，「外出時よりはむしろ自室に独りで居る時に多く，また緊張した直後や疲れた時などにひどくなる傾向がある」と述べた。

そこで，統合失調症の病態や非定型抗精神病薬の一般的な薬理作用についてわかりやすく説明した上で，薬物療法の有効性について理解されるまでくり返し説明した。治療薬は，長年にわたり持続している幻聴（反響言語）を標的として，ドパミンおよびセロトニン受容体結合性の高いブロナンセリンを選択した。投与に際しては，治療薬の特性と目標投与量まで漸増して行くスケジュールについておおまかに説明し，納得と同意のもと処方するように心がけた。また，いくつかの副作用出現の可能性についてあらかじめ触れておくことにより，患者の不安を軽減するよう配慮した。

初診時より，4 mg/日（分2）にて投与開始し，14日経過後，8 mg/日へ増量した。投与開始より約1ヵ月経過後，「時々，幻聴で自暴自棄になることはあるが，薬は合っている気がする」と拒薬傾向は消失していた。また，母親も少しずつ落ち着いて来ているように感じていた。さらに，16 mg/日に増量し，1ヵ月経過後，「少し神経が落ち着いてきた」と感想を述べた。また，自覚症状については，「集中して文章を読もうとすると，音読時（音韻を意識することによって）のみ反響言語が聞こえ，視覚的に意味理解が可能な言葉については幻聴を伴わない」と患者みずから分析的な考察を行っており，興味深い。さらに，20 mg/日に増量して14日後，「本が読みやすくなった気がする」と反響言語に対する効果を認めた。患者は，おおむね反響言語の程度について，「集

中して読書を行うことができるかどうか」を指標とする傾向があり，信憑性は高いと判断された。その後，20 mg/日を維持量とし，約3ヵ月経過した頃，再び漠然とした将来不安や感情失禁があるとのことで軽度の拒薬的訴えも出現した。来春，入学予定の美容関係の専門学校進学を控え，勉強していても集中できない，意欲が湧かないことなどに不満を募らせてしまうとも述べた。そこで，ブロナンセリンを最大投与量の 24 mg/日へ増量した。14日経過後，反響言語はあるものの，以前のような焦燥感や拒薬感はなくなり，代わりに充実感を感じるという。実際，週4日間，8時間程度のアルバイトを始めていた。他覚的にも表情は明るく，穏やかで，満足気に見えた。

X＋1年，本人の希望により予約した心理検査の日（24 mg/日に増量後50日経過）であるにもかかわらず，「朝からお腹の調子が悪い」と連絡があり，母親のみ代理受診（薬剤処方のみ）となる。X＋1年2月（ブロナンセリン 24 mg/日に増量後70日経過），「読書は15分間程度なら集中してできるようになった」「幻聴は時々聞こえる」「自室で安心してすごせるようになった（以前は漠然とした注察感があったという）」と述べ，幻聴とくに反響言語の明らかな減少と漠然とした注察感の消失を認めた。

Ⅱ．考　察

本症例では，奇異な行動や陰性症状が発症時のみに限られ，解体した会話または行動と感情の平板化などは認めない。特徴的症状は，幻聴のみに限られているが，2つ以上の声が互いに会話しているものも含まれており，経過の大半を通して持続性であった。診断基準をかろうじて満たす妄想型統合失調症であると思われる。

発症時期は中学2年生頃と考えられ，将来への夢や希望に加え，自己の進路についてもいろいろと思い悩む頃である。当時，学業に専念する必要性は十分に理解していながら，幻聴や認知機能の低下により思うように勉強がはかどらなくなったり，次第に学業成績も下がってしまうという現実に，戸惑いを隠せず混乱する患者の思いは想像に難くない。したがって，診断名の告知と抗精神病薬の投与は，いずれにしても患者にとって受け入れ難いものであったに違いない。こうした背景が，患者の服薬アドヒアランスを悪くし，また副作用の出現がさらに強固な拒薬へ至らしめたものと考えられる。

今回，ブロナンセリンへの置換が奏効した理由としては，患者みずからの理解と納得を得た上で投薬を開始できたことが1つの要因と思われる。さらに，幻聴，とくに反響言語に対して著しい効果がみられ，アルバイトや専門学校への入学が実現したことも大きな要因である。また，ブロナンセリンの投与に関しては，副作用に留意しながら，慎重に漸増して行ったことも服薬アドヒアランス向上に繋がったと思われる。

本症例は，持続性の幻聴に悩まされ，半ば治療もあきらめかけていた患者が，ブロナンセリンによって治療への意欲を取り戻し，社会的・職業的機能を向上させることができた例である。しかし，患者にとっては，まだ治療の第一歩を踏み出せたばかりであり，今後の転帰も含めて長期的に観察を続けたいと考える。

VI. アドヒアランス改善効果

84. オランザピンからブロナンセリンへの切り替えにより
アドヒアランスが向上し陽性症状が改善した1症例

木村 慶男

社会福祉法人天心会 小阪病院

I. 症 例

【症　例】39歳，男性
【診断名】妄想型統合失調症（F 20.0）。
【既往歴】特記事項なし。
【家族歴】特記事項なし。
【生活歴】同胞3人中第1子，長男。妹が2人いる。高校時代までは特に問題なく，反抗期もなかった。
【現病歴】X-21年大学に入学して間もなく，夏頃より頭が痛いとしばしば訴えるようになり，その後「アメリカに行って成功する」「アメリカの女優が自分に合図している」など言い出したため，母親に伴われA大学病院精神科を受診した。心理テストを受けて問題がなかったため，しばらく様子を見ることにした。当時，父親は協力的でなく，母親はどうしてよいかわからない状態であった。しかし，その後も「誰かに操られている」「嫌なことを言ってくる」「自分には霊が付いている」「除霊して欲しい」などと訴え，何度も除霊を受けたが，同様の症状が続いた。

X-15年に大学を卒業したが就職はできなかった。X-7年頃再度就労を試みたが，「身体から変な臭いがして，周りが自分を変な目で見る」など訴え，就労は長続きしなかった。以後，引きこもりが続き，通院しても断続的であった。また，拒薬がひどく，投薬された薬はほとんど飲んでおらず，その後，幻聴に対して怒声をあげ，不眠も増悪してきたことから，X-1年6月初め母親に伴われ当院を通院するようになった。

【治療経過】外来初診時，母親の話では幻聴，独語，憑依妄想，作為体験などが認められたが，患者本人は下を向いたまま，小さな声ですべての病的体験を否定するのみであった。リスペリドン4 mg/日，ニトラゼパム10 mg/日の投薬による薬物治療を開始したが，身体がだるくなると，ほとんど服用しなかった。その後，リスペリドン4 mg/日をオランザピンザイディス錠10 mg/日に切り替え，ベゲタミン錠─B1錠/日を追加投与したが，「この薬を飲むと身体がしんどい」とオランザピンの服薬を拒むことが多かった。そのため，オランザピン20 mg/日に増量し，たびたび母親が飲み物や食事に混ぜて服薬させていたが，きっちりと服薬できていたかは定かではなかった。患者自身も症状を隠す傾向が強く，明確な症状は摑みにくいものの，奇異な行動は持続していた。

その後も拒薬が続き，時に「自分は癌になっている」「自殺したくないのに自殺してしまいそうになる」など訴えるようになったため，X年6月10日当院に医療保護入院となる。

入院時，患者は「病的体験は全くない」と言い続け，走って逃げ出そうとしたが，入院当日からブロナンセリン8 mg/日，ベゲタミン錠─A1錠/日，フルニトラゼパム2 mg/日に切り替えて治療を開始したところ，「この薬はしんどくないので飲める」と話し，拒薬は全く見られなかった。

症　例：39歳　男性
診断名：妄想型統合失調症（F20.0）

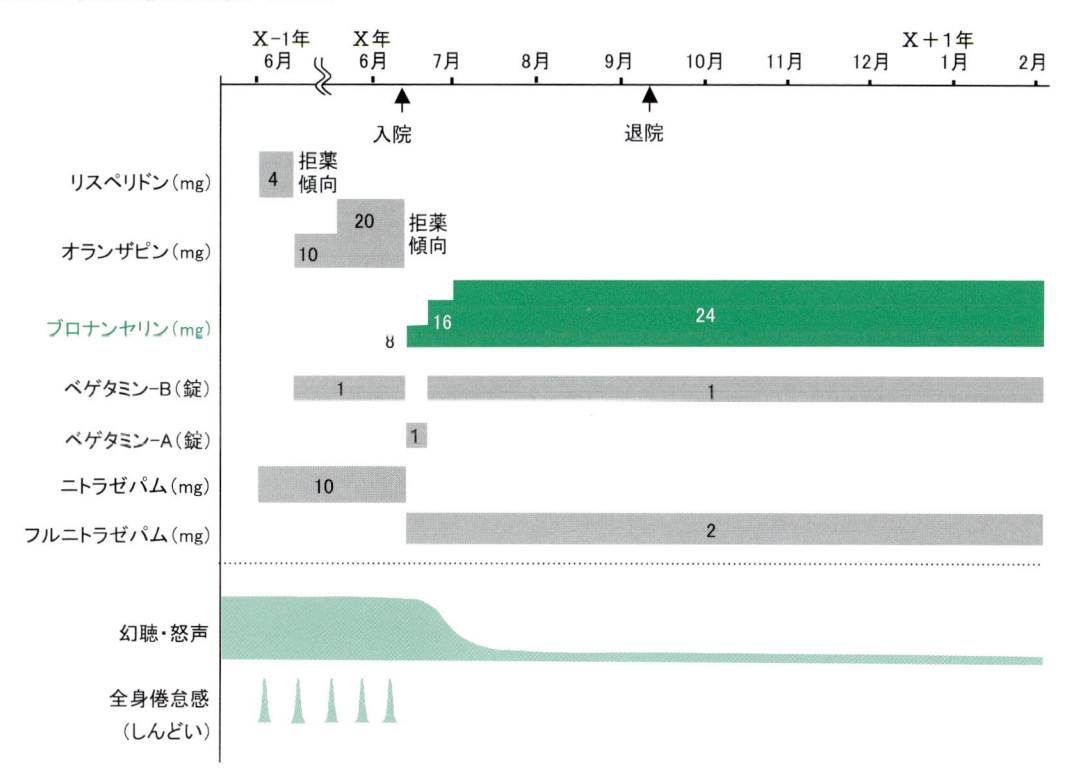

その後，不眠が軽減したことから入院後2週目からベゲタミン錠―A1錠/日をベゲタミン錠―B1錠/日に変更し，ブロナンセリンを入院後3週間で24 mg/日に増量したが，拒薬もなく，幻聴，怒声は徐々に軽快した。入院7週目には「大学に入学した頃から『おまえ殺したろか』などの幻聴が聞こえるようになったが，今は聞こえない」と病的体験があったことを認めるようになり，表情も穏やかになった。

この時期から段階的に院内単独外出，院外外出，外泊も試みたが，服薬も遵守し，問題行動は一切見られなかった。以降も精神症状の再燃もなく安定していたことからX年9月9日退院となった。退院後にベゲタミン錠―Bの中止を試みたが，不眠を訴えたため継続投与とした。その後も服薬による倦怠感を訴えることなくコンプライアンスを維持しており，外来通院も入院以前は必ず母親同伴であったが，退院後は単独で2週間に1回規則的に通院している。X+1年2月末現在も引きこもりがちではあるが，幻聴におびえるような言動や怒声も認めず，通院を継続している。

II．考　察

　第二世代抗精神病薬は第一世代抗精神病薬に比べ，高い抗精神病作用を有し，早期退院，社会復帰に繋がると期待されている。その反面，第二世代抗精神病薬の中にはヒスタミンH1受容体，アドレナリンα1受容体への作用を併せ持つため，過度の鎮静を来たしやすい薬剤もあり，その副作用が患者の服薬コンプライアンスの妨げとなることもある。

　本症例ではリスペリドン，オランザピンにより過鎮静が生じ，患者が「この薬を飲むと身体がしんどい」などの訴えが強く，服薬を拒んだケースであり，そのため精神症状も改善せず，幻聴，怒声，不眠等も持続していた。

　ブロナンセリンは強いD2受容体遮断作用に5-HT$_{2A}$受容体遮断作用を併せ持つ薬剤であるが，

鎮静作用に起因するヒスタミンＨ１受容体，アドレナリンα１受容体に対しては，ほとんど作用を示さないという特徴を有している．

今回，ブロナンセリンへ変薬することで，患者自身が今まで不快と感じていた全身倦怠感を起こすことなく服薬が良好に行われた結果，幻聴や怒声もすみやかに軽快し退院に至った．また，ある程度病識も得られ，患者自らが治療に参加するようになり，退院後は単独で通院できている．最近では就労意欲も出てきており，今後は社会復帰へ向けての援助を行っていく予定である．

本症例より，ブロナンセリンの抗幻覚妄想作用の強さ，および過鎮静などの副作用の少なさが実感でき，アドヒアランスの観点からもブロナンセリンは非常に有効な薬剤と考えられる．しかし，まだ症例数も少ないため，今後も引き続き多数例のデータを蓄積し，ブロナンセリンのより良い使い方を検証する必要がある．

［本症例報告はプライバシー保護のため本筋を損なわない程度に改変した］

85. 入院をくり返す遅発性統合失調症にブロナンセリンが奏効した1症例

塩塚　秀樹

医療法人成晴会　堤病院

I. 症　例

【症　例】56歳，女性
【既往歴】特記すべきことなし。
【家族歴】特記すべきことなし。
【病前性格】おとなしいが神経質。
【生活歴】5人同胞中第4子3女。高校卒業後，地元のデパートで勤務した。X-28年，27歳で結婚してからは，家庭に入り主婦となったが，様々なパートのアルバイトをしていた。女子1人を出産している。X-5年からは，近所のスーパーにてパートで清掃の仕事をしていた。現在，夫と2人暮らし。
【現病歴】X-5年2月，50歳時から近所のスーパーで働くようになった。仕事ぶりには問題はなかったが，同年秋頃，職場での人間関係がうまくいかなくなり，同僚からいじめに遭って精神的に追い詰められ，不眠が続いて体調を崩した。X-5年12月には退職を余儀なくされた。その直後から，命令の形の幻聴や「○○さんから後をつけられる」といった被害妄想が出現し，夫に「自分は狙われている」といった内容のメールを送りつけるようになった。X-4年1月には夫がAクリニックに連れて行き受診させたものの，本人が抗精神病薬の服薬を拒否したため，その後は通院しなかった。

X-4年2月になると，被害妄想が強くなって家の外へ大声で叫んだりするなど奇異行動がエスカレート，さらに幻聴の命令で，自宅の窓ガラスを割ったり上半身裸で路上に飛び出したりして警察に保護され，夫とともに当院初診となった。精神運動興奮が強く会話内容は支離滅裂で，まともに話せる状態ではなく，夫が保護者となり医療保護入院となった。

入院後，1週間ほど保護室に隔離されたが，リスペリドンを主剤とした薬物療法で症状は比較的すみやかに改善し，入院中大きなトラブルはなくX-4年6月に退院となった。

第1回退院時処方：リスペリドン10 mg，クロナゼパム2 mg，トリヘキシフェニジル4 mg，フルニトラゼパム2 mg。

その後は当院に通院して精神状態は落ち着いていたが，同年8月になると，「薬を飲むとジガジガする」と言って服薬を嫌がるようになった。アカシジアをそう表現していたらしく，レボメプロマジンへ変更したが，「病院に行きたくない」と言い出して，X-3年1月に通院は中断した。それからしばらくの間，抗精神病薬の服用なしでなんとか生活できていた。

X-1年4月頃になって幻聴や被害妄想が再燃，自分が狙われる不安感が増大して自ら入院を希望して当院を受診した。X-1年5月，任意入院で当院2回目の入院となった。筆者が主治医となり，本人のリスペリドンへの拒否感が強いため，主剤をオランザピンに変更した。症状はすぐに落ち着き，入院期間40日ほどでX-1年6月退院となり，

症　例：56歳　女性
診断名：統合失調症

| | X−4年 2月 | 6月 | 8月 | X−3年 1月 | X−1年 5月 | 6月 | 9月 | X年 Y日 | Y+30日 | 現在 |

第1回入院／第2回入院／第3回入院

- ブロナンセリン：8mg（第3回入院）
- オランザピン：5mg、5mg、5mg
- リスペリドン：10mg→6mg、3mg
- レボメプロマジン：10mg
- クロナゼパム：2mg
- トリヘキシフェニジル：4mg
- ビペリデン：2mg、1mg
- フルニトラゼパム：2mg
- フェノバルビタール：30mg

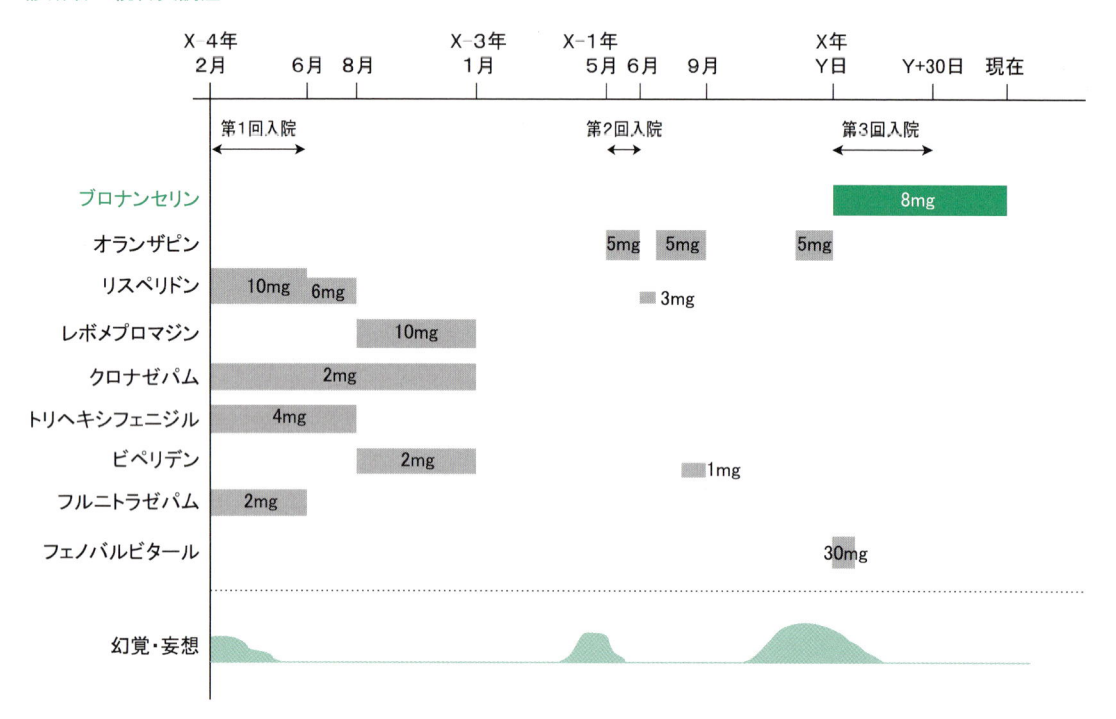

幻覚・妄想

再び当院通院となった。

第2回退院時処方：オランザピン5 mg。

退院後，精神症状は落ち着いていたものの，入院中からオランザピンの副作用である体重増加が出現して6 kgほど太り，本人が「太る副作用のある薬は飲みたくない」と言い出していたため，退院後すぐの受診でリスペリドン3 mg単剤にした。以前よりは少量の処方であり，当初は精神状態も落ち着いていたものの，4週間ほどでまた「ジガジガするので飲みたくない」と言い出し，結局オランザピンと抗パーキンソン病薬の併用になった。その後，1ヵ月でまたしても服薬を嫌がって来院しなくなった。

X−1年9月から3ヵ月ほど通院が空いた後，X年になり幻聴，被害妄想が再燃して，それからの不安・恐怖感を訴えて通院を再開した。オランザピンを再度処方したが情動の不安定さが続き，周囲に絶えず不安感を訴える状態であった。睡眠障害も出現し，初回入院時のような異常行動はなかったものの本人が入院を強く希望して，X年Y日，夫と共に受診した。

【治療経過】受診時は被害妄想に強く支配され，殺すという幻聴に脅かされ不安・恐怖感を訴えて憔悴していた。表情は硬く，落ち着きがなくソワソワして安らげない様子であった。「家にいたら狙われるから怖い」と語っていた。初回入院時のような精神運動興奮はなく，自己の精神内界の変調をそれなりに言語化でき，人格の大きな崩れは感じなかった。環境を変えて患者に休息を取らせるためと抗精神病薬の調整を目的として入院とした。患者本人の同意もあり，任意入院で当院3回目の入院となった。

これまで治療の主剤としてリスペリドンやオランザピンを処方していた。抗精神病薬への反応は良く，陽性症状は比較的すみやかに軽快していたが，副作用から通院が途絶え，入院をくり返す結果になっていた。今回の入院では，それまで使ったことのないブロナンセリンを主剤として処方した。入院初日からブロナンセリンを1回4 mg，1日2回朝夕食後投与で開始した。補助治療薬は処方しなかった。

入院して安心したこともあってか，Y＋5日に

は早くも「幻聴がだいぶ弱くなった」と語り，Y＋12日には「幻聴はもう聞こえなくなった」と言うようになった。ブロナンセリンが急性期の治療で効果的であった。抗パーキンソン病薬は処方しなかったが，錐体外路症状はなかった。また入院時に睡眠障害があり中途覚醒を訴えていたので，フェノバルビタール30 mgを睡眠薬として使ったが，長期投与は好ましくないため睡眠状態が良好になり次第，Y＋10日にて中止した。入院後2週間を過ぎると，それまで訴えていた不安感もなくなってきて，当初は険しかった表情も柔和になり，徐々に笑顔も出るようになってきた。

入院中，患者との精神療法の際，なぜ通院治療中に薬を飲まなくなるのか尋ねたところ，「もともと薬は嫌い。特に副作用があるのは嫌」とのことだった。特に体重増加については生来の神経質な性格もあって大変過敏であった。患者本人に，遅発性に発症した統合失調症という疾患に罹患していることを改めて告知し，かなり長期にわたって抗精神病薬を服用していく必要性を伝えた。

ブロナンセリンの効果と副作用について本人が納得いくまで充分に説明を行い，ブロナンセリンの副作用の少なさは理解された様子で，今回は良好なアドヒアランスが得られそうな手ごたえを持つことができた。

患者の社会復帰には欠かせない家族の協力は良好で，夫や長女が頻繁に面会に来ていた。

自宅に外泊を行った際，家族からの症状改善への高い評価が得られた。患者本人とともに家族も早期の退院を希望したのでY＋30日で退院となった。最終的にはブロナンセリン8 mgのみの処方で，他の併用薬はなしで退院となった。

第3回退院時処方：ブロナンセリン8 mg。

退院後は自宅に戻り夫との生活を再開している。今のところアドヒアランスは良く服薬はできており，症状の再燃はなく当院での通院治療が続いている。

II．考　察

遅発性統合失調症とは40代以降に発症する統合失調症で，症状としては，了解が可能な被害妄想が前景に立ちやすく，自我障害や人格崩壊は少ないタイプである。男女比では女性に多いとされている。通常の統合失調症の好発年齢は10代後半から30代とされており，DSM-IIIでは精神分裂病の診断は発症が45歳以前となっていたために，高齢初発の患者に統合失調症の診断をつけることが躊躇されていた時代もあった。DSM-IVでは診断基準から発症年齢がなくなったので，診断基準を満たしていれば高齢で発症した症例であっても統合失調症のカテゴリーとして考えられるようになった。本症例も初回のエピソード以前は精神科の治療歴はまったくなく，社会への適応はできていた。50歳を過ぎて，職場でのいじめをきっかけに幻覚妄想状態を呈した遅発性統合失調症である。

本症例はリスペリドンやオランザピンといった第二世代薬の投与で陽性症状の改善をみるものの，患者本人の副作用への抵抗感から薬物へのアドヒアランスの悪さにつながり，通院が途絶え入院をくり返していた。そこで急性期の治療とともに維持療法も見据えての薬剤選択を行う必要があった。主剤として選んだのが，DSA（Dopamine-Serotonin Antagonist）と称される薬理学的プロフィールを持つブロナンセリンであった。ブロナンセリンはD2遮断作用が強く，急性期の幻覚妄想の改善に効果があり，錐体外路症状，過度鎮静，体重増加，耐糖能異常，起立性低血圧，高プロラクチン血症，QT延長などの副作用がなく，陰性症状にも効果がある。

宮本らはブロナンセリンの好適症例として，初発エピソード症例，高齢患者，第一世代や第二世代抗精神病薬の投与で副作用で困っている症例，第一世代や第二世代の投与で陽性症状，陰性症状，認知機能障害が強く，社会的機能が改善していない症例を挙げている。

本症例は初発エピソードでこそないが，患者が高齢であり，加えてアカシジアや体重増加などの副作用に悩んでいたことなどブロナンセリンの好適症例の条件を満たしていた。

患者のインフォームドコンセントを得ながらの処方だったが，ブロナンセリンの急性期での陽性症状への切れ味の良さが印象的であった。さらに副作用の少なさを理解させることで，維持治療期

に忌薬を防止していくことを心掛けた。

　遅発性統合失調症は高齢で発症するので，患者には社会の中である程度の生活基盤ができていることが多い。また人格の崩れも少ないので，すみやかに陽性症状を軽減させることができれば，比較的スムーズに社会復帰につながる可能性が強い。そういった意味で，治療薬に必要とされるのは，急性期に陽性症状に効果があること，維持期には副作用が少なく良好なアドヒアランスが得られることなどが考えられる。ブロナンセリンはそれらの条件を満たしている抗精神病薬である。ブロナンセリンは今のところ，急性期治療薬としてのイメージが強いが，維持期の治療薬に用いても問題はない。ブロナンセリンは遅発性統合失調症治療の第一選択薬として考慮されるべき薬剤の1つであろう。

86. 主な抗精神病薬の拒薬傾向が著明な中でブロナンセリンのアドヒアランスが良好であった統合失調症の1症例

大治 太郎, 櫻井 斉司

医療法人聖ルチア会 聖ルチア病院精神科

I. 症例

【症 例】46歳, 男性
【既往歴】特記事項なし。
【家族歴】精神疾患の遺伝負因はない。
【生活歴】同胞3人中第2子として出生。農業高校を2年時に退学して各地を転々として働くが長続きはしなかった。その後, 自衛隊に入隊し勤務していたが, 精神的な疲れを感じるようになり3年ほどで退職した。退職後は実家の農業を手伝ったり高速道路整備の仕事をしたりしていたが, 徐々に仕事に行かなくなり, 昼夜逆転の生活を送るようになった。
【現病歴】X-25年 (21歳時) 頃に不眠や幻聴, 焦燥感が出現したため, A病院精神科を受診し, 統合失調症と診断され同院に4ヵ月間入院した。退院後は通院せず, 次第に食事をしなくなり, 不眠, イライラ感が出現したため, X-24年, B病院で1年間入院加療を受けた。退院後, 家族とのトラブルが生じ大量服薬をしたが, 自殺未遂に終わった。

X-22年7月, 当院を初診し「頭に何かこびりついた感じがする」と話し, 不眠, 焦燥感を訴えたため, 同年8月から4年間当院にて入院加療を受けた。退院後は何度か外来に通院したが, 拒薬が強く内服の自己中断をくり返し, 些細なことで妄想的になり, 外来通院も長続きしていなかった。

X-15年7月頃より被害妄想が著明となり, 奇異動作, 精神運動興奮が出現し, タバコの火で手を焼くなどの自傷行為もあるため, 同年8月, 当院に二度目の入院となった。X-13年4月に退院後は外来通院をし, 家業の手伝いをしながら公的デイケアなどの社会復帰施設に通所していた。その後もアルバイトをすることはあったが長続きはせず, X-8年8月より当院デイケアにも通所するようになったが, 不定期の参加であった。

元来1日100本以上の煙草を吸うヘビースモーカーであったが, X-3年12月に両手指先端が黒色壊死していることに気づかれ, C病院を受診したところBuerger病と診断され両手指の部分切断手術を受けた。このときに自己免疫性溶血性貧血についても診断され, 溶血性貧血が増悪すると血行障害が同時に悪化することが指摘され, プレドニゾロン7〜15 mg/日の処方を受けるようになった。

【直近2年の治療経過】その後, 本人はいくつもの精神科病院への転院を希望し当院から紹介するものの通院は長続きせず, 当院への通院を続けていた。X-1年1月に過量服薬をして意識障害を起こし, C病院へ救急搬送され4日程入院した。その頃より妄想的な訴えや幻視が出現しており, X-1年3月に母親と共に受診した。母親による

症　例：46歳　男性
診断名：統合失調症

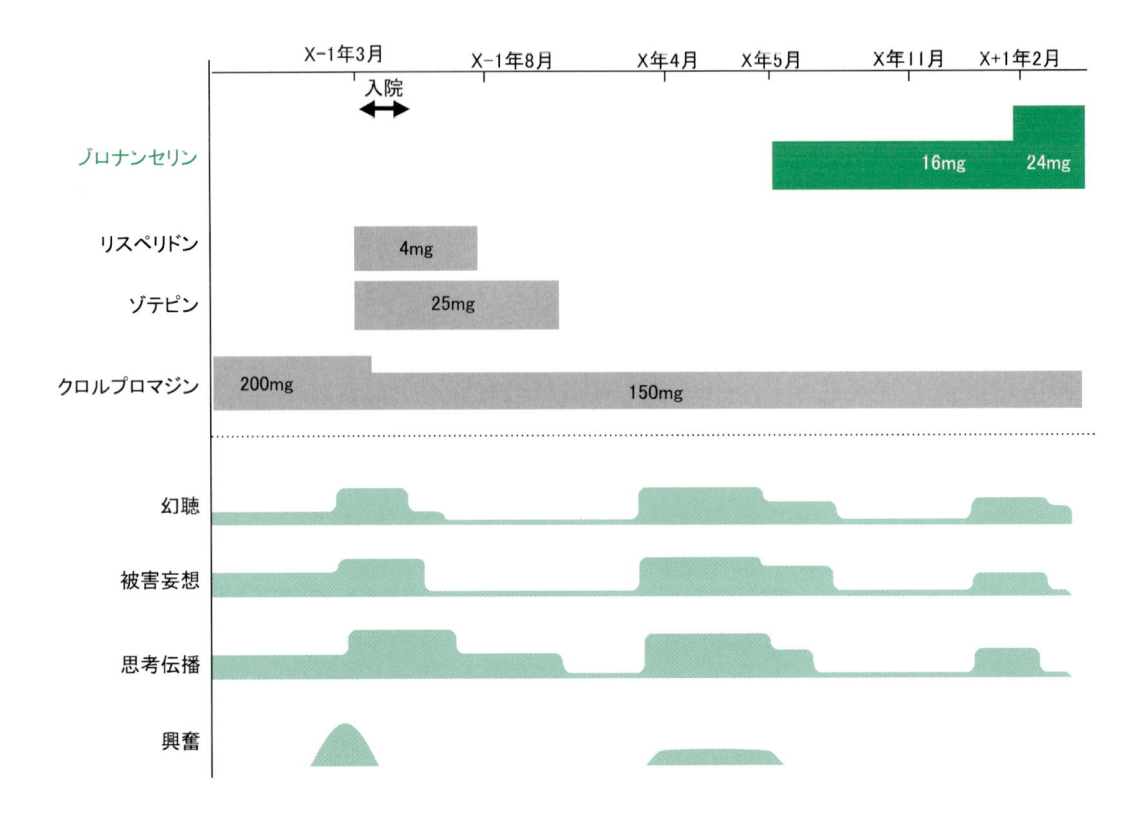

と本人には幻聴や幻視があるようで、また興奮して父親に暴力を振るうこともあった。本人が入院加療を希望したため、同日当院に入院となった。

これまでの20年以上にわたる薬物治療の経過の中で、ハロペリドールやレボメプロマジンなどの第一世代抗精神病薬はほとんど最大用量まで処方され、第二世代抗精神病薬ではリスペリドンとオランザピンを使用したが、いずれも入院中は内服するものの、退院後は内服薬に対するアドヒアランスはきわめて悪く、眠前のクロルプロマジン150 mg/日の内服以外はすべて拒薬する状況であった。

今回の入院では自己免疫性溶血性貧血に対しプレドニゾロン7 mg/日の内服中でBuerger病の増悪による血行障害の進行を防止する必要性があり、糖尿病や高脂血症の副作用頻度が高い抗精神病薬は選択しにくかった。そのためリスペリドン4 mg/日、クロルプロマジン200 mg/日、ゾテピン25 mg/日の内服処方で経過を観察した。

上述の精神症状は徐々に消失したが、身体感情鈍麻は依然として残り煙草の本数は末梢血行障害の増悪因子であることをいくら説明しても納得が得られず、1日に100本の喫煙量は持続した。

X−1年4月に退院後外来フォローとなったが、X−1年8月にはクロルプロマジン150 mg/日とゾテピン25 mg/日に自分で調整して内服するようになり、その1ヵ月後にはゾテピンも自己中断した。

X年4月より再び幻聴と被害妄想が活発化し、思考伝播も訴え、外来での診察中にも興奮することがあったため、X年5月よりブロナンセリン16 mg/日の処方を開始したところ、1週間後には興奮性は消失し、さらに幻覚・妄想および思考伝播は軽減した。ブロナンセリン開始後4週目には、幻覚・妄想および思考伝播は、ほぼ消失した状態に至り、患者本人から初めて「ブロナンセリ

ンを飲む」との発言が得られた。しかしX＋1年2月には再び幻聴と被害妄想の増悪があり，思考伝播も再燃したが，興奮はなくブロナンセリンの増量の希望があったため，同剤を24 mg/日にまで増加した。2週間後の外来受診時には，幻聴は持続しているが，被害妄想と思考伝播の訴えは明らかに減少していることが確認され，ブロナンセリンの陽性症状に対する効果を実感することができた。

II. 考 察

ブロナンセリンは，ドパミン D_2 およびセロトニン $5-HT_2$ 受容体に選択的な結合親和性を有し，他の受容体にはほとんど親和性を示さないことと，$5-HT_2$ 受容体よりもドパミン D_2 受容体に高い親和性を示す特徴を有する第二世代抗精神病薬である[1]。また副作用として耐糖能異常の発現頻度が低く，脂質代謝異常を示すことも少ないようで，動脈硬化を含めた心血管系への侵襲が低いことが期待される[2]。

今回われわれが経験したのは，発病後20年以上経過した症例で幻覚や妄想が活発であり，また症状増悪時には顕著な思考伝播を呈する典型的な妄想型統合失調症である。治療薬は，発症以後第一世代抗精神病薬ではハロペリドールをはじめとするほぼ全ての抗精神病薬を使用し，また第二世代抗精神病薬ではすでにリスペリドン，オランザピンを使用していた。

いずれの薬剤でも入院経過中などの服薬管理がなされている状態では，幻覚妄想に対してはある程度の効果を示し，錐体外路症状を中心とした副作用はほとんど認められない症例であった。しかし外来での内服薬に対するアドヒアランスはきわめて低く，退院後は眠前のクロルプロマジン150 mg/日以外はすぐに怠薬し，症状再燃をくり返していた。

さらにX-3年12月に過量喫煙によると考えられるBuerger病を発症し，両手指の血行障害から手指先端の黒色壊死を呈し，禁煙を指示したが守ることができず，また身体感情鈍麻も重なり，ついに両手3指ずつの切断術を受けるに至った。同時に自己免疫性溶血性貧血も合併し，さらに溶血性貧血の進行がBuerger病の増悪につながることから，ステロイド製剤の内服も余儀なくされたため，糖尿病の発症のリスクを回避するため選択できる抗精神病薬は，統合失調症の陽性症状に一定の効果を持ち，かつ脂質代謝異常に影響が少なく，心血管系への侵襲がなるべく少ないものが望ましいと判断し，今回ブロナンセリンを導入することになった。

結果的には，ブロナンセリンの陽性症状に対する効果は充分満足できる状況で，さらに患者本人もブロナンセリンは過去に処方されたことのある抗精神病薬の中で最も内服しやすいようであった。X＋1年2月の症状増悪時には初めて患者自らブロナンセリンの増量の希望があり，現在は症状の経過観察中である。

今のところ患者のブロナンセリンに対するアドヒアランスが高い理由は不明であるが，本剤の脳内レセプターに対する薬理学的特性が，ドパミン D_2 およびセロトニン $5-HT_2$ 受容体に限られるというきわめてシンプルなものであることが，その理由の1つと考えられた。

また現在のところ副作用としての糖尿病発症はなく，過量喫煙は続いているもののBuerger病の悪化もなく経過している。今後，統合失調症の陽性症状のコントロールと血行障害を中心とした副作用の出現に十分注意を払いながら薬物治療を行っていきたい。

文 献

1) 久留宮 聡，采 輝昭：Blonanserin誕生の研究経緯と基礎薬理．臨床精神薬理，11：807-815，2008．
2) 三浦貞則：統合失調症に対するblonanserinの臨床評価—Risperidoneを対象とした二重盲検比較試験．臨床精神薬理，11：297-314，2008．

Ⅵ. アドヒアランス改善効果

87. ブロナンセリンで高いアドヒアランスが得られた統合失調症の1例

石井 和夫

医療法人大壮会 久喜すずのき病院

Ⅰ. 症 例

【症　例】31歳，男性
【診断名】妄想型統合失調症（F 20.0）。
【既往歴】特記すべきことなし。
【家族歴】精神医学的遺伝負因なし。
【生活歴】2人同胞第1子。元来友人も少なく内向的な病前性格であったという。発育・発達に異常はなく，成績中位で普通高校を卒業した。X-10年（20歳）に専門学校卒業後はいくつかのアルバイトを約1～2年おきに変わっていた。父親は死去し，妹は結婚して家を出て，母親との2人暮らしであった。結婚歴なし。
【現病歴】X-2年1月（28歳），半年ほど続いていた仕事を理由も語らず唐突に辞め，自宅に閉居するようになった。同年3月から家の中の黒い洋服や靴などを全部ゴミに出す，昼夜を問わず屋外に急に飛び出して「乱暴はやめて下さい」「うるさい，お前は悪魔だ」などと大声で叫ぶといった奇行を認めるようになり，母親と叔母に連れられ，同年5月に当院初診となった。

初診時は猜疑的で表情は硬く，幻聴は否定し，黒いものに関しても「趣味が変わっただけです」などと語っていた。これまでの病歴から統合失調症の可能性が疑われることを伝えて入院治療を勧めたが，本人は治療に消極的で，辛うじて通院治療に同意が得られ，リスペリドン2 mg/日で治療開始した。しかし次回予約日には来院せず，家族からは服薬は1回しただけであったと連絡を受けた。

同年7月，「絶えず頭の中に乱暴なことが聴こえて辛い」と訴えて，焦燥感，緊迫感を伴い，本人が自発的に入院を希望して来院した。注釈調，非難調の幻聴，注察妄想を認めたが，解体症状や陰性症状は認めず，妄想型統合失調症と診断し，任意入院となった。

入院中はリスペリドン4 mg/日で治療し，2週間ですみやかに症状は背景に退き，約1ヵ月後に退院した。

退院後は規則正しく通院治療を受けていた。しかし同年9月末頃から勃起・射精障害とアカシジアを訴え，自己判断で減薬しており，さらに「おい，お前は死ね」などの幻聴も再燃傾向となり，「腕の筋肉が勝手にビクンビクンとする」と体感幻覚も出現したため，リスペリドンを2 mg/日に減量し，アリピプラゾール6 mg/日を追加したところ，アカシジア，性機能障害は消失したが，同年10月末から幻聴が増悪し，精神運動興奮状態を伴い，11月中旬から2回目の任意入院となった。

入院中はリスペリドン2 mgに加えて，クエチアピン500 mg/日の追加投与により，比較的すみやかに症状は改善し，約5週間で退院したが，退院後から強い眠気と倦怠感を訴えて横臥傾向が目立つため，X-1年1月にリスペリドンは中止した。クエチアピンもX-1年3月に300 mg/日ま

症　例：31歳　男性
診断名：妄想型統合失調症（F20.0）

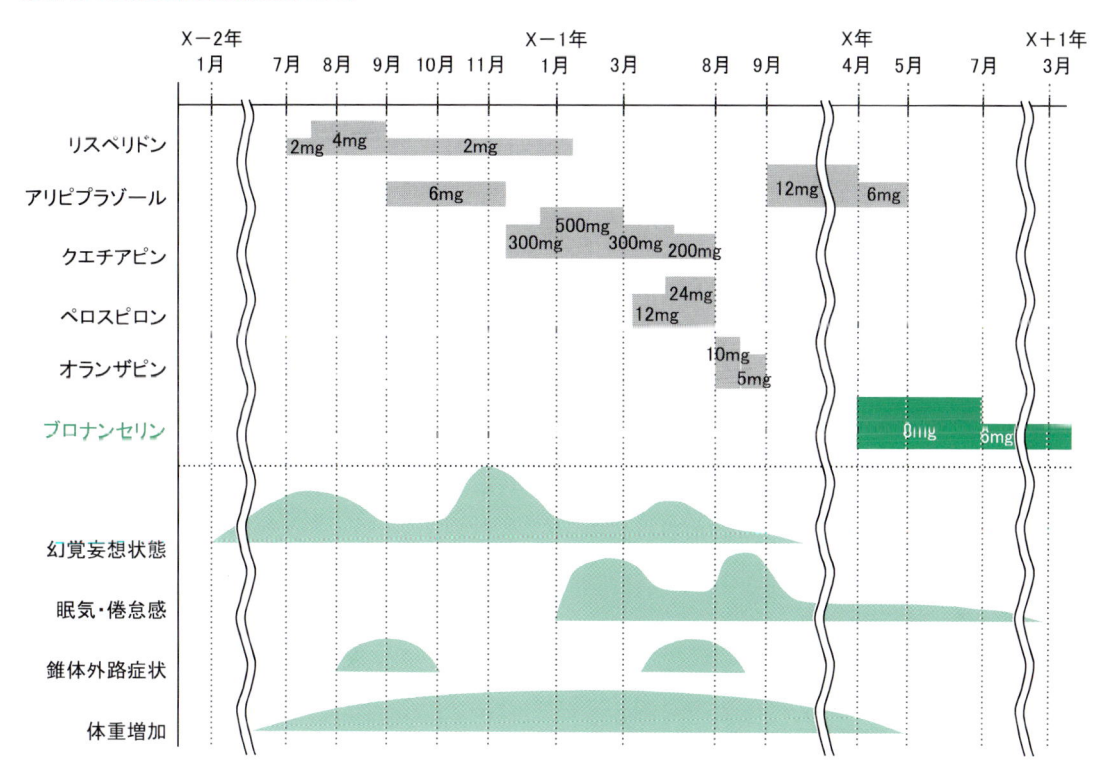

	X－2年						X－1年					X年			X+1年
	1月	7月	8月	9月	10月	11月	1月	3月	8月	9月	4月	5月	7月	3月

リスペリドン：2mg→4mg→2mg
アリピプラゾール：6mg／12mg→6mg
クエチアピン：300mg→500mg→300mg→200mg
ペロスピロン：12mg→24mg
オランザピン：10mg→5mg
ブロナンセリン：8mg→6mg→8mg

幻覚妄想状態
眠気・倦怠感
錐体外路症状
体重増加

で減量したが，副作用の訴えに改善なく，「自分のものではない考えが入ってくる感じ」と思考吹入を訴え，不安感やイライラ感も出現し，自宅に閉居するようになった．同月からペロスピロン12〜24 mg/日を追加投与したが，精神症状に著明な変化はなく，新たに呂律困難が出現した．

初診時から1年間で約16％の体重増加を認めていたため，オランザピンの投与には躊躇したが，患者に食生活指導を行ったうえで，同年8月からペロスピロンを中止し，オランザピン10 mg/日の併用を試みた．しかし眠気と倦怠感が強くて1週間で脱落し，5 mg/日に減量したが同様であった．そこで前回のアリピプラゾールの投与量が不適当であったと考え，X-1年9月に他剤を中止して12 mg/日から単剤投与したところ，幻聴や思考吹入，不安感，イライラ感は改善傾向となり，「今までで一番良いが，まだ眠気が残り，これでは仕事はできない」「少しめまいが出る」との評価で，閉居傾向に明らかな変化はなかった．

このためX年4月からアリピプラゾールを漸減し，ブロナンセリンを8 mg/日から追加投与した．めまいは消失，眠気は軽減し，精神病症状の再燃傾向もないため，ブロナンセリンは8 mg/日のままでX年5月には単剤化した．同年7月に6 mg/日まで減量すると，2週間後には眠気や倦怠感の訴えは消失した．

その後も病的体験の増悪もなく安定し，社会復帰への積極的姿勢が認められるようになり，X+1年1月から就労の準備のためにパソコンスクールに通えるようになっている．

II．考　察

ブロナンセリンは国内第3相臨床試験において，対照薬のリスペリドンとハロペリドールに対して非劣性を認められ，ドパミンD_2受容体とセロトニン5-HT_{2A}受容体に選択的で親和性の高い結合特性という，シンプルな薬理学的特徴を有する非定型抗精神病薬である．

また，非定型抗精神病薬が第一選択薬として使用されることが近年多くなったが，内分泌・代謝系の有害事象の出現率が高い薬剤も多く，そうした有害事象が少ない薬剤では，反応率や寛解率，再燃率の点で不満が残ることが，実際の臨床の現場では感じられていたことではないだろうか。ゆえに，ブロナンセリンが耐糖能異常や脂質代謝異常，高プロラクチン血症に関した副作用が少なく，十分にドパミンD_2受容体とセロトニン$5\text{-}HT_{2A}$受容体に対する遮断作用を有することは，治療戦略を考える上で大きな利点であると思われる。

　本症例では錐体外路症状や性機能障害，体重増加，過眠，倦怠感などの多彩な有害事象が出現しやすいという特徴が認められたが，他の非定型抗精神病薬と比較すると，ブロナンセリンの高いアドヒアランスを確認することができ，患者の社会復帰の援助に繋がった。

　眠気や倦怠感に関しては，アドレナリンα_1受容体やヒスタミンH_1受容体の影響が推測され，本例におけるそれら副作用の減少には，ドパミンD_2受容体とセロトニン$5\text{-}HT_{2A}$受容体以外の脳内受容体にほとんど影響を及ぼさないという，ブロナンセリンの特徴が影響したのではないかと考えられた。

　本症例では陰性症状によって閉居傾向が強まったわけではなく，患者はもともと就労への意欲はあったが，眠気や倦怠感のために実現できないことに苦しんでいた。ブロナンセリンに単剤化したことで有害事象が減り，社会復帰に向けた営みが促進されたと考えられた。

　一般に陰性症状や認知機能は明らかな場合を除くと評価が難しいことも多く，そうした面でのブロナンセリンの効果や作用機序については興味のあるところであり，今後も考察が必要であるが，少なくとも悪影響を及ぼすようには感じなかった。

　患者は幻覚妄想状態に対する薬物療法の反応性は良く，アリピプラゾールの投与量が不足したと思われる再燃を1回経験した他は，他の非定型抗精神病薬でも精神病症状はおおむね寛解に至らせることが可能であった。このため，陽性症状へのブロナンセリンの効果の高さまで，本例によって言及することはできないが，6 mg/日と最大用量の4分の1で維持治療が可能と思われる症例が確認できた。これは本例が自然経過のなかで，治療に必要な力価が減じていたと仮定しても，少量で奏効していると言えるだろう。

　ブロナンセリンは国内で開発された抗精神病薬であるために，利用可能なエビデンスの蓄積が乏しい。このため，第一選択薬として使用された場合や，リスペリドンやオランザピンなど，現在使用頻度の高い薬剤に治療抵抗性を示す患者での切り替えにおいて，より多くの症例を経験することで，抗幻覚妄想作用に関するブロナンセリンの特徴を議論することが必要と思われる。

　また，定型抗精神病薬はいうまでもなく，他の非定型抗精神病薬と比較した場合に，有害事象に関する優位性の議論についても同様のことが言える。実際に使用してみると，第3相臨床試験の成績よりも錐体外路症状の出現率は低いように実感され，前述したように内分泌・代謝系の副作用が少ないことから，ブロナンセリンのアドヒアランスは非常に高いように感じられた。

　そうした臨床経験の蓄積によって，患者の臨床特性に即した初期投与量や投与方法などが最適化され，従来の薬剤にはなかった恩恵が，患者まで行き届くようになることが今後の課題であると思われる。

88. ブロナンセリンでアドヒアランスが向上した1例

宮坂 義男

医療法人和心会 松南病院

はじめに

新規抗精神病薬の登場は統合失調症の治療に夜明けをもたらした。わが国でも、ブロナンセリンの登場により非定型抗精神病薬が6剤となり、統合失調症およびその近縁の精神疾患に対する薬物療法は大きく変わろうとしている。

これらの非定型抗精神病薬は定型抗精神病薬と比較して、効果不十分や残存する幻覚などの陽性症状のさらなる改善、そして無効であった症状の改善が期待できる。

そして錐体外路症状（EPS）や遅発性ジスキネジア、過鎮静、心血管系や抗コリン性の副作用を出現させにくいという特徴を有している。したがって、新薬は大きなメリットを有すると考えられる。今回、ブロナンセリンを処方した症例にて著効例を経験したので報告する。

I. 症例

【症　例】38歳、女性
【診断名】統合失調症。
【主症状】敵意、興奮、被害妄想、不安・焦燥感、不眠。
【家族歴】4人同胞の末子。遺伝不因はない。
【生活歴・現病歴】中学2年生の時に、朝起きられなくなり、近くの小児科を受診したが異常は指摘されなかった。A高校に進学し、不眠傾向となったために、親が精神科を受診するように勧めたが、本人が拒否していた。結局高校に通えなくなり、高校2年生の時にB高校定時制に転校し何とか卒業することができた。高校を卒業後、宿泊施設に就職したが、約1年後に、職場の送迎車が事故を起こし、本人は頸椎捻挫となり退職した。

20歳の時には、不眠、言動がまとまらないということでC病院精神科を両親が本人を連れて受診し、統合失調症の診断で、即日医療保護入院となった。しかし、隔離室内で暴言を吐き、隔離室から出ると無断離院し、そのまま数日で退院となった。

退院後は薬の服用を本人が嫌がり、内服はしていなかった。その結果、すぐに粗大再発状態となり、自宅で幻覚妄想状態に陥って興奮を伴い、父親がC病院に連れて行き、短期間入院するということをくり返していた。

23歳の時に、本人がC病院に行くのは嫌だと言うために、D病院を受診し自ら任意入院をした。しかし、すぐに無断で自宅に帰り、そのまま退院となり、その後治療中断していた。

X－9年8月下旬、「眠れない。イライラする。人の声が頭の中で聞こえる」などと話し、家族への暴言暴力が目立ち、X－9年10月末に母親が保健所に相談に行った。そこで、閉鎖病棟のある病院を紹介され、11月初旬に当院に医療保護入院となった。

入院時よりハロペリドール3 mg、ビペリデン2 mg/日を処方した。入院中も他の患者に対して被害関係妄想を持ち、時には興奮したり、拒絶したりすることがあり、電気けいれん療法を3ク

症　例：38歳　女性
診断名：統合失調症

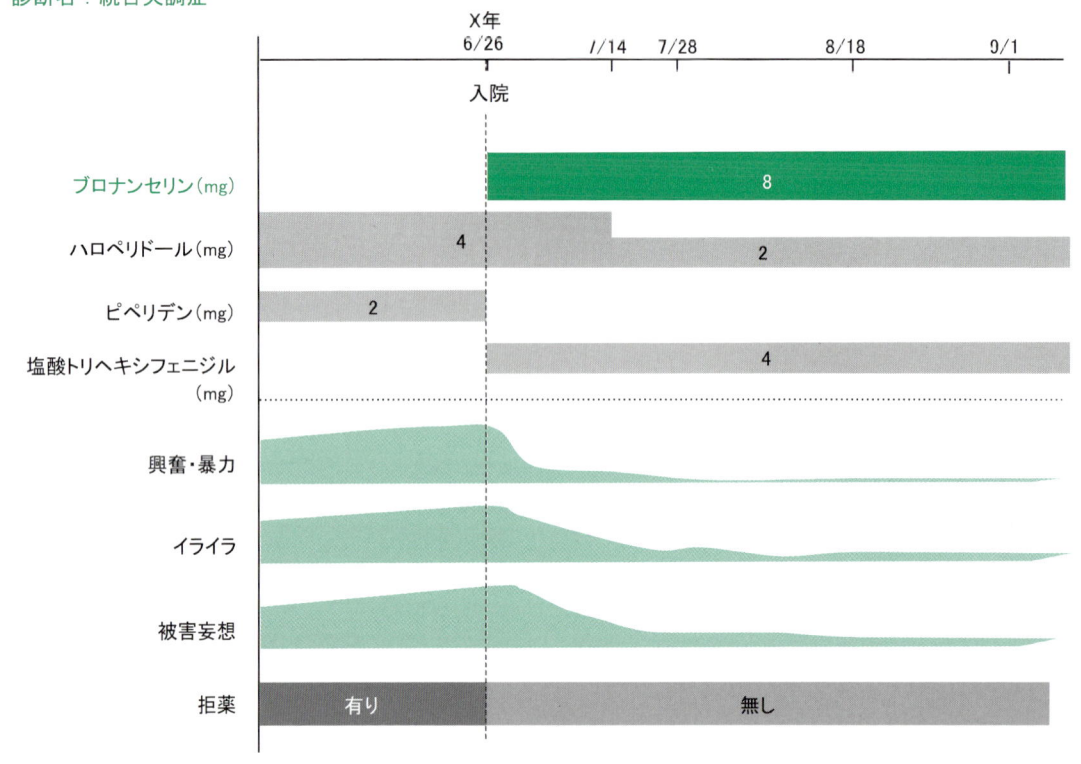

| | X年 6/26 | 7/14 | 7/28 | 8/18 | 9/1 |

ブロナンセリン(mg)：8
ハロペリドール(mg)：4 → 2
ピペリデン(mg)：2
塩酸トリヘキシフェニジル(mg)：4

興奮・暴力
イライラ
被害妄想
拒薬：有り／無し

ール行い，何とか病状が安定したので，X-8年12月末に退院した。

退院後は比較的安定した生活を送り，老人介護のボランティアなどにも参加できるようになっていた。しかし，薬に対しては「飲むと何となく重い感じがして，飲みたくない」と言っていた。徐々に内服が不規則となり，X-6年11月下旬からは急に不機嫌となり，家族に当り散らすようになった。

X-5年1月中旬に当院外来を受診した際，著しい幻覚妄想状態であり，再入院した。入院して薬を服用すると病状は程なく落ち着くものの，退院して暫くすると，自分勝手に薬を飲まなくなり，再発するということをくり返していた。

X-2年末には「薬を飲むと体がおかしくなる」と言って，薬を飲まなくなった。外来も自分から受診しようとせず，母親が薬を取りに来て，そっと食べ物に混ぜて飲ませるような状況となっていた。しかし，精神状態は徐々に悪化し，自宅で興奮して暴れ，母親や姉に対して暴言を吐き，家財道具を壊したりするようになったので，X年6月26日に当院へ医療保護入院となった。

【治療経過】今回の入院時より，ブロナンセリン8 mg，ハロペリドール4 mg，塩酸トリヘキシフェニジル4 mg/日を処方。少しフワフワした感じがあるが，薬を飲むことへの抵抗はないと言っていた。しかし，家族が面会に来ると，妄追想に絡んで家族に食ってかかることが見受けられ，幻覚妄想状態も再燃しやすい状態が続いていた。

X年7月14日よりハロペリドールを2 mg/日に減量した。7月末には患者は体がとても軽くなった感じで，薬は自分に合っていると思うと述べた。しかし，一方で家族が面会に来たときには何故入院させたと興奮して詰め寄る姿も見られ，幻覚妄想状態の頻度は相変わらず高い状態が続いていた。

8月上旬から，徐々に病棟で良い表情をするようになり，家族と電話していても穏やかに会話できるようになり，本人も「調子が良いです。薬も合っていて飲むのに抵抗がないです」と言ってい

た。

　８月のお盆に外泊をさせたが，家族と穏やかに会話ができるようになり，薬も自分から進んで飲むようになった。

　９月初旬の診察場面では「家族とはとてもうまくいっている。入院する前は，変な世界で考えてしまっていた。それが今はわかるようになってきた。リハビリして良くなれば仕事も考えるようにしたいです」と言う。

　その後，外泊をくり返し，退院後に通所する作業所の見学をし，10月8日に退院した。退院後は，薬を飲み忘れることもなく，規則正しい生活をし，作業所にも休まずに通っている。

II．ま　と　め

　ブロナンセリンはアドヒアランスが高く，拒薬が少ないのが特徴の1つである。

　ブロナンセリンは単に飲み心地が良いばかりでなく，錐体外路症状（EPS）や遅発性ジスキネジア，過鎮静，心血管系や抗コリン性の副作用を出現させにくいという特徴を有しているようである。

　今後はブロナンセリンの使用により，これまでの定型抗精神病薬では効果不十分や無効であった症状の改善，そして患者のQOLの向上や社会復帰に大きな期待を寄せている。

VII. 副作用回避

89. リスペリドンからブロナンセリンへの切り替えにてプロラクチン値が正常化した統合失調症の1例

鎌田 裕樹

医療法人社団博仁会 大江病院

I. 症　例

【症　例】35歳，女性
【診断名】統合失調症。
【家族歴】母方の従兄が統合失調症。
【既往歴】9歳のとき死んだペット（ひよこ）に頬ずりをする。母が怒ると車の前に座って「死んでやる」といった言動があったため，心配した母親に連れられ当院を受診している。その際は特に精神異常は認めないと判断され，1回のみの受診で終了した。
【現病歴】X-9年，鏡を見ながら独語や空笑がある。料理中に幻聴に聞き入り行動が止まってしまう等の症状があり，他院（精神科）を受診した。統合失調症の診断を受けフルフェナジン等の投薬を開始された。しかし症状が改善しないためX-8年に当院を受診し，任意入院となった。

初回入院時よりリスペリドンにより早期に幻聴の訴えは消失し，4週間の治療で退院となった。しかし退院後，通院・服薬は不規則となり，ほどなく幻聴の訴えが再燃した。薬物治療の必要性を説得したが，服薬すると眠くなり仕事（販売員）に支障を来すという理由で継続的な服薬ができず，症状改善に至らなかった。そのため，いくつかの薬剤を症例と話し合いながら試みた。ペロスピロン48 mg/日，オランザピン20 mg/日（いずれも最高量使用）等を使用したが，いずれも効果に乏しく，やはり眠気を訴えアドヒアランスは不良であり，状態は不変であった。オランザピンでは投与から約1年で10 kg程度の体重増加を認めた。その後症状は服薬を続ければある程度の改善を見るが，やはり中断してしまうことが多く，一進一退をくり返しながら経過していた。

X-2年8月に病状悪化し，自分の情報が外部に流れるという感覚が増悪し，また行動を命令する幻聴が強くなったため仕事が続けられなくなり，2回目の入院となった。2回目の入院期間は3ヵ月に及び，結局退院時の処方は1日あたりリスペリドン8 mg，ビペリデン2 mg/2×朝・夕，クエチアピン50 mg，フルニトラゼパム2 mg/1×就寝前，となっていた。

その後，外来通院を継続していたが，入院前と全般的な状況に著変は認めていなかった。また月経の停止を訴えたため，X年4月にプロラクチン値を測定したところ，40.0 ng/mlと高値を示していた。

そのためアドヒアランスの改善と高プロラクチン血症の改善を目的にリスペリドンからブロナンセリンに変更を試みた。まずリスペリドンを4 mg/日に半減しブロナンセリンを16 mg/日投与，その14日後，著変がないことを確認しリスペリドンを中止しブロナンセリンを24 mg/日へ増量した。そうしたところブロナンセリン増量10日後の血液検査にてプロラクチン値は19.4 ng/mlまで低下しており，ブロナンセリン投与開始57日後には月経が再来した。その後本症例ではアド

症　例：35歳　女性
診断名：統合失調症

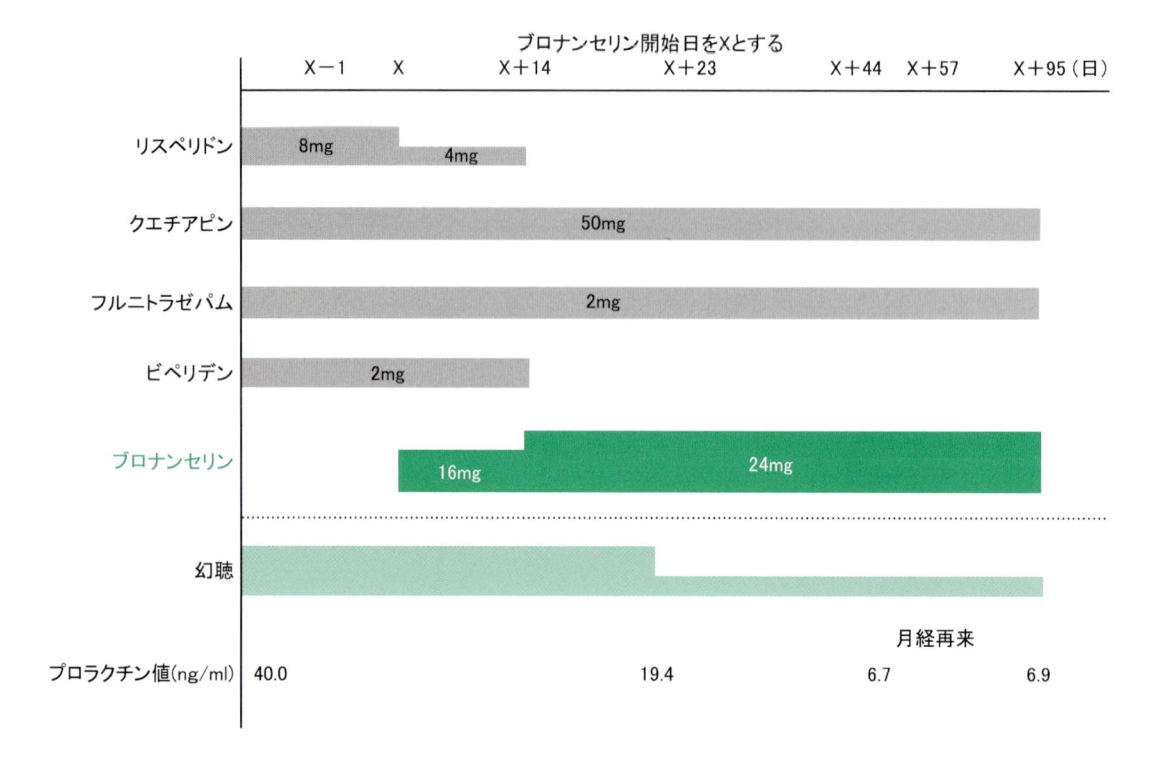

	X-1	X	X+14	X+23	X+44	X+57	X+95（日）
リスペリドン	8mg		4mg				
クエチアピン				50mg			
フルニトラゼパム				2mg			
ビペリデン	2mg						
ブロナンセリン			16mg	24mg			
幻聴							
					月経再来		
プロラクチン値(ng/ml)	40.0			19.4		6.7	6.9

ブロナンセリン開始日をXとする

ヒアランスが改善し，服薬が継続的に行われるようになっている。精神症状も改善に向かい，現在（X+95日）では幻聴は気にならなくなったと話している。

2回目の入院後就労していなかったが，精神障害者共同作業所に通院を始め「また仕事をしたい」と希望を話すようになった。処方変更後ビペリデンを中止しているが，現在までのところ錐体外路系の副作用は認めていない。また眠気の訴えも聞かれなくなった。

II. 考　察

本症例は，さまざまな第二世代抗精神病薬の副作用による服薬コンプライアンスの低下により再発をくり返していたが，ブロナンセリンを用いたところ，アドヒアランスが改善した。リスペリドンでは高プロラクチン血症のために月経停止になっていたが，ブロナンセリンの服薬により高プロラクチン血症が改善され，月経が再来している。月経異常は抗精神病薬投与を受けている統合失調症患者が嫌がる副作用の中でも上位にランキングされ，長期間の服薬忍容性が不可欠とされる統合失調症薬物治療中断の大きな要因の1つと考えられる。

高プロラクチン血症は，ドパミンD2受容体遮断薬投与により高頻度に見られる副作用である。今回，リスペリドンで出現した高プロラクチン血症がブロナンセリンへの変更により改善したのは，薬剤の脳内移行性，すなわち脂溶性の高低の違いによるものと推測される。リスペリドンにおいてはlogPが低く脳内移行性が低い点がプロラクチン値上昇の要因であるのに対して，ブロナンセリンは脂溶性がきわめて高く脳内移行性に優れている点が，プロラクチン上昇を来しづらいと推測される[2]。本症例においても薬剤の変更により月経が再開され，これによりアドヒアランスが上昇し，このことが症状安定に寄与していると考えられる。本症例は過去に各種の第二世代抗精神病薬を使用しているが，いずれもその副作用のために継続的な服薬が行われていなかったが，ブロナンセリン

に薬剤変更した後は錐体外路系や眠気等その他の副作用の訴えもなく，明らかにアドヒアランスの向上を認めている。本症例は過去の経緯からもアドヒアランスが良好であれば安定した状態が維持できると考えられ，同薬剤の使用にて今後の生活の向上が期待される。

文 献

1) 通院患者さんに対する精神科薬の効果と副作用についてのアンケート 2001 年，ぜんかれん 2003.
2) 村崎光邦，石郷岡純，久住一郎ほか：新規抗精神病薬 blonanserin への期待．2) 臨床精神薬理，11：869-889，2008.

90. ブロナンセリンにより有害事象を軽減した維持療法が可能となった統合失調症の1例

高橋 栄, 内山 真

日本大学医学部精神医学系

I. 症 例

【症 例】30歳, 女性
【診断名】妄想型統合失調症 (ICD 10：F 20.0)。
【主 訴】ときどき幻覚のようなものがある。
【家族歴および既往歴】特記すべきことなし。
【生育・生活歴】出生時に大きな問題はなかった。両親, 妹, 弟の5人で育った。現在も家族5人で暮らしている。小, 中, 高校と大きな問題はなかった。高校卒業後は定職につかずアルバイトを転々としていた。
【病前性格】特に変わったところはないが, あまり人付き合いはうまくない。友人も多い方ではない。
【現病歴】X-4年から交際している男性がいる。X-1年7月,「交際相手の父親に殺される」といった被害妄想が出現した。また, 彼の父親の声で,「しびれ薬を入れて殺す」といった幻聴も現れた。しかし, 家族によれば, 9月からは幻覚・妄想をうかがわせるような言動は目立たなくなったとのことであった。

交際相手とは4年間交際していたが, 仕事もせず遊んでいるような人物であった。そのため, 12月に両親が交際をやめるように説得した。患者としては交際を続けたかったが, 親に強く勧められたため, X年1月下旬に患者の方から交際をやめるよう彼に告げた。その後,「彼の妹の主人が暴力団員で, 家のまわりに来て脅かそうとしている」,「家族が殺されてしまう」といった被害妄想,「家の二階で暴力団の声がする」といった幻聴が再び出現した。不穏な状態となり家を飛び出そうとすることもあった。その後も同じ状態が続くため, X年1月26日に当院・当科を初診した。

【初診時所見・診断・治療方針】初診時, 被害妄想, 幻聴がみられた。緊張が高く, 内的な不穏がうかがえた。食欲は正常であったが, 不眠がみられた。薬物やアルコールの乱用はなかった。

被害的な内容の妄想や幻聴の存在が明らかであり, 妄想型の統合失調症と診断した。幻覚・妄想に対し抗精神病薬の投与による治療を計画した。同伴した家族によれば, 自宅で保護できる程度の病状であるとのことで, 外来通院での加療を続けることにした。両親および患者に, 服薬継続の重要性, 錐体外路症状などの副作用を十分に説明した。

【治療経過】初診時, 幻覚・妄想に対してリスペリドンの投与を開始した。錐体外路症状の出現を予防するため, リスペリドン2 mgから開始した。1週間後に4 mg, 2週間後に6 mg投与し経過をみた。その後, 幻覚・妄想は軽快した。しかし, 2月下旬の診察時にアカシジアを訴えたため, ビペリデン3 mgを追加した。3月初旬の来院時には, ほとんど幻覚・妄想はみられなくなっていた。4月中旬の時点で, 幻覚・妄想は消失した状態と判断できた。その後, アカシジアもみられなくなったため, 6月末にはビペリデンを中止した。

症　例：30歳　女性
診断名：妄想型統合失調症（ICD10：F20.0）

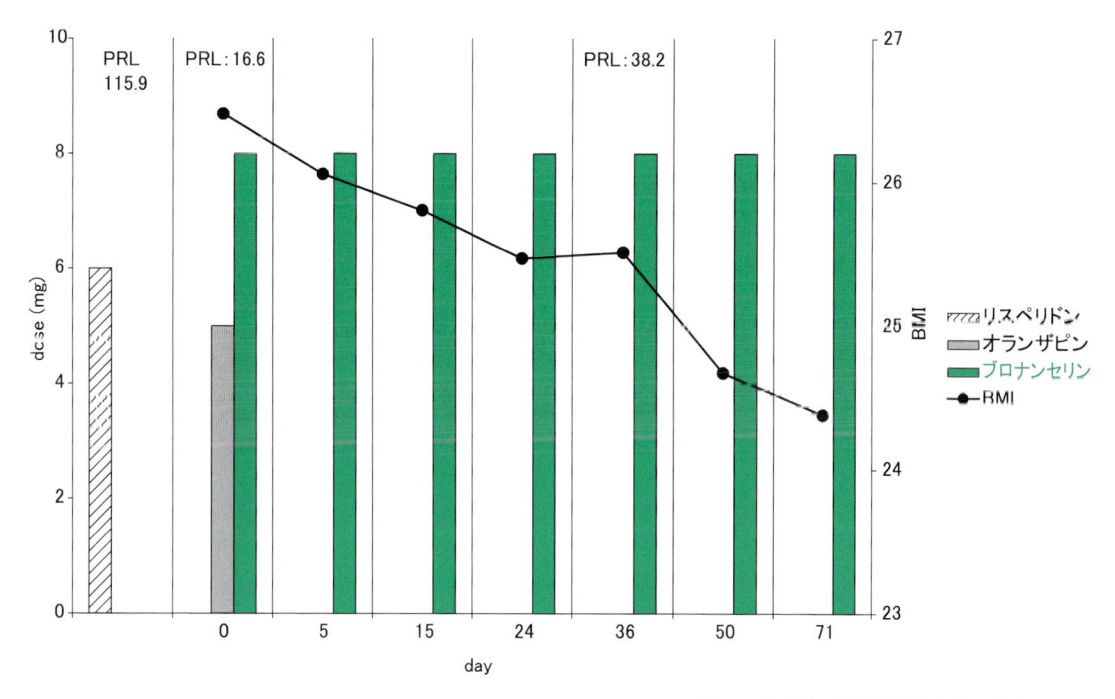

縦主軸（左側）は抗精神病薬の服薬量，縦第2軸（右側）はBMIを示している．横軸はブロナンセリン投与後の日数を表している（0日にブロナンセリンの投与を開始しオランザピンから切り替えた）．よって，横軸の36の列を見ると，ブロナンセリン投与開始後36日の時点で，ブロナンセリン：8 mg，BMI：25.5，PRL：38.2 ng/ml であることがわかる．リスペリドンに関しては，オランザピンに切り替える前にPRLを測定した際の量を示してある．

経過は良好であったが，6月末に無月経の訴えがあった．プロラクチンを測定したところ115.9 ng/mlと高値を示した．そのため，リスペリドンをオランザピンに変更した．リスペリドンを漸減し，オランザピンを漸増した．その結果，7月中旬にはリスペリドンを中止し，処方内容をオランザピン10 mgとした．

7月下旬，プロラクチンを測定したところ，16.6 ng/ml と正常範囲内に回復していた．10月には月経が再開した．

その後，12月からアルバイトもできるようになり，経過は良好であった．しかし，オランザピンを投与している経過のなかで体重増加がみられた（経過中，最も増加した時は5 kg増加し65 kgとなった）．そのため，X＋3年9月にオランザピン5 mgを中止し，ブロナンセリン8 mgに切り替えた．

その後も経過は良好で，月経も順調（X＋3年10下旬のプロラクチンの値は38.2 ng/ml），X＋3年12月2日の時点で体重も58 kgに戻った．

II．考　察

妄想型の統合失調症と診断した患者である．幻覚・妄想に対してリスペリドンが効果的であった．しかし，リスペリドンで高プロラクチン血症，無月経となってしまったためオランザピンに変更したところ，高プロラクチン血症，無月経は消失したが体重が増加してしまった．そのため，ブロナンセリンに変更したところ，精神的に安定したままで，体重も減り月経も順調であった．

経過図にブロナンセリンに変更した後の処方，Body Mass Index（BMI），プロラクチン

(PRL)の値を示す。図からわかるように，リスペリドン服薬時にはプロラクチンは高値を示したが，ブロナンセリン服用時は正常に近い値であった。また，オランザピン服用時にみられた体重増加も，ブロナンセリン服用時には軽快した。

　非定型抗精神病薬の使用により錐体外路系の副作用は軽減した。しかし，体重増加，高プロラクチン血症の問題は残存し，糖・脂質代謝異常も大きな問題となってきた。現在，非定型抗精神病薬の使用・選択にあたっては安全性（safety）が重要視されている。すなわち，有効性（efficacy）だけではなく有害事象（adverse event）にも注目し治療薬を選択していく。これにより，患者のactivities of daily living（ADL）を向上させ，quality of life（QOL）を保持したままの治療が可能になる。本症例は，ブロナンセリンにより体重増加や月経不順といった有害作用を軽減し，患者のQOLを保ったままの維持療法が可能となった症例と思われた。

91. 急性増悪症状とビペリデン依存が改善した症例

島田　栄子

神奈川県立精神医療センター　芹香病院

I. 症　例

【症　例】36歳, 女性
【診断名】統合失調症。
【家族歴】母はうつ病にて通院歴あり。母方の従兄弟が統合失調症で通院中。母方祖母は認知症。
【生活歴】同胞2人中第2子, 姉は結婚し, 家を出ている。現在, 母方祖母と父母の4人暮らし。
【病前性格】神経質, 頑固な性格。
【現病歴】中学生頃より,「目が三日月のよう」と言われたのを気にしていた。高校卒業後, 英語専門学校へ行き, ガラス会社で事務職に就くも,「目が変だ」と皆が見ているようで気になり, 自ら精神科クリニックを受診したが, すぐに自己中止した。会社も辞め, 美容外科で二重瞼の手術をした後は一時的に気にならなくなり, レジャー会社の事務職に就いた。次に, 鼻が気になり, 別の外科にて手術したが気にいらず, 何度も苦情の電話をかけた。自殺念慮が著しく, ウイスキーボトルを一気飲みし, 暴れるなどがみられ, K病院精神科外来受診したが, 落ち着かず, Y-12年, 約50日間当院に医療保護入院した。その後外来継続になったが, すぐに不安定となった。

Y-9年5月頃より水商売勤めを始めるも, 妊娠中絶を契機に不安定となり外来通院を再開したが, 男性との別れ話が出て不安定になり, 同年9月当院に医療保護入院となった（以来, 筆者が主治医）。

タバコ要求や焦燥感が著しく, 面会時も家族への暴言や他患のおやつの盗食をくり返し, 離院しようとした。「目鼻が醜い, 整形をやり直す」と訴え, 何度も鏡を見ていたが, 少し落ち着きを見せたため, Y-8年1月, リスペリドンを投与し生活教室（週1回）へ通所を開始した。その後眼球上転が時々出現し, ビペリデン（1mg）経口薬で対応した。その後作業所へも通所となり, Y-8年3月退院した。

その後, 鏡を見て「目が変だ」という妄想様の言辞と「目がつりあがるという症状（眼球上転）」が混在して, 外来でもビペリデン錠剤の処方をしつこく要求した。「飲むと気持ちが良くなり治まる」などと述べていた。用法を何度も注意し, 最小限で処方したが, 夜間や休日なども, 来院していた。その後は, 自宅で閉じこもり1日中タバコを吸ってすごしたり, 作業所も見つけて通所するが長続きせず, やはり時々ビペリデンの処方を要求した。

Y 2年, ある男性患者と親しくなったが, すぐに不安定になり「目が変だ, 皆が見ている」と訴えることも多くなったため, 切り替え方に注意して, 他の非定型抗精神病薬への切り替え調整をしようとすると, すぐに「調子が悪くなった」と言い, 執拗に切り替え中止を要求した。その後, その男性と同居しはじめたがうまくいかずに苛々していた頃, 別の男性友人と電話でのやり取り中に, 男性の機嫌を損ね, 怒鳴られ,「殺してやる」

症　例：36歳　女性
診断名：統合失調症

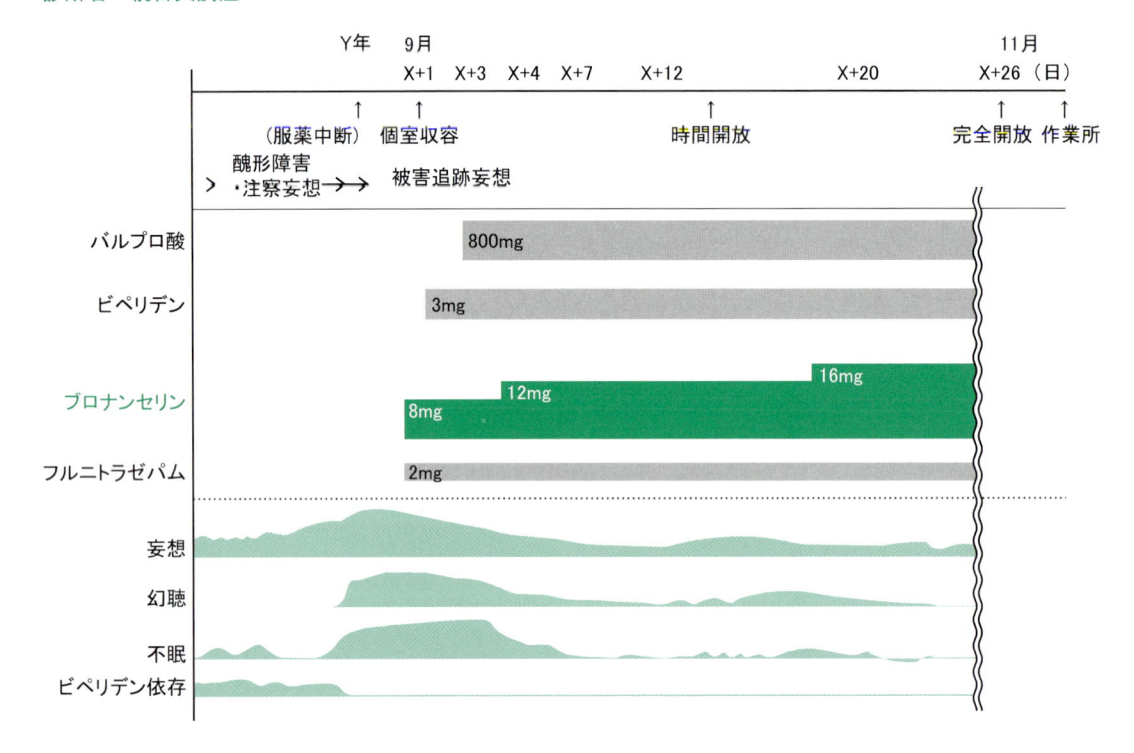

と言われ恐怖感を感じるようになった．以降，2週間ほど，服薬中断したまま，夜間も逃げ回り，「その男性が包丁もって狙っている，怖い，避難させてほしい」と，Y年9月X日自ら入院を希望し，父親と来院し，安静のため行動制限を要したため，医療保護入院となった．

【入院時現症】「怖い，包丁で狙われる」と，被害追跡妄想，幻聴，不眠，不食．

【入院後経過】入院時は，個室内で徘徊が続き物音に敏感で，外部からのバイクの音なども「狙われている」などの言辞があり，夜は眠ろうとせず，窓の外をうかがっていた．食欲もなく，菓子ばかり食べ栄養は不良であった．服薬は中断されていたため，ブロナンセリン8 mg（朝4 mg，寝前4 mg）投与とし，眠剤はフルニトラゼパム2 mgとした．

X+1日よりアカシジア様の訴えが出現した．しばらく様子をみたが，治まらないので，ビペリデン3 mgを追加投与した．X+3日，ドア蹴りなど興奮が著しく，感情調整剤としてバルプロ酸800 mgを追加した．

X+4日，睡眠は，かなり改善した．幻聴はまだあるとい言い，涙を流し「彼氏からも殺される」と訴え，不食も続くため，栄養缶で補った．

X+5日，「父母が狙われている」と，消灯後もドアの外の様子をうかがっていた．ブロナンセリン12 mg（朝4 mg，寝前8 mg）に増量したところ，X+7日には落ち着き，幻聴も気にならないと訴え，夜間も睡眠が良好になった．

X+12日には，表情もやわらぎ，付き添い散歩が可能となった．その後，開放時間を延長していったところ，「女性患者数人から狙われる，個室のドアを閉めてほしい」と訴えた．X+2日以降，特にビペリデン要求となるようなアカシジア，眼球上転の症状も認めなかったため，X+20日，ブロナンセリン16 mg（朝8 mg，寝前8 mg）へ増量した．X+26日，言動がやや稚戯的であるが，笑顔が出てきた．その後，完全に個室を開放し，これまで通っていた作業所をまず1日から通所開始となった．現在，被害追跡妄想の言辞は

表1 代謝系データと血中プロラフチン濃度の経過

	正常範囲	Y年9月	Y年10月	Y年12月	Y+1年2月
総コレステロール（mg/dl）	150-219	135	139	148	127
中性脂肪（mg/dl）	35-149	92	95	75	39
空腹時血糖（mg/dl）	60-109	93	79	81	92
血中プロラクチン(ng/ml)	3.5-32.7	7.4			14.3
体重（kg）		47.5	46.8	46.5	46.5

なく，外来通院時に著しかったビペリデンの頓用要求もなくなり，作業所にも週3回通所し，SSTも参加できている。今後は，外泊をし，自宅より作業所通所をくり返し，経過が良好であれば退院の予定である。

【服薬中断直前の処方】
①リスペリドン（2）3T　2-1，ビペリデン（1）2T，バルプロ酸（200）4T　分2朝，夕
②ニトラゼパム（10）1T，バルプロ酸（200）1T，プルゼニド（12）1T　寝る前
③ビペリデン（1）1T　1日3回まで頓用

【現在の処方】
①ブロナンセリン（4）2T，ビペリデン（1）2T，クロナゼパム（2）3T　分2朝，夕
②フルニトラゼパム（1）2T，ブロナンセリン（4）2T，ビペリデン（1）1T，プルゼニド（12）2T　寝る前

Ⅱ．考察

当初は身体醜形障害の醜貌恐怖様の訴えが，次第に長期に及び，最近は被害追跡妄想や幻聴など，統合失調症状の中核症状を呈してきた。発病して約20年は，鏡を何度も見るなどの強迫確認や「目つきが変だ」という強固な妄想や注察妄想がみられた。抗精神病薬投与による錐体外路症状のため，ビペリデン依存を併発した症例である。喫煙量も多く（1日30本），ビペリデンはタバコを吸った時の感じと同じようだと訴え，精神依存の要素も大きく，ぼんやりさせ，抑うつ感や焦燥感の軽減などを求めていたようである。

今回の入院を契機に，ブロナンセリンへの薬剤の変更もスムースにでき，これまでのように処方変更を中止させる要求はなく，一度アカシジア様の訴えでビペリデンを投与されたが，この後，追加増量となるような頓用としての要求もなくなり，今後ビペリデン減量の可能性も出てきた。

ブロナンセリン投与により，投与7日目頃には幻聴が気にならなくなり，行動制限を解除するにつれ被害追跡妄想が一時的に悪化するも，ブロナンセリンの増量で治まっていったように，比較的早期に陽性症状が改善し，錐体外路症状もアカシジアのみで軽度であり，ビペリデンの投与で改善できた。

現在，投与約5ヵ月後であるが，以前のようなビペリデン依存を認めていないことが，この症例にとっては，大変有益であったといえる。また，その後も「早く自立したい」と作業所への通所再開や，新たにSST導入を容易にさせ，徐々に現実的な考えを認めてきたことは，ブロナンセリン投与による薬物療法と，リハビリテーション治療が相補的な働きを示していったといえる。

また，食欲が改善し入院食を摂れてからも，表1のように，現在も，体重が増加せず，安定しており，代謝系データや血中PRL値も正常範囲で変化し，月経不順もないことは，QOLの点からも，美容を気にするこの症例には好ましい薬剤である。今回，これまで何度もみられた，薬剤の切り替えの中止を求める訴えが全くなく，拒薬もみられなかった点でも，自覚的にも飲み心地は悪くなかったのではないかと考える。

Ⅲ．まとめ

入院を契機に，ブロナンセリンを選択したこと

で容易に薬剤が切り替えられ，作業所通所やSSTの導入ができた。また，中断前薬のリスペリドンよりも錐体外路症状は軽度であり，ビペリデン依存が改善する契機ともなった。

　以上，ブロナンセリンは，統合失調症のリハビリテーションの導入をスムースにするような，陰性症状や認知機能の改善を期待できる上に，副作用も軽度で少なく，急性増悪症状にも十分効果的である薬剤である。

92. ブロナンセリンへの切り替えにより 著明な体重増加と脂質異常を改善できた統合失調症の1例

五十嵐 潤

医療法人財団兵庫錦秀会　神出病院精神科

I. 症 例

【症 例】38歳，男性
【既往歴】特記事項なし。
【家族歴】特記事項なし。
【生活歴】3人同胞中第1子。高校卒業後，いくつかの会社で事務職に従事していた。結婚歴なし。
【現病歴】X-10年12月（28歳時），被害的内容の幻聴，被害妄想から職場で興奮状態となり警察に保護され，A精神科病院受診し，「統合失調症」の診断にて入院となった（X-10年12月〜X-8年10月）。

A精神科病院退院後，X-9年10月〜X-8年3月，X-8年3月〜X-5年4月，X-1年3月〜X-1年4月の3回当院へ入院歴がある。3回目の当院退院後，当院外来へ通院していた。外来での薬物治療はリスペリドン6 mg/日を中心とした処方であった。しかし勃起障害を訴え，服薬を守れないことが多かった。X-1年7月測定の血清プロラクチン値は38.36 ng/mlと高値を示していた。

その後，幻聴，妄想が活発となり当院へ4回目の入院となった（X-1年10月〜X年1月）。その入院中の薬物療法は，アドヒアランスの改善と高プロラクチン血症の改善を目的に，それまで投与されていたリスペリドンからオランザピン20 mg/日を中心とした処方へ変更した。その入院中のX-1年12月に測定したプロラクチン値は11.85 ng/mlと正常化していた。しかし，食欲亢進が強く間食のとり過ぎが目立つようになり，入院前60 kg前後であった体重が退院時には65 kgまで増加していた。

4回目の当院退院後はBクリニックへ外来通院を続けていた。X年7月より「部屋には盗聴器がしかけられている。アホや言うてる」と家族に話すなど，幻聴が活発となり，被害関係妄想を認め，夜間不眠がちとなった。家族に対して易刺激的となり暴言が目立つため，X年7月家族に連れられ当院を受診し，医療保護入院となった。

【治療経過】入院時には被害的内容の幻聴，被害関係妄想などの精神症状が強く，体重が78 kg（BMI 28.7）と著しい増加を示し，血液検査にて中性脂肪385 mg/dl，総コレステロール280 mg/dlなど脂質関連の異常値を認めた。体重増加および検査上の異常値がオランザピン投与に関連している可能性を考え，前医で処方されていたオランザピンを20 mg/日から5 mg/日へ減量し，ブロナンセリンを16 mg/日による薬物療法を開始した。

入院当初は病棟内でも落ち着きがなく，スタッフとの係わりや服薬に対して拒否的であったが，次第に落ち着いていった。入院3週間後には「嫌な声は聞こえへんわ」と笑顔で話すなど幻聴，妄想はほとんど消失した。

その後，オランザピンを2.5 mg/日まで減量し，入院8週間後には中止としたが，精神症状の

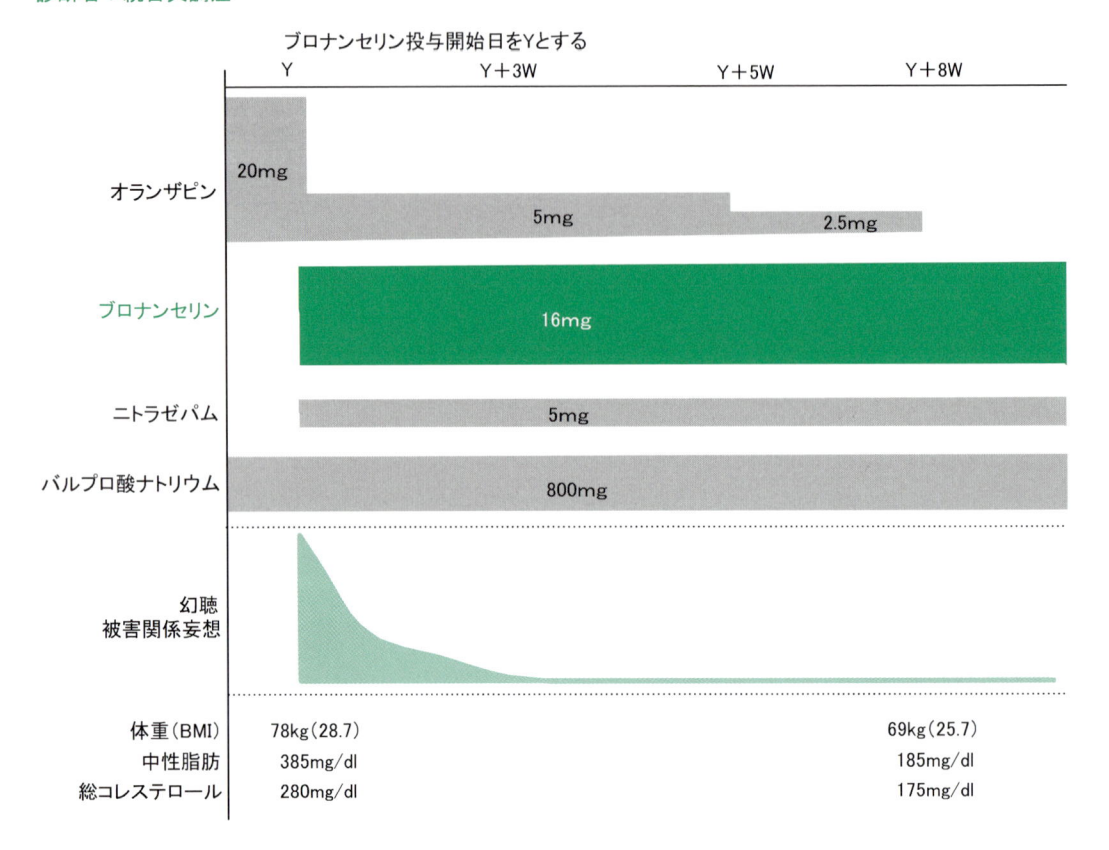

症　例：38歳　男性
診断名：統合失調症

	Y	Y＋3W	Y＋5W	Y＋8W
オランザピン	20mg	5mg	2.5mg	
ブロナンセリン		16mg		
ニトラゼパム		5mg		
バルプロ酸ナトリウム		800mg		
幻聴・被害関係妄想				
体重（BMI）	78kg(28.7)			69kg(25.7)
中性脂肪	385mg/dl			185mg/dl
総コレステロール	280mg/dl			175mg/dl

ブロナンセリン投与開始日をYとする

悪化をきたすことなく体重は減少し，前回入院時にみられた間食の食べ過ぎも認めなかった。また，血液検査にても異常値が改善傾向を示している。その後，入院形態を任意入院へ切り替えて入院を継続し，退院へ向けての疾病教育，食事指導等を続けているが，症状の再燃なく経過している。

II．考　察

近年，第二世代抗精神病薬は統合失調症の薬物療法の主流となっている。しかし，従来の抗精神病薬と比較して，錐体外路症状などの有害事象は少ないものの，体重増加や糖・脂質代謝異常を引き起こす危険性[3]があり，臨床的に問題となることも決して少なくない。今回の症例は，第二世代抗精神病薬であるオランザピン投与中に，著明な体重増加と脂質異常をきたしたが，入院を契機にブロナンセリンへの切り替えを試みたところ，精神症状とともに，著明な体重増加と脂質異常を改善することができたケースについての報告である。

第二世代抗精神病薬により体重増加が起こる機序は，現在のところ十分には明らかにされていない。しかし，オランザピンにおいては，H1受容体，5-HT$_{2C}$受容体拮抗作用が体重増加のリスクと相関性が高い[3,4]と考えられており，ブロナンセリンは両受容体への親和性が低い[1]ことから，オランザピンと比して代謝系へ影響を及ぼす可能性の低いことが薬理学的に推察されている。

また，今回の入院中，以前リスペリドンを内服していた時にみられた勃起障害の訴えが全くなかったことも注目に値する。勃起障害の原因となる高プロラクチン血症は，ドパミンD2受容体遮断薬投与により高頻度にみられる副作用である。ブロナンセリンは，リスペリドンと同じくドパミンD2受容体親和性の高い薬剤であるが，リスペリドンにおいては脳内移行性が低いことがプロラクチン値を上昇させる大きな要因であるのに対し，

ブロナンセリンは脂溶性がきわめて高く脳内移行性に優れているためにプロラクチン値を上昇させにくい[2]のだと推測されている。

それに加えて，今回の症例は，ブロナンセリン投与後，過鎮静，眠気，錐体外路症状等の副作用も認められず，また認知機能が悪化したという印象も全くなかったことを特記しておくべきであろう。16 mg/日の投与量では抗パーキンソン薬は全く必要がなく，しかも十分な抗精神病作用が得られたことを含めて，ブロナンセリンの治療効果の高さとともに副作用の少なさが実感された症例である。

このような副作用の少なさのためか，今回はアドヒアランスが高く，服薬拒否がなかったことも特筆に価するものと思われる。

ブロナンセリンの評価の確立のためには，今後のさらなる症例の蓄積が必要であることは否めない。しかし，今回のケースのように，代謝異常やそれに基づく肥満，体重増加，あるいは性機能障害などの第二世代抗精神病薬の副作用，または従来の抗精神病薬の副作用である錐体外路症状等に苦しむ統合失調症患者に対して，ブロナンセリンは，積極的に切り替えを試みるべき薬剤の1つとして考えられて然るべきであろう。

文　献

1) 村崎光邦：ドパミン・セロトニン拮抗薬―新規統合失調症治療薬 blonanserin の受容体結合特性―．臨床精神薬理，11：845-854, 2008.
2) 村崎光邦，石郷岡純，久住一郎他：新規抗精神病薬 Blonanserin への期待（座談会）．臨床精神薬理，11：869-889, 2008.
3) Newcomer, J. W., Haupt, D. W. : The metabolic effects of antipsychotic medications. Can. J. Psychiatry, 51：480-491, 2006.
4) Tecott, L. H., Sun, L. M., Akana, S. F. et al. : Eating disorder and epilepsy in mice lacking 5-HT$_{2c}$ serotonin receptors, Nature, 374：542-546, 1995.

Ⅶ. 副作用回避

93. ブロナンセリン投与で奇妙な歩き方が改善した症例

鬼頭　あつ志

医療法人東峰会　関西青少年サナトリューム

Ⅰ. 症　例

【症　例】37歳, 女性
【診断名】破瓜型統合失調症, 軽度精神遅滞。
【既往歴】特記すべきことなし。
【生活歴・家族歴】一人っ子, 4歳のとき母が死に, 未治療の統合失調症の父に育てられた。発育, 言葉も遅かった。小学校4年生の頃からいじめられたという。中学校よりは不登校となった。通信制高校に入学するが卒業できず, 在宅ですごしていた。知的な能力というよりは特異な生育環境のため, 対人関係維持能力の獲得ができておらず, 異分子として集団から排除されたか, 本人がまったくなじめなかったのではないかと推測される。父は定年まで製造業の設計課に勤務していたが, 就職した当時「上司に喫茶店に連れて行ってもらったときに, おしぼりを食べ物だと思って口にいれてしまったことがあった」と語っていた。また「この子は『声が聞こえる』と言って騒ぐけれど, 自分も声はずっと聞こえている。それくらいのことで病気扱いするのはおかしいと思う。みんなそれくらいのことは我慢してるのに」「前回入院したときは薬を飲まされておとなしくはなったが1日に10キロほども歩けなくなるほど元気がなくなってしまったから, 薬はなしで治療して欲しい」と当院初診時に語っていた。
【現病歴】X-18年に「言いがかりをつけられた相手に警察をよばれたためにA病院に2週間入院した」というが, それが明確な幻覚, 妄想状態の発症であったと考えられる以外は詳細不明。

X-12年, 阪神淡路大震災が発生した。患者宅は大きな被害はなかったが, 父は会社に泊まりこんで仕事をしたと言い, 当時は患者が一人暮らしを何とかできる機能レベルにあったと推測される。

X-13年にはテレビで見た有名な震災ボランティアのリーダーに妄想的な内容の電話を頻繁にかけたり, 実際に訪ねて行って長々とまとまらぬ訴えをしたりすることが重なった（内容は『家に法事に来る坊さんが好き』『西太后が自分の前世である』等々, 幻聴の内容に関すること）ため, ボランティアが困り果てて当院に紹介してきた。

当時2回, 延べ1年間入院し, 病状そのものよりも, 得意な環境で生育したために獲得できていなかった生活技能の教育, すなわち下着をつける, 入浴するなどの基本的な生活習慣から教育を行った。

退院後は父と一緒に一種独特で奇妙な生活様式を続けていたが, 父の無理解のため, 服薬もできていなかった。X-10年8月からは当院通院中の男性患者A氏と通院時に知り合い, 父の元から離れて, 共同生活を始めた。2人で連れ立って当院デイケアに参加する毎日を送っていた。

X-3年3月, 父が脳梗塞で急死し, 遺産を相続した。以後は当院担当ソーシャルワーカーの援助で成年後見制度を利用し, 司法書士の補佐を受けている。そもそも衣服を整える, 食事をする, 環境を整えるなどの能力を著しく欠き, 確かに日常生活もやっとの様子ではあった。それでも, 訪

症　例：37歳　女性
診断名：破瓜型統合失調症　軽度精神遅滞

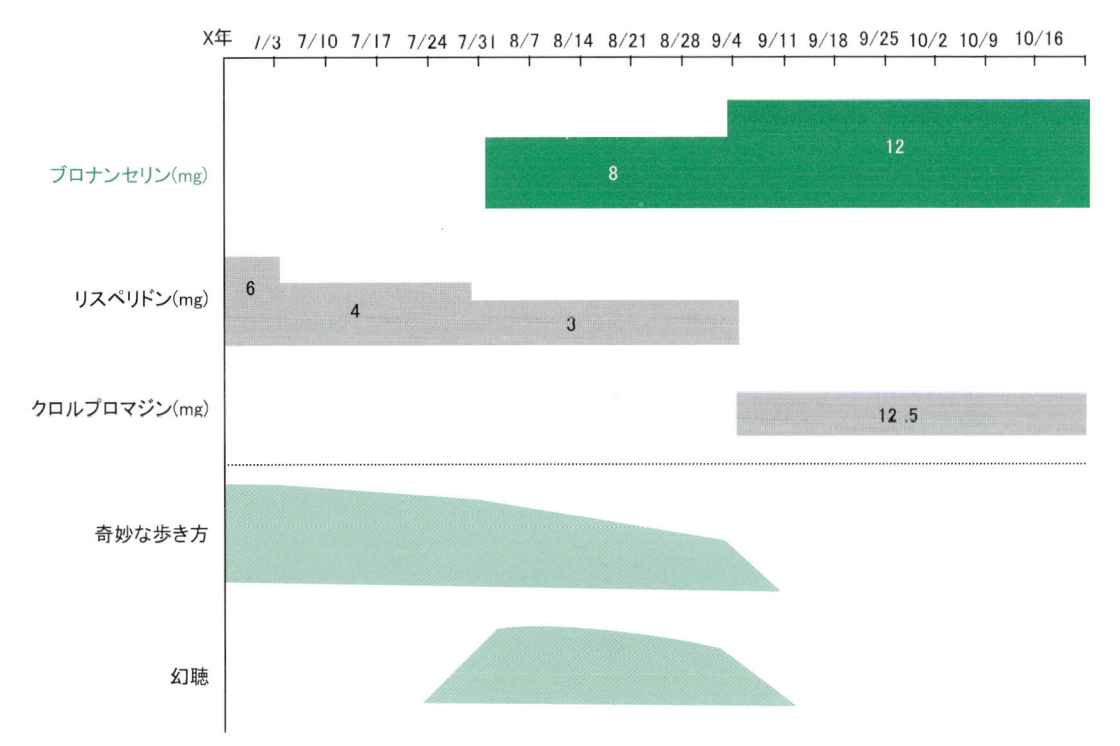

	X年 1/3	7/10	7/17	7/24	7/31	8/7	8/14	8/21	8/28	9/4	9/11	9/18	9/25	10/2	10/9	10/16

ブロナンセリン(mg)　8　12
リスペリドン(mg)　6　4　3
クロルプロマジン(mg)　12.5
奇妙な歩き方
幻聴

問看護師やソーシャルワーカーの訪問指導を受けつつ，家事をこなす努力をしてはいたが，手に余る様子がありありと見て取れた。

　訪問看護師，ソーシャルワーカー，デイケアで知り合った患者などに毎日，何度も電話で家事やその他の些細なことに関しても助言を求めていた。X-3年8月に入って，「生活に疲れた」「一生入院したい」という訴えをくり返し入院を希望し続けたため，同居のA氏も根負けして入院となった。

　入院当初は「このまま一生入院できますか」などと言っていたが，数日のうちに退院希望が果てしなくくり返されるようになった。本来生保受給者のA氏との同居は法的に問題があることもあって，本人に考えさせるべく指導しようとしたが全く理解できず，休養と生活の建て直しという目的も果たせず，退院となった。

　その後も周囲の人に依存しつつ生活していたが，「生活に疲れた」「先の人生が不安だ」などとくり返し訴え，入院を希望した。X-1年12月4日，デイケアで突然半裸になるなど，入院を要求しての行動がエスカレートし，やむなく入院させた。たった1日で退院要求に転じ，それを1日に何十回もくり返すという，拷問同然の診察場面が続いた。反省すべき点と改めるべき行動，獲得すべき生活技能の作業療法での習得計画などをこちらもくり返し伝えたが，「退院したい」の一点張りで，話は発展せず，外泊を試み，退院とした。

　経過中症状的には，強迫症状と陰性症状が中心で，初回入院時のような幻聴などはみられなかった。投薬はリスペリドン6 mg/日を使用し，ほぼ変更はなかった。

【治療経過】退院後も同じような訴えがくり返されて，周囲の患者やデイケアスタッフを疲弊させていたが，あるときふと筆者が気がつくと，右手を握ってややひねったようにし，右足を引きずって歩いていた。はじめのうちは片側性なので「変なクセ」だと思っていたが，ひょっとすると筋強剛が筋肉量の違いで利き腕，足側に顕著に出現し

ているのかもしれない，リスペリドンによる錐体外路症状（EPS）ではないかと考え，投薬変更を試みた．

陽性症状は顕在化していなかったので，まずリスペリドンを 6 mg から 4 mg まで減量したが，「道を歩いていると人が『アホ』と言う」「いらいらして誰かを殴りたくなる」と言い始め，陽性症状が悪化し，初発時のエピソードの二の舞となりそうな様子を示したので，主剤をブロナンセリンに置換することを考えた．同居しているＡ氏同席の元に変薬を提案すると，父の影響か「ぼけてしまう」「動かれなくなる」と難色を示したが，ブロナンセリンの有用性と，予測されるメリットを辛抱強く説明し，理解を求めた．もしも副作用が出ても可逆的であること，すぐに対応することを約束し，やっと本人とＡ氏の理解を得た．

ブロナンセリン 12 mg/日により幻聴は消退し，リスペリドン 3 mg，ついで 0 mg としても症状は悪化しなかった．変な歩き方が改善し，手も普通のポジションに戻った．靴の片減りもなくなるし，それまで時折つまずいて転倒しかけていたと言うが，それもなくなった．

経過中，重篤ではなかったが，睡眠時間が減少し，同居男性との生活時間が合わないことを苦痛として訴えたが，クロルプロマジン 12.5 mg 追加で睡眠は改善，元の睡眠，覚醒リズムに復帰した．身長 152 cm で体重 62 kg と肥満であったが，徐々に体重は減少しつつある．口渇と多飲傾向も認めたが，ブロナンセリンに置換後は改善した．攻撃的な発言や焦燥感の悪化も見られていない．入院は相変わらず要求するが焦燥感を欠いているためか，余裕があり，笑顔交じりに口にする程度である．服用感は良いようで，変薬の要求はない．

II. 考 察

ブロナンセリンは副作用出現頻度が低く，治療効果に比して EPS などの出現は少ないため，有用であると感じた．抗パーキンソン薬の併用はまったく不要であった．抗コリン作用も少なく，口渇と多飲傾向があったが，改善した．食欲増加，体重増加は見られない．そればかりか，いくらか減量し，さらに体重は減少しつつある．BMI も正常範囲に収まろうとしている．

ブロナンセリンは陽性症状に対して十分な作用を有し，その作用を介して情動の安定作用を示した．焦燥感を和らげ，感情の表出も自然になり，なにより薬物的治療方針の変更に際して本人，同居のＡ氏も交えての話し合いを持ったことで，治療に対する主体性が芽生えたことで，自分の処方は自分が決定したという意識を持てたようである．アドヒアランスの観点からも，投薬変更の過程，結果ともに有意義であったと考える．

94. ブロナンセリンにより，逆行性射精が回復し，精神症状の回復も維持された1例

来住 由樹，竹中 央

岡山県精神科医療センター

I. 症 例

【症　例】20歳台，男性
【診断名】妄想型統合失調症。
【家族歴】特記事項なし。
【既往歴】特記事項なし。
【現病歴】大学1年生（20歳）に発病し精神科を初診する。「集団でストーカーされる」，「近隣から嫌がらせを受ける」などの幻覚妄想状態があった。治療導入はスムーズであったが，病識が獲得しがたく，アドヒアランスが維持されず，大学時代に再燃をくり返し，7年間かけて卒業した。しかし就労には至らず，自宅で閉居がちの生活を送っていた。

当院には発病後8年を経て初診し，それまでに数ヵ所の病院や診療所に通院していた。その間の主剤はリスペリドンであり，症状は軽快するものの，体重増加，呂律のまわりにくさ，手の振るえなどを訴え，減薬や処方変更を希望し，そのたびに異常体験が再燃していた。そのためアリピプラゾールの追加処方を受け，異常体験が悪化したため初診した。当時の処方はリスペリドン4 mg/日，アリピプラゾール12 mg/日であった。

【治療経過】X-2年頃からアリピプラゾールを主剤とし治療を行い，24 mg/日にて維持していたが，被害的な内容の幻聴と被害関係妄想を中心とした異常体験が持続したため，再度リスペリドン6 mg/日に変更した。その後異常体験は，ほぼ消退し，デイケア利用を行い，生活能力も向上し，安定した生活となっていた。

しかし徐々に，「頭がボーッとする」，「字が書きにくい」，「射精しない」，「体重が増える」などの訴えが目立ちはじめ，本人は，日常生活を苦痛に感じ，リスペリドンを自己調整し減薬していた。その後，当院に対する関係妄想が生じ，X-7月に転医した。しかし病状は回復せず，5ヵ月後に，当院へ再度受診した。当時の処方薬はリスペリドン6 mg/日，アリピプラゾール24 mg/日であった。

転医時，幻聴と被害関係妄想とが活発であり，アリピプラゾールを漸減・中止するとともに，主剤をリスペリドン6 mg/日とした。服薬が安定すると異常体験は減少し情動も安定していった。しかし体重増加と特に「射精感はあるが精液が出ない」との訴えが強く，射精障害（逆行性射精）の改善を患者より強く求められた。そこでX月ブロナンセリンへの主剤変更目的でブロナンセリン8 mg/日，リスペリドン4 mg/日とした。当時の血中プロラクチン濃度は，63.8 ng/ml（正常値4.3〜13.7）と高値であった。X+1月，ブロナンセリン16 mg/日，リスペリドン2 mg/日に変更した。

この頃より，射精障害，体重増加および過鎮静は消退し，幻覚妄想などの主症状も目立たなくなった。X+2月，ブロナンセリンへの単剤化を目標に，ブロナンセリン24 mg/日のみとしたが，

症　例：20歳台　男性
診断名：妄想型統合失調症

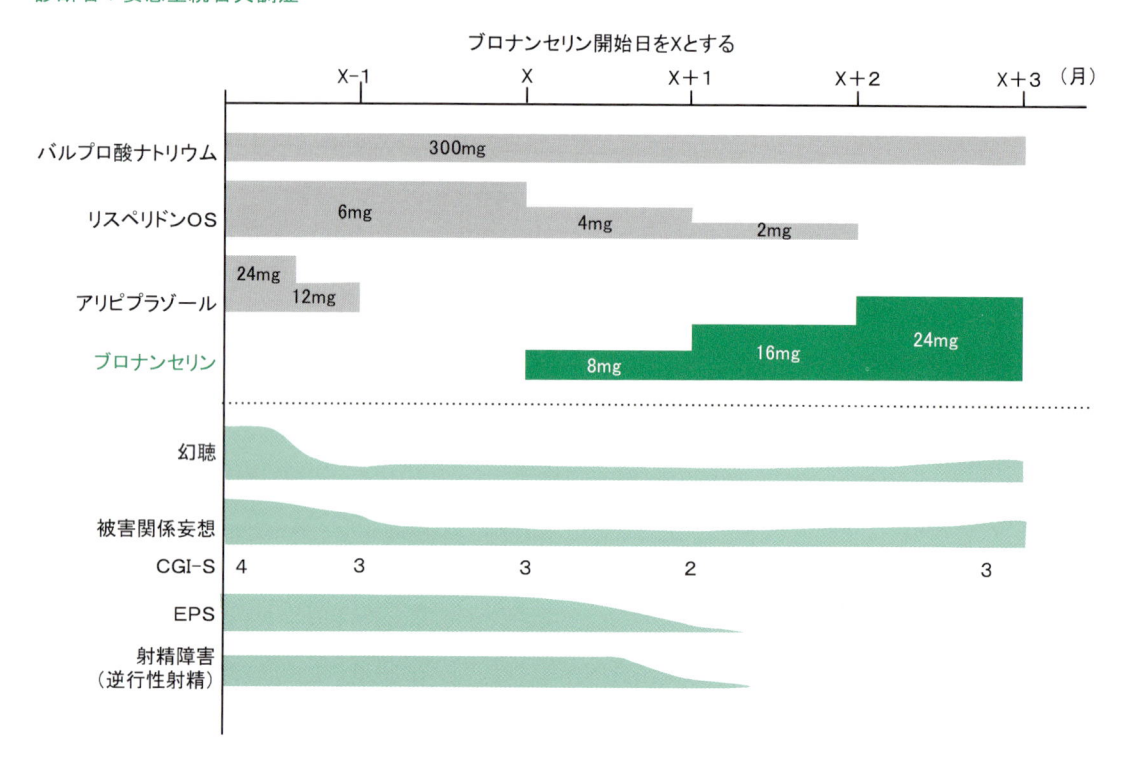

	X-1	X	X+1	X+2	X+3 （月）
バルプロ酸ナトリウム	300mg				
リスペリドンOS	6mg		4mg	2mg	
アリピプラゾール	24mg / 12mg				
ブロナンセリン			8mg	16mg	24mg
幻聴					
被害関係妄想					
CGI-S	4　　3	3	2		3
EPS					
射精障害（逆行性射精）					

副作用の消失，精神症状改善とともに薬剤を自己調整し減薬するようになったため精神症状の悪化が見られた。現在，服薬継続に向けた努力をしつつ経過観察中である。

II. 考　察

統合失調症に対する抗精神病薬による治療中に生じる副作用の1つとして性機能障害があるが，性機能に関する副作用は患者自身から自発的な訴えが少ないこと，症状の客観的把握が困難なことから研究報告も少ない。当院での治療において他抗精神病薬からブロナンセリンへの切り替えにより3例に改善がみられ今回その1症例を報告した。

男性の場合，勃起障害や射精障害（逆行性射精）が，時に抗精神病薬の副作用としてみられ，特に逆行性射精は，受診時に配慮した確認を行わないと見逃しやすいと考えられる。青年期男性にとって，射精障害はアドヒアランスに強い影響があり，統合失調症の多くが青年期に初発することからも，留意が必要である。

男性にとっても女性にとっても，性機能の低下ないし消失は深刻であり，時には治療関係が中断する原因となる。治療関係において十分な説明を行うとともに，統合失調症の症状の回復経過の中で，少なくとも急性期を通り抜けたあとは，代謝異常，過鎮静などの副作用の他に，性機能の保持にも力点をおいた処方調整が求められるだろう。

なお本症例では，リスペリドンからブロナンセリンへ切り替えたことにより，体重増加，過鎮静，性機能障害は改善した。男子性機能障害では，勃起障害はプロラクチン，ドーパミンが関与しており，逆行性射精は末梢のレセプターが重要である。正常の射精時には内尿道口が閉鎖し，精液は膀胱には射出されないが，逆行性射精では射精時に内尿道口の閉鎖不全が生じると，精液は尿道内の抵抗の少ない方向すなわち膀胱内に射出される。特に内尿道口閉鎖を生ずる主たる末梢神経伝達路の神経刺激はアドレナリン神経受容体を介するため，今回の逆行性射精はアドレナリン神経受容体遮断作用の強い抗精神病薬の使用により発現したと思

われる。

　リスペリドン 1 mg/日を 7 日連続投与時の Cmax は 6.94 ng/ml であり，α1 受容体に対する Ki 値は 1.76 nM（ng/ml）で Cmax/Ki は 3.9 となる。またブロナンセリンのそれは 4 mg/日を 10 日連続投与で Cmax 0.57 ng/ml，Ki 値 9.44 nM で Cmax/Ki は 0.06 である。よってブロナンセリンの α1 受容体遮断作用は，リスペリドンと単純に比較すると 1/65 である。

　今回の症例はブロナンセリンの受容体遮断作用はほとんどないため，処方変更により逆行性射精が回復したと考えられる。

95. ブロナンセリンにより副作用なく幻聴を減らすことのできた統合失調感情障害の1例

高田 浩一

医療法人清潮会 三和中央病院

I. 症例

【症 例】32歳，女性
【診断名】統合失調感情障害（F 25）。
【既往歴】気管支喘息。
【家族歴】父方祖母に何らかの精神疾患，父親の同胞に自殺者が2名いる。
【生育歴・生活歴】3人姉妹中第1子。高校卒業後，1年浪人して地元の大学に入学。発症の2年後（X-9年），15歳年上の予備校講師と入籍。両親の住む実家に6泊，週末に夫のいる自宅に1泊の割合で行き来する生活。妊娠歴なし。
【病前性格】我慢強く，おとなしい。内気で，友達ができないほう。
【現病歴】大学3年生のX-11年7月ごろ，不眠，動悸，「エイズにかかって，それを家族にうつしてしまった」「自宅に泥棒が這入っている，いろいろ物を盗まれている」「自分は生まれてこなければ良かった。お母さん，一緒に死のう」などの言動があり，同年9月，A精神科クリニックを受診し，6年7ヵ月規則的に外来通院治療を続けていたが，数回の精神病症状の悪化，数回の感情病症状の再燃をくり返していた。
　躁状態のときは浪費や年齢立場に不相応な逸脱した行動が，うつ状態のときは寡黙・寡動が特徴的である。躁・うつ，あるいは正常気分の時を通して，幻聴や観念連合弛緩などの精神病症状は程度の差こそあれ，ほぼ持続している。入院歴はない。

【ブロナンセリン投与前4年間の経過】（図1。なお，ビペリデン，フルニトラゼパム，ブロチゾラムは，図から省略している）

　X-4年4月，当院初診。躁うつついずれでもない正常気分であったが，「幻聴はずっと続いており，自身の行動を注釈したり批判したりする内容が多い」と訴えた。面接場面では，いきなり話題があらぬ方向へ跳んでしまう思考のまとまりの悪さが目立った。本人・家族は前医より非定型精神病と説明されていたが，行動を批判・注釈する形の幻聴，観念連合弛緩などの統合失調症に特有な症状と，躁状態，うつ状態の病歴があることから，統合失調感情障害と診断して病名告知し，統合失調症と躁うつ病の両者の特徴を併せ持つ障害であることなどをくわしく説明した。また，これまで，躁状態のときに怠薬し精神症状が重くなっていることを指摘して，まずは気分障害（特に躁状態）の治療に重点を置き，次いで統合失調症の症状の治療に重点を移すという方針を説明して了解を得た。

　前医では，ほとんどの期間ハロペリドール単剤で治療されていたが，用量を増やすとすぐ手指振戦や口の周りのこわばり感など錐体外路症状が出現するため，精神症状悪化時にはそのような副作用が出ることを犠牲にして一時的に1日量6 mg（CP換算＝300 mg）まで増量することはあっても，維持的に使用するには2 mg（CP換算＝100

症　例：32歳　女性
診断名：統合失調感情障害（F25）

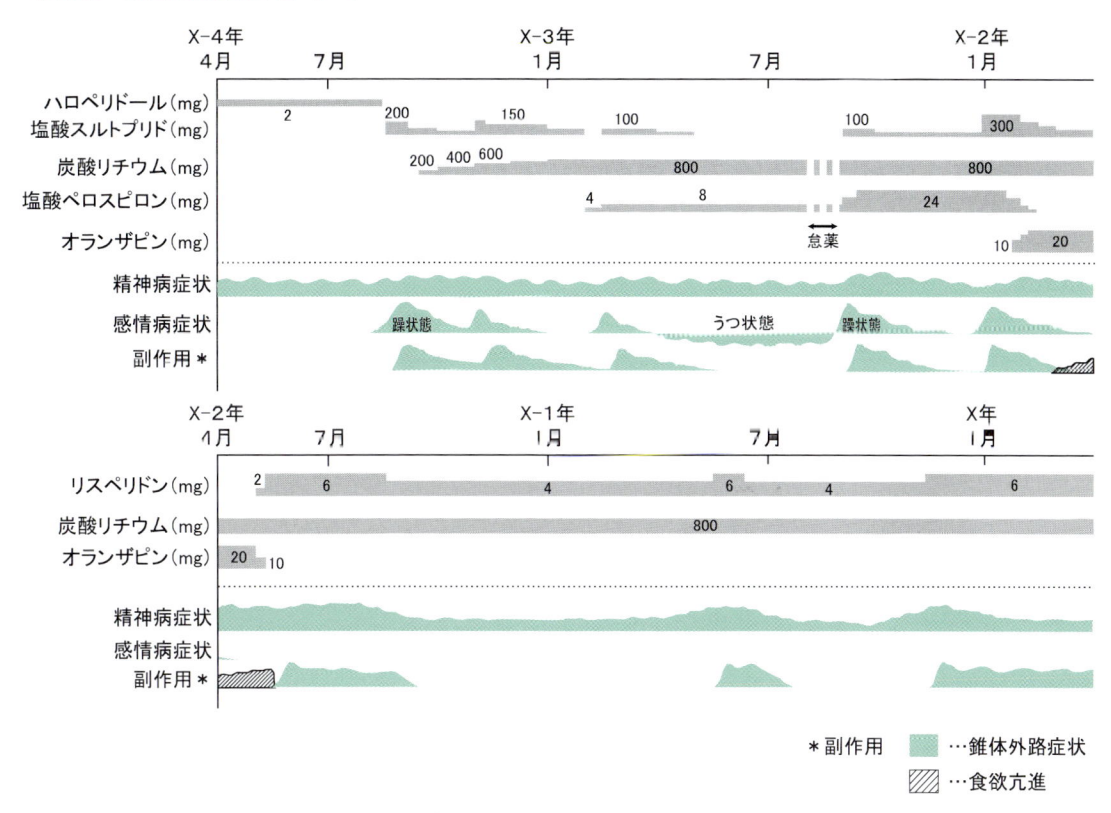

図1　ブロナンセリン投与前4年間の経過

mg）程度までに減量せざるを得ず，したがって十分な治療ができていたとは言い難かった。

X-4年8月，大阪旅行を契機に躁状態が出現。塩酸スルトプリド200 mg（CP換算＝100 mg）で鎮静を図ると同時に炭酸リチウムを開始した。1ヵ月半程度で躁状態は消褪したが，血中濃度を毎月モニターしながら炭酸リチウムの投与量をX-3年1月には800 mgにまで増量，その後もおおよそ0.7 mEq/L程度の血中濃度を維持するようにした。X-4年11月，X-3年2月にそれぞれ2週間程度の軽躁状態があり，いずれも塩酸スルトプリド200 mgで鎮静を図ったが，手指振戦などの副作用が強く，X-3年2月からは主剤を塩酸ペロスピロン8 mg（CP換算＝100 mg）とした。X-3年9月に躁状態が出現。塩酸ペロスピロンを24 mgまで増量し躁状態は約1ヵ月半で改善した。これらの躁状態では，多弁，嬉々と

した表情，年齢に不相応な服装，計画性のない遠出・外泊，ストリートミュージシャンに付いて回るような軽率な行動，自己の能力を過大評価した就職活動などが見られた。

X-3年4月から4ヵ月半は，抑うつ感，思考の渋滞，寡黙，家事の滞りなどのうつ状態が出現した。X-3年12月半ばに出現したこれまでの経過の中では最後の躁状態は1ヵ月半程度で収束したが，本人が手指振戦などの副作用の出る塩酸スルトプリドを拒否したため，主剤の塩酸ペロスピロンをオランザピン（最大で20 mg/日，CP換算＝800 mgまで使用）に置換した。しかし，夜間に異常な食欲亢進が出現するようになり，X-2年5月リスペリドンに転換した。

X-4年8月からX-2年3月までの2年弱の間は，躁・うつの感情病が目立っていたが，その後は顕著な感情病症状は起こらず，むしろ幻聴と観

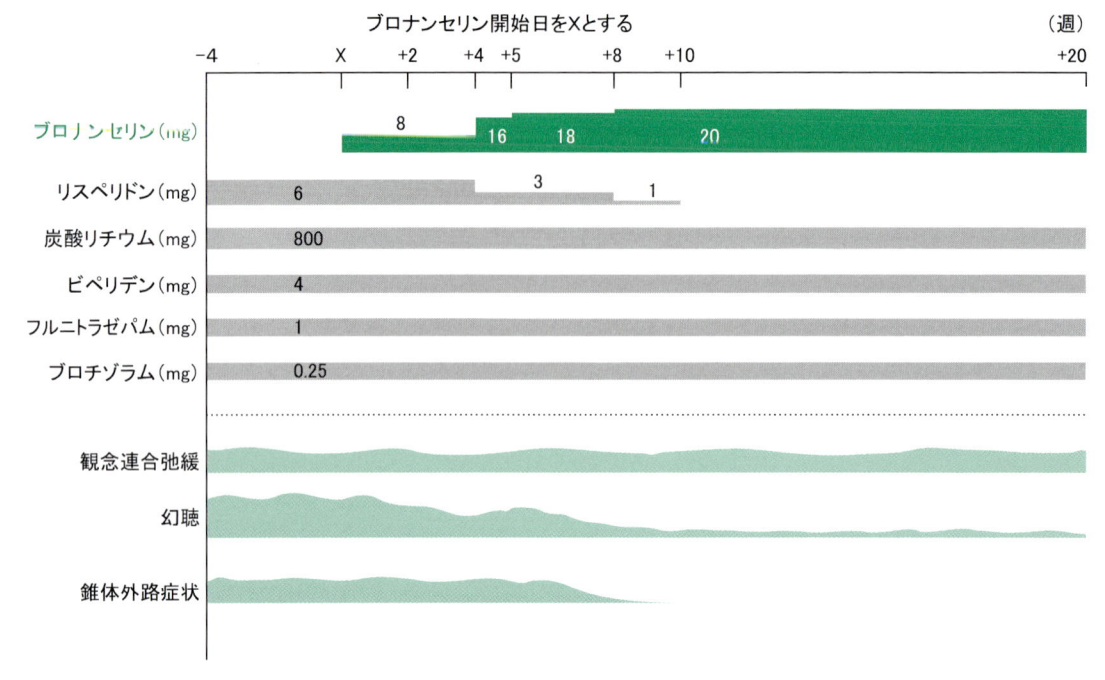

図2 ブロナンセリン投与前後

念連合弛緩を中心とする精神病症状と慢性的な意欲低下が前景になってきた。リスペリドンは4 mg/日（CP換算＝400 mg）で維持していたが，X-1年5月と11月には，幻聴が増え，観念連合弛緩を中心とする思考障害も強くなったため，6 mg/日（CP換算＝600 mg）まで増量した。増量により幻聴が減るのは明らかとなったが，口の周りの筋肉のこわばりと手指の震えが出現するので，それ以上の増量ができず，結局，幻聴を完全に抑え込むことはできなかった。

炭酸リチウムとリスペリドンの併用にて躁・うつの波がなくなり，精神療法にも耳を傾けるようになり，病気との付き合い方が本人なりに上達し，焦らずに少しずつ家事など実際的なことができるようになってきたが，幻聴が本人の大きな悩みとして残った。

【ブロナンセリン投与後の経過】（図2）

副作用を出さずにリスペリドンの増量ができないため，X年4月末，リスペリドンからブロナンセリンへの置換を開始した。8 mg分2で開始して2週間後には「幻聴がだいぶ減ってきて，日によって違う」と述べる。しかし，4週後には「まだ1日中ある。遠くの国の子ども達の声が聞こえたりする時は楽しいけれど，寝る前や風呂場では声の主に自分のことをあれこれ言われているように感じる」と述べた。ブロナンセリンを16 mg/日に増量し，リスペリドンを3 mg/日に減量したが，5週後に一時的に幻聴が増えたのでブロナンセリン2 mgを追加したところ，睡眠状態がよくなり，不眠時薬が不要となった。

5週後から8週目にかけて，幻聴の量が明らかに減少した。8週後，ブロナンセリンを20 mg/日（CP換算＝500 mg）に増量し，リスペリドンは1 mg/日に減量した。10週後には，外出時の幻聴は減少。リスペリドン終了とする。12週後には「監視されている感じ」は残っているが幻聴の形では現れないことが多くなる。幻聴は，就寝前に「男のスポーツ選手の声が出てくる」程度にまで減少。副作用も全く出現せず，幻聴は順調に軽減してきたが，思考のまとまりの悪さはほとんど変化が見られなかった。16週後には「幻聴をほとんど気にせずにテレビを見られる」ようになった。18週後，起床時刻が早くなる形で不眠が出始めたが，20週後までは躁状態の出現なく経

過した。22週後，早朝から覚醒して洗濯やスケッチなどをするなど，活動性が亢進する躁病症状の兆しが出てきている。

II．まとめと考察

感情調整薬として炭酸リチウムを導入し，これが有効血中濃度に達してからは，次第に躁状態の頻度が減少，軽い躁状態やうつ状態は出現してもあまり長くは続かず，正常「気分」の期間が長くなった。逆に，幻聴を主とする精神病症状のほうが優勢になってきていた。薬（リスペリドン）を増やせば幻聴が減るということを患者も主治医もわかっていながら，手指振戦などの副作用に耐えられないため増量できないというジレンマに陥っていた1例である。

主剤をブロナンセリンに置換することで，幻聴を減少させることができたが，これはブロナンセリンの副作用出現の低さのゆえに，ドパミンD2受容体遮断作用を十分発揮できる用量を用いることが可能となったからであろう。一方，観念連合弛緩の症状はほとんど改善していないが，これはこの症状が幻聴とはまた成り立ちが違い，ドパミンD2受容体を遮断すれば良くなるというものでもないことを窺わせる。

リスペリドンからブロナンセリンへの置換中，一時的に幻聴の増悪をみたが，これはリスペリドンの減量が急激であったためと考えられた。また，症例では塩酸ビペリデンを減量していないが，これは手指振戦の副作用出現をひどく心配する患者へ配慮したもので，おそらく減量可能であると思われる。

なお，本症例では躁病相・うつ病相の出現を抑制するため，気分安定薬として炭酸リチウムを使用しているので，抗精神病薬の併用は悪性症候群，リチウム中毒など重篤な副作用の発現に十分気をつけなければならない。本症例では，定期的に検査を行い，またそのような重篤な副作用の初期症状を本人・家族に十分周知するなどの対応を行っている。

ブロナンセリンの副作用出現の低さと治療効果の高さ[1]は，今回の症例のように副作用が障壁となって十分量のドパミンD2受容体遮断薬を投与されないでいる患者にとって，朗報になると考えられる。

文　献

1）福元晋一郎：ブロナンセリンの治療効果の高さ・副作用の軽減が確認できた慢性統合失調症患者の3症例．新薬と臨牀，57（9）：1417-1421，2008．

96. 長年問題となっていたリスペリドンによる高プロラクチン血症がブロナンセリンで改善した1例

下島 圭三

高尾野病院

I. 症例

【症　例】29歳，女性
【既往歴】特記事項なし。
【家族歴】父がアルコール依存症で入院治療歴あり。
【生活歴】同胞3名第3子3女。美術短大卒業後パート職を転々としていた。結婚歴なし。
【現病歴】関西の美術短大を卒業し，そのまま同地でアルバイトをしながら暮らしていたが，仕事が長く続かず，アルバイト先を転々としていた。X-7年10月，当時21歳で，喫茶店でアルバイトをしていたが，マスターがいちいち仕事に口出しして咎めるため嫌になっていた。その頃からアパートに帰っても監視されていると感じるようになり不眠となった。

このような状態が続いたため喫茶店を辞めてアパートを移った。しかし移った先のアパートでは盗撮されているような感覚のため恐怖感を感じ，転居した当日は友人宅に泊まった。その日の夕方は母に電話をしたが，母は本人の落ち着かない様子を心配していた。翌日突然実家に帰ろうと思い電車に乗った。しかし途中の乗り継ぎ駅で自分のことを監視されていると感じ，何も考えられなくなり動けなくなった。辛うじて母に携帯で電話し，そのことを伝えた。このため母が鉄道公安に連絡し保護してもらった。翌日両親が迎えに行き実家に連れ帰った。家に帰って安心できたためか，その日は眠れた。しかし，翌日近くの書店のプロパンガスにライターで火を点けようとしたところを店員に取り押さえられ警察に保護された。同日当院を受診し入院した。

入院後，「不特定多数の男女の声が聴こえる，自分は監視されている」と訴えた。放火しようとした理由は「死んだほうがいいんじゃないか？」という幻聴により焼身自殺しようと考え，まずコンビニでライターを買った。次にガソリンを探したが見つからず，たまたまプロパンガスボンベを見つけたため火を点けようとした。焼身自殺を選んだ理由は，「体が全部消えてなくなるのが良いと思ったから」だという。入院時臨床検査では特に異常は認めず，以上のような病歴と症状から統合失調症と診断し，治療を開始した。

薬物治療においてはリスペリドン1mgから開始し，4mgまで増量した。しかし焦燥感と錐体外路系副作用（EPS）のためロラゼパム1.5mgとビペリデン2mg，他に不眠のためフルニトラゼパム1mgを併用した。また入院作業療法も併せて行った。その結果，注察妄想，幻聴および恐怖感はなくなり，入院71日後に退院した。

その後はリスペリドンでコントロールしていたが，X-5年リスペリドン3mgで乳房痛と乳汁漏出の訴えがあった。血中プロラクチン濃度は186ng/mLと上昇していた。このためブロモクリプチン7.5mgを追加した。乳房痛と乳汁漏出は改善したが，逆に精神症状が不安定となった。

症　例：29歳　女性
診断名：統合失調症

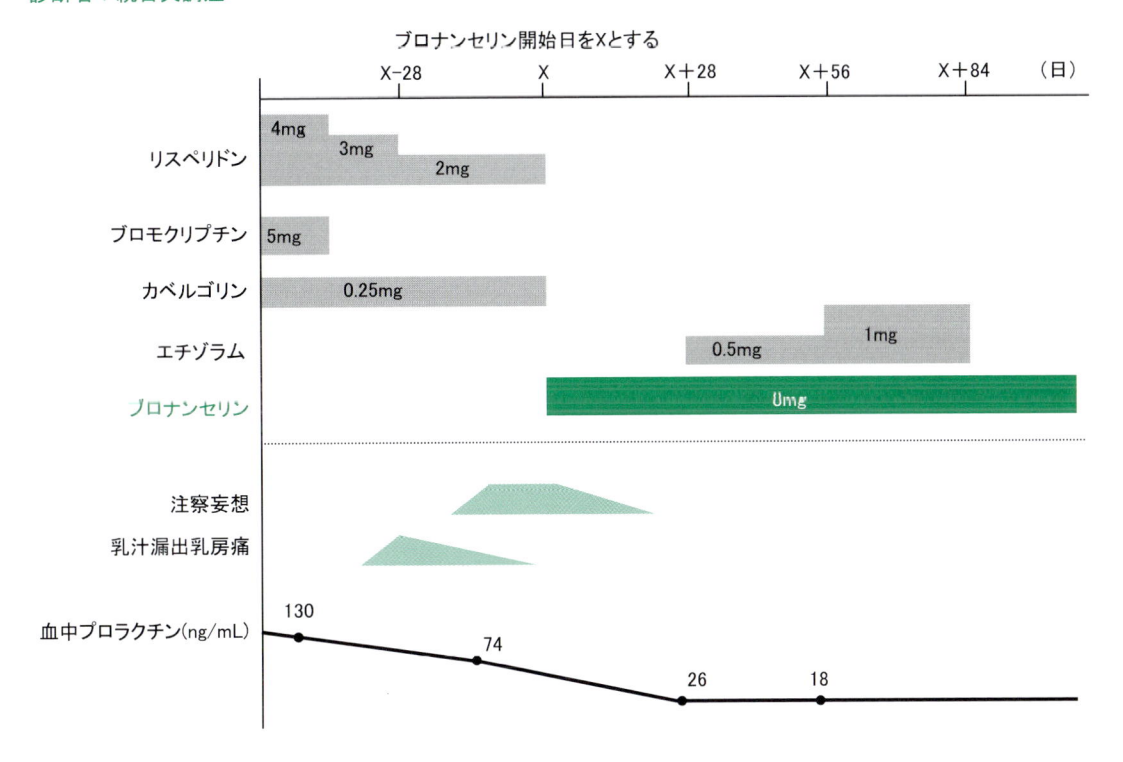

ブロナンセリン開始日をXとする

| | X-28 | X | X+28 | X+56 | X+84 （日）|

リスペリドン　4mg / 3mg / 2mg
ブロモクリプチン　5mg
カベルゴリン　0.25mg
エチゾラム　0.5mg / 1mg
ブロナンセリン　8mg

注察妄想
乳汁漏出乳房痛

血中プロラクチン(ng/mL)：130 → 74 → 26 → 18

このためリスペリドン5 mgに増量したところで症状は安定した。この時眠気、意欲の低下を訴えていた。その後もリスペリドンを増減しながら、高プロラクチン血症に対してはブロモクリプチンおよびカベルゴリンの併用で症状をコントロールしていた。しかし、プロラクチン血中濃度は43.3〜130.1と高値で推移しており、時に乳汁漏出を訴えることがあった。このような状況が続き、一時精神症状のコントロールが不良となり再入院した。この時オランザピン10 mgへの切り替えを行った。しかし体重増加と焦燥感から本人の拒否があり、リスペリドンの単剤内服へ再度切り替えた。3ヵ月で症状は安定したため退院し、外来治療を継続していた。以来薬の切り替えには本人は拒否的になっていた。

X年9月1日外来受診時、リスペリドン3 mg、カベルゴリン0.25 mgを処方していたが、乳房痛と乳汁漏出を訴えた。リスペリドンを2 mgに減量したところ痛みと乳汁漏出は次第に軽快したが、血中プロラクチン濃度は74 ng/mLであった。このときブロナンセリンへの変更を提案したところ、本人が薬の変更を希望した。このためリスペリドンを中止し、ブロナンセリン8 mgの処方を始めた。その後「盗撮されている感じ」は全く訴えなくなり、精神症状は再燃することなく安定化した。切り替えを行った4週間後に不眠を訴えたため、一時エチゾラムを0.5〜1 mgを追加処方した。またプロラクチン血中濃度は次第に低下し、18〜26 ng/mLと正常範囲内になった。

＊当院のプロラクチン正常値は6.12〜30.54 ng/mL（CLIA）。

II. 考　察

20歳台で発症した統合失調症の女性である。リスペリドン3〜5 mgの単剤処方で症状はコントロールできるものの、薬剤性高プロラクチン血症による乳房痛と乳汁漏出が認められた。これに対して抗パーキンソン薬のブロモクリプチンやカベルゴリンの併用で対処すると、乳房痛と乳汁漏出は軽減したが、高プロラクチン血症は続いてい

た。またリスペリドンを2mgに減量すると精神症状が不安定となり幻聴，妄想が再燃した。このときは乳房痛と乳汁漏出は認めないものの，カベルゴリンを併用しても血中プロラクチン濃度は正常化しなかった。この症例に対し，ブロナンセリン8mg単剤への切り替えで，症状は安定化し高プロラクチン血症が改善した。

　ブロナンセリンはリスペリドンと比較して高プロラクチン血症を起こしにくいことが知られている。その機序については，ブロナンセリンは血液脳関門の薬剤透過性が高いことにより，他の薬剤より血中濃度が低くても脳内に移行しドパミン神経などに作用することから，血液脳関門の外にある下垂体への副作用が少ないとされている。ただし，プロラクチン血中濃度は抗精神病薬の投与により日内変動が大きいということも考慮しなければならない。しかしこの症例では1日2回朝夕食後のブロナンセリン8mg単剤服用で，プロラクチン血中濃度が改善し，臨床症状としての副作用である乳房痛と乳汁漏出が改善したことは重要である。

　高プロラクチン血症を起こしやすい抗精神病薬はD2ブロック作用の強い薬剤に多く認められ，スルピリドやハロペリドールなどがあることは周知のとおりである。筆者はスルピリドを処方していた2症例でもブロナンセリン単剤処方に変更し，同様に高プロラクチン血症および関連障害が著明に改善した。

　また一方で一過性ながら不眠がみられエチゾラムを追加したことについては，その薬剤プロフィールから鎮静作用が弱いためであったと考えられる。

　ブロナンセリンはD2ブロック作用が強いというプロフィールを持つことから抗幻覚妄想作用が期待でき，さらにドパミン系4つの神経伝達経路のうち脳血液関門に保護されない漏斗下垂体系の副作用を起こしにくいことから，高プロラクチン血症を起こしやすい患者への投与は，その副作用を最小限に抑えることができるものと期待される。

97. ブロナンセリンへの切り替えにより，精神症状とともに薬剤性高プロラクチン血症が改善した統合失調症の1例

岡島　美朗

自治医科大学附属病院精神腫瘍部・精神科

I．症　例

【症　例】25歳，女性
【既往歴】特記すべきことなし。
【家族歴】特記すべきことなし。
【生活歴】3人同胞の第2子として出生，生育。短大卒業後，看護師として就職。2年後，結婚を機に退職した。
【現病歴】X-2年に結婚して転居，夫と二人暮らしになった。その当初から注察念慮が生じていたが，2ヵ月後のある日突然「すべてを理解した」「周りの人がみな病気だとわかった」などと言い，夜も眠らずまとまりのないことを話し続ける状態となった。翌日，近くの救急病院で少量のリスペリドンを投与され，やや落ち着いたのち，あらためて当院受診。急性多形性精神病性障害と診断し，バルプロ酸ナトリウム 200 mg，オランザピン 5 mg による治療を行ったところ，約2ヵ月で症状は消褪した。さらに6ヵ月維持療法を行った後，患者自身の希望もあり，治療は終了とした。しかし，さらに8ヵ月後のX年Y-4月，ふたたび情動混乱の著しい錯乱状態となって，当院精神科に入院した。
【治療経過】入院時，情動興奮，思路の障害とともに幻聴，独語，憑依体験が顕著だった。統合失調症と診断し，前回のエピソードで有効だったバルプロ酸ナトリウム，オランザピンが選択されたが，幻覚妄想は持続したため，バルプロ酸ナトリウムの増量やペロスピロン，リスペリドン，ハロペリドールなどの追加，切り替えが試みられたがいずれも有効とはいえなかった。

Y-3月に本人，家族の希望で退院し，外来加療に切り替えた時点では，バルプロ酸ナトリウム 300 mg，リスペリドン 3 mg，ゾテピン 25 mg の処方であったが，独語が目立ち，思考のまとまりがない状態だった。また乳汁漏出を認め，血清プロラクチン値は 45.4 ng/ml と高値を示した。リスペリドンからアリピプラゾールへの変更を図ったが，やはり精神症状の改善は見られなかった。

そこでX年Y月よりブロナンセリンを導入し，8 mg まで増量したところ，徐々に幻聴は消褪し，独語も見られなくなった。乳汁漏出も減少し，プロラクチン値も正常となった。以後，バルプロ酸ナトリウム 300 mg，ブロナンセリン 8 mg で維持療法を行っているが，良好な経過をたどっている。Y+7月の測定でも，プロラクチン値は 17.8 ng/ml と正常値を維持している。

II．考　察

抗精神病薬の使用にあたって，しばしば効果と副作用の少なさを両立させることが困難なことがある。特に女性患者の場合，乳汁漏出や月経異常

症　例：25歳　女性
診断名：急性多形性精神病性障害

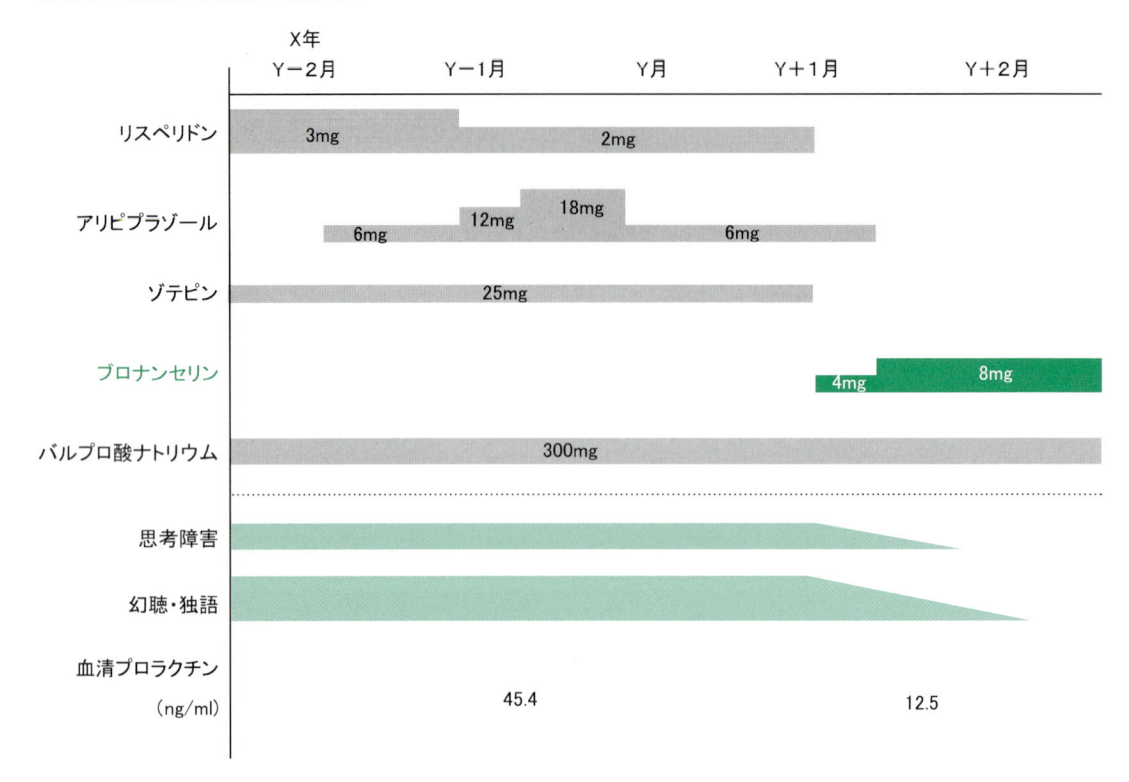

	X年				
	Y−2月	Y−1月	Y月	Y+1月	Y+2月
リスペリドン	3mg		2mg		
アリピプラゾール		6mg / 12mg	18mg	6mg	
ゾテピン		25mg			
ブロナンセリン				4mg	8mg
バルプロ酸ナトリウム		300mg			
思考障害					
幻聴・独語					
血清プロラクチン (ng/ml)		45.4		12.5	

をきたす高プロラクチン血症は患者に大きな不快感を与え，長期的には性機能障害や骨粗しょう症などを引き起こす可能性がある。新規抗精神病薬のなかではリスペリドンなど比較的Ｄ２遮断作用の強い薬剤が高プロラクチン血症を引き起こしやすいが，ブロナンセリンはハロペリドールと同等のドパミンＤ２受容体遮断作用を有しながら，プロラクチンを上昇させにくいことが報告されている。その機序は明らかになっていないが，ブロナンセリンは脂溶性が高く，脳内移行がよいため，血液脳関門の外にある下垂体には影響を及ぼしにくいことが関与しているのではないかとする意見がある。

本症例は，情動興奮とともに幻聴，独語が持続し，気分安定薬であるバルプロ酸ナトリウムに種々の抗精神病薬を加えて治療を試みたが，なかなか症状は改善しなかった。リスペリドンの使用で，いくぶん安定したかにみえたが，高プロラクチン血症が生じたため，変更を余儀なくされた。そこでブロナンセリンに切り替えを図り，8 mgまで増量したところ，幻聴，独語が著明に減少し，精神的に安定をみた。プロラクチン値も正常範囲に低下し，患者も乳汁漏出の減少に安心して服薬を続けている。

本症例の陽性症状に対し，他の薬剤に比してブロナンセリンがより有効であったのは，その強力なＤ２遮断作用のゆえと推測される。こうした陽性症状に強力な作用を持ちながら，プロラクチンを上昇させにくいブロナンセリンは，特に若年の女性患者に対し有用な治療選択となると考えられる。

98. ブロナンセリンに変更して舌の不随意運動が改善し物事への積極性が出てきた1例

湯浅　悟, 川室　優

医療法人高田西城会　高田西城病院

はじめに

近年，統合失調症治療において社会生活への復帰を目指し，患者のニーズは格段に高くなり，副作用の回避はもちろんのこと，アドヒアランスの向上が継続的な薬剤の服用を可能とする。ブロナンセリンは従来の第一世代（定型）抗精神病薬に比べ錐体外路症状などの副作用発現率が低く，α1受容体やH1受容体などの受容体への低親和性により過鎮静などが少ないことでアドヒアランスの向上が期待できる。今回，舌の不随意運動が改善し，物事への積極性が出てきた症例を経験したので報告する。

I. 症例

【症　例】26歳，男性
【診断名】統合失調症と精神発達遅滞。
【家族歴】特記すべきことなし。
【現病歴】小・中学校は普通学級で学ぶ。中学生の頃いじめにあったが，親にも告げず学校も休むこともなかった。高校に進学し2年生の頃から，独語，空笑が目立ち家の中を無目的に歩き回るなどの異常な振る舞いが見られるようになり，X-9年5月（17歳時）にA精神科クリニックを受診した。診断としては統合失調症と精神発達遅滞（軽度）とのことで，薬物治療としてはハロペリドール，バルプロ酸ナトリウムを中心とした処方から治療が開始された。

【主症状】幻聴，独語，被害妄想，興奮。
【治療経過】X-7年に家族が当地に帰郷し当院受診となった。X-5年頃から主剤がリスペリドン10 mgとなり，デイケアへも参加するようになった。対人接触が苦手で，自己中心的な思考が目立ち，人間関係を維持するのが困難で社会性の欠如が問題であり，そのためにデイケアの利用が開始された。

X-4年頃より月に数回，「舌が勝手に動いて困る」という舌の不随意運動が見られるようになった。そのために気分がイライラしたり，作業の能率が低下することがあった。リスペリドンを8 mgに減量してみたが，舌の不随意運動に変化はなかった。

X年5月10日から副作用の回避目的でブロナンセリン8 mg，リスペリドン4 mgとした。2週後にブロナンセリン16 mg，リスペリドン2 mgに増減し，その2週後にブロナンセリン24 mgに増量し，リスペリドンを中止した。ブロナンセリン投与後は舌の不随意運動の訴えはない。陽性症状については特に再燃は見られず，対人接触の面でやや積極性が見られるようになった。また最近では就労支援センターにて就労意欲が湧いてきたようで，「もっと働きたい」と言うようになった。

II. 考察

今回は抗精神病薬の副作用と思われる舌の不随

症　例：26歳　男性
診断名：統合失調症と精神発達遅滞

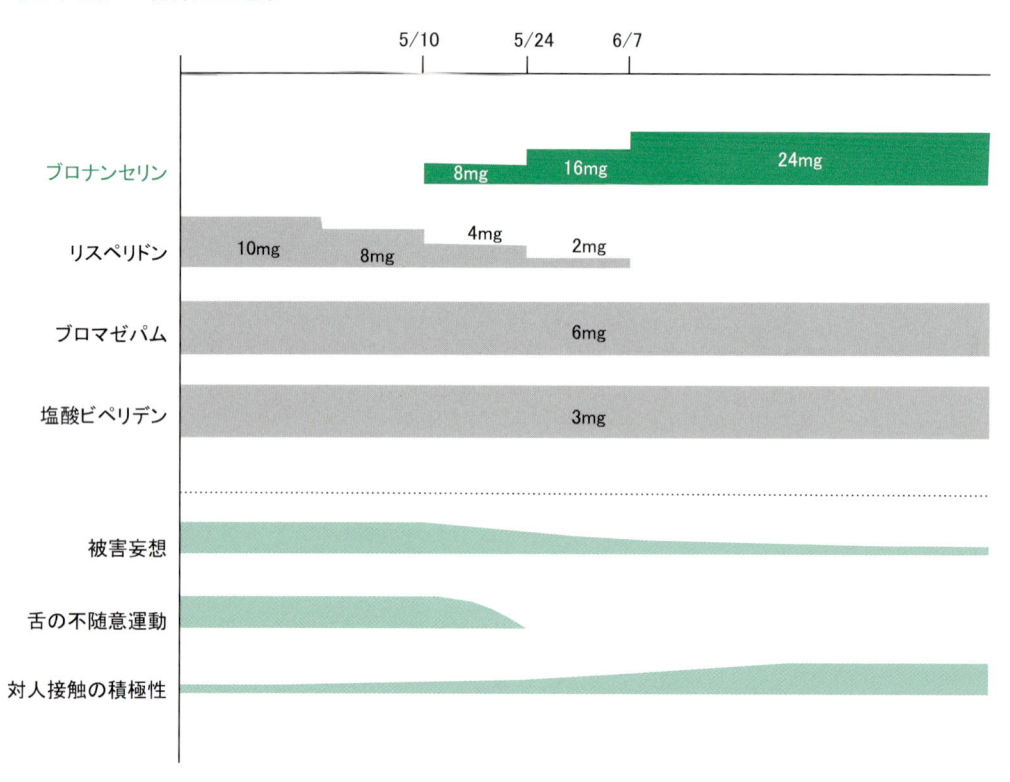

| | 5/10 | 5/24 | 6/7 |

ブロナンセリン：8mg → 16mg → 24mg
リスペリドン：10mg → 8mg → 4mg → 2mg
ブロマゼパム：6mg
塩酸ビペリデン：3mg

被害妄想
舌の不随意運動
対人接触の積極性

意運動に長期間悩まされ，そのためにQOLが低下していたが，ブロナンセリンに変更したところ，副作用が著明に改善し，社会的参加にも積極性が出てきた患者を報告した。

　ブロナンセリンは選択的なドパミンD2受容体とセロトニン5-HT_{2A}受容体の遮断作用を有するため錐体外路症状が生じにくいことが示唆された。また，過鎮静も生じにくいため服薬による日常生活への影響も少なく，アドヒアランスの向上も期待され，この症例では社会活動への参加などの現実検討能力の改善も認められた。副作用などによりQOLが低下したりアドヒアランスが不良の症例に対しての有効性が示唆された。

99. 薬物療法が継続できない中年期統合失調症に効果があった1例

諏訪 太朗

京都大学医学部精神医学教室

I. 症 例

【症　例】41歳，女性
【既往歴】19歳時に結核。
【生活歴】3人兄弟の2子。出生，発達に特記すべきことなし。

高校での成績は中の上程度であった。高校卒業後は2年ほど事務の仕事に就くが，その後は職を転々とする。26歳頃に職場でいさかいがあり，その後2年間仕事をせず自宅にこもりがちになる時期があったものの，その後は別の職場で仕事を続けられていた。

【家族歴】兄1名弟1名あり。いずれも結婚し健在。父は当患が25歳の頃に病死している。母は統合失調症の診断で精神科通院を行っていたが，当患が幼稚園の頃に電車に飛び込んで自殺している。母方の祖母も統合失調症の診断を受けており，自殺したという。

【現病歴】X-6年（35歳）仕事上で多忙が続いていた。X-5年（36歳）「全身の血が逆流するような感覚」あり。以降自室でじっとしていられないような不安感と不眠が出現し，次第に希死念慮をともなうようになったため同3月Aクリニックへの通院を開始する。薬物療法を行っても改善がなく，発作的な全身の強張りや恐怖も生じる。死のうと考えて高層マンションに侵入する等具体的な行動も見られるようになったためクリニックよりB病院を紹介され，同4月任意入院となる。

X-4年1月までの計9ヵ月入院。その後もX-4年に4ヵ月の入院あり。

以降も抑うつ，全身倦怠，不安感は持続し，就労できず自宅に引きこもる生活を続けていた。

X-1年の10月頃，父や母が自分を呼ぶ声が聞こえるという訴えあり。内容については特定の内容はなく，呼び声のみであったとのこと。1ヵ月で消失していた。

X年5月頃より再び父や母の声が聞こえ始める。最初はX-1年時と同様名前を呼ぶだけのものであったが，次第に患者に自殺を勧める内容へと変わり，時に「電車に飛び込むのはあかん。飛び降りるかトラックに飛び込め」と言った具体的なものも生じるようになった。クリニックでオランザピンの投与を開始されたが過食傾向が生じたため中止し，その後リスペリドン投与を開始されている。幻聴と不安感は若干軽減が見られたものの消失はせず，4 mg/日まで増量を行ったところ上肢の震えや下肢のムズムズ感に伴うじっとしていられないような感覚の訴え等，抗精神病薬の副作用も出現しビペリデン3 mg/日を追加したが改善は得られなかった。症状観察および薬物調整目的で同9月より入院となる。

【入院時現症】表情は暗いが落ち着いており，意識障害や応答の悪さはなし。

幻聴との距離はとれており，会話をしたり操られるような体験はない。幻聴が始まった頃と重なって視線を感じることがある。幻聴は夜間日中間

症　例：41歳　女性
診断名：統合失調症

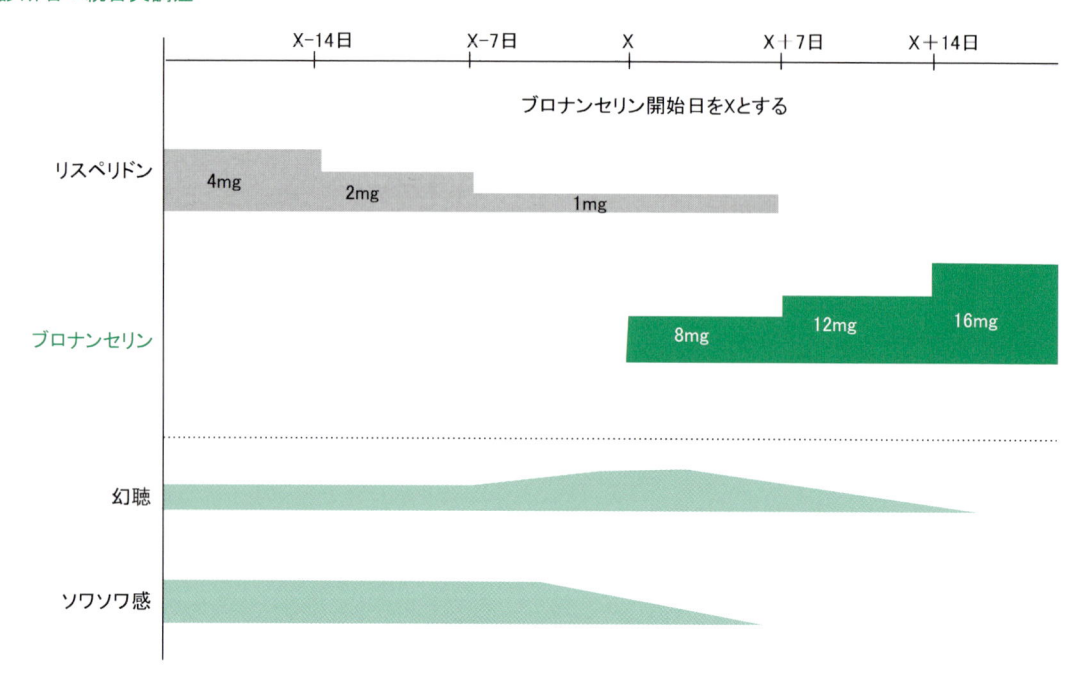

```
                    X-14日    X-7日     X        X+7日   X+14日
                                    ブロナンセリン開始日をXとする

リスペリドン   [4mg] [2mg] [1mg]

ブロナンセリン                        [8mg] [12mg] [16mg]

幻聴

ソワソワ感
```

わずみられ，内容のはっきりとしないざわざわしした幻聴の他，「死ね」等自分に語りかけてくるものが多かった。また，自宅では常に誰かがいる気配がしていたとのこと。自我障害を疑わせる症状はない。

【入院時の治療薬】リスペリドン 4 mg，ビペリデン 4 mg，炭酸リチウム 800 mg 分 4，アミトリプチリン 150 mg，ブロマゼパム 15 mg 分 3，パロキセチン 40 mg 分 2 夕眠，フルニトラゼパム 1 mg，トリアゾラム 0.25 mg 分 1 眠。

【入院後の経過】入院後より抑うつ気分と不安は軽減し，それに替わって眠気を訴えることが増したためブロマゼパムを 15 mg → 9 mg へ減量しているが，不安感の増強はなかった。病院の環境だと比較的安心して日中すごせるようになったと述べており，不安の軽減は入院後すぐに生じたこともあって環境の変化に伴う改善と考えられた。幻聴も入院後よりやや減少したと述べていた。

一方，入院後も落ち着きのなさは持続しており，院内を休みなく歩いて回る姿が目立った。また手指の振戦も変わらず存在し，食事の際などに不自由が生じており，それらの身体症状によって療養が妨げられているという訴えが頻繁にあった。

錐体外路症状およびアカシジア症状の改善を期待してリスペリドン 4 mg を 2 mg → 1 mg と減量したところ，手の震えと落ち着きのなさは減少したが，幻聴が再び増強した。そのためリスペリドンに替わる抗精神病薬としてブロナンセリン 8 mg/日朝夕を開始した。それによって幻聴は減少している。

錐体外路症状や落ち着きのなさの再発も認めなかったためブロナンセリンをさらに追加して最終的に 16 mg/日朝夕まで増量を行いリスペリドン 1 mg 眠を中止した。その後 1 週ほどかけて幻聴は消失し，錐体外路症状やアカシジア症状等の抗精神病薬の副作用も出現しなかった。

幻聴，落ち着きのなさ共に収まったため病室内で静養が可能となり外泊を数回行った後退院となった。

II. 考　察

当症例は 36 歳頃に抑うつと希死念慮を主症状として精神科通院を開始している。通院先のクリニックでうつ病の診断を受け，主に抗うつ薬によ

る治療を受けていたが，改善は不充分であった。その後5年の経過の中で幻聴が出現し次第に増強し，主症状は抑うつから幻聴や不安へと変化していった。当院初診時の状態では幻聴は気分の状態と無関係に出現し，内容もうつ病的な色合いに乏しかったことなどより，診断は中年期発症の統合失調症であると考えられた。

幻聴に対して，通院していたクリニックでオランザピンやリスペリドンが使用されたが，いずれも過食や振戦，アカシジア等の副作用により継続できていない。3種目の非定型抗精神病薬としてブロナンセリンを使用したところ問題となるような副作用は生じず，16 mg/日までの増量が可能であった。ブロナンセリン増量は幻聴を主とする病的体験にも有効であり，幻聴が消失して退院が可能となった。退院後6ヵ月後も外来治療で寛解維持ができている。

当症例では幻聴が認められたが，本人は病的体験との距離が比較的とれており，妄想や作為体験等は顕著でなかった。抑うつや自閉等は存在したが，人格変化はあったとしてもごく軽度であり，陽性症状，陰性症状共に統合失調症の症状としては程度が軽いものと考えられる。

詳細は不明であるものの当患の祖母，母親共に統合失調症の診断名で通院歴があり，自殺によって死去している。出産は行えていることより，いずれも遅発性の病態であったと考えられ，当患もまた類似の経過を辿り，中年期以降の悪化の入り口にさしかかっている可能性がある。

遅発性の精神病には若年期に気分障害様のエピソードを持ち，経過の中で精神病症状の出現と消退をくり返しながら徐々に増悪していくメランコリアや遅発緊張病等の病態が知られている。そういった遅発性の精神病性疾患は女性に多く，一般に予後は不良である。母と祖母がともに自殺しているという家族歴からも，当患の診療にあたってはそれらの精神病症状の出現，悪化を常に警戒しなければならない。

精神病症状の出現に留意し，悪化予防のための継続的な治療を行うにあたって，その際に副作用が出現せずコンプライアンスを保ちやすい薬物を選択することは重要であろう。

VII. 副作用回避

100. ブロナンセリン変更後，錐体外路症状の改善を認めた1症例

青嶌　和宏

ワコウクリニック

I. 症例

【症　例】63歳，女性（主婦）
【診断名】統合失調症妄想型（F 20.0）。
【主　訴】頭の中が日中わめいている状態。
【既往歴】卵管炎（50歳）。
【家族歴】夫（自営業）と長男（大学生），娘の4人暮らし。主婦として家事と夫の業務手伝いをしている。遺伝負因は否定。
【現病歴】（ブロナンセリン投与年をX年とする）
　32歳時（X-21年）に注察妄想，外出恐怖にて発症。10年間，夫の知人の医師，その後近医精神科，心療内科医にて加療を続けていた。X-5年より「耳がワーンとわめいている感じ」，物音，人の声，ラジオ，テレビの音が気になる。家事も最低限しかできないなどの症状にて当院X-5年12月初診となった。
【初診時所見】整った身なりで礼容あり静かな口調だが，症状を切々と苦しそうに述べる。幻聴，聴覚過敏の悪化で家事にも支障をきたし，また体の浮動感，不眠もあり，好きな読書もできないと，生活全般に支障が強く，統合失調症再燃状態であった。
【治療経過】前薬（脳代謝賦活薬，塩酸チオリダジン30 mg等）を中止してペロスピロン12 mg，クアゼパム20 mgにて投薬を開始したが，症状不変のため1週間後よりリスペリドン（以下，RIS）3 mg，ベゲタミンA 1 tabとした。RISに幻聴が少しずつ反応するため徐々に増量，3週

目より6 mgとしたが，不眠は強くベゲタミンA 3 tabでも効果なく，4週目よりカルバマゼピン200 mgを追加した。不眠も改善し幻聴も少なくなったが，口唇ジスキネジアが出現した。RIS 6→4 mgに減量。ジスキネジアは改善し，幻聴は一番悪いときの2割になったとのことで，X-4年4月よりRIS 2 mgを主剤とした。しかしベゲタミンには固執し，また不眠もしばしば出現してカルバマゼピン，ベゲタミンB追加など細かい変更を行った。

　その後X-2年12月までの間に眠前薬の調整を行い，X-1年3月にはフルニトラゼパム2 mg寝る前のみ，となった。

　家事に関してはX-4年2月頃より支障なく行えるようになっている。その後幻聴（耳鳴り），体感幻覚（頭が浮く感じ，耳が詰まる感じ）は散発的に出現したが，RIS内用液1～2 mlの頓服で安定した。

　X-1年5月，怠薬により不眠，焦燥感，了解の悪さが出現した。RIS内用液3 mlを再投与。その後体全体の振るえ，手の振戦悪化。ビペリデン3 mg追加でやや軽快するが不十分なため，RIS内用液3→2 mlに減量して振戦は軽快。しかし足のつっぱり，歩きにくいという感じが持続し，さらにX-1年9月より「頭が割れる感じ」「ワーンと音がする」「何も手につかない」と精神症状の悪化を認めたため，X-1年10月よりアリピプラゾール6 mg追加したが症状はさらに悪化し，「テレビの話し声も気になる」「頭なりも割れ

症　例：63歳　女性
診断名：統合失調症妄想型（F20.0）

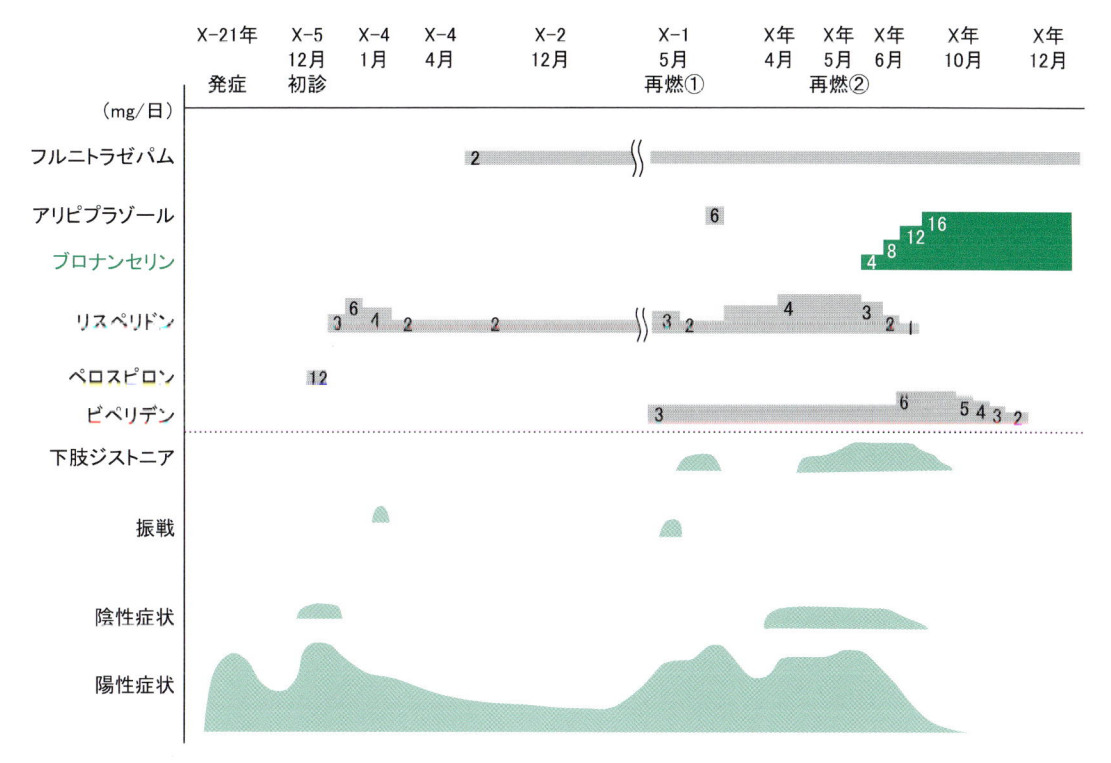

そうに痛む」とのことより1週間後のX-1年11月，アリピプラゾールを中止し，RIS内用液2→3 mlへ増量。陽性症状は小康を保っていた。

しかしX年4月，幻聴，体感幻覚の増悪，家事も最低限しかできないなど症状悪化があり，患者より昼のRIS錠剤1 mgのみで増量を希望した。

X年5月，足が突っ張る，膝が曲がらず，ガクガクするなどの急性ジストニア症状が出現し，それに対して「このまま歩けなくなるのでは？」「血管が切れるのでは？」と心気妄想的不安も出現したため，薬の切り替えを提案し，X年6月より，まずRIS錠剤1 mgをブロナンセリン4 mgに置換した。1週間ごとにRIS内用液1 mlをブロナンセリン4 mgに置換し，1ヵ月で終了した。

1週目より陽性症状にやや改善を認め，1ヵ月後には「頭の締め付ける感じはなくなった」と体感幻覚に関しては著明改善を認めた。しかし幻聴と下肢のパーキンソニズム様症状は変化なく，X

年9月よりビペリデンを3 mg→6 mgに増量。当初は変化なかったが，10月より幻聴も改善し，パーキンソニズムも改善に向かった。ビペリデンも徐々に減量でき，X年12月，時々口がガクガクすると訴えるが，ビペリデン2 mg頓服にて対応可能で，陽性症状の再燃もなく，家事も通常にこなしている。

最終処方　①　ブロナンセリン 16 mg
　　　　　　　　2×/朝，夕
　　　　　②　フルニトラゼパム 2 mg
　　　　　　　　寝る前

II. 考　察

罹病期間31年の慢性統合失調症例を報告した。当院通院中（6年間）の中に2回の再燃（幻聴，体感幻覚の悪化，意欲低下）を認め，悪化時は必ず錐体外路性副作用（EPS）の出現を伴った。精神症状悪化時はEPSも悪化することがしばしば認められ，特に外来のみのクリニックでは治療に難儀することも多い。今回の症例は，陽性，陰

性症状の再燃に対してはRIS内用液にて対応可能であったが，EPSに関しては不変で抗コリン薬も奏効しなかった．

　ブロナンセリンへ切り替え後，RIS内用液に対しても治療反応の悪かった体感幻覚も1週間で減少し，慢性化していた幻聴も4ヵ月で消失した．さらに治療反応が悪く，患者のQOLを著しく悪化させていたEPSが格段の改善を示したことは，今後の薬物選択肢の大きな候補となると思われる．と同時に，EPSの出現が治療薬変更のよいタイミングであることを改めて認識することができた．

文　献

1）岡田俊：ブロナンセリンへの切り変え方法．精神科，13（6）：478-482，2008．

101. 定型抗精神病薬からブロナンセリンへの切り替えにより，抗パーキンソン薬を減量できた1例

船橋 英樹，直野 久雄，石田 康

宮崎大学医学部臨床神経科学講座 精神医学分野

I. 症例

【症　例】49歳，男性
【既往歴】特記事項なし．
【家族歴】親類に精神科的遺伝負因はない．
【生活歴】2人同胞第1子．高校卒業後，2年間の浪人生活を経て，美術関係の専門学校で学び，X-27年から陶芸の仕事に従事していた．結婚歴なし．
【現病歴】X-24年5月に自分を馬鹿にする内容の幻聴や，「周りに悪さをされる」という被害妄想，道路で横になるなどその場にそぐわない行動が出現したため，同年7月～8月，A精神病院に入院した．統合失調症と診断され，ハロペリドールとクロカプラミンを主剤とした薬物治療が行われた．退院後の精神症状は寛解状態にあり，24年来，処方内容に変更はなかった．

X年10月に幻聴が再燃し「若い男に危害を加えられそう」と感じて，警察に何度も通報するなどの行為を認めた．精神症状の再燃と判断され，同年10月末に当科入院となった．幻聴と焦燥感，被害妄想，被刺激性の亢進を認めたが，粗暴行為は認めなかった．
【主な前治療薬】ハロペリドール6 mg，クロカプラミン50 mg，プロメタジン50 mg，ビペリデン2 mg，クロルプロマジン換算425 mg．
【治療経過】入院日からブロナンセリンを8 mg/日を開始し，数日後から「聴こえる声や追われて

いる感じは減りました」と述べるようになった．ブロナンセリンを12 mg/日に増量し，訴えをほぼ認めなくなった．ブロナンセリンへの単剤化を目的にクロカプラミン，ハロペリドールの順で漸減中止したが，精神症状の再燃は認めなかった．ブロナンセリンへの単剤化後はビペリデンを漸減中止し，プロメタジンを漸減したが，パーキンソニズムの悪化は認めなかった．芸術に対する感受性について「以前は思い浮かばなかったような陶芸のアイディアが出てきます．これまでは押さえつけられていたかのようです」と話すようになり，本人の評価は良好であった．

II. 考察

ブロナンセリンはドパミンD2に選択的で高い結合親和性を有し，アドレナリンα1，ヒスタミンH1，ムスカリンM1など抗精神病薬の副作用との関連が示唆される受容体に対する親和性は非常に低いことを特徴とする抗精神病薬である．ハロペリドールと同等のドパミンD2受容体遮断作用を有し，陽性症状の改善効果が期待できる．

症例では24年来，定型抗精神病薬を内服しており，抗パーキンソン薬も処方されていたので，精神症状の再燃を機に処方内容を見直すことになった．患者からは職業が芸術家でもあることから，あまり鎮静のかかる薬剤では困るという希望があり，それを踏まえてブロナンセリンを選択した．前薬のクロカプラミンとハロペリドールはドパミ

症　例：49歳　男性
診断名：統合失調症

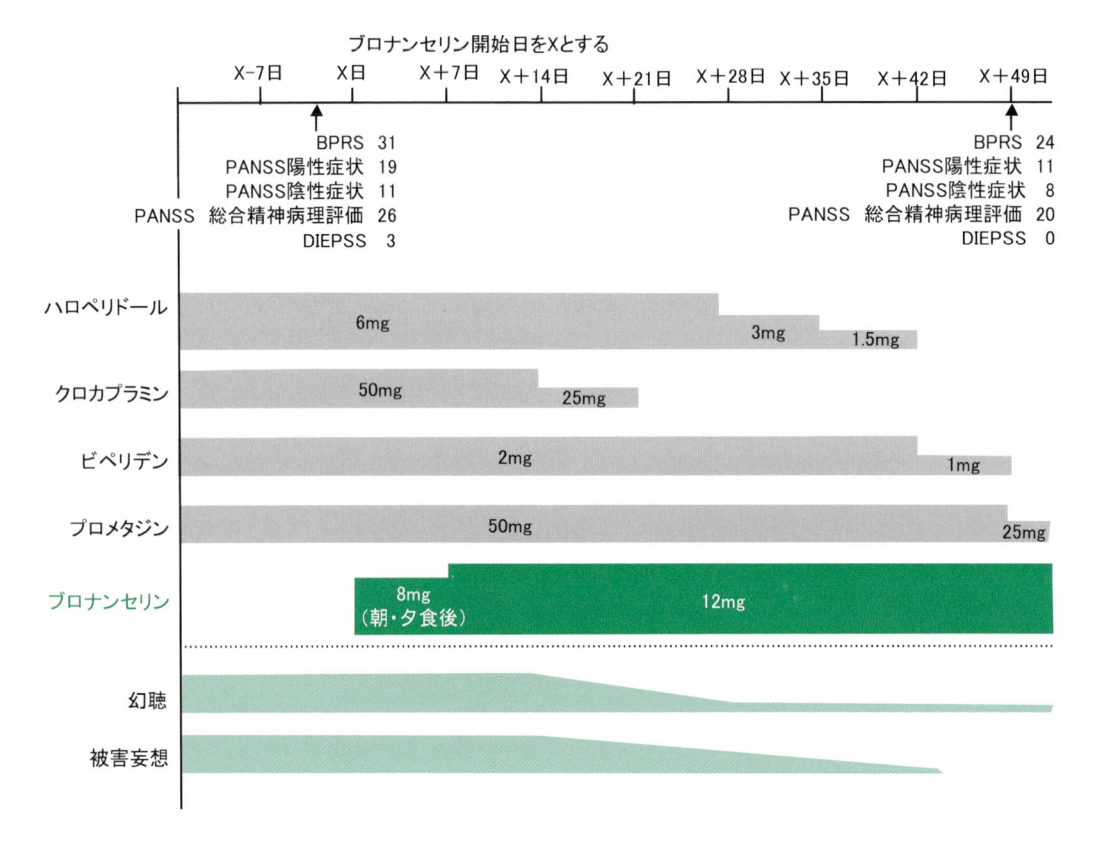

ブロナンセリン開始日をXとする

	X−7日	X日	X＋7日	X＋14日	X＋21日	X＋28日	X＋35日	X＋42日	X＋49日

X日時点：
BPRS 31
PANSS陽性症状 19
PANSS陰性症状 11
PANSS 総合精神病理評価 26
DIEPSS 3

X＋49日時点：
BPRS 24
PANSS陽性症状 11
PANSS陰性症状 8
PANSS 総合精神病理評価 20
DIEPSS 0

ハロペリドール：6mg → 3mg → 1.5mg
クロカプラミン：50mg → 25mg
ビペリデン：2mg → 1mg
プロメタジン：50mg → 25mg
ブロナンセリン：8mg（朝・夕食後）→ 12mg

幻聴
被害妄想

ンD2受容体の遮断作用で一定の精神症状を抑えていたが，アドレナリンα1，ヒスタミンH1，ムスカリンM1受容体を介して鎮静がかかっていたことが推測される。上乗せ漸減法によって，ブロナンセリンへの切り替えを行ったが，精神症状を悪化させることなく鎮静を減らすことができ，患者も芸術家という職業柄，有益な結果を得たとの評価であった。

また，黒質線条体経路のドパミン神経は，コリン神経とシナプス後で連絡しており，通常ではドパミンの作用によってシナプス後のコリン神経からのアセチルコリンの遊離を遮断し，そこでのアセチルコリンの活動性を抑制する。従来の抗精神病薬ではこのドパミンD2受容体遮断によってアセチルコリンが過活動を起こし，錐体外路症状を生じやすいことが知られている。

錐体外路症状に対しては，アセチルコリンの過活動を代償するために，抗コリン薬でアセチルコリン受容体を遮断することができるが，抗コリン薬の併用によって口渇，かすみ目，便秘，尿の貯留，認知障害などの副作用を引き起こす可能性がある。ブロナンセリンではハロペリドールに比べて錐体外路症状の出現が有意に少ないという報告もあり，症例のようにブロナンセリンへの切り替えによって錐体外路症状の出現を防ぎ，抗コリン薬の投与が必要ないことは患者にとって有益であると考えた。

以上より，ブロナンセリンへの切り替えによって，その治療効果を確認し，錐体外路症状の出現を防ぐことができた。加えて，患者自身から鎮静が少ないという高評価を得ることができた。よって定型抗精神病薬からブロナンセリンへの切り替えは有用であると考えた。今後は多くの症例を経験し，ブロナンセリンの有効な投与方法を確立し，より一層の患者の社会復帰につなげていきたい。

102. 錐体外路症状の強かった前薬からブロナンセリンへの切り替えが奏効した統合失調症の1例

中島 公博

医療法人社団　五稜会病院

I. 症例

【症　例】20歳，男性，学生
【既往歴】側頭葉てんかん。
【家族歴】3人同胞の第2子。家族歴に特記すべきことなし。
【生活歴】X-9年（小学5年時），突然動作を止めて反応しなくなる発作が数十秒間あった。X-6年から発作が頻回のため，小児科を受診し側頭葉てんかんの診断にて通院治療を行っていた。薬物療法としてカルバマゼピンが300 mgから500 mgまで増量となり，週1回の発作でコントロールされていた。X-5年，高校に進学し特に問題なく成績も中位であった。
【現病歴】X-2年夏頃（高校3年時），大学受験が重なり，次第に苛々感，意欲の低下が出現した。同年12月，食欲が低下し服薬も中断となり，てんかん発作が認められた。自室にこもりがちであったが，12月末日，自室から出るなり母親を睨み付けて蹴り始めた。止めに入った弟ともみ合いになり，素足のまま外に飛び出し，交番に駆け込んで助けを求めて保護された。会話にまとまりを欠き，「カキクケコ……」など意味不明の言動があったため，X-1年1月，てんかんで治療中であった内科病院に1週間入院した。

その後，精神疾患を疑われて，精神科病院を紹介されて入院となった。カルバマゼピンの増量により，WBC（白血球数）が2,400/μlまで低下したため，ジフェニルヒダントインに切り替えられた。その後も空笑，眉を突然剃るなどの異常行動があり，疎通性が低く入院治療の理解に乏しいために，1月末には医療保護入院に変更となっている。

統合失調症の陽性症状に対してはオランザピンが開始された。その後は疎通性も改善し，独語・空笑も目立たなくなった。入院治療の理解もよいとのことで，3月初めには任意入院に変更された。ところが，5月には統合失調症の再燃から感情のコントロールができずに入院中の他の患者への暴力行為があり，5月中旬には再び任意入院から医療保護入院に変更されている。その後は幻聴，妄想は減弱していたが，意欲発動性の低下など，統合失調症の残遺症状を呈していたため，精神科リハビリテーション目的に6月，当院を紹介されて受診した。

前医の退院時処方はジフェニルヒダントイン300 mg/3×n，リスペリドン 16 mg/2×朝夕，ビペリデン 2 mg/2×朝夕，フルニトラゼパム 1 mg/1×vdSであった。クロルプロマジン換算では1,600 mg/日である。

【初診時現症】意識は清明。母親と共に受診した。表情は硬く乏しい。質問に対してはとつとつと答え，自らはあまり話さない。幻聴等の内的異常体験は否定する。表情，動作緩慢さからは薬原性の錐体外路症状と判断された。今後の目標については「今は勉強しています。センター試験を受ける

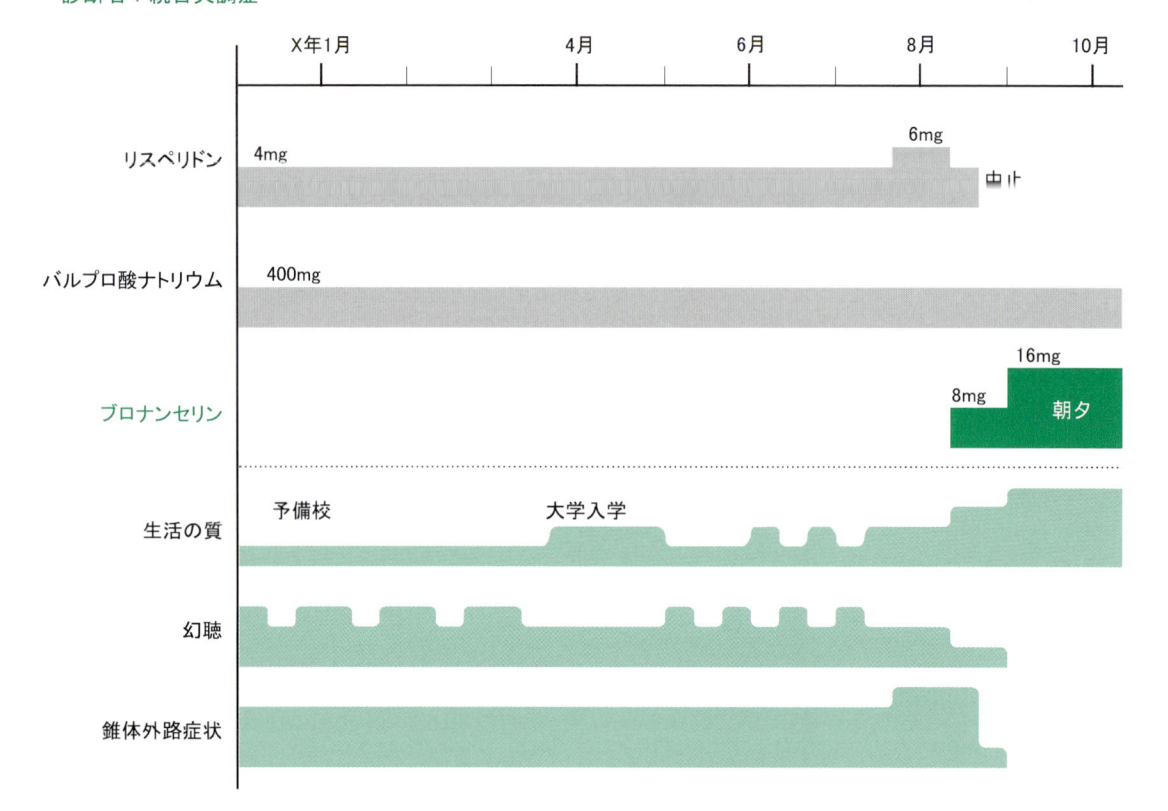

症　例：20歳　男性
診断名：統合失調症

	X年1月	4月	6月	8月	10月
リスペリドン	4mg			6mg	中止
バルプロ酸ナトリウム	400mg				
ブロナンセリン				8mg → 16mg 朝夕	
生活の質	予備校	大学入学			
幻聴					
錐体外路症状					

つもりです」と答え，社会参加への積極的な発言が認められた。

そこで，当院での治療方針として，過鎮静となっている主剤の減量と対人交流を促すために，精神科リハビリテーションとして当院のデイケアを勧め，通所することになった。

【治療経過】X-1年7月，活動性は低く，身体の動きは緩慢である。主剤のリスペリドンは当初の16 mgから段階を追って4 mgまで減量した。7月末にはデイケア通所を開始した。8月には薬剤の減量のためか，身体の動きは少し良くなってきた。9月，予備校に通うが食事中に笑ったり，一人でにやにやするなど空笑が見られた。食欲はなく，デイケアには来られない状態であった。10月も同様で自室のベッドに居て何もせずに横になることが多かった。11月になり，デイケアに通い始めたが，表情は硬いままであった。12月，抑うつ気分があり，意欲も乏しいことからミルナシプラン30 mgを処方すると，その後少しは意欲の向上が見られた。11月には大学の一次試験があり，X年2月には第1希望の私立大学に合格した。3月には再び自閉的生活となり，規則的なデイケア通所はできなかった。4月から大学に行き始め，当初は通えていたが，次第に授業内容，対人関係でのストレスが溜まってきたようであった。次第に活動性も低下し，表情も乏しく活気がなくなった。5月，大学で発作を起こし，意識消失を認めたが，既往歴のてんかん発作ではなく，環境の変化に対応できなかったことから来る心因的なものと推測された。6月にはさらに幻聴が強くなり，集中力も低下し，大学への登校も困難であった。幻聴，意欲低下，集中力困難であることから，抗精神病薬の増量が必要と考えられたが，リスペリドンの増量は過鎮静となることが予想されたため，8月からリスペリドンをブロナンセリンへと漸増漸減法で切り替えることにした。

ブロナンセリンは初期量を8 mgから開始し16 mgまで増量した。投与開始7日後の受診時に

は「人から嫌なことを言われるような幻聴は治まった。楽になった。薬が効いた」と述べた。ブロナンセリン投与14日目にリスペリドンは中止とし，ブロナンセリンを主剤とした。その後の治療経過でも「幻聴はなくなっている」と語り，表情も良くなり，柔和な印象であった。大学には登校し，勉強もしているとのことであった。ブロナンセリンによる過鎮静，錐体外路症状などの副作用は認められていない。

II. 考 察

前医の統合失調症に対する主剤はリスペリドンの高用量であった。幻聴等の内的異常体験には奏効していたが，残念ながら，表情のこわばり，乏しさ，動作の緩慢さがあり，薬原性の錐体外路症状を呈していた。統合失調症の残遺症状としての意欲発動性の低下も認められたが，薬剤による過鎮静を思わせた。保護者の母親からの聴取でも過鎮静を考えやすいものであり，母親の薬物療法への不満を読み取れた。しかし，前医入院中に他患への暴力行為等の感情のコントロールができないこと，易怒性があることから，今までの治療の中では過鎮静もやむを得ないことであったのかもしれない。

当院転院の目的は精神科のリハビリテーションであった。無為・自閉的な生活で，社会性が乏しかったが，患者は大学に行きたいとの明確な意思があり，その手助けができればよいと考えた。本症例では統合失調症の症状が再燃すると易怒性が高まり，疎通性がとれなくなってしまうことがあり，統合失調症の陽性症状を抑えながら如何に意欲発動性を持ち上げていくことにあった。しかも，非定型抗精神病薬の錐体外路症状が強かったこともあり，これらの目的を満たすような薬剤選択が必要であった。そこで，強力なドパミンD2受容体拮抗作用とその6分の1のセロトニン5-HT_{2A}受容体拮抗作用を有するdopamine-serotonin antagonist（DSA）とも呼ばれるプロフィールを持つブロナンセリンを選択したのである。結果的にはこれが奏効し，投与後1週目から幻聴の嫌な体験は改善傾向となり，大学への登校もできるようになったことからブロナンセリンが患者の

QOLを高めることにつながったものと考えている。

Ⅶ. 副作用回避

103. ブロナンセリンへの切り替えが奏効した高プロラクチン血症の1症例

竹内　康三*, 吉牟田　泰史**, 藤元　登四郎*

*社団法人八日会　藤元病院
**鹿児島大学大学院医歯学総合研究科精神機能病学分野

Ⅰ. 症　例

【症　例】26歳, 女性
【既往歴】特記事項なし。
【家族歴】母親が精神疾患のため入院治療中。
【生活歴】長女として出生, 父親は不明。母親と祖母とともにX-13年まで生活していたが, 母親の入院のため児童養護施設へ入所している。高等学校卒業後, 准看護学校へ入学して寮生活を始めている。昼間は看護補助として働きながら夜間に学校へ通うという生活であったが, 准看護師の資格取得後に退職している。その後は, アルバイトを転々としながらの生活を送っている。
【現病歴】X-3年7月に, 不眠や人間関係での悩みを主訴に当院を初診している。感情障害, 社会不安障害と診断されX-1年10月まで通院加療を行っているが, 他院への通院を希望したため紹介となっている。

　X年3月頃より, 当院での母親との面会の際に, 空笑や独語が目立っている。また夜間に連絡もなく病院を訪れては「働きたいから院長に会わせてほしい」等と一方的に要求する行動がみられている。病院から帰らないため, たびたび当院職員が自宅に送り届けることも行われている。

　その後も警察に保護され, 近隣からの苦情が民生委員に寄せられるようになっている。

　X年5月に興奮状態となって市役所へ押しかけたため役所職員, 民生委員が同伴して当院の受診となっている。幻覚妄想状態にあったため, 同日に医療保護入院となっている。

【治療経過】診察では, 小声で話し「自分の性格が悪い, 周りの人を巻き込んでしまうから死んだ方がいい」「怖いというかどうせ生きている価値がない」と厭世的言動や希死念慮を訴えている。「自分が周りをイライラさせている」, それは「回りの人の行動でわかる」と話している。「盗聴器や監視カメラで見張っているでしょう」と興奮したり, 唐突に「地雷を踏んでしまうから怖い」と怯えたりしている。「考えていることはみんなが知っている」と話し, 注察妄想, 考想伝播が認められている。主に女性の声で「人を殺したのか」「人の気持ちが読めない」等の幻聴が頻繁にある。

　これらの症状に対して, リスペリドン2 mg/日より開始して1週間間隔で漸増を行い, リスペリドン5 mg/日まで増量した。X-20日には「考えが伝わるのは前ほどじゃない」「監視カメラも感じなくなった」と注察妄想や思考伝播等がほとんど消失している。幻聴は消失せず,「ガラスを割りなさい」「人を殺せ, 自殺しろ」「周りを見なさい」と女性の声での幻聴が持続しているが,「怖い感じはない」と感情の起伏はみられなくなっている。X-10日に「妊娠しているかもしれない, 身に覚えがあるのです」と興奮して訴えている。入院以降に生理がなく, 乳房の張りと乳汁分

症　例：26歳　女性
診断名：感情障害，社会不安障害

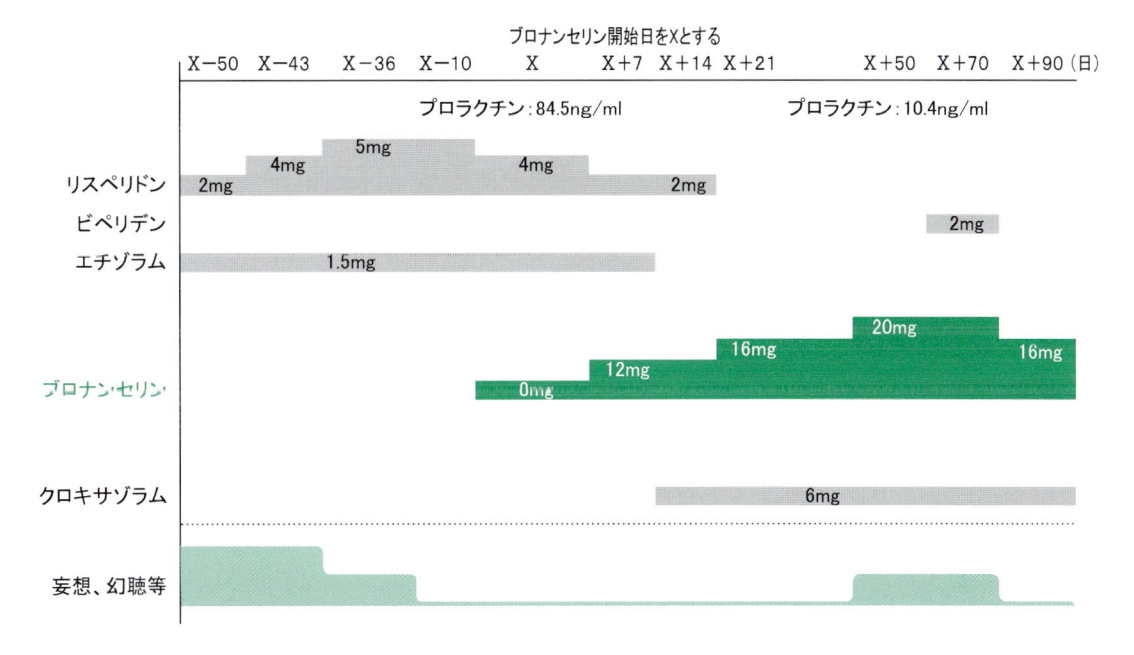

泌が認められるため，妊娠検査と血中プロラクチン検査を施行する。妊娠検査は陰性であったが血中プロラクチンは84.5 ng/mlと上昇が見られている。頭部MRI検査を行い下垂体腫瘍等の除外診断を行った後に，X日よりリスペリドンからブロナンセリンへの切り替えを開始する。

ブロナンセリン8 mg/日より漸増して同時にリスペリドンの漸減を開始する。X+14日には「何かイライラして困る」と焦燥感と不安症状の訴えが強くなったため，エチゾラム1.5 mg/日よりクロキサゾラム6 mg/日へ変更した。X+21日よりブロナンセリン16 mg/日とし，リスペリドンを中止する。

その後は胸の張りや乳汁分泌はなくなり，血中プロラクチン濃度は10.4 ng/mlと正常範囲になっている。「全然聞こえてこない日とたまに聞こえる日があります」と話すようになっていたが，X+50日頃より「現実に人に見られている感じがする」「外出しているのを見ている気がする」と興奮するようになったため，ブロナンセリンを20 mgへ増量した。

生理の再開がないためX+60日より産婦人科よりホルモン療法が開始されている。X+70日より「体がムズムズする」と訴え体を前後に揺する動作をくり返すため，ビペリデン2 mgの追加を行う。

その後，「落ち着けています」と話し，体を前後に揺する動作はなくなっている。焦燥感や妄想の訴えもなくなり感情も安定しているのを確認して，X+90日よりブロナンセリンを16 mg/日への減量し，同時にビペリデン2 mgを中止した。X年11月より生理が始まっている。外泊をくり返した後にX年11月末日より通院治療へ変更となる。

II. 考　察

幻聴，妄想等の精神症状に対して，抗D2効果を期待してリスペリドンを開始。比較的すみやかに妄想や幻聴の軽快が認められたが，乳房の張り，乳汁漏出，生理の消失等の血中プロラクチン濃度上昇による副作用がみられたため薬剤調整を要した症例である。

1週間間隔での漸減・漸増でブロナンセリンへの変更を行った。切り替え過程とその終了時に焦燥感，不安症状の出現と妄想，幻聴などの動揺がみられているが，短期で消失している。その後は，

ブロナンセリン単剤での治療継続ができている。ブロナンセリン16 mgまで増量，リスペリドンの中止後2週間ほどで血中プロラクチン濃度は正常化しており，漏斗下垂体路への抗ドパミン作用がすみやかに消失したことを示している。

　抗精神病薬へのコンプライアンスを評価するとき，薬剤による不快な副作用は大きな影響を与える。性差を問わずプロラクチン血中濃度の上昇は不快な身体変化を及ぼし，特に若い女性にとっては乳汁分泌がみられやすく，生理の停止と相まって性機能への影響が大きい。ブロナンセリンは強い抗D2効果と抗セロトニン効果を併せ持ち，錐体外路症状の出現や血中プロラクチン濃度の上昇は少ないとされている。

　今回のリスペリドンからの切り替えでは精神症状の動揺は少なく，またすみやかに血中プロラクチン濃度も正常化していることから，統合失調症の治療薬として臨床現場での大きな武器となると思われる。しかし，ブロナンセリンは新しい薬であり，長期投与の症例などが少なく，今後の症例蓄積が待たれる。

104. 少量のブロナンセリン投与により社会復帰を果たした1例

清原　義明[*,**]，逸見　嘉之介[**]

*福岡大学医学部精神医学教室
**西知病院

I. 症　例

【症　例】33歳，男性
【診断名】統合失調症。
【既往歴】特記なし。
【家族歴】母親にうつ病の既往あり。
【生活歴】幼小児期に特記すべきエピソードなし。元々は明るく，積極的な子どもであったという。学童期に不登校やいじめのエピソードもない。
【現病歴】X-5年頃会社勤めをしていたが，人間関係でも悩むようになったと両親にも訴えるようになっている。自分が喋ったわけでもないのに，相手が自分が考えているのと同じことを口にすることが何度かあり，「頭の中を読まれている」と考えるようになった。また「自室に隠しカメラがある」，「盗聴されている」などの訴えも出現した。そのため近医のAクリニックを受診した。Aクリニックより精神科病院への入院を勧められ，同年に3ヵ月間B病院精神科に入院している。同院での診断は統合失調症。

同院入院中にクエチアピン200 mgを主剤とした薬物療法を行い上記症状は軽減したが，やはり時々監視されている感じや，みんなに自分の心が知られる感じは残っていたという。同院退院後3回Aクリニックに通院したが，同クリニック主治医と治療関係が結べずに転医し，X-4年，C病院に通院開始している。

C病院通院中もクエチアピンを中心とした薬物療法を受けていたが，服薬すると「頭がぼーっとして仕事に集中できない」と言い，服薬や通院状況は不良であった。また「自分は薬の力に頼らなくともよい」との考えから，結局X年1月に通院を中断し，断薬している。

2月になって周囲から見てもイライラしているのがわかるようになり，突然別人のような表情になって母親を責めたり，突然家を飛び出して何日か帰ってこないといった行動が出現した。このような状態になったときには健忘を伴い，覚えていないことも多かったという。またこのような問題行動が起こる頻度は増えてきていた。

X年6月からD喫茶店でウエーターとしてアルバイトを始めた。しかし同店でも彼氏のいる女性スタッフに恋愛感情を持って口説き始めたためにトラブルとなり，7月初旬に解雇されている。解雇された後より「自分が解雇されたのは親が関係している」と確信するようになり，親を責めるようになった。また今までの人生を振り返ってみても自分の思っている生活と違う生活をさせられている気がすると思うようになった。

X年7月15日夜，自宅を飛び出した。一人でサウナに行き，そこで長い時間サウナにはいるという苦行を成し遂げれば何かが変わりそうな予感がしたという。しかし結局はサウナで熱中症となってE総合病院に搬送された。同院より警察経

症　例：33歳　男性
診断名：統合失調症

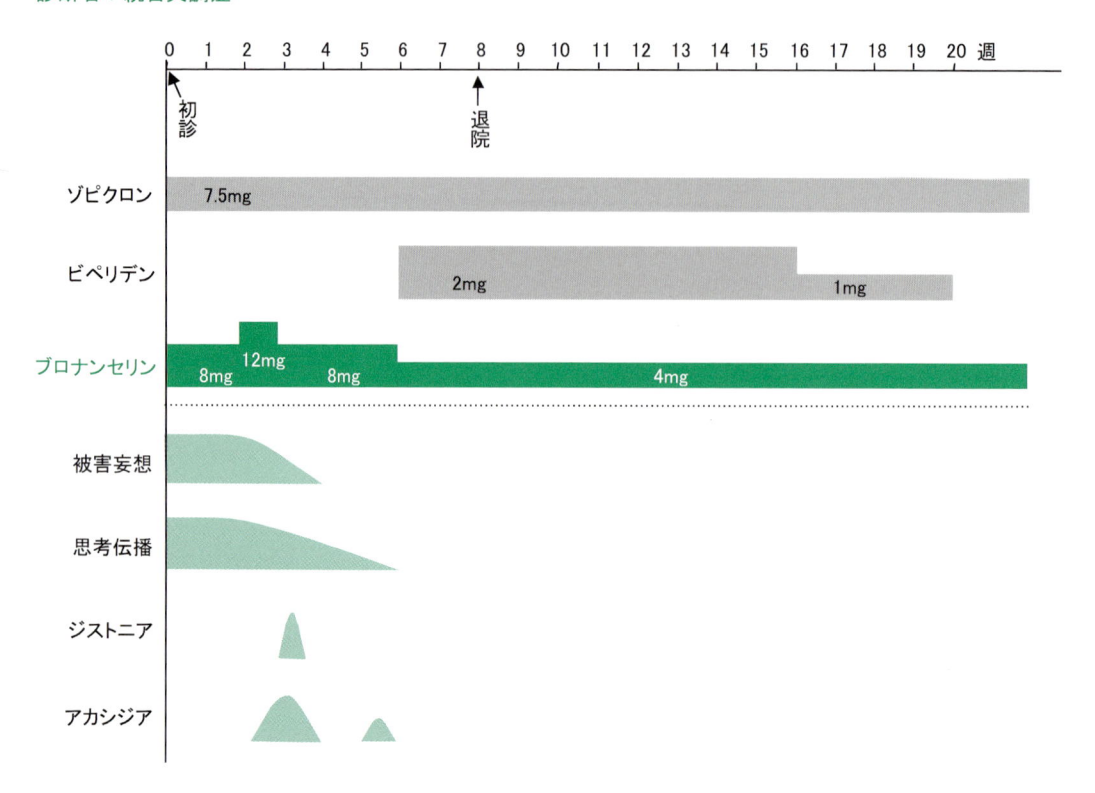

｜　　　　　　　　　0　1　2　3　4　5　6　7　8　9　10　11　12　13　14　15　16　17　18　19　20　週
　　　　　　　　　　↑　　　　　　　　　　　↑
　　　　　　　　　　初診　　　　　　　　　退院

ゾピクロン　　　　　7.5mg
ビペリデン　　　　　　　　　　　　　　2mg　　　　　　　　　　　　　　　1mg
ブロナンセリン　　　8mg　12mg　8mg　　　　　　　4mg

被害妄想
思考伝播
ジストニア
アカシジア

由で両親に連絡され，X年7月に当院を初診となった。

【治療経過】初診時，両親と本人の3人で来院。無精髭も剃っておらず服装の保清もできていない状態であるが，著しい興奮や粗暴行為はない。表面上の疎通はとれているようだが，こちらの質問の意味を理解していないと思われる返答が多く，ちぐはぐな答え方をする。病歴からも思考伝播や被害妄想の存在が確認できる。幻聴について問うと本人は否定する。しかし家族からの話では空笑があったり，「汚い絵が見える」などと訴えたこともあったと言い，幻視の存在も示唆される状態であった。また「一人で酒を飲むと必ずグラスが倒れる。これは自分に酒を飲ませないための超自然的な現象だ」と主張。不合理な考えも目立っていた。不眠もここ数ヵ月間続いており，物音に対しても過敏な状況であった。そのため精神科的入院が必要な状態であると伝えたところ，本人も「一度ゆっくり休みたい」と述べ入院を了承した

ため，即日任意入院となった。

過敏な状態が続いていたため保護室による治療を開始，就寝時は施錠することとした。またアドヒアランスの低下から半年ほど断薬していたため抗精神病薬療法を再開した。前回クエチアピンで症状が寛解した経緯があるが，同薬では少量でも鎮静がかかり断薬につながったため，入院を機にブロナンセリンに変更することとした。ブロナンセリンを8mg投与し，不眠症もあるためゾピクロン7.5mgも併用して薬物療法を開始した。

治療開始から1週間目，夜間もゆっくりと休めるようになってきた。入院前にはD喫茶店のことばかり考えて人間関係で悩んでいたというが，そのようなこともほとんど考えなくなってきたという。

大きな副作用も出ておらず2週目にブロナンセリンを12mgに増量した。しかしその直後より手足のむずむず感を頻回に訴えるようになった。その際にはアカシジアを疑いビペリデン5mgの

筋注を行い症状は寛解した。3週間目頃，突然の構音障害と両手，両足の拘縮が出現した。急性のジストニアを疑い，ビペリデン5 mgの筋注を行い症状は寛解した。ブロナンセリン8 mgでも精神症状改善の効果はあったことと同薬増量の影響による副作用と考えて再度ブロナンセリンを8 mgに減量したが，精神症状は落ち着いていたため3週目に一般室に移室している。

その後も精神症状の悪化はなく「以前は親に裏切られる感じがあったが，今はなくなってきた」と述べるようになり，定期的に面会に来る両親の評価も良くなっていったため4週目に自宅へ外出。自宅では洗濯をしたり自室を掃除したりしてすごせたと言い，異常な言動や両親とのトラブルもなかったという。そのためその後も外出や外泊をくり返し，両親と連絡を取りながら退院の下地を作っていった。

しかし入院5週目頃より再度アカシジアが出現したため，6週目にブロナンセリンを4 mgに減量し，ビペリデン2 mgを追加，以降アカシジアは出現していない。

その後の経過も順調で，思考伝播や被害妄想は消失した。また服薬の重要性については本人，両親にくり返し説明を行い，今後も自分の調子にかかわらず続ける必要があることを伝えた。外泊時の両親の評価も良く，入院直前までアルバイトはできており，長期の入院が社会復帰を妨げる可能性があると判断したため，8週間目に退院となった。

退院後は2週間ごとに当院外来に通院を指示した。退院後すぐに人材派遣会社に登録を行い，退院2週間後にはF量販店で2日に1回ほど働き始めた。本人は「時々意欲がわかないことがある」と訴えるものの仕事量は順調に増えていき，退院後6週間目には1週間に5日，1日7時間働いても体調を崩さなくなった。

職場での適応も良好であり，入院中に見られたアカシジアもないためビペリデンを漸減し，12週間目には中止している。その後もアカシジアやジストニアは特に見られていない。

現在もブロナンセリン4 mgとゾピクロン7.5 mgのみで日常生活，社会生活ともに支障なくおくれており，最近では職場から正社員の話もきているという。

II. 考 察

本症例は被害妄想や思考伝播を中心とした陽性症状の目立つ統合失調症である。断薬による再発はあったものの入院前まで仕事はできており，人格水準は比較的保たれている患者であった。

しかしクエチアピン服用中に過鎮静から断薬しており，服薬の重要性についての認識は低い症例であった。

今回社会復帰を果たすことができたが，これには少量の抗精神病薬で維持できていること，大きな副作用がないこと，入院期間が短かったことなどが寄与していると考えられる。

索 引

※数字は症例番号（掲載頁）を示します。

```
1. 症例特徴              8. 切り替え
2. 年齢                  9. 前治療薬
3. 外来・入院状況・治療期間  10. ブロナンセリン用量
4. 症状                  11. 併用薬
5. 服薬状況              12. 有用性
6. 合併症                13. 主な副作用
7. 治療法
```

1．症例特徴

急性期	症例 8（掲載頁 22），19（55），27（79），30（88），35（102），91（271）
遅発性統合失調症	85（249）
治療抵抗性	48（141）
難治症例	13（35），41（120），46（135），58（167），63（178），70（202）
慢性統合失調症	37（108），49（144），61（173），67（193），71（205），73（214），74（216），76（221），77（224），78（227），100（298）
妄想型統合失調症	8（22），11（30），17（48），19（55），22（65），26（77），32（94），36（105），38（111），44（130），48（141），52（150），56（161），62（175），67（193），69（198），75（218），77（224），80（233），82（238），84（246），87（256），90（268），94（281），100（298）

2．年 齢

10歳台	1（3），2（6），7（19），39（115），50（146），64（181）
20歳台	4（11），5（13），6（16），8（22），9（25），11（30），13（35），15（42），18（51），19（55），28（82），31（91），44（130），46（135），47（138），55（158），66（187），78（227），83（243），94（281），96（288），97（291），98（293），102（303），103（306）
30歳台	3（9），10（28），17（48），20（58），21（60），22（65），23（69），24（71），30（88），33（97），38（111），40（118），41（120），52（150），53（153），59（169），60（171），65（184），69（198），75（218），84（246），87（256），88（259），89（265），90（268），91（271），92（275），93（278），95（284），104（309）
40歳台	12（33），14（39），16（45），32（94），34（99），43（127），51（148），54（156），57（164），58（167），61（173），67（193），68（196），76（221），86（253），99（295），101（301）
50歳台	29（85），35（102），36（105），42（123），56（161），62（175），63（178），70（202），79（230），80（233），85（249）
60歳～	25（74），26（77），27（79），37（108），45（132），48（141），49（144），71（205），72（211），73（214），74（216），77（224），81（235），82（238），100（298）

3．外来・入院状況・治療期間

隔離・拘束，身体拘束	10（28），12（33），13（35），31（91），47（138）
長期入院	51（148），73（214）
長期外来通院	62（175）
長期経過	36（105）
治療中断期間あり	38（111）

4．症 状

悪性症候群	31（91）
易怒性，易刺激性	24（71），74（216）
意欲低下，意欲減過	9（25），39（115），40（118），78（227），102（303）

苛々感	18 (51), 25 (74), 39 (115), 60 (171), 87 (256)
会話内容の貧困	72 (211)
活動性低下	72 (211), 78 (227)
カプグラ症候群	7 (19)
観念連合弛緩，連合弛緩	17 (48), 95 (284)
奇異行動	19 (55), 37 (108)
希死念慮・自殺念慮・自殺企図	15 (42), 31 (91), 39 (115), 42 (123), 47 (138), 61 (173), 66 (187), 72 (211), 77 (224), 79 (230)
強迫症状	53 (153), 66 (187)
恐怖心	41 (120), 52 (150)
拒食	47 (138), 74 (216)
幻覚，幻覚妄想	6 (16), 20 (58), 21 (60), 27 (79), 29 (85), 32 (94), 37 (108), 51 (148), 76 (221), 82 (238), 90 (268)
―体感幻覚	28 (82), 39 (115), 87 (256), 100 (298)
幻視	76 (221)
幻聴	2 (6), 3 (9), 4 (11), 5 (13), 7 (19), 9 (25), 10 (28), 11 (30), 12 (33), 13 (35), 14 (39), 15 (42), 17 (48), 19 (55), 22 (65), 25 (74), 28 (82), 30 (88), 31 (91), 33 (97), 35 (102), 38 (111), 40 (118), 42 (123), 44 (130), 45 (132), 46 (135), 47 (138), 48 (141), 52 (150), 53 (153), 54 (156), 58 (167), 61 (173), 62 (175), 64 (181), 65 (184), 67 (193), 68 (196), 69 (198), 70 (202), 71 (205), 73 (214), 76 (221), 77 (224), 80 (233), 81 (235), 83 (243), 84 (246), 85 (249), 86 (253), 87 (256), 89 (265), 91 (271), 92 (275), 93 (278), 94 (281), 95 (284), 96 (288), 97 (291), 98 (293), 99 (295), 100 (298), 101 (301), 102 (303)
―対話性幻聴	34 (99)
―命令幻聴	22 (65), 34 (99)
興奮	6 (16), 8 (22), 16 (45), 26 (77), 27 (79), 28 (82), 33 (97), 36 (105), 65 (184), 74 (216), 86 (253), 88 (259), 97 (291), 98 (293), 104 (309)
猜疑心・敵意	13 (35), 32 (94), 56 (161), 88 (259)
作為体験	10 (28), 46 (135), 63 (178), 77 (224), 84 (246)
思考化声，考想化声	22 (65), 35 (102)
思考干渉	46 (135)
思考吹入	7 (19)
自己臭恐怖	41 (120)
自傷行為	31 (91), 59 (169)
思想奪取，考想奪取	1 (3), 4 (11)
思想伝播・思考伝播・考想伝播	4 (11), 5 (13), 42 (123), 79 (230), 86 (253), 103 (306)
自閉，引きこもり	9 (25), 42 (123), 43 (127), 64 (181)
情意鈍麻，感情鈍麻	65 (184), 72 (211)
衝動性・攻撃性，暴行・暴力行為	49 (144), 56 (161), 57 (164), 58 (167), 63 (178)
情動の不安定性	73 (214)
情動の平板化	43 (127)
支離滅裂	27 (79), 37 (108)
思路障害	17 (48), 74 (216)
精神運動興奮	10 (28), 17 (48), 32 (94), 63 (178)
精神病後抑うつ症状群	24 (71)
世界没落体験	13 (35)
躁状態	21 (60)
疎通性の障害	12 (33), 63 (178)
多弁	7 (19), 37 (108)
電波体験	23 (69)
統合失調症残遺状態	43 (127)
独語・空笑	1 (3), 4 (11), 9 (25), 11 (30), 24 (71), 28 (82), 30 (88), 37 (108), 49 (144), 67 (193), 68 (196), 69 (198), 80 (233), 89 (265), 97 (291), 98 (293), 103 (306)
怒声，暴言	80 (233), 84 (246)

徘徊	30 (88), 56 (161), 76 (221)	
反響言語	83 (243)	
被影響体験	34 (99)	
憑依体験	97 (291)	
不安・焦燥	16 (45), 22 (65), 25 (74), 41 (120), 59 (169), 64 (181), 82 (238), 85 (249), 88 (259), 99 (295)	
不眠	22 (65), 70 (202), 88 (259), 104 (309)	
滅裂思考	13 (35), 25 (74), 31 (91), 32 (94), 56 (161), 63 (178)	
滅裂・易怒性亢進	23 (69), 92 (275)	
妄想	3 (9), 8 (22), 11 (30), 12 (33), 17 (48), 19 (55), 20 (58), 21 (60), 24 (71), 27 (79), 29 (85), 30 (88), 31 (91), 36 (105), 44 (130), 45 (132), 49 (144), 51 (148), 54 (156), 58 (167), 61 (173), 63 (178), 65 (184), 70 (202), 72 (211), 76 (221), 77 (224), 82 (238), 87 (256), 90 (268)	
—音楽関連妄想	18 (51)	
—誇大妄想	15 (42), 18 (51), 23 (69), 35 (102), 56 (161)	
—罪業妄想	47 (138)	
—疾病妄想	84 (246)	
—注察妄想	22 (65), 38 (111), 39 (115), 52 (150), 75 (218), 96 (288)	
—盗聴・監視妄想	7 (19), 14 (39), 42 (123), 103 (306)	
—被害迫害妄想	91 (271)	
—被害妄想, 被害・関係妄想	2 (6), 5 (13), 13 (35), 15 (42), 18 (51), 22 (65), 23 (69), 26 (77), 32 (94), 35 (102), 38 (111), 48 (141), 50 (146), 52 (150), 53 (153), 55 (158), 56 (161), 60 (171), 62 (175), 64 (181), 66 (187), 67 (193), 69 (198), 73 (214), 74 (216), 75 (218), 79 (230), 85 (249), 86 (253), 88 (259), 92 (275), 94 (281), 98 (293), 101 (301), 104 (309)	
—憑依妄想	28 (82)	
—妄想知覚	7 (19)	
—恋愛妄想	29 (85)	
抑うつ	16 (45), 59 (169), 69 (198), 79 (230)	
離人感	4 (11)	

5. 服薬状況

拒薬, 拒薬傾向	29 (85), 30 (88), 42 (123), 46 (135), 63 (178), 70 (202), 74 (216), 77 (224), 83 (243), 84 (246), 85 (249), 86 (253)
怠薬・断薬, 服薬不規則	18 (51), 24 (71), 27 (79), 32 (94), 33 (97), 48 (141), 56 (161), 60 (171), 69 (198), 70 (202), 72 (211), 80 (233), 87 (256), 88 (259), 89 (265), 92 (275), 93 (278), 100 (298), 104 (309)
服薬中断	2 (6), 25 (74), 35 (102), 37 (108), 75 (218), 78 (227), 91 (271), 102 (303)

6. 合併症

アトピー性皮膚炎	15 (42)
アルコール依存症	79 (230)
関節リウマチ	32 (94)
高血圧症	25 (74), 27 (79)
高脂血症・脂質異常症	27 (79), 92 (275)
甲状腺機能低下症	25 (74)
骨髄炎	48 (141)
骨折	31 (91)
自己免疫性溶血性貧血	86 (253)
社会不安障害	16 (45)
性機能障害	55 (158)
摂食障害	16 (45)
側頭葉てんかん	102 (303)
胆石症	77 (224)
知的障害	65 (184)

糖尿病	25 (74), 35 (102), 37 (108), 63 (178)	
乳がん	16 (45)	
Buerger 病	86 (253)	
肥満・体重増加	36 (105), 92 (275)	

7. 治療法

維持療法	90 (268)
急速増量	8 (22)
継続投与	3 (9)
少量（低用量）投与	25 (74), 64 (181), 87 (256), 104 (309)
多剤併用	67 (193)
単剤・単剤投与	16 (45), 31 (91), 35 (102), 53 (153), 67 (193), 68 (196), 69 (198), 70 (202), 71 (205)
電気けいれん療法	13 (35), 31 (91), 41 (120), 66 (187)

8. 切り替え

アリピプラゾールからブロナンセリンへ	23 (69), 35 (102), 45 (132), 65 (184), 74 (216)
オランザピンからブロナンセリンへ	26 (77), 36 (105), 61 (173), 92 (275)
クエチアピンからブロナンセリンへ	22 (65)
スルピリドからブロナンセリンへ	78 (227)
ハロペリドールからブロナンセリンへ	56 (161), 72 (211), 81 (235)
ブロムペリドールからブロナンセリンへ	69 (198)
リスペリドンからブロナンセリンへ	12 (33), 39 (115), 44 (130), 46 (135), 50 (146), 54 (156), 59 (169), 64 (181), 89 (265), 95 (284), 99 (295), 102 (303),

9. 前治療薬

アリピプラゾール	7 (19), 13 (35), 23 (69), 35 (102), 43 (127), 45 (132), 48 (141), 51 (148), 52 (150), 53 (153), 55 (158), 65 (184), 74 (216), 75 (218), 77 (224), 87 (256), 97 (291)
オランザピン	7 (19), 12 (33), 13 (35), 14 (39), 20 (58), 26 (77), 28 (82), 31 (91), 36 (105), 43 (127), 44 (130), 60 (171), 61 (173), 70 (202), 71 (205), 72 (211), 77 (224), 80 (233), 82 (238), 84 (246), 85 (249), 87 (256), 90 (268), 92 (275)
クエチアピン	22 (65), 33 (97), 49 (144), 87 (256), 104 (309)
クロルプロマジン	18 (51), 37 (108), 67 (193), 86 (253)
ゾテピン	27 (79), 56 (161), 68 (196), 76 (221), 97 (291)
炭酸リチウム	18 (51), 27 (79)
トリヘキシフェニジル	77 (224), 78 (227)
ニトラゼパム	37 (108), 84 (246)
バルプロ酸ナトリウム	18 (51)
ハロペリドール	10 (28), 32 (94), 33 (97), 37 (108), 41 (120), 47 (138), 48 (141), 55 (158), 56 (161), 67 (193), 68 (196), 70 (202), 71 (205), 72 (211), 81 (235), 83 (243), 88 (259), 101 (301)
ビペリデン	7 (19), 27 (79), 71 (205), 77 (224), 88 (259), 101 (301)
フルニトラゼパム	71 (205)
ブロムペリドール	67 (193), 69 (198), 73 (214)
ペロスピロン	40 (118), 41 (120), 42 (123), 61 (173), 68 (196), 69 (198), 87 (256)
リスペリドン	5 (13), 12 (33), 13 (35), 24 (71), 28 (82), 29 (85), 30 (88), 31 (91), 37 (108), 39 (115), 42 (123), 44 (130), 46 (135), 48 (141), 50 (146), 54 (156), 55 (158), 58 (167), 59 (169), 64 (181), 66 (187), 76 (221), 77 (224), 87 (256), 89 (265), 91 (271), 93 (278), 94 (281), 95 (284), 96 (288), 97 (291), 98 (293), 99 (295), 100 (298), 102 (303), 103 (306)
レボメプロマジン	27 (79), 37 (108), 49 (144), 67 (193), 68 (196), 70 (202), 71 (205), 72 (211)

10. ブロナンセリン用量（〜用量範囲，→用量変更）

4 mg	16 (45)
4〜8 mg	11 (30), 97 (291)

4〜12 mg	6 (16), 38 (111), 62 (175)
4〜20 mg	25 (74), 50 (146), 69 (198)
4〜24 mg	32 (94), 61 (173), 72 (211)
6〜8 mg	2 (6), 57 (164), 87 (256)
6〜12 mg	55 (158)
8 mg	7 (19), 12 (33), 15 (42), 17 (48), 42 (123), 59 (169), 64 (181), 85 (249), 88 (259), 90 (268), 96 (288)
8〜12 mg	4 (11), 19 (55), 47 (138), 54 (156), 60 (171), 79 (230), 101 (301)
8〜16 mg	3 (9), 9 (25), 34 (99), 40 (118), 44 (130), 52 (150), 56 (161), 68 (196), 70 (202), 75 (218), 91 (271), 99 (295), 102 (303)
8 → 16 → 12 mg	24 (71)
8〜20 mg	35 (102), 39 (115), 95 (284), 103 (306)
8〜24 mg	1 (3), 5 (13), 10 (28), 22 (65), 23 (69), 28 (82), 30 (88), 37 (108), 43 (127), 45 (132), 46 (135), 48 (141), 78 (227), 84 (246), 98 (293)
8 → 24 mg	18 (51), 71 (205)
11〜22 mg	36 (105)
12 mg	14 (39), 66 (187), 93 (278)
12〜16 mg	33 (97), 53 (153)
12〜20 mg	8 (22)
12〜24 mg	27 (79), 41 (120), 94 (281)
12 → 4 mg	104 (309)
16 mg	21 (60), 26 (77), 49 (144), 74 (216), 80 (233), 82 (238), 92 (275), 100 (298)
16 → 6 mg	20 (58)
16〜24 mg	73 (214), 76 (221), 86 (253), 89 (265)
16 → 24 mg	29 (85)
24 mg	13 (35), 31 (91), 51 (148), 58 (167), 65 (184), 67 (193), 77 (224), 81 (235), 83 (243)
24 → 12 mg	63 (178)

11. 併用薬

アリピプラゾール	51 (148)
エチゾラム	3 (9), 8 (22), 15 (42), 25 (74), 64 (181), 96 (288)
オランザピン	82 (238)
クアゼパム	8 (22), 27 (79), 45 (132), 51 (148), 54 (156), 67 (193), 76 (221), 79 (230), 80 (233)
クエチアピン	52 (150), 89 (265)
クロナゼパム	5 (13), 14 (39), 66 (187), 69 (198)
クロルプロマジン	14 (39), 86 (253), 93 (278)
ジアゼパム	1 (3), 8 (22), 23 (69), 79 (230)
ゾテピン	21 (60), 56 (161)
炭酸リチウム	18 (51), 95 (284), 99 (295)
トリヘキシフェニジル	3 (9), 5 (13), 78 (227)
ニトラゼパム	6 (16), 37 (108), 60 (171), 92 (275)
バルプロ酸ナトリウム	18 (51), 30 (88), 37 (108), 39 (115), 46 (135), 48 (141), 56 (161), 58 (167), 60 (171), 69 (198), 78 (227), 92 (275), 94 (281), 97 (291), 102 (303)
ハロペリドール	88 (259)
ビペリデン	1 (3), 5 (13), 7 (19), 25 (74), 27 (79), 28 (82), 40 (118), 41 (120), 44 (130), 48 (141), 67 (193), 81 (235), 91 (271), 95 (284), 103 (306), 104 (309)
フルニトラゼパム	5 (13), 12 (33), 14 (39), 15 (42), 22 (65), 24 (71), 29 (85), 33 (97), 34 (99), 44 (130), 45 (132), 47 (138), 52 (150), 53 (153), 56 (161), 60 (171), 71 (205), 78 (227), 80 (233), 84 (246), 89 (265), 91 (271), 95 (284), 100 (298)
ブロチゾラム	3 (9), 6 (16), 22 (65), 25 (74), 35 (102), 42 (123), 47 (138), 48 (141), 67 (193), 78 (227), 79 (230), 95 (284)

ペロスピロン	61 (173)
リスペリドン	65 (184), 77 (224)
レボメプロマジン	6 (16), 37 (108), 41 (120), 67 (193), 72 (211)
ロラゼパム	6 (16), 10 (28), 15 (42), 19 (55), 22 (65), 24 (71), 26 (77), 29 (85), 30 (88), 36 (105), 45 (132), 52 (150), 65 (184), 75 (218)

12. 有用性

アドヒアランス良好・向上	6 (16), 22 (65), 29 (85), 48 (141), 77 (224), 83 (243), 84 (246), 85 (249), 86 (253), 87 (256), 88 (259), 89 (265), 92 (275)
陰性症状の改善	62 (175)
QOL (Quality Of Life) の改善	82 (238)
月経異常改善	89 (265)
コンプライアンス	34 (99)
社会復帰	9 (25), 11 (30), 54 (156), 83 (243), 104 (309)
性機能障害改善	55 (158)
日常生活活動性向上	16 (45), 77 (224)
認知機能改善	14 (39)
服薬感良好	34 (99)
プロラクチン値正常化	71 (205), 89 (265), 96 (288), 97 (291), 103 (306)

13. 主な副作用

アカシジア	1 (3), 7 (19), 28 (82), 35 (102), 62 (175), 70 (202), 91 (271), 103 (306), 104 (309)
易怒性亢進	65 (184)
嚥下障害(一過性)	79 (230)
過鎮静	94 (281)
高プロラクチン血症	6 (16)
興奮	78 (227)
ジスキネジア	1 (3)
上肢のしびれ	9 (25)
振戦	29 (85)
錐体外路症状 (EPS)	1 (3), 3 (9), 5 (13), 7 (19), 21 (60), 24 (71), 27 (79), 38 (111), 75 (218), 93 (278), 95 (284)
性機能障害	
－射精障害	94 (281)
－勃起不全	23 (69)
眠気	6 (16)
不眠	23 (69), 61 (173), 70 (202), 78 (227), 96 (288)
便秘	74 (216)
歩行傷害(ふらつき)	8 (22), 63 (178)
無月経	6 (16)
流涎	29 (85)

ブロンセリン100の報告―100人の臨床家によるDSAの臨床経験

2009年6月29日　初版第1刷発行

編　者　村　崎　光　邦
発行者　石　澤　雄　司
発行所　㈱星 和 書 店
　　　　東京都杉並区上高井戸1-2-5　〒168-0074
　　　　電　話　03 (3329) 0031 (営業部)／(3329) 0033 (編集部)
　　　　FAX　03 (5374) 7186

© 2009　星和書店　　　　Printed in Japan　　　　ISBN978-4-7911-0711-7